Gesellschaft für Rehabilitation bei Verdauungs- und Stoffwechselkrankheiten e.V. (GRVS)

Ernährungs-Lesebuch
222 interessante und wissenswerte Artikel

W0059014

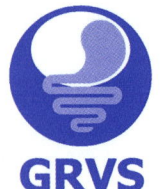

GRVS

Gesellschaft für Rehabilitation bei Verdauungs- und Stoffwechselkrankheiten e.V. (GRVS) (Hrsg.)

Ernährungs-Lesebuch

222 interessante und wissenswerte Artikel

ausgewählt und zusammengestellt von:
Dr. Bertil Kluthe (Hrsg.)
Anna Schnurr
Klinik Hohenfreudenstadt
Tripsenweg 17
72250 Freudenstadt

unter Verwendung von Texten des Deutschen Ernährungsberatungs- und -informationsnetzes (DEBInet), www.ernaehrung.de

Autoren:
Dr. Christina Bächle
Sabrina Rauth

Redaktion:
Dr. Bertil Kluthe

1. Auflage 2017

Pabst Science Publishers · Lengerich

Korrespondenzadresse:
Gesellschaft für Rehabilitation bei Verdauungs- und Stoffwechselkrankheiten e.V. (GRVS)
Dr. med. B. Kluthe
Klinik Hohenfreudenstadt
Tripsenweg 17
72250 Freudenstadt
Tel.: 07441/534-705
Fax: 07441/534-707
E-Mail: postmaster@grvs.de
Internet: www.grvs.de

Bibliografische Information Der Deutschen Bibliothek
Die Deutsche Bibliothek verzeichnet diese Publikation in der Deutschen Nationalbibliografie; detaillierte bibliografische Daten sind im Internet über <http://dnb.ddb.de> abrufbar.

Geschützte Warennamen (Warenzeichen) werden nicht besonders kenntlich gemacht. Aus dem Fehlen eines solchen Hinweises kann also nicht geschlossen werden, dass es sich um einen freien Warennamen handelt.

Das Werk, einschließlich aller seiner Teile, ist urheberrechtlich geschützt. Jede Verwertung außerhalb der engen Grenzen des Urheberrechtsgesetzes ist ohne Zustimmung des Verlages unzulässig und strafbar. Das gilt insbesondere für Vervielfältigungen, Übersetzungen, Mikroverfilmungen und die Einspeicherung und Verarbeitung in elektronischen Systemen.

© 2017 Pabst Science Publishers, D-49525 Lengerich
  Formatierung: Armin Vahrenhorst

Druck: Bariet Ten Brink, Meppel

Print: ISBN 978-3-95853-266-3
eBook: ISBN 978-3-95853-267-0 (www.ciando.com)

Geleitwort der GRVS

Die Gesellschaft für Rehabilitation bei Verdauungs- und Stoffwechselkrankheiten e. V. (GRVS) hat sich zum Ziel gesetzt, die Rehabilitation von Patienten mit gastroenterologischen und/oder Stoffwechselerkrankungen weiterzuentwickeln und voranzubringen. Dazu gehört unter anderem auch die Erarbeitung von geeigneten Schulungs- und Informationsmaterialien für die Patienten.

In der GRVS sind Ärzte, Psychologen und Therapeuten unterschiedlicher Ausrichtung vertreten. So sind die verschiedenen Berufsgruppen, die in den Rehabilitationskliniken zu finden sind, auch in der Fachgesellschaft repräsentiert.

Ziel der Rehabilitation ist es, unsere Patienten bei der Wiedererlangung oder dem Erhalt körperlicher, beruflicher oder sozialer Fähigkeiten zu unterstützen. Die medizinische Rehabilitation hat die gesetzliche Aufgabe, möglichen Behinderungen oder einer Pflegebedürftigkeit vorzubeugen, diese zu beseitigen oder eine Verschlimmerung zu verhüten. Den betroffenen Rehabilitanden soll eine größtmögliche Eigenaktivität und Partizipation in allen Lebensbereichen ermöglicht werden.

Von der Deutschen Rentenversicherung werden jährlich mehr als eine Million Rehabilitationsleistungen bewilligt und in unterschiedlichen Kliniken und Einrichtungen stationär oder ambulant durchgeführt. Somit hat die Rehabilitation eine gute Möglichkeit, auf die Primär-, Sekundär- oder Tertiärprävention Einfluss zu nehmen.

Die Ernährungsmedizin nimmt bei allen rehabilitativen Maßnahmen unterschiedlichster Indikationen einen wichtigen Platz ein. Grundsätzlich werden in allen Rehabilitationseinrichtungen entsprechende Vorträge und Schulungen sowie Lehrküchenveranstaltungen für die Rehabilitanden angeboten. Dabei werden alle wichtigen Lernziele angesprochen – Wissen, Können, Fertigkeiten, Einstellung und Verhalten. Ziel ist es, bei den Rehabilitanden eine langfristige Ernährungsumstellung zu bewirken. Dabei benötigen alle Rehabilitanden eine entsprechende nachhaltige Unterstützung.

Das vorliegende Lesebuch Ernährung soll unseren Patienten helfen, sich über vielfältige Ernährungsthemen zu informieren, und dazu beitragen, das während der Rehabilitationsmaßnahme erworbene Wissen zu einer gesunden Ernährung im häuslichen Umfeld zu implementieren. Hierfür wurden 222 interessante und wissenswerte Artikel zusammengestellt. Die GRVS möchte sich in besonderem Maße bei dem Herausgeber Dr. Bertil Kluthe und bei Anna Schnurr, die die Texte zusammengestellt hat, bedanken. Allen interessierten Lesern wünschen wir bei der Lektüre des Buches viel Freude und den Mut, das Gelernte im Alltag umzusetzen.

Bad Kreuznach, im Januar 2017
Dr. Jürgen Körber
Vorsitzender GRVS

Vorwort

Das Thema Ernährung spielt eine wichtige Rolle bei der Rehabilitation von Verdauungs- und Stoffwechselerkrankungen, aber auch bei der Prävention von ernährungsmitbedingten Erkrankungen wie Adipositas, Diabetes mellitus, Arterieller Hypertonie, Krebserkrankungen und einigen mehr. Ein Rehabilitationsaufenthalt von drei bis vier Wochen, oft im Anschluss an ein lebensveränderndes Krankheitsereignis, ist ein idealer Zeitpunkt, um sich über eine nachhaltige Veränderung des Lebensstils Gedanken zu machen und die sich daraus ergebenden Möglichkeiten zur Verbesserung der eigenen Gesundheit zu nutzen.

Während eines Aufenthaltes in einer Rehabilitationsklinik gehören daher theoretische und praktische Inhalte zum Thema Ernährung genauso selbstverständlich zum Therapieplan wie Elemente aus den benachbarten Themenfeldern Bewegung und Verhalten. Die während eines Rehabilitationsaufenthaltes begonnenen Veränderungen müssen dann aber auch im häuslichen Umfeld beibehalten werden, dabei benötigen Patienten eine entsprechende Unterstützung.

Zu diesem Zweck haben wir vor 18 Jahren in einer Rehabilitationsklinik, die als damalige „Modellklinik für Ernährungsmedizin" der Deutschen Akademie für Ernährungsmedizin (DAEM) eine Art Pionierrolle übernommen hatte, damit begonnen, Informationsmaterialien zum Thema Ernährung zu erarbeiten bzw. zusammenzustellen. Vom eigens dafür gegründeten Institut für Ernährungsinformation wurden diese Materialien dann über das Deutsche Ernährungsberatungs- und -informationsnetz (DEBInet) unter der Internetadresse www.ernaehrung.de jedem interessierten Nutzer – also nicht nur den Patienten der Klinik – verfügbar gemacht. Dieses Projekt haben wir ab 2005 an der Klinik Hohenfreudenstadt fortgeführt.

Die Themen, die im DEBInet-Ernährungsblog behandelt werden, sind sehr vielfältig angelegt und alle nach einem einheitlichen Prinzip gestaltet: Aktuelle wissenschaftliche Erkenntnisse werden von einem Team von Ernährungswissenschaftlern und Ernährungsmedizinern textlich so aufbereitet, dass die Inhalte mitsamt ihren wissenschaftlichen Grundlagen auch von Laien gut nachvollzogen werden können. Dies soll auch dazu beitragen, eine gewisse Systematik und Verlässlichkeit in die schier unübersehbare Flut von Ernährungstipps und Ernährungsempfehlungen zu bringen.

Für das vorliegende „Lesebuch Ernährung" haben wir aus dem DEBInet 222 besonders interessante Texte herausgesucht und nach verschiedenen praxisrelevanten Kategorien geordnet. Eine vertiefende Beschäftigung zu den einzelnen Themen ist jederzeit über www.ernaehrung.de oder allgemein im Internet möglich. Wir wünschen Ihnen bei der Lektüre des Buches viel Vergnügen und hoffen, Ihr Interesse für das Thema Ernährung nachhaltig wecken zu können.

Freudenstadt, im Januar 2017
Dr. Bertil Kluthe
Ärztlicher Direktor, Klinik Hohenfreudenstadt, Freudenstadt/Schwarzwald

Inhalt

Gesundheit

A Gesundheitsverhalten und Lebensstil

1   Menschen essen gesünder und umweltbewusster als vor 20 Jahren

Früher war alles besser? Zumindest was die Ernährung angeht, trifft dies nicht zu. Denn das aktuelle Ernährungsverhalten der Deutschen ist gesünder und umweltbewusster als noch vor 20 Jahren. So lautet das Fazit einer kürzlich veröffentlichten Studie, das optimistisch stimmt. Zum Teil besteht allerdings auch Handlungsbedarf.

Für ihre Studie verglichen Wissenschaftler der Martin-Luther Universität Halle-Wittenberg Daten der für Deutschland repräsentativen nationalen Verzehrsstudien 1985-89 und 2006 mit den offiziellen Ernährungsempfehlungen. In beiden Studien wurden rund 20.000 Menschen zu ihrem Ernährungsverhalten befragt.

Die Ergebnisse der Wissenschaftler sind erfreulich, denn die Bevölkerung isst heute weniger Fleisch und Wurstwaren, dafür mehr Getreideprodukte, Gemüse und Obst. Insgesamt hat sich die Ernährungsweise während der letzten 20 Jahre an die offiziellen Ernährungsempfehlungen angepasst. „Das ist unter gesundheitlichen Gesichtspunkten positiv zu bewerten", so Studienleiter Dr. Toni Meier. Zugleich brachte die veränderte Ernährungsweise deutliche Umweltentlastungen mit sich: Die Kohlendioxidemission sank um 10 Prozent (230 Kilogramm), die Ammoniakemission um 16 Prozent (1,2 Kilogramm pro Person und Jahr), es wurden weniger Bodenfläche für die Erzeugung von Lebensmitteln benötigt (Rückgang um 14 Prozent bzw. 346 Quadratmeter pro Person und Jahr) und Primärenergie gespart (4 Prozent bzw. 0,5 Gigajoule Ersparnis pro Person und Jahr).

Doch es ist nicht alles Gold, was glänzt: Im selben Zeitraum stieg der Wasserverbrauch für die Lebensmittelproduktion um 14 Prozent (3,5 Kubikmeter) an. „Wasser als knappe Ressource stellt vor allem bei importiertem Obst, Nüssen und Gemüse aus sonnenreichen, aber auch trockenen Südländern ein Problem dar", erklärt Meier. Er empfiehlt, einheimische Ware zu bevorzugen.

Negativ auf die Umweltbilanz wirkt sich außerdem die heutzutage verbreitete erhebliche Lebensmittelverschwendung aus. Laut aktuellen Schätzungen werden derzeit zehn bis zwanzig Millionen Tonnen Lebensmittel pro Jahr vernichtet. „Würden die Menschen heutzutage noch so sorgsam mit Nahrungsmitteln umgehen wie vor 20 Jahren, wäre der Umwelt deutlich geholfen", resümiert Meier.

Mit einer vegetarischen oder gänzlich pflanzenbasierten Ernährungsweise ließe sich der negative Einfluss der Ernährung auf die Umwelt noch weiter reduzieren. „Allerdings muss jeder für sich selbst entscheiden, welche Kostform die geeignetste ist, da individuelle Faktoren berücksichtigt werden müssen", betont Meier.

Quellen:

M. Bank-Zillmann (2013): Neue Studie der Universität Halle: Ernährung von heute ist umweltfreundlicher als vor 20 Jahren. Pressemitteilung vom 04.12.2013.

T. Meier, O. Christen (2013): Environmental impacts of dietary recommendations and dietary styles: Germany as an example. Environmental Science and Technology 47: Seite 877-888.

veröffentlicht am 21.01.2014 auf www.ernaehrung.de

2   Schnell & gesund − Wie passt das zusammen?

Wie Sie mit wenig Aufwand eine vollwertige Mahlzeit zubereiten!

Manchmal muss es einfach schnell gehen und da bleibt wenig Zeit für aufwändiges Gemüse schnibbeln und eigenständiges Zubereiten ganzer Mahlzeiten. Häufig folgt in solchen Fällen der Griff zum Fertiggericht aus der Tüte, Tiefkühltruhe oder Dose oder auch zum Telefon: der nächste Pizzaservice ist bestimmt nicht weit entfernt. Oft ist die Entscheidung für solches Fast Food begleitet von einem latent schlechten Gewissen. Denn Fast Food ist in der Regel reich an Fett und Kalorien, dafür aber arm an wichtigen Nährstoffen und Ballaststoffen.

Dies muss aber nicht sein: Wir zeigen Ihnen, wie Sie

- in wenig Zeit eine schmackhafte sättigende und zugleich gesunde Mahlzeit zubereiten
- Fast Food pfiffig aufwerten und veredeln können und
- worauf Sie beim Einkauf achten sollten.

Schnell selbst zubereitet:

Salatvariationen

Wenn Sie keine Zeit für aufwendiges Kochen haben, versuchen Sie es doch mal mit einem frischen Salat aus Gurkenscheiben und Tomaten oder geraspelten Karotten. Mögen Sie Blattsalat? Dann wählen Sie Eisbergsalat oder Chinakohl, das erspart aufwendiges Putzen. Sie können den Salat nach Lust und Laune variieren, indem Sie z. B. Oliven, Mais (Dose), Mozzarella, Feta oder/und Thunfisch zugeben. Auch ein Fischfilet oder Putensteak ist im Nu dazu gebraten, wenn Sie dünne Stücke wählen. Brot, Toast oder Brötchen komplettieren

Ihre Mahlzeit. Das Salatdressing dazu können Sie auch im Voraus für mehrere Tage zubereiten und in einem Glas mit Schraubverschluss im Kühlschrank aufbewahren.

Resteverwertung

Bei Beilagen mit längerer Garzeit wie Reis, Nudeln oder Kartoffeln lohnt es sich, gleich die doppelte Menge zuzubereiten. Am nächsten Tag können Sie aus den Resten z. B. eine leckere Gemüsepfanne zubereiten. Kombinieren Sie zu Ihren bereits fertigen und ggf. klein geschnittenen Beilagen z. B. fertig zerkleinertes Tiefkühlgemüse und Ei/Käse oder Kidneybohnen, Paprika und Tomatenstücke (Dose). Ihrer Phantasie sind dabei keine Grenzen gesetzt!

Sättigende Suppen

Wenn Sie ohne großen Aufwand etwas Warmes essen wollen, eignet sich auch eine Suppe aus Tiefkühlgemüse. Hier können Sie Beilagen vom Vortag verwenden, oder Sie wählen kleine Nudelsorten. Diese haben eine kurze Garzeit. Man sagt übrigens, dass Eintopf am zweiten Tag immer besser schmeckt. Wenn Sie also etwas mehr Zeit haben, dann bereiten Sie doch gleich eine größere Menge zu und bewahren Sie den Rest für später auf oder gefrieren Sie ihn ein.

Der richtige „Wareneinsatz"

Auf jeden Fall empfiehlt es sich, einen Vorrat an Tiefkühlgemüse und Kräutern, evtl. auch etwas tiefgefrorenen Fisch und leicht zuzubereitende Fleischteile im Gefrierschrank zu bevorraten. In puncto Vitamingehalt kann Tiefkühlgemüse nämlich durchaus mit frischem Gemüse mithalten, häufig ist es ihm sogar überlegen. Es wird direkt im Anschluss an die Ernte verarbeitet und schonend tiefgefroren. Der lange Weg zwischen Erzeuger und Verbraucher geht deshalb nicht zu Lasten des Vitamingehalts. Auch die Qualität von Lebensmittelkonserven ist meist besser als ihr Ruf: Inzwischen gibt es schonende Verfahren der Haltbarmachung. Obst, Gemüse und Hülsenfrüchte aus der Dose können damit die schnelle Küche unkompliziert, flexibel und abwechslungsreich ergänzen.

veröffentlicht am 04.04.2011 auf www.ernaehrung.de

3   Gesunde und nachhaltige Ernährung? Kann ich mir nicht leisten!

... Oder vielleicht doch? Das Öko-Institut prüfte, ob „gutes Essen" wirklich teurer ist. Die Ergebnisse wurden kürzlich in einem Working Paper und dem Buch „Nachhaltig kochen!" veröffentlicht.

In einem Projekt, das ausschließlich durch Spenden finanziert wurde, verglichen Wissenschaftler des Freiburger Öko-Instituts die direkten und indirekten

Kosten verschiedener Ernährungsstile sowie die damit einhergehenden Treibhausgasemissionen. Zu den untersuchten Ernährungsstilen zählten:

- eine durchschnittliche deutsche Ernährung (nach Angaben des Statistischen Bundesamts),
- eine durchschnittliche deutsche Ernährung unter Verwendung biologisch erzeugter und fair gehandelter Lebensmittel,
- eine Ernährung nach den Empfehlungen der Deutschen Gesellschaft für Ernährung (DGE) mit weniger Fleisch, jedoch mehr Milchprodukten, Obst und Gemüse als bei der durchschnittlichen deutschen Ernährungsweise sowie
- eine Ernährung nach den Empfehlungen der DGE unter Verwendung biologisch erzeugter und fair gehandelter Lebensmittel.

Für die Analyse der Treibhausgasemissionen (Klimabilanz) wurden zusätzlich zu den ersten beiden genannten Lebensstilen eine vegetarische sowie eine vegane Ernährungsweise mit berücksichtigt.

Die Wissenschaftler stellten zunächst fest, was ein Blick auf die Lebensmittelpreise im Supermarkt schon erahnen lässt: Bei Verwendung von Bio-Lebensmitteln wird der Einkauf teurer. Bei einer durchschnittlichen deutschen Ernährung stiegen die Kosten pro Jahr um 867 Euro (31 Prozent), bei einer Ernährung nach den Empfehlungen der DGE schlug die Verwendung biologisch und nachhaltig erzeugter Lebensmittel mit immerhin zusätzlichen 443 Euro (18 Prozent) pro Jahr zu Buche. Aber: Erfolgt synchron zur Änderung des Lebensmitteleinkaufs eine Umstellung von einer durchschnittlichen deutschen Kost auf eine Ernährung nach den Empfehlungen der DGE, werden die meisten Mehrkosten dadurch wieder aufgefangen. Eine solche Ernährung ist pro Monat lediglich knapp sieben Euro teurer als die deutsche Durchschnittsernährung ohne biologische und fair gehandelte Lebensmittel.

Außerdem entstehen bei einer Ernährung nach den Empfehlungen der DGE 12 Prozent weniger Treibhausgase. Die Klimabilanz kann weiter verbessert werden durch eine vegetarische (Reduktion der Treibhausgasemission um 26 Prozent) oder gar vegane Ernährungsweise (Reduktion der Treibhausgasemission um 37 Prozent).

„Unser Projekt, das dank unserer Spender zustande gekommen ist, zeigt klar, dass eine Ernährungsumstellung nach den Empfehlungen der DGE verbunden mit dem Kauf von Bio-Lebensmitteln sowohl für den Klimaschutz als auch für die eigene Gesundheit Vorteile hat", resümiert Prof. Dr. Rainer Grießhammer, Mitglied der Geschäftsführung am Öko-Institut. Dies gilt erst recht, wenn auch die indirekten Kosten der verschiedenen Ernährungsweisen mit berücksichtigt werden, beispielsweise die Auswirkungen der konventionellen Landwirtschaft auf die Umwelt oder die

zusätzlichen Gesundheitsausgaben durch eine ungesunde Ernährungsweise. *„Berücksichtigt man diese Kosten, die wir uns exemplarisch angeschaut haben, so ist die durchschnittliche Ernährung viel teurer als eine mit Bio-Lebensmittel"*, argumentiert Grießhammer weiter. *„Ein Beispiel: Die spanische Regierung hat große Summen investiert, um Wasser für die Bewässerung von Tomaten über weitere Strecken zu transportieren, Flüsse zu stauen, Kanäle zu bauen oder Meerwasser zu entsalzen. Solche Kosten sind in den Tomaten indirekt enthalten; sie müssen von allen in unserer Gesellschaft bezahlt werden."*

Für eine nachhaltige Verbesserung der Auswirkungen unserer Ernährung auf die Umwelt ist demnach von entscheidender Bedeutung, nicht nur auf das Einkaufsverhalten, sondern auch auf die eigene Ernährungsweise zu achten. Die Tipps des Öko-Instituts einschließlich der Rezeptvorschläge namhafter Ernährungsexperten und Köche (darunter Dagmar von Cramm, Vincent Klink, Cornelia Poletto), die das Öko-Institut in seinem studienbegleitenden Kochbuch zusammengestellt hat, können die Veränderung von Ernährungsgewohnheiten schmackhaft machen.

Quellen:

Öko-Institut e.V. (2014): Ist gutes Essen wirklich teuer? Kosten und CO2-Emissionen verschiedener Ernährungsstile im Vergleich. Pressemitteilung vom 10.09.2014

Öko-Institut e.V. (2014): Working Paper „Ist gutes Essen wirklich teuer? Hintergrundbericht zum Spendenprojekt „Ist gutes Essen wirklich teuer?, Versteckte Kosten' unserer Ernährung in Deutschland"

Das Kochbuch kann für einen Unkostenbeitrag von 15 Euro beim Öko-Institut (a.droste@oeko.de) bestellt werden.

veröffentlicht am 23.10.2014 auf www.ernaehrung.de

4   Gesund und preiswert essen: (doch) kein Widerspruch?!

Immer wieder ein gerne diskutiertes Thema: Weshalb ernähren sich Menschen nicht gesünder: Liegt es am fehlenden Wissen oder am zu geringen finanziellen Budget? Laut einer Übersichtsstudie ist eine gesunde Ernährung pro Tag lediglich circa 1 Euro teurer. Gut investiertes Geld, wie die Wissenschaftler meinen. Zugleich weisen sie aber auch auf Hindernisse bei der Umsetzung hin.

Wie teuer ist eine gesunde Ernährung mit reichlich Gemüse, Früchten und Vollkornprodukten verglichen mit einer eher ungesunden Kost aus beispielsweise Weißmehlprodukten und industriell verarbeiteten Lebensmitteln? Dieser Frage wollten Wissenschaftler verschiedener amerikanischer Universitäten (darunter die Harvard School of Public Health) auf den Grund gehen. Für ihre systematische Übersichtsarbeit suchten sie weltweit nach Studien, in denen die Kosten einer gesunden und weniger gesunden Ernährungsweise vergleichend analysiert wurden.

27 Publikationen aus zehn Ländern erfüllten die Einschlusskriterien der Wissenschaftler und wurden näher untersucht. Die meisten Studien stammten aus den USA, andere zum Beispiel aus Frankreich, den Niederlanden, Schweden, Spanien, Kanada und Japan – alles Länder mit einem insgesamt hohen Lebensstandard. Im weiteren Verlauf der Übersichtsstudie fassten die Forscher die Studienergebnisse zusammen und berechneten die durchschnittlichen Kosten einzelner Lebensmittelgruppen sowie verschiedener Ernährungsweisen. Um Unterschiede im Energiegehalt zwischen gesunden und eher ungesunden Lebensmitteln adäquat zu berücksichtigen, wurde sowohl ein Preis für den Verzehr von drei Standardmahlzeiten pro Tag berechnet als auch ein standardisierter Preis pro 2000 Kalorien.

Die Wissenschaftler stellten fest, dass gesunde Lebensmittel tendenziell etwas teurer waren, wobei der Unterschied zwischen den Lebensmittelgruppen variierte: Bei Milchprodukten, Zerealien, Fetten und Ölen sowie süßen Getränken (einschließlich Fruchtsaft) betrug der Preisunterschied pro Portion lediglich 0,02 US\$ bis 0,11 US\$ (entsprechend 0,01 € bis 0,08 €), bei Fleisch dagegen kostete die gesündere Portion durchschnittlich 0,29 US\$ (0,21 €) mehr. Hochgerechnet auf einen Tag war eine besonders gesunde Ernährung 1,48 US\$ (1,08 €) pro Tag beziehungsweise 1,54 US\$ (1,13 €) pro 2000 Kalorien teurer als eine extrem ungesunde Ernährungsweise.

Warum sind gesunde Lebensmittel teurer? Die Wissenschaftler gehen davon aus, „...dass ein komplexes Netzwerk aus Kapazitäten in Anbau, Lagerung, Transport, Verarbeitung, Herstellung und Marketing entstanden ist, das den Verkauf stark verarbeiteter Lebensmittel zu maximalen Margen für die Industrie begünstigt." Dementsprechen lautet ihre Empfehlung, eine gleichermaßen effektive Infrastruktur für gesunde Lebensmittel aufzubauen.

Als alleinige Maßnahme greift die Verbesserung der Infrastruktur jedoch aller Voraussicht nach zu kurz. Zwar ist der Preisunterschied mit einem Euro geringer ausgefallen als viele Leute erwartet hätten. Doch für eine einzige Person belaufen sich die Jahreskosten bereits auf 550 US\$ [402 €] – dies entspricht einer Summe von circa 400 Euro. „Das wäre für einige Familien eine echte Belastung", räumt der an der Studie beteiligte Dariush Mozaffarian ein. „Wir brauchen Strategien, um diese Kosten auszugleichen. Andererseits ist dieser Preisunterschied sehr gering im Vergleich zu den wirtschaftlichen Kosten ernährungsbedingter chronischer Erkrankungen. Sie würden sich durch eine gesündere Ernährung drastisch verringern."

Solange weitreichende Änderungen an der Frage der Finanzierbarkeit scheitern, können kluge Einkaufsstrategien helfen Geld, zu sparen und sich trotzdem gesund zu ernähren. Werden zum Beispiel frische Lebensmittel nach Saison eingekauft, sind die daraus zubereiteten Gerichte zum Teil sogar preiswerter als industriell vorgefertigte Gerichte.

Quellen:

M. Rao, A. Afshin, G. Singh, D. Mozaffarian (2013): Do healthier foods and diet patterns cost more than less healthy options? A systematic review and meta-analysis. British Medical Journal, Online-Vorabveröffentlichung

N. Schlüter (2013): Fettig ist billiger. bild der wissenschaft, Artikel vom 06.12.2013.

veröffentlicht am 11.02.2014 auf www.ernaehrung.de

5 Gemeinsam isst es sich gesünder

Kinder und Jugendliche, die regelmäßig gemeinsam mit ihren Eltern essen, ernähren sich gesünder, sind seltener übergewichtig und haben ein geringeres Risiko, an Essstörungen zu erkranken.

Oft bleibt im Familienalltag wenig Zeit für gemeinsame Mahlzeiten. Gerade in Haushalten mit älteren Kindern ist es schwierig, die Zeiten von Arbeit, Schule und Freizeitaktivitäten so aufeinander abzustimmen, dass auch während der Woche Zeit für gemeinsame Mahlzeiten bleibt. Und am Wochenende unterscheidet sich die Wochenendplanung von Jugendlichen häufig deutlich vom Tagesablauf ihrer Eltern. Dass es sich dennoch lohnt, sich um gemeinsame Mahlzeiten zu bemühen, zeigt eine amerikanische Untersuchung.

Amber J. Hammons und Barbara H. Fiese gingen der Frage nach, welche Auswirkungen regelmäßige Familienmahlzeiten auf die Nährstoffaufnahme und Gesundheit von Kindern und Jugendlichen haben. Hierfür werteten die Wissenschaftlerinnen der Universität von Illinois die Ergebnisse von 17 Studien mit insgesamt 182.836 Kindern und Jugendlichen gemeinsam aus. Die Mehrheit der Studien stammte aus den USA (12), hinzu kam je eine Studie aus Kanada, Australien, Neuseeland, Finnland und Japan. Die Größe der Studien variierte deutlich: Die kleinste Studie hatte 145, die größte 99.836 Teilnehmer. Das mittlere Alter der Probanden lag je nach Studie zwischen 2,8 und 17,3 Jahren. So konnten die Autorinnen für ihre Analysen einen großen Bereich der Kindheit und Jugend abdecken.

Im Ergebnis fanden Hammons und Fiese heraus, dass sich Kinder und Jugendliche aus Familien, die mindestens dreimal wöchentlich gemeinsam aßen (egal, ob Frühstück, Mittag- oder Abendessen) gesünder ernährten als Kinder und Jugendliche mit einer geringeren Anzahl an Familienmahlzeiten. Ein Viertel der Probanden bzw. ihrer Eltern gab an, mehr gesunde Lebensmittel wie Obst und Gemüse zu essen, und frühstückte häufiger. Ungünstige Ernährungsgewohnheiten wie häufiger Konsum von Limonade und Fast Food, frittierten Lebensmitteln, Süßigkeiten oder ein Auslassen des Frühstücks waren in der Gruppe mit mehr als drei Familienmahlzeiten seltener. Die Kinder hatten außerdem ein 12 Prozent geringeres Risiko für Übergewicht und wiesen 35

23

Prozent seltener Zeichen von Essstörungen (z. B. Gewichtskontrollverhalten, Auslassen von Mahlzeiten bis hin zum Fasten, Essen von sehr kleinen Portionsgrößen, Binge Eating, selbst induziertes Erbrechen, Medikamentenmissbrauch) auf.

Die positive Wirkung von häufigen Familienmahlzeiten führen die Autorinnen unter anderem darauf zurück, dass die Kinder seltener Fertiggerichte verzehren. Fertiggerichte und Fast Food sind reich an Energie und Fett und begünstigen die Entstehung von Übergewicht. Bei gemeinsamen Familienmahlzeiten können außerdem erste Anzeichen einer Essstörung frühzeitig bemerkt werden. So haben Eltern die Möglichkeit zu reagieren, bevor manifeste Essstörungen entstehen.

Auch wenn bislang noch weitgehend unklar ist, auf welchen Ursachen die positiven Wirkungen von gemeinsamen Mahlzeiten im Familienkreis beruhen, können und sollen die bisherigen Ergebnisse dazu motivieren, häufiger gemeinsam zu essen. In diesem Zusammenhang wäre es interessant zu untersuchen, ob die gemeinsamen Mahlzeiten auch mit günstigen gesundheitlichen Auswirkungen bei den Erwachsenen einhergehen.

Quelle:

Hammons AJ, Fiese BH: Is frequency of shared family meals related to the nutritional health of children and adolescents? Pediatrics 2011; 127:e1565-e1574

veröffentlicht am 25.10.2011 auf www.ernaehrung.de

6   Bessere Denkleistung bei ausgewogener Ernährung

Kinder im Grundschulalter, die sich abwechslungsreich und gesund ernähren, schneiden in kognitiven Tests besser ab als Gleichaltrige mit ungünstiger Ernährungsweise. Dieser Zusammenhang scheint bei Jungen besonders deutlich ausgeprägt zu sein.

Für die finnische Studie zur körperlichen Aktivität und Ernährung von Kindern („the Physical Activity and Nutrition in Children Study") füllten die Eltern von 216 Jungen und 212 Mädchen im Alter von sechs bis acht Jahren ein Ernährungsprotokoll aus. Unter den jeweils vier protokollierten Tagen sollten ein bis zwei Wochenendtage sein. Außerdem wurden die Eltern gebeten, auch den Außer-Haus-Verzehr ihres Kindes festzuhalten und die verzehrten Mengen mit haushaltsüblichen Größen zu schätzen.

Aus den Angaben der Eltern wurde der durchschnittliche Verzehr der Kinder geschätzt und anhand von Punktesystemen mit zwei gängigen Ernährungsformen verglichen. Dies war zum einen der sogenannte „Baltic Sea Diet Score" (BDSD), der speziell die Ernährungsgewohnheiten von Menschen der baltischen Staaten berücksichtigt, sowie die aus dem amerikanischen Raum stammende DASH-Ernährung (Dietary Approaches to Stop Hypertension), die in erster Linie darauf ausgerichtet ist, Bluthochdruck entgegenzuwirken.

Unter Verwendung von kognitiven Tests wurde die Fähigkeit der Kinder, Ähnlichkeiten, Unterschiede und Muster zu finden, untersucht. Das reine Wissen der Kinder und deren Sprachfähigkeit wurde dagegen nicht geprüft.

Bei der Auswertung der Daten zeigte sich ein direkter Zusammenhang zwischen der Ernährung der Kinder und dem Ergebnis der kognitiven Tests. Dieser Zusammenhang galt sowohl für den BDSD- als auch für den DASH-Punktwert und war unabhängig vom Alter und Geschlecht der Kinder sowie der Bildung und dem Alter der Eltern. Jungen mit besserer Ernährungsqualität schnitten auch besser bei den kognitiven Tests ab als Jungen mit schlechterer Ernährungsqualität. Für Mädchen waren die Unterschiede dagegen nicht statistisch signifikant.

Beim Vergleich einzelner Lebensmittelgruppen stellten die Wissenschaftler fest, dass Kinder, die wenig Obst, Beerenfrüchte und Gemüse aßen, schlechtere kognitive Testergebnisse hatten. Dagegen scheint ein hoher Verzehr an Vollkornprodukten sowie die Zurückhaltung bei rotem Fleisch und Würstchen die Denkleistung zu fördern. Basierend auf ihren Ergebnissen empfehlen die Wissenschaftler, auf eine ausgewogene Ernährung von Kindern zu achten. Dabei kommt es nicht darauf an, besonders viel von einzelnen Lebensmitteln oder Nährstoffen zu essen, sondern sich allgemein abwechslungsreich und gesund zu ernähren.

Da die aktuelle Studie im Querschnittsdesign erfolgte, also alle Daten zum selben Zeitpunkt erhoben wurden, kann keine Aussage zur Kausalität zwischen der Ernährungsqualität und der kognitiven Leistung der Kinder gemacht werden. Steigert eine günstige Ernährungsqualität die Denkleistung? Oder: Führt eine bessere kognitive Leistung der Kinder dazu, dass sie sich gesünder ernähren? Diesen Fragen werden sich die Wissenschaftler wohl in weiteren Studien widmen.

Quelle:

E. A. Haapala, A.-M. Elorant, T. Venäläinen, U. Schwab, V. Lindi, T.A. Lakka (2015): Associations of diet quality with cognition in children – the Physical Activity and Nutrition in Children Study. British Journal of Nutrition 114; Seite 1080-1087

veröffentlicht am 27.10.2015 auf www.ernaehrung.de

7   Weniger Übergewicht dank Geschwister

Wer Geschwister hat, ist nur halb so häufig übergewichtig wie ein Einzelkind. Zu diesem Ergebnis kam die IDEFICS-Studie, eine Studie, die in acht europäischen Staaten durchgeführt wurde.

Für die Untersuchung wurden Daten von 12.720 Kindern im Alter von zwei bis neun Jahren ausgewertet. Bei allen Kindern wurden Größe und Gewicht bestimmt und der BMI berechnet. Die Eltern der teilnehmenden Kinder machten in einem Fragebogen Angaben zu demographischen und sozioökonomischen Gegebenheiten. Außerdem beantworteten sie Fragen zu Verhaltensweisen und Lebensgewohnheiten ihres Kindes, beispielsweise zur Anzahl von Stunden, die ihr Kind draußen spielt, der Zeit, die es mit Fernsehen verbringt und seinen Ernährungsgewohnheiten. Bei allen Kindern war bekannt, ob sie alleine aufwachsen oder Geschwister haben.

Die Forscher interessierten sich in dieser Studie für den Zusammenhang zwischen der Geschwisteranzahl und dem Auftreten von Übergewicht. Da bekannt ist, dass Bildungsstand und Körpergewicht der Eltern, Alter von Mutter und Kind, das Geburtsgewicht, das Geschlecht des Kindes sowie das Land, in dem ein Kind aufwächst, mit dem Auftreten von Übergewicht assoziiert sind, wurden alle Berechnungen um den Einfluss dieser potentiellen Störfaktoren korrigiert. Es zeigte sich, dass Einzelkinder ein doppelt so hohes Risiko für Übergewicht und Fettleibigkeit haben wie Kinder, die gemeinsam mit Geschwistern aufwachsen. Um den Ursachen dieses Unterschieds auf die Spur zu kommen, untersuchten die Wissenschaftler den Einfluss verschiedener Verhaltensweisen und Lebensbedingungen der Kinder. Hierzu zählten die Spielzeit im Freien, die tägliche Zeit vor dem Bildschirm, die Wahrscheinlichkeit für den Konsum fett- oder zuckerreicher Lebensmittel, die Einstellung der Eltern zu Lebensmitteln und das Vorhandensein eines Fernsehers im Kinderzimmer. Doch all diese Faktoren konnten den gefundenen Unterschied nicht erklären.

Interessant war auch ein auffälliger Süd-Nord-Gradient im Auftreten von Übergewicht, der sich nicht durch die unterschiedliche Familiengröße in den teilnehmenden Ländern erklären ließ. Übergewicht kommt in den südlichen Ländern Europas bei Kindern rund dreimal häufiger vor als in nördlichen Ländern. Trauriger Spitzenreiter in dieser Studie war Italien, wo circa 42 Prozent der untersuchten Kinder Übergewicht hatten, gefolgt von Zypern (circa 25 Prozent) und Spanien (20 Prozent). Am anderen Ende der Skala waren Schweden (zehn Prozent der Kinder haben Übergewicht) und Belgien (acht Prozent). Die untersuchten Kinder in Deutschland befanden sich mit 15 Prozent im Mittelfeld. Hält man sich vor Augen, dass bereits in diesem jungen Alter jedes achte Kind in Deutschland von Übergewicht betroffen ist und aus übergewichtigen Kindern häufig übergewichtige Erwachsene werden, ist dies sicher kein Grund zum Aufatmen.

Bis jetzt konnte noch nicht abschließend geklärt werden, welche Faktoren für die Entstehung von Übergewicht bereits in frühen Jahren verantwortlich sind. Auch fehlen wirksame Präventions- und Behandlungsprogramme. Hier besteht weiterhin Forschungsbedarf. Die Forscher der IDEFICS-Studie indessen wollen in einer Folgestudie herausfinden, ob die Unterschiede im Auftreten von Übergewicht und Adipositas bei Kindern mit und ohne Geschwistern auf unterschiedliche Familienstrukturen zurückzuführen sind.

Quelle:
M. Hunsberger, A. Formisano, L. A. Reisch, K. Bammann, L. Moreno, S. de Henauw, .D Molnar, M. Tornaritis, T. Veidebaum, A. Siani, L. Lissner (2012): Overweight in singletons compared to children with siblings: the IDEFICS study. Nutrition and Diabetes 2, e35
veröffentlicht am 6.11.2012 auf www.ernaehrung.de

8 Aufs Frühstück nicht verzichten

Wer durch das Auslassen des Frühstücks Kalorien einsparen möchte, verzichtet möglicherweise ohne den gewünschten Erfolg zu erzielen. Denn der Verzicht auf das Frühstück erhöht den Appetit und führt zu einer kompensatorischen Steigerung der Nahrungsaufnahme im weiteren Tagesverlauf.

An der Universität von Nottingham untersuchten Wissenschaftler, welchen Einfluss der Verzicht auf das Frühstück auf die Energieaufnahme und das Hormonprofil im weiteren Tagesverlauf hat. Hierfür wurden zwölf junge, normalgewichtige Männer, die sonst regelmäßig frühstücken, gebeten, sich einem Testablauf zu unterziehen. Alle Teilnehmer erhielten in zufälliger Reihenfolge an einem Morgen ein Frühstück, an einem weiteren Tag mussten sie darauf verzichten. Das Frühstück lieferte zehn Prozent des Tagesenergiebedarfs (Zusammensetzung: je 14 Energie-Prozent Eiweiß und Fett sowie 72 Energie-Prozent Kohlenhydrate).

An beiden Versuchstagen wurde beobachtet, wie viel die Teilnehmer im weiteren Tagesverlauf aßen. Es wurden wiederholt Blutproben entnommen, um den Blutzucker- und Hormonspiegel der Teilnehmer zu bestimmen. Außerdem wurden die Probanden zu ihrem Appetit befragt.

Die Wissenschaftler stellten fest, dass die Probanden, die zuvor gefrühstückt hatten, beim Mittagessen deutlich weniger aßen (Reduktion der Energieaufnahme um 17 Prozent). Insgesamt unterschied sich die Energieaufnahme zwischen Frühstückern und Nicht-Frühstückern damit nicht signifikant. Ein deutlicher Unterschied bestand dagegen hinsichtlich des Hormonspiegels und der subjektiven Einschätzung von Appetit und Hunger. Teilnehmer, die auf das Frühstück verzichtet hatten, verspürten während des ganzen Vormittags mehr Hunger und fühlten sich auch nach der morgendlichen Zwischenmahlzeit weniger gesättigt als die Kontrollgruppe mit Frühstück. Nach der Zwischenmahlzeit waren Blutzucker- und Insulinspiegel der Probanden ohne Frühstück höher als bei den Personen mit Frühstück, außerdem wiesen die Nichtfrühstücker eine milde Insulinresistenz auf, d. h. die Aufnahme von Zucker aus dem Blut war erschwert. In ausgeprägterer Form ist die Insulinresistenz an der Entstehung von Typ 2-Diabetes beteiligt.

Die Ergebnisse sollten mit Vorsicht interpretiert werden, denn die Anzahl der Probanden, die in dieser Studie untersucht wurden, war sehr gering. Die Autoren räumen auch selbst ein, dass das von ihnen gewählte Frühstück in seinem Umfang evtl. nicht repräsentativ für das typischerweise von jungen Männern verzehrte Frühstück sei. Dennoch liefert die Studie interessante Ergebnisse. Wer morgens Energie zur Gewichtsabnahme einspart, hat damit unter Umständen keinen Erfolg, weil der Körper die eingesparte Energie zu einem anderen Zeitpunkt einfordert. Der verstärkte Appetit, die geringere Sättigung sowie die hormonellen Veränderungen begünstigen außerdem die Entstehung von Heißhunger und bergen damit das Risiko, sogar mehr Energie aufzunehmen als mit einem normalen Frühstück.

Quellen:

N. M. Astbury, M. A. Taylor, I. A. Macdonald (2011): Breakfast consumption affects appetite, energy intake, and the metabolic and endocrine responses to foods consumed later in the day in male habitual breakfast eaters. J Nutr. 2011:1381-1389

The European Food Information Council (2012): Skipping breakfast may increase food intake at lunchtime.

veröffentlicht am 13.06.2012 auf www.ernaehrung.de

9 Wer frühstückt, lebt gesünder

Frühstücken senkt Herzinfarkt-Risiko! Morgens ohne Frühstück aus dem Haus? Keine gute Idee, zeigt eine amerikanische Studie, die das Frühstück als die wichtigste Mahlzeit des Tages bestätigt.

Bostoner Forscher um Leah E. Cahill untersuchten Daten von etwa 27.000 Männern im Alter von 45 bis 82 Jahren zu ihren Essgewohnheiten über den Zeitraum von 1992 bis 2008. Die Männer sind allesamt Teilnehmer der Health-Professionals-Follow-Up-Studie. Cahill und ihre Kollegen gingen in ihrer Analyse der Frage nach, ob das Einnehmen der Mahlzeiten unabhängig von ihrer Zusammensetzung für die Herzgesundheit bedeutsam ist.

Von den betrachteten Männern ließen 13 Prozent regelmäßig das Frühstück ausfallen. Die Frühstücksmuffel waren häufiger übergewichtig, hatten Bluthochdruck und wiesen eine Insulinresistenz und erhöhte Nüchtern-Blutfettwerte auf. Auch waren sie in der Regel jünger, eher Raucher, vollzeitbeschäftigt, unverheiratet, weniger sportlich aktiv und tranken mehr Alkohol als die Männer, die frühstückten. Bei sieben Prozent von ihnen trat ein Herzinfarkt auf, im Vergleich zu sechs Prozent bei jenen, die ein Frühstück einnahmen.

Für Männer, die nicht frühstücken, ermittelten die Forscher unter Berücksichtigung bekannter Lebensstil-bedingter und sozialer Störfaktoren (1) ein um 27 % höheres Herzinfarkt-Risiko. *„Wir wissen nicht, ob es der Zeitpunkt ist, der entscheidend ist, oder was gegessen wird. Wahrscheinlich beides"*, sagt Andrew Odegaard von der Universität in Minnesota der Tageszeitung USA Today.

Das Weglassen des Frühstücks könnte einen oder mehrere Risikofaktoren wie Adipositas, Bluthochdruck, Fettstoffwechselstörungen und Diabetes verstärken. *„Diese wiederum können mit der Zeit zu einem Herzinfarkt führen"*, sagt Cahill, die als Postdoc am Institut für Ernährung der Harvard School of Public Health, in Boston, Massachusetts arbeitet.

Neben dem Weglassen des Frühstücks könnte auch ein sehr spätes Essen von Nachteil sein: Männer, die nach dem Schlafengehen noch eine nächtliche Mahlzeiten einnahmen, hatten ein um 55 % höheres Herzinfarkt-Risiko. Da es jedoch nur sehr wenige Männer waren, die nachts noch etwas aßen, stuften die Forscher diesen Zusammenhang als weniger sicher ein.

Männer, die frühstückten, nahmen in der Regel eine Mahlzeit mehr ein. Die meisten Spätesser – diejenigen, die nach dem Schlafengehen noch einmal Nahrung zu sich nehmen – aßen dennoch morgens ein Frühstück. Für die Mahlzeitenhäufigkeit fanden die amerikanischen Wissenschaftler jedoch keine Verbindung mit dem Auftreten eines Herzinfarkts.

„Überspringen Sie das Frühstück nicht" rät Cahill. *„Frühstücken senkt das Risiko für Herzinfarkte. Wenn Sie über Ihr Frühstück viele gesunde Lebensmittel aufnehmen, können Sie so sicherstellen, dass Sie eine angemessene Menge an Energie aufnehmen und ein gesundes Gleichgewicht an Nährstoffen wie Proteinen, Kohlenhydraten, Vitaminen und Mineralstoffen erreichen."* Nüsse und zerkleinertes Obst in Kombination mit Vollkorngetreide oder Haferflocken seien gut geeignet, denn *„sie sind eine großartige Möglichkeit, den Tag zu beginnen."*

(1) Zu den Störfaktoren zählen: die Zusammensetzung der Ernährung, Alkohol, Sport, BMI, Schlaf, Rauchen, Fernsehen, Krankheitsgeschichte, Vollzeitbeschäftigung, Heirat, und die Regelmäßigkeit von ärztlichen Routineuntersuchungen.

Quellen:

MacVean M (Los Angeles Times, 22.07.2013): Skipping breakfast linked with heart disease

American Heart Association (22.07.2013): Skipping breakfast may increase coronary heart disease risk

Cahill LE, Chiuve SE, Mekary RA, Jensen MK, Flint AJ, Hu FB, Rimm EB: Prospective Study of Breakfast Eating and Incident Coronary Heart Disease in a Cohort of Male US Health Professionals. Circulation. 2013; 128: 337-343 doi: 10.1161/CIRCULATIONAHA. 113.001474

USA Today (22.07.2013): Skipping breakfast may increase heart attack risk

veröffentlicht am 20.08.2013 auf www.ernaehrung.de

10 Vier Argumente, warum eine vegetarische Ernährung die Umwelt schont

Vegetarier ernähren sich nicht nur verhältnismäßig gesund. Durch ihre Ernährung greifen sie auch weniger nachteilig in die Umwelt ein. Warum das so ist? Hier erfahren Sie vier Argumente, warum eine vegetarische Ernährung die Umwelt schont.

1. Geringerer Energie- und Rohstoffeinsatz

- 2,9mal weniger Wasser
- 2,5mal weniger primäre Energie
- 13mal weniger Düngemittel und
- 1,4mal weniger Pestizide

braucht es, um einen Vegetarier im Vergleich zu einem Nicht-Vegetarier mit Lebensmitteln zu versorgen. Dies stellten amerikanische Forscher um Marlow fest, die am Beispiel des Staates Kalifornien prüften, welche Auswirkungen Ernährungsvorlieben auf die Umwelt haben.

Sich zunehmend verknappende Ressourcen und steigende Energie- und Rohstoff-Preise sprechen für eine überlegte landwirtschaftliche Flächen-Nutzung. Düngemittel und Pestizide belasten, im Übermaß eingesetzt, die Umwelt und verringern die Artenvielfalt. Pestizide können zudem die Feldarbeiter gefährden, die diese aufbringen, indem die Schädlingsbekämpfungsmittel Störungen des endokrinen und des Immunsystems, neurologische Fehlfunktionen und Krebs begünstigen.

2. Größerer Energie-Ertrag pro Fläche

Lediglich Getreide und Hülsenfrüchte werden mit Energiegewinn angebaut: Um zwei bis drei Kalorien Nahrungsenergie zu erzeugen, braucht es eine Kalorie Primärenergie. Bei Obst und Gemüse liegt die Energie-Ausbeute nur bei etwa einer halben Kalorie. Die schlechteste Bilanz haben tierische Lebensmittel: Der Energie-Ertrag liegt hier gerade mal bei 1-5 Prozent.

Trotz der schlechten Wirtschaftlichkeit wird laut FAO auf 70 Prozent der landwirtschaftlich genutzten Fläche Viehzucht betrieben. Das entspricht immerhin 30 Prozent der Erdoberfläche. Durch eine wachsende Bevölkerung werden Nachfrage und Ausmaß der Tierhaltung wahrscheinlich weiter steigen.

Eine zunehmende landwirtschaftliche Flächennutzung, gerade für die flächenbedürftige Tierhaltung, zerstört Ökosysteme durch Wald-Kahlschläge, führt zu Wüstenbildungen, Bodenverdichtungen sowie -abtragungen und endet nachfolgend mit der Sedimentation von Wasserwegen, Feucht- und Küstengebieten.

3. Weniger belastende Abfälle

Durch eine intensivierte Tierhaltung entstehen Abfälle, die Wasser, Boden und Luft belasten. Erschwerend kommt hinzu, dass diese Abfälle meist unbehandelt bleiben. Sie sind reich an Stickstoff, Phosphor- und Kalium-Verbindungen und enthalten Spuren von Metallen und Antibiotika, welche nach Einschätzung der Weltgesundheitsorganisation (WHO) und dem amerikanischen Landwirtschaftsministerium (USDA) eine ernste Belastung für die öffentliche Gesundheit darstellen können.

Die Viehzucht erleichtert zudem die Ausbreitung von Zoonosen (1). So wurde z. B. die Geflügelindustrie mit der Verbreitung des schwer krankmachenden Vogelgrippe-Virus in Verbindung gebracht.

4. Und nicht zuletzt – der Klimawandel

Die intensivierte Tierhaltung, insbesondere die Rinderhaltung, führt zu enormen Gaseinträgen. Neben Ammoniak, das eher örtlich begrenzt durch seinen Geruch belästigt, werden auch Kohlenstoffdioxid, Methan und Distickstoffmonoxid freigesetzt, welche den Treibhauseffekt verstärken.

Fazit

Es muss deshalb nicht gleich jeder zum Vegetarier werden. Falls Sie zum Umweltschutz beitragen möchten, könnten Sie dies bereits durch kleine Umstellungen tun. Zum Beispiel indem Sie vermehrt pflanzliche Lebensmittel in Ihrer Ernährung einsetzen und zwei- bis dreimal pro Woche vegetarisch essen.

(1) Zoonosen sind (Infektions-)Krankheiten die von Wirbeltieren auf den Menschen übertragen werden können (Pschyrembel, 2002)

Quelle:

Marlow HJ, Hayes WK, Soret S, Carter RL, Schwab ER, Sabate J: Diet and the environment: does what you eat matter? Am J Clin Nutr 2009;89(suppl):1699S–703S.

veröffentlicht am 31.05.2011 auf www.ernaehrung.de

11 Flexitarier – weder Fisch noch Fleisch… oder doch?

Vegetarier sind weit verbreitet, daher gut bekannt. Aber **was hat man sich unter Flexitariern vorzustellen?** Dieser Begriff ist in unseren Breiten noch recht neu, den Amerikanern aber ist er sehr geläufig. Schon im Jahr 2003 kürte die Amerikanische Gesellschaft für Dialekt „flexitarian" als brauchbarsten Begriff des Jahres. Flexitarier sind so etwas wie flexible Vegetarier, also Leute, die zwar Fleisch essen, dies aber nicht regelmäßig oder täglich tun; eine Art Halbzeitvegetarier. Der AID umschreibt einen Flexitarier als „einen sehr maßvollen, auf Tierschutz bedachten und sehr qualitätsbewussten Fleischesser". Neben Umweltaspekten spielt bei der Entscheidung sich flexitarisch zu ernähren, auch ein verstärktes Gesundheitsbewusstsein mit hinein.

Der Flexitarismus könnte vielleicht mehr Leute dazu überzeugen, öfter vegetarisch zu essen, weil hier Absolutheit nicht länger gefordert wird. **Nach einer Forsa-Studie zählten im Vorjahr mit 42 Millionen bereits 52 Prozent der Deutschen zu den Flexitariern**, definiert als Menschen mit Fleischverzicht an drei Tagen in der Woche oder öfter – die meisten wahrscheinlich ohne es zu wissen.

Flexitarismus liegt im Trend. Das prophezeien nicht nur AID und Hamburger Abendblatt: Auch CNN und Newsweek berichteten darüber. In den Niederlanden haben Flexitarier bereits eine eigene Homepage und die Metzger nehmen dort vorgefertigte vegetarische Mahlzeiten in ihr Angebot auf. Und die Compass Group, das weltweit größte Cateringunternehmen, startete im Jahr 2010 eine „Be a Flexitarian"-Initiative in Amerika, wie die Albert-Schweizer-Stiftung mitteilt.

Trotz wachsender Beliebtheit gibt es aber auch kritische Stimmen zu dieser Ernährungsform: „*Die Mehrheit der Leute in Deutschland isst doch eh an manchen Tagen kein Fleisch. Das auch noch zu propagieren, ist eine weitere Verwässerung des ohnehin verwässerten Begriffes Vegetarier.*" So das Urteil von Christian Vagedes, dem Gründer und Vorsitzenden der veganen Gesellschaft Deutschland in einem taz-Interview vom 25. September 2011. Weiter denkt Vagedes, dass ein Flexitarier oder Halbvegetarier früher oder später wieder „rückfällig" werden würde und fordert daher einen kompromisslosen Wechsel.

Katharina Rimpler, Initiatorin des Projekts Halbzeitvegetarismus, die ebenfalls an dem Interview teilnahm, vertritt dazu eine andere Meinung. *„Sie irren, wenn Sie sagen, die Leute seien in der Regel schon Halbzeitvegetarier"*, entgegnet sie Vagedes. „Das ist man nicht, wenn man nicht jeden Tag Fleisch isst, sondern wenn man nur noch die Hälfte von der Fleischmenge isst, die man bisher gewohnt war." Rimpler spricht sich zwar auch für einen weitgehenden Fleischverzicht aus, will dabei aber gemäßigter vorgehen: *„Bei der Halbzeitvegetarier-Kampagne sagen wir den Leuten, dass es okay ist, wenn sie nicht von heute auf morgen ganz mit Fleischverzehr aufhören und begleiten sie auf dem Weg, nur noch die Hälfte zu essen."* Im Rahmen des Halbzeitvegetarier-Projektes werden Tandems gebildet nach dem Motto: Auch zwei halbe Vegetarier ergeben einen ganzen. Rimpler denkt, dass durch ihre Kampagne viele Leute dazu gebracht werden können, weniger Fleisch zu essen und sich generell Gedanken über ihre Ernährung zu machen.

Auf die Frage warum denn nicht gleich komplett vegetarisch, antwortet sie: *„Entweder ganz oder gar nicht: Das ist nicht die produktivste Herangehensweise."* Sie setzt auf eine schrittweise erfolgende Umstellung, nicht auf eine radikale Veränderung. Dadurch will sie die Einstiegsschwelle senken, um möglichst viele Menschen zu erreichen. *„Innerer Wandel geht Schritt für Schritt. Der funktioniert nicht durch Verzicht, sondern durch die Entdeckung einer Sache, die mir langfristig guttut"*, so Rimpler.

Zum Weiterlesen:
Sollten Sie Lust bekommen haben vegetarisch zu kochen, dann stöbern Sie in der Rezeptsammlung auf *www.ernaehrung.de* nach leckeren vegetarische Rezeptideen.

Quellen:
Klein B (aid, 4.1.2012): Niederländische Fleischer ohne Fleisch: Lieber weniger, dafür bessere Qualität
Unfried P (taz, 25.9.2011): Streitgespräch: Veganer vs. Flexitarier. „Man muss einen Cut machen!"
www.halbzeitvegetarier.de
Niederländische Homepage „Ik ben Flexitarier"
Albert-Schweitzer-Stiftung (8.01.2010): Weltgrößter Catering-Anbieter wird flexitarisch
Newsweek Magazine. The Daily Beast (28.9.2008): Part-Time Vegetarians
CNN Helath (2.10.2007): 5 healthy food trends worth following
American Dialect Society: 2003 Words of the Year

veröffentlicht am 31.01.2012 auf www.ernaehrung.de

12 „5 am Tag Garten": Obst und Gemüse selbst anbauen

Neue Trends wie urbanes Gärtnern und der Austausch über soziale Netzwerke machen auch vor Gesundheitsprogrammen nicht halt, wie eine neue Aktion der Kampagne „5 am Tag" belegt.

Wer Obst und Gemüse selbst pflanzt und pflegt, ihnen beim Wachsen und Reifen zusieht, bekommt einen neuen, direkteren Zugang zu diesen Nahrungsmitteln und wird sie gerne und häufig verzehren. So in etwa kann die Idee zusammengefasst werden, die der neuen Initiative *„5 am Tag Garten"* zugrunde liegt.

Um den Start in die eigene grüne Oase zu erleichtern wurde eine neue Webseite ins Leben gerufen: *www.5amtag-garten.de.* Auf ihr finden Hobbygärtner Anleitungen und wichtige Tipps, wie man selbst auf kleinstem Raum Essbares anbauen und ernten kann. Mit Schaufel, Harke und etwas eigenem Elan lassen sich die Tipps in die Praxis umsetzen und schon bald können erste Ernteerfolge den Speiseplan bereichern. Und zum Austausch der ersten Gärtnererfolge und zur gegenseitigen Unterstützung bietet sich die ebenfalls neu gegründete Facebook-Gruppe an.

Doch damit nicht genug. Die Aktion geht sogar noch einen Schritt weiter: Da gemeinsames Gärtnern mehr Spaß macht wurden Angebote speziell für Grundschulen (*„5 am Tag Beet"*) und Unternehmen (*„5 am Tag-Firmengarten"*) entwickelt. Das Grundschulprojekt, das auch dem Ausprobieren und Neuentdecken natürlicher Lebensmittel dient, wurde gemeinsam mit der Lehranstalt für Gartenbau und Floristik e.V. (LAGF) erarbeitet. Auch hier genügt eine kleine Fläche (zwei mal zwei Meter) für erste Gärtnererfahrungen, z. B. zum Anbau von Schnittlauch, Erdbeeren, Kohlrabi, Pflücksalat oder Radieschen. Eine Pflanzanleitung und der Gartenkalender „Mit 5 am Tag durchs Gartenjahr" erleichtern den Start. Und wenn alles gut geht, kann schon bald gesät, geharkt, gejätet und natürlich geerntet werden. Das *„5 am Tag Beet"*-Projekt eignet sich übrigens auch für Kindergärten und Familien.

Schade, dass nun erst mal der Winter vor der Tür steht. Aber zum Einlesen ist es nie zu spät bzw. früh und einige der Tipps, beispielsweise zum Anbau von Radieschen, lassen sich auch unter kälteren Bedingungen umsetzen. In diesem Sinne: Ab ins eigene Grün!

veröffentlicht am 16.10.2012 auf www.ernaehrung.de

13   Dünne Kinder machen kaum Sport – Förderung könnte fehlen!

Durch das Raster gefallen – der Fokus gesundheitsfördernder Maßnahmen richtet sich wahrscheinlich zu einseitig auf Kinder mit Übergewicht. Dünne Kinder finden in diesem Rahmen kaum Beachtung. Doch nicht nur starkes Übergewicht, auch eine ausgeprägte Schlankheit beinhaltet gesundheitliche wie emotionale Risiken.

Dünne Kinder, das heißt Kinder, deren Gewicht den Normalbereich unterschreitet, finden sich in allen gesellschaftlichen Schichten. Neben genetischen Ursachen kann, unter besonderen Umständen, eine ungenügende Versorgung im Mutterleib eine extreme Schlankheit bedingen. Auch Menschen, die eine erhöhte Sättigungsantwort haben oder die aus Angst vor einem Dickwerden bewusst knapp Kalorien zuführen, können ziemlich dünn sein.

Für sehr schlanke Kinder gilt: Sie wachsen langsamer und haben in der Regel schwächere Knochen und Muskeln als andere Kinder. Folglich bekommen sie schneller Osteoporose. Es mangelt ihnen im Vergleich zu normalgewichtigen Gleichaltrigen an Kraft und sie zeigen eine geringere sportliche Leistung. Daneben kontrollieren sie häufiger ihr Gewicht auf ungesunde Weise. Durch mangelnde Bewegung kann es sehr schlanken Kindern nicht nur an Fitness fehlen, auch ihr Herz-Kreislauf-System trainieren sie unzureichend. Erkrankungen der Nieren, der Atemwege, Infektionserkrankungen und Diabetes treten bei Untergewichtigen häufiger auf.

Doch die körperliche Leistungsfähigkeit kann trainiert werden. Und ausreichend Bewegung ist wichtig, damit sich Kinder gut entwickeln, selbstbewusster werden und ihren Körper schätzen lernen. Regelmäßige Bewegung fördert ein gutes Einvernehmen mit dem eigenen Körper und beugt dadurch Essstörungen vor. Wenn Kinder jedoch nicht lernen, sich viel zu bewegen, ändern sie dieses Verhalten häufig auch als Erwachsene nicht mehr. Diese Zusammenhänge scheinen Eltern sehr schlanker Kinder und den Kindern selbst oft unklar zu sein, wie eine australische Studie zeigte.

Australische Forscher erfassten in einer landesweiten Stichprobe den BMI von 8550 Schulkinder im Alter von sechs bis achtzehn Jahren und befragten sie zu gesundheitsbezogenen Themen. Unter den Kindern stuften sie vier Prozent als dünn, 71 Prozent als normalgewichtig, 18 Prozent als übergewichtig und sieben Prozent als adipös ein.

Die dünnen Kinder waren meist kleiner als die normal-, die übergewichtigen oder die adipösen Kinder. Zwar aßen sie in der Regel ausgewogener und regelmäßiger als die adipösen Kinder, Sport und Fitness waren für sie jedoch weniger bedeutsam als für diese. Auch waren die Eltern im Fall eines dünnen Kindes weniger geneigt, ihren Nachwuchs für Sport zu begeistern. Die Schüler spiegeln hier die Meinung ihrer Eltern wider; adipöse Kinder sehen für sich eher einen Bedarf an mehr Bewegung und Fitness als dünne.

Unzufrieden mit ihrem Gewicht war fast die Hälfte der dünnen Kinder – ein höherer Anteil als unter den normal- und übergewichtigen. Dabei wollte etwas mehr als jedes zweite dünne Kinder Gewicht zulegen, nahezu jedes Zehnte jedoch abnehmen. Bemerkungen der Eltern über einen zu hohen Verzehr, wie sie in zehn Prozent der Fälle gegenüber den dünnen Kindern gemacht wurden, könnten die ohnehin schon sehr schlanken Kinder zu einer unnötigen Gewichtsabnahme motivieren.

Neben den gesundheitlichen Konsequenzen einer extremen Schlankheit spielt auch eine emotionale Komponente nachteilig mit hinein: Ein Schubladendenken betrifft sehr dünne und sehr übergewichtige Kinder gleichermaßen. So werden dünne Kinder, ebenso wie fettsüchtige aufgrund von Vorurteilen häufiger verspottet und ausgegrenzt. Programme zur Förderung von Bewegung und positiven sozialen Erfahrungen sollten sich vor dem Hintergrund dieser Ergebnisse an Kinder aller Körpergrößen richten, bekräftigen die australischen Wissenschaftler.

Quelle:
O'Dea JA, Amy NK: Perceived and desired weight, weight related eating and exercising behaviours, and advice received from parents among thin, overweight, obese or normal weight Australian children and adolescents. Journal of Behavioral Nutrition and Physical Activity 2011, 8:68

veröffentlicht am 10.09.2012 auf www.ernaehrung.de

14   Unbeschwert unterwegs: Tipps zur Ernährung bei langen Autofahrten

Frische Zutaten, viel Gemüse und Obst, so lautet die Maxime für all diejenigen, die auch auf langen Reisen wach und fit bleiben wollen. Der Präsident der Deutschen Gesellschaft für Ernährung, Professor Dr. Helmut Heseker, empfiehlt...

- Nutzen Sie die bunte Vielfalt von Obst und Gemüse: Auch und gerade an Reisetagen sollten fünf Portionen Obst und Gemüse verzehrt werden. Sie enthalten reichlich Vitamine, Mineralstoffe und sekundäre Pflanzeninhaltsstoffen und ergänzen sich gegenseitig in ihrer Zusammensetzung. Alternativ zu Obst oder Gemüse „am Stück" kann zwischendurch auch einmal ein frisch gepresster Saft getrunken werden.
- Milchprodukte – nicht nur für (kleine) Kinder: Besonders die fettarmen Varianten (Milchreis, Buttermilch, fettarme Joghurts) sind gut bekömmlich und aufgrund ihres Calciumgehalts empfehlenswert.

- Reichlich trinken: Zur Erhaltung der Konzentrationsfähigkeit und des Wohlbefindens sollten Erwachsene auch auf Reisen mindestens 1,5 Liter (besser 2 Liter) pro Tag trinken, Kinder mindestens einen Liter. An heißen Tagen erhöht sich der Flüssigkeitsbedarf. Eine gute Basis ist schon mal gelegt, wenn zu jeder Mahlzeit ein Getränk getrunken wird. Als Durstlöscher eignen sich insbesondere Wasser, ungesüßte Tees oder stark verdünnte Saftschorlen (Verhältnis 3:1).
- Zwischenmahlzeiten: Süßigkeiten und Snacks sollten aufgrund ihres häufig sehr hohen Gehalts an ungünstigen Fetten, Salz und Zucker die Ausnahme bleiben. Für den kleinen Hunger zwischendurch empfiehlt Heseker frisches Obst oder eine kleine Handvoll Nüsse.
- Wie wär's mit Fisch? Fisch ist eine gute Quelle für Jod, Selen und essentielle Fettsäuren. Unpaniert in einer Fischpfanne, als Filet oder Fischsuppe ist er eine gute Alternative zu Fleischgerichten, gerade an warmen Sommertagen.
- Weniger ist mehr: An Reisetagen ist es vorteilhaft, wenn mehrere kleine Mahlzeiten anstelle weniger und dafür üppigerer Speisen zu sich genommen werden.

Gut vorbereitet ist halb verzehrt: Auch für das Essen und Trinken im Auto hat Heseker einige Tipps parat:

- Kühlen: Lebensmittel, die zuhause im Kühlschrank aufbewahrt werden, sollten auch unterwegs gekühlt werden.
- Vorbereitung: Als Reiseproviant eignen sich bereits zuhause belegte Vollkornbrotscheiben mit fettarmem Käse oder Wurst, die gerne nach Geschmack zum Beispiel mit Salatblättern, Gurken oder Radieschenscheiben aufgepeppt werden können. Bei Reisen mit Kühlbox können auch fettarme Joghurts oder Quark mitgenommen werden.
- Mundgerecht ist Trumpf: Proviant für unterwegs sollte möglichst „mundgerecht" vorbereitet sein. So ist das Essen „allzeit bereit" zum Verzehr, etwa bei Staus oder wenn die Kinder doch schon vor der eigentlich eingeplanten Pause Hunger haben.
- Obst und Gemüse mit Bedacht wählen und vorbereiten: Bei der Wahl von Obst und Gemüse sollte darauf geachtet werden, dass es auch nach längerem Transport noch appetitlich aussieht. Johannisbeeren, Brombeeren und Erdbeeren sind schon von sich aus mundgerecht, Wassermelonen lassen sich gut vorbereiten und schmecken angenehm frisch. Apfelstücke sollten mit Zitronensaft beträufelt werden, sonst werden sie schnell unansehnlich braun. Als Gemüse eignen sich besonders gut Cocktailtomaten, Gurkenscheiben, Möhrenstücke oder Minipaprikaschoten.
- Wichtige Helfer für unterwegs: Denken Sie auch an Besteck, Servietten oder feuchte Reinigungstücher sowie Mülltüten für Speisereste.

Das könnte Sie auch interessieren: die aktuelle Aktion des Bundesministeriums für Ernährung und Landwirtschaft gibt Tipps für eine bewegte Reise.

Quelle:
IN FORM (2014): Essen und Trinken auf Reisen.

veröffentlicht am 31.07.2014 auf www.ernaehrung.de

15   Nichts sehen, nichts hören, weitertrinken

Lieber in Maßen als massenweise konsumieren: Das gilt auch für Energydrinks. Denn der Genuss der Modegetränke birgt erhebliche gesundheitliche Risiken. Wissen Anhänger der gerade bei Jüngeren beliebten Wachmacher dies nicht – oder wollen sie es nicht wissen?

Mitarbeiter des Bundesinstituts für Risikobewertung befragten Anhänger von Energydrinks dort, wo sie meist auch getrunken werden: in Diskotheken, auf Festivals, auf LAN-Parties und bei großen Sportveranstaltungen. In ihrer Befragung konzentrierten sich die Forscher auf „Hochverzehrer", also junge Leute, die in 24 Stunden mindestens 0,5 Liter Energydrinks zu sich nahmen. Ihr Ziel: Verstehen, wer aus welchem Grund wie viele Energydrinks konsumiert. Die Ergebnisse sollen dazu beitragen, die gesundheitlichen Folgen des Trinkens von Energydrinks besser abschätzen zu können. Außerdem wollten die Wissenschaftler wissen, welche Wirkung Warnhinweise auf den Getränkedosen und Flaschen haben.

Vor allem bei den 20- bis 25-Jährigen waren Energydrinks sehr beliebt. Dies entsprach weitgehend den Erwartungen der Forscher. Eine weitere Nutzergruppe sind Sportler. Mit einem Durchschnittsalter von etwa 33 Jahren sind sie deutlichen älter als die Partygäste und Diskothekenbesucher.

Was versprechen sich die Anhänger dieser Modegetränke? Hier wurde vor allen Dingen die wach machende und leistungssteigernde Wirkung genannt. Darüber hinaus trägt der Geschmack zum hohen Verzehr von Energydrinks bei.

Die Menge der verzehrten Getränke variiert mit dem Anlass: Während des Tanzen in Clubs tranken die Befragten durchschnittlich ca. einen Liter Energydrinks in Kombination mit Alkohol. Bei LAN-Parties, bei denen auch mal zwei Nächte hintereinander durchspielt wurden, stieg der Konsum zum Teil erheblich an auf bis zu 5 Liter innerhalb von 24 Stunden. Vergleichbare Extrembeispiele fanden die Wissenschaftler auch in Diskotheken und auf Musikfestivals, bei denen in 24 Stunden bis zu 4 Liter Energydrinks gemischt mit alkoholischen Getränken konsumiert wurden.

Was die Warnhinweise auf den Verpackungen angeht, scheinen die jungen Menschen ähnlich abgestumpft zu sein wie langjährige Raucher. Die meisten Konsumenten wissen zwar, dass die Getränke nicht unproblematisch sind, dies hat jedoch keine Auswirkungen auf ihre Beliebtheit. Informationen über Inhaltsstoffe und mögliche gesundheitliche Risiken stuften die Mehrheit der Befragten als unwichtig ein. Trotz ihres riskant hohen Konsums hatten sie keine Bedenken hinsichtlich ihrer eigenen Gesundheit und auch die Kombination mit Alkohol, körperlicher Anstrengung und Schlafentzug schien für sie kein Problem zu sein. Fazit: In diesem Fall haben wohl leider Werbung und Gruppenzwang die Nase vorn...

Quelle:
Bundesinstitut für Risikobewertung (2013): Anlassbezogene Befragung von Hochverzehrern von Energy-Drinks.

veröffentlicht am 19.02.2014 auf www.ernaehrung.de

B Makro- und Mikronährstoffe

16 **Muntermacher Koffein**

Seit Jahrtausenden wird Koffein in verschiedenster Form verzehrt. Historiker schätzen, dass die Ursprünge des Koffein-Konsums bis in das Jahr 2737 v. Chr. zurückdatieren. In diesem Jahr soll der chinesische Eroberer Shen Nung mit Trinkwasser und den Blättern eines nahegelegenen Strauchs ein angenehm riechendes Getränk aufgekocht haben. Die Kaffee-Kultur entstand hingegen erst viele Jahre später, wahrscheinlich in Äthiopien zur Zeit des neunten Jahrhunderts. Dort begann ein Hirte wilde Kaffeekirschen zu verzehren, nachdem er beobachtet hatte, dass seine Ziegen durch den Verzehr wacher und lebhafter wurden.

Auch heute noch erfreut sich Koffein großer Beliebtheit und zählt weltweit zu den am meisten aufgenommenen Lebensmittelinhaltsstoffen. Die Anzahl möglicher Koffeinquellen ist groß: Bohnen, Blätter und Früchte über 60 verschiedener Pflanzen enthalten den Muntermacher. Dazu gehören Kaffeebohnen (Coffea Arabica and Coffea robusta), Kakaobohnen (Theobroma cacao), Teeblätter (Camellia sinensis) – auch Matetee (Ilex paraguariensis) - sowie Colanüsse (Cola acuminate) und Guaranábeeren (Paullinia cupana). Der übliche Verzehr konzentriert sich in der Regel auf Kaffee und Tee. Auch Energie-Drinks und die, Ende des 19. Jahrhunderts erstmalig produzierten, angereicherten Getränke sind verbreitete Quellen.

Heute nutzen annähernd 80 Prozent der Weltbevölkerung ein koffeiniertes Produkt pro Tag, um die Müdigkeit zu überwinden. Koffein ähnelt in der Struktur dem Botenstoff Adenosin. Dieser regt im Gehirn Nerven an, die dem Körper Müdigkeit signalisieren. Werden die Andockstellen des Adenosins durch das Koffein belegt, so kann das Adenosin nicht mehr wirken.

Ein mäßiger Koffein-Konsum verbessert verschiedene Leistungsarten, darunter die körperliche Ausdauer. Zudem steigert Koffein die Reaktionszeit und erhöht die geistige Aufmerksamkeit und die Konzentration. Nach neueren Forschungen könnte der Stimmungsaufheller evtl. zudem das Abnehmen unterstützen, den Symptomen eines Metabolischen Syndroms entgegenwirken und Parkinson-Beschwerden lindern.

Trotzdem sollte die Energie, die über Koffein-angereicherte Süßgetränke oder auch gezuckerte Milch-Kaffee-Getränke aufgenommen wird, im Rahmen der Energiezufuhr bedacht werden. Auch sollten sich Kinder und Schwangere allgemein mit dem Koffein-Verzehr zurückhalten.

Diese Empfehlung wird damit begründet, dass sich ein gestörter Schlafrhythmus bei Kindern nachteilig auf ihre Entwicklung auswirken kann. Da Koffein von der Mutter auf das ungeborene Kind übertragen wird, ist dieses den Wirkungen des Alkaloids ungeschützt ausgesetzt. Risiken bestehen in einer spontanen Fehlgeburt und einem verzögerten Wachstum des Fetus. Vor diesem Hintergrund wird Schwangeren empfohlen, nicht mehr als zwei Tassen Kaffee bzw. vier Tassen Tee pro Tag zu trinken. Bei Empfindlichen lösen Dosen über 400 mg Koffein/Tag Kopfschmerzen und Benommenheit sowie Angst und Übelkeit aus. In der Regel können jedoch durch den üblichen Verzehr von Lebensmitteln und Getränken keine gefährlichen Überdosen erzielt werden.

Koffeingehalt diverser Getränke (pro 250 ml)	
Dekoffeinierter Kaffee	5 mg
Softdrink	30 mg
Grüner Tee	45 mg
Matetee	78 mg
Energy-Drink	80 mg
Kaffee	135 mg
Espresso	600 mg

Quelle:
Heckman MA, Eckman, Jorgeweil , Demejia EG: Caffeine (1, 3, 7-trimethylxanthine) in Foods: A Comprehensive Review on Consumption, Functionality, Safety, and Regulatory Matters. J FOOD SCI 2010;75(3):R77-87

veröffentlicht am 03.12.2010 auf www.ernaehrung.de

17   Zucker: Als „Gesundheitsfeind" auf einer Linie mit Alkohol und Zigaretten?

Das Dessert als krönender Abschluss eines gemeinsamen Essens, ein Stück Kuchen am Sonntagnachmittag, der süße Riegel als Energiekick zwischendurch oder die Tafel Schokolade als Trost, Belohnung oder einfach so am Abend zur Entspannung vor dem Fernseher: Süßes ist aus unserem Alltag kaum wegzudenken. Zu viel Zucker schadet allerdings der Gesundheit. Deshalb plädieren einige amerikanische Ärzte dafür, den Zuckerkonsum deutlich zu begrenzen – wenn es sein muss auch durch staatliche Maßnahmen.

„Die giftige Wahrheit über Zucker" – So lautet der provokante Titel eines Kommentars, der Anfang Februar in der renommierten amerikanischen Zeitschrift Nature veröffentlicht wurde. Die Autoren, amerikanische Ärzte der Universität von Kalifornien, meinen ihre Warnung durchaus ernst. **Weltweit sterben inzwischen mehr Menschen an nicht übertragbaren chronischen Erkrankungen wie Herzinfarkt, Krebs oder Diabetes als an Infektionserkrankungen.** Und ihre Zahl wird weiter ansteigen, nicht zuletzt aufgrund der Übernahme westlicher Ernährungs- und Lebensgewohnheiten in ärmeren Ländern. Zucker gilt als Mitverursacher dieser Erkrankungen. Deshalb fordern die Autoren eine Begrenzung des Zuckerangebots durch den Staat.

Die Argumente der amerikanischen Ärzte im Detail:

- **Isolierte Zucker**, die Lebensmitteln und Getränken meist in Form von fruktosereichem Maissirup oder als Saccharose (Haushaltszucker) zugesetzt werden, bestehen zu einem großen Teil aus Fruktose (Fruchtzucker). In größerer Menge aufgenommen, **schadet Fruktose der Gesundheit**: Sie wirkt giftig auf die Leber und fördert wissenschaftlich erwiesenermaßen die Entstehung des Metabolischen Syndroms mit all seinen Erkrankungen (Übergewicht, Bluthochdruck, Insulinresistenz und Diabetes, erhöhte Blutfettwerte). Außerdem gibt es Hinweise für einen Zusammenhang zwischen dem Zuckerkonsum und kognitiven Beeinträchtigungen sowie der Entstehung von Krebserkrankungen.
- Trotz seines gesundheitsschädigenden Potentials ist **Zucker heutzutage nahezu in allen verarbeiteten Lebensmitteln enthalten**. Im Gegensatz zu unseren Vorfahren, die nur in wenigen Monaten des Jahres auf fruchtzuckerreiche Früchte zurückgreifen konnten und für die Honig eine seltene Kostbarkeit war, fällt es heutzutage schwer, beim Gang durch den Supermarkt Lebensmittel zu finden, die frei von Zucker oder Zuckersirup sind. Zucker ist nicht nur in Süßspeisen, Limonaden und Softdrinks zu finden, sondern auch versteckt in vielen Lebensmitteln, in denen man ihn kaum vermutet, beispielsweise in Brot, Ketchup, Dressings oder Soßen. Vielen ist nicht bewusst, wie viel Zucker sie tagtäglich konsumieren: **In vielen Ländern nehmen Menschen über 500 Kilokalorien am Tag aus isolierten Zuckern auf**, so die Autoren. Dies entspricht ca. einem Viertel des gesamten Energiebedarfs eines Erwachsenen.
- **Zucker kann süchtig machen:** Wie Alkohol und Tabak wirkt auch Zucker auf das Gehirn und kann zur unkontrollierbaren Aufnahme weiterer Lebensmittel führen. Die Steigerung von Appetit und Energieaufnahme wird dabei durch mehrere Reaktionen hervorgerufen. Zum einen fördert Zucker die Wirkung des Hunger auslösenden Hormons Ghrelin. Zucker greift außerdem in den Regelkreislauf von Leptin ein, einem Hormon, was an der Entstehung des Sättigungsgefühls beteiligt ist. Hinzu kommt, dass Zucker den Botenstoff Dopamin in seiner Wirkung auf das Belohnungs-

zentrum des Gehirns behindert. Hierdurch wird das Wohlgefühl, das wir normalerweise beim Essen verspüren, gedämpft. Es steigt der Wunsch, mehr zu essen.

- **Zucker schadet der Gesellschaft:** Die negativen Auswirkungen von Alkohol und Rauchen auf andere Mitglieder unserer Gesellschaft sind allgemein anerkannt. Aber auch Zucker schadet. Die langfristigen ökonomischen Kosten, Gesundheitsausgaben und der Verlust an Humankapital sind beträchtlich. Laut Hochrechnungen in den USA verursacht das Metabolische Syndrom, dessen Entstehung durch eine hohe Zuckeraufnahme begünstigt wird, jährlich Kosten durch Produktivitätsausfall in Höhe von 65 Mrd. \$ zusätzlich zu Gesundheitsausgaben in Höhe von ca. 150 Mrd. \$.

Die Autoren folgern, dass Zucker in seiner Wirkung ähnlich schädlich ist wie Tabak und Alkohol und dass der Verzehr von Zucker deshalb im Interesse des Einzelnen und der Gesellschaft eingeschränkt werden sollte. Da Aufklärungskampagnen bislang wenig erfolgreich waren, fordern sie ein Eingreifen des Staates zur Begrenzung der Verfügbarkeit von Zucker. Wie könnte dies konkret aussehen?

- Möglich wäre beispielsweise eine zusätzliche **Besteuerung von Lebensmitteln oder Getränken, die isolierte Zucker enthalten**. Damit eine solche Steuer aber die gewünschte Signalwirkung hat, müsste sie das Produkt deutlich verteuern. Die Ärzte gehen davon aus, dass z. B. erst die Verdopplung des Limonadenpreises zu einem merklichen Rückgang des Konsums führen würde.
- **Beschränkung des Angebots** zuckerhaltiger Lebensmittel und Getränke, z. B. durch Vergabe von Lizenzen für Automaten, städteplanerische Maßnahmen (Schaffung von Gebieten, in denen die Anzahl von Fast-Food-Läden, Imbissbuden und Kiosken eingeschränkt wird, zugleich Förderung der Ansiedlung von Bauernmärkten und Lebensmittelgeschäften.
- **Begrenzung des Verkaufs** zuckerreicher Lebensmittel während des Schulunterrichts oder Einführung einer Altersgrenze ähnlich wie bei Alkohol.
- **Begrenzung oder sogar Verbot der Werbung** für Lebensmittel mit zugesetzten Zuckern.

Den Autoren ist durchaus bewusst, dass sich Zucker nicht komplett verbannen lässt. *„Wir wollen ja kein Verbot"*, so Laura Schmidt, Koautorin des Artikels. *„Wir möchten nur, dass Zucker weniger leicht verfügbar ist."* Heute sei Zucker billig, schmecke gut und verkaufe sich gut – alles in allem kein Anreiz für Hersteller, etwas an der Situation zu ändern.

Unter deutschen Medizinern wird der Umgang mit Zucker gelassener gesehen. Es sei zwar wichtig, auf eine ausgewogene Ernährung zu achten, es bestehe allerdings kein Grund, jede Süßigkeit gleich zu verteufeln. *„Wer sein Gewicht hält, kann täglich eine Tafel Schokolade essen und erhöht damit sein Risiko für Diabetes nicht"*, so Felix Beuschlein von der Ludwig-Maximilians-Universität München. *„Es geht bei Gesundheitsfragen eher um die Menge der Kalorienaufnahme und des -verbrauchs und nicht nur um das, was man isst, wenn die Ernährung halbwegs vielseitig ist."* Der Stoffwechselexperte rät Verbrauchern zur Aufmerksamkeit beim Kauf und Verzehr von Lebensmitteln und Getränken: *„Man unterschätzt die Menge Kalorien, die in stark zuckerhaltigen Getränken und Lebensmitteln enthalten sind."*

Unser Fazit? Im Rahmen einer ausgewogenen, vielseitigen Ernährung dürfen auch zuckerhaltige Lebensmittel und Getränke mit Genuss verzehrt werden – solange die Energiebilanz stimmt.

Quellen:

Lustig, R. H., Schmidt, L. A.; Brindis, C. D. (2012): The toxic truth about sugar. Nature 482: S. 27-29.

Bartens, W (2012): Zucker – so schädlich wie Alkohol? Artikel vom 01.02.2012 auf Süddeutsche.de.

veröffentlicht am 14.02.2012 auf www.ernaehrung.de

18   Wie Fett schmeckt

Wir essen, was uns schmeckt. Und doch gibt es noch einige Rätsel um die menschliche Geschmackswahrnehmung. Zum Beispiel ist bekannt, dass der Mensch Kohlenhydrate und Eiweiß über Geschmacksknospen schmecken kann. Doch was verlockt uns zur Aufnahme von Fett? Diese Frage wurde lange kontrovers diskutiert. Aktuelle Studien liefern interessante Hinweise.

Bislang herrschte in Wissenschaftskreisen die Meinung vor, dass der Mensch lediglich die Geschmacksrichtungen süß, salzig, sauer, bitter und umami unterscheiden kann. Die Geschmacksrezeptoren für Süßes sorgen für die Aufnahme von energieliefernden Kohlenhydraten, während Umami-Rezeptoren auf den Eiweißbestandteil Glutamat reagieren. Ob Fett tatsächlich geschmeckt werden kann, war dagegen in Fachkreisen umstritten. Denn bislang konnten keine Geschmacksrezeptoren für Fett nachgewiesen werden. Stattdessen wurde angenommen, dass die menschliche Vorliebe für fetthaltige Speisen vor allem auf dem Geruch der Speisen und deren besonderer Konsistenz beruht.

Vor kurzem entdeckten Wissenschaftler des Deutschen Instituts für Ernährungsforschung (DIfE) in Potsdam-Rehbrücke einen Rezeptor für Fettsäuren (GPR120) in menschlichen Geschmacksknospen. Dieses Ergebnis ließ an den bisherigen Theorien zur Fettwahrnehmung zweifeln und veranlasste die Wissenschaftler weiterzuforschen. Die erste Frage, die es zu beantworten galt, lautete: Wie werden die Fettsäuren, auf die der neu entdeckte Rezeptor anspricht, bereits im Mund aus Nahrungsfetten freigesetzt?

In einem Gemeinschaftsprojekt mit der Technischen Universität München (TUM) gingen die Wissenschaftler dieser Frage nach und machten schließlich eine interessante Entdeckung: Sie beobachteten, dass bestimmte Speicheldrüsen in unmittelbarer Nachbarschaft der Geschmackspapillen fettspaltende Enzyme (sogenannte Lipasen) freisetzen. Diese lokal wirkenden Enzyme haben die Aufgabe, Fettsäuren aus den Nahrungsfetten abzuspalten, welche dann den Fettrezeptor GPR120 aktivieren. In einem Experiment stellten die Wissenschaftler außerdem fest, dass Menschen Nahrungsfett weniger schmecken, wenn sie es gemeinsam mit einem Lipase-Hemmstoff zu sich nahmen – eine Beobachtung, welche die „Fettgeschmackstheorie" der Wissenschaftler untermauert.

„Wir gehen derzeit davon aus, dass die von uns identifizierten Lipasen für die Verdauung der Fette nur eine untergeordnete Rolle spielen", erläutert Nadine Voigt, Erstautorin der Studie, die kürzlich im „Journal of Lipid Research" erschienen ist. *„Die von den Enzymen aus den Nahrungsfetten freigesetzten Fettsäuren dienen vermutlich eher dazu, über den Fettsäurerezeptor einen Fettgeschmack auszulösen. Ein Prinzip, das man bereits von der stärkespaltenden Amylase im Speichel kennt"*, ergänzt der Studienleiter Dr. Maik Behrens.

Mit ihrer Studie konnten die Wissenschaftler erstmals zeigen, dass der Mensch fettspaltende Enzyme in seinen Speicheldrüsen produziert. Doch immer noch sind viele Fragen offen, wie der Leiter der Abteilung Molekulare Genetik am DIfE, Professor Dr. Wolfgang Meyerhof einräumt. Bevor von einer sechsten Grundgeschmacksart „fettig" gesprochen werden kann, bedarf es insbesondere weiterer Untersuchungen, auf welche Weise die von dem Fettrezeptor ausgelösten Signale an das Gehirn weitergeleitet werden.

Quellen:
DIfE (2014): Wichtiges Detaild er Fettgeschmackswahrnehmung aufgeklärt. Pressemitteilung vom 13.05.2014.
N. Voigt, J. Stein, M. M. Galindo, A. Dunkel, J. D. Raguse, W. Meyerhof, T. Hofmann, M. Behrens (2014): The role of lipolysis in human orosensory fat perception. Journal of Lipid Research, Online-Vorabveröffentlichung

veröffentlicht am 18.06.2014 auf www.ernaehrung.de

19 Magenfüller und zugleich Hungerbremse: Neue Erkenntnisse zu Ballaststoffen

Das Ansehen von Ballaststoffen ist in den letzten Jahren deutlich gestiegen. Wurden sie einst als überflüssiger Ballast ohne Nährwert eingestuft, so wird ihre sättigende Wirkung aktuell sehr geschätzt, ebenso wie ihre Vielseitigkeit bei der Bekämpfung von Zivilisationskrankheiten. Fragt man nach den zugrundeliegenden Mechanismen, sind Ballaststoffe immer wieder für eine Überraschung gut.

Ballaststoffe haben eine gemeinsame Eigenschaft: Sie können vom menschlichen Organismus nicht oder nur in geringem Umfang zur Energiegewinnung genützt werden, besitzen also nur einen geringen Nährwert und werden größtenteils unverdaut wieder ausgeschieden. Dennoch wirken sie sättigend, jedoch auf andere Art und Weise als die Nährstoffe Eiweiß, Kohlenhydrate und Fett. In Abhängigkeit von ihrer Wasserlöslichkeit lassen sich Ballaststoffe grob in zwei Untergruppen mit unterschiedlicher Funktion unterteilen:

- **Lösliche Ballaststoffe** verzögern die Magenentleerung und verhindern damit größere Blutzuckerschwankungen. Außerdem können lösliche Ballaststoffe den Cholesterinspiegel im Blut direkt (Hemmung der Cholesterinsynthese in der Leber) und indirekt (Förderung der Ausscheidung von Gallensäuren, die aus Cholesterin gebildet werden) senken.
- **Unlösliche Ballaststoffe** sind die Nahrungsgrundlage von Darmbakterien. Sie binden im Dickdarm Wasser, quellen auf und regen die Darmbewegung an. Auf diese Weise wirken sie verdauungsfördernd.

Soweit die bekannten Wirkungen. Mittlerweile gehen Experten davon aus, dass die Wirkung von Ballaststoffen nicht auf den Magen-Darm-Trakt begrenzt ist. Beispielsweise wurde vermutet, dass Ballaststoffe über verschiedene Wege Sättigungshormone aktivieren und damit auch die Nahrungsaufnahme beeinflussen könnten. Wissenschaftler des Imperial Colleges in London hatten eine ähnliche Idee: Sie vermuteten, dass Essigsäure (Acetat), welche bei der Fermentation wasserlöslicher Ballaststoffe durch Darmbakterien entsteht, den Appetit verringern kann. Mithilfe von Fütterungsstudien an Mäusen konnten sie zeigen, dass

- markiertes Acetat aus dem Darm absorbiert wird, dann weiter im Blut transportiert wird und die Blut-Hirn-Schranke überwindet,
- Acetat und sein Produkt AcetylCoA im Gehirn (Hypothalamus) über die Beeinflussung neuronaler Vorgänge den Appetit regulieren,
- die appetithemmende Wirkung von Acetat nicht über Sättigungshormone vermittelt wird und auch nicht vom Blutzuckerspiegel beeinflusst wird.

Die Ergebnisse dieser Studie unterstreichen einmal mehr die Bedeutung von Ballaststoffen für die Ernährung, insbesondere in Bezug auf die Kontrolle des Körpergewichts. Dennoch wird die Empfehlung der Deutschen Gesellschaft für Ernährung, täglich mindestens 30 Gramm Ballaststoffe mit der Nahrung aufzunehmen, häufig nicht erreicht. Gute Quellen für lösliche Ballaststoffe sind Obst, Gemüse, Hülsenfrüchte und Getreide. Unlösliche Ballaststoffe befinden sich vor allem in den Randschichten von Getreidekörnern. Daher empfiehlt es sich, Mehl aus dem vollen Korn sowie Vollkornreis und Vollkornnudeln zu verzehren.

Quelle:

G. Frost, M. L. Sleeth, M. Sahuri-Arisoylu et al. (2014): The short-chain fatty acid acetate reduces appetite via a central homeostatic mechanism. Nature Communications 5, Seite 3611 ff.

veröffentlicht am 26.11.2014 auf www.ernaehrung.de

20 Trans-Fettsäuren bremsen Gedächtnis

Ein hoher Konsum von Trans-Fettsäuren kann das Erinnerungsvermögen beeinträchtigen – insbesondere bei unter 45-jährigen Männern. So lautet das Ergebnis einer aktuellen US-amerikanischen Studie.

Seit längerem ist bekannt, dass sich sogenannte Trans-Fettsäuren (ungesättigte Fettsäuren, die mindestens eine Doppelbindung in trans-Konfiguration besitzen) negativ auf die Gesundheit auswirken. Zu diesen ungünstigen Effekten zählen eine Beeinträchtigung der Herzgesundheit und des Stoffwechsels, Veränderungen des Lipidprofils, eine erhöhte Insulinresistenz, die Förderung von Entzündungsprozessen sowie eine Verstärkung von oxidativem Stress. Einige dieser Vorgänge könnten Veränderungen der kognitiven Funktionsfähigkeit wie beispielsweise eine Beeinträchtigung des Gedächtnisses hervorrufen.

Dies vermuteten auch Wissenschaftler der Universität von Kalifornien in San Diego. Sie werteten deshalb gezielt die Daten von insgesamt 1018 gesunden, 20- bis 85-jährigen Männern und Frauen der UCSD-Statin-Studie aus und suchten dabei nach einem Zusammenhang zwischen der Aufnahme von Trans-Fettsäuren und dem Erinnerungsvermögen. Während der Studie beantworteten alle Probanden einen Lebensmittelhäufigkeiten-Fragebogen (Fred Hutchinson Food Frequency Questionnaire). Hieraus wurde ihre mittlere tägliche Aufnahme von Trans-Fettsäuren geschätzt. Außerdem unterzogen sie sich einem Gedächtnistest, wobei ihre Aufgabe darin bestand, während der Präsentation von Wörtern zwischen neuen Wörtern und wiederkehrenden Wörtern zu unterscheiden.

Ein besonderer Fokus der Wissenschaftler lag auf der Altersgruppe der unter 45-Jährigen, da sie vermuteten, dass deren kognitive Funktionsfähigkeit bei einer hohen Trans-Fettsäuren-Aufnahme besonders stark beeinträchtigt werden könnte. Da Frauen in dieser Altersgruppe selten vertreten und zudem nicht repräsentativ für die Allgemeinbevölkerung waren, beschränkten die Wissenschaftler ihre Analysen zunächst auf die Gruppe der Männer unter 45 Jahren.

Zunächst einmal schien der Unterschied zwischen den beiden Altersgruppen der unter und mindestens 45-jährigen Männer nicht besonders groß zu sein: Die jüngeren Männer nahmen im Mittel 4,1 Gramm Trans-Fettsäuren pro Tag zu sich und konnten 86 Worte korrekt zuordnen (von insgesamt 104), in der älteren Altersgruppe waren beide Werte mit einer Trans-Fettsäure-Aufnahme von 3,5 Gramm pro Tag und einer Anzahl richtig zugeordneter Worte von 85 etwas niedriger. Wurde allerdings der Einfluss von Störfaktoren herausgerechnet – hierzu zählten Alter, körperliche Aktivität, Ausbildung, ethnische Zugehörigkeit, Schokoladenverzehr und die Gemütslage – zeigten sich deutliche Unterschiede. Bei den jüngeren Männern führte jedes (zusätzlich) aufgenommene Gramm an Trans-Fettsäuren zu einem Erinnerungsverlust von 0,76 Wörtern. Ein Mann mit einer Trans-Fettsäure-Aufnahme von 15,7 Gramm (dem maximalen Wert in dieser Altersgruppe) konnte damit elf bis zwölf Worte weniger korrekt zuordnen als seine Altersgenossen.

Die Ergebnisse änderten sich kaum, wenn die gleichaltrigen Frauen in die Analyse mit einbezogen wurden. Dagegen war kein entsprechender Zusammenhang zwischen der Trans-Fettsäure-Aufnahme in der älteren Altersgruppe und deren Erinnerungsvermögen feststellbar, nachdem die Analyse ebenfalls für Störfaktoren korrigiert worden war.

Auf der Suche nach Erklärungen für die starke Assoziation zwischen der Trans-Fettsäure-Aufnahme und dem Erinnerungsvermögen der Männer unter 45 Jahren nahmen die Wissenschaftler weitere mögliche Einflussfaktoren in ihr statistisches Modell auf. Während die HDL- und LDL-Cholesterin-Konzentration sowie die des Triglyzerid-, Blutzucker- und Insulinspiegel keinen Einfluss auf den Zusammenhang zwischen der Trans-Fettsäureaufnahme und dem Erinnerungsvermögen hatten, schwächte sich der Zusammenhang ab, wenn der systolische Blutdruck, der Taillenumfang oder der BMI (Body Mass Index) mit in das Modell aufgenommen wurden. Da diese drei Faktoren selbst keinen Einfluss auf das Erinnerungsvermögen haben, sondern nur, wenn sie gemeinsam mit der Trans-Fettsäure-Aufnahme untersucht werden, gehen die Wissenschaftler davon aus, dass der ungünstige Effekt der Trans-Fettsäure-Aufnahme zumindest teilweise durch eine Veränderung des systolischen Blutdrucks, des Taillenumfangs sowie des BMI mediiert wird.

Damit scheinen sich Trans-Fettsäuren nicht nur ungünstig auf die allgemeine Gesundheit, sondern auch auf die kognitive Funktion (in diesem Fall das Erinnerungsvermögen) auszuwirken. Besonders hohe Gehalte an Trans-Fettsäuren sind in Backwaren, Snacks, frittierten Lebensmitteln, Keksen, Waffeln und Brotaufstrichen zu finden, wobei die Menge der enthaltenen Transfettsäuren vom Herstellungsprozess abhängt.

Quelle:

B. A. Golomb, A- K. Bui (2015): A Fat to Forget: Trans Fat Consumption and Memory. PLoS One, 10 (6)

veröffentlicht am 02.09.2015 auf www.ernaehrung.de

21 Zweifel am Nutzen von Phytosterinen aufgekommen

Kinder und Gesunde ohne erhöhte Cholesterinspiegel brauchen und sollten auch nicht auf Produkte zurückgreifen, die mit Phytosterinen angereichert sind. Phytosterine werden wegen der ihnen beigemessenen cholesterinsenkenden Wirkung diversen Lebensmitteln zugesetzt. Nicht nur für Menschen mit normalem Cholesterinspiegel sind die Vorteile einer Phytosterin-Anreicherung allerdings umstritten und Nachteile nicht auszuschließen.

Phytosterine und Phytostanole kommen nur in Pflanzen vor und ähneln strukturell dem Cholesterin. Sie finden sich in kleinen Mengen insbesondere in fetthaltigen pflanzlichen Lebensmitteln wie Ölen, Nüssen, Samen und Getreide. Phytosterine (und -stanole) gehören zu den wenigen Substanzen, für die bisher im Rahmen der Health Claims eine gesundheitsbezogene Angabe zugelassen wurde. Sie werden speziellen Produkten wie bestimmter Margarine, Milch und Brot zugesetzt, die dadurch zu Functional Food – gesundheitlich vorteilhaften Lebensmitteln – werden sollen.

Im Körper werden Phytosterine und Phytostanole in eher geringen Mengen über den Darm aufgenommen. Sie können jedoch im Darm die Resorption von Cholesterin verhindern und u. a. dadurch den Cholesterinspiegel senken. Hohe Cholesterinspiegel begünstigen die Entstehung von arteriosklerotischen Veränderungen der Gefäße, die wiederum zu Herzinfarkt und Schlaganfall führen können. Hier verspricht man sich eine präventive Wirkung der Phytosterine. Von Phytosterinämikern, Menschen, die aufgrund einer seltenen Erkrankung vermehrt Phytosterin aufnehmen, ist jedoch bekannt, dass stark erhöhte Phytosterin-Blutspiegel kardiovaskuläre Ereignisse begünstigen können. Bisher ging man davon aus, dass die Menge, die durch den Verzehr angereicherter Produkte aufgenommen wird, unbedenklich sei. Nun gibt es Hinweise dafür, dass sich dadurch nachteilige Veränderungen der Gefäße ergeben könnten.

Forscher in den Niederlanden untersuchten an 30 Teilnehmern die Auswirkungen einer Phytosterin- oder Phytostanol-Aufnahme in Form angereicherter Margarine über einen Zeitraum von 85 Wochen. Infolge des Verzehrs stieg der Campesterin(1)-Spiegel der Teilnehmer an. Der Anstieg war mit einer Verdickung der Netzhautvenen verbunden. Die Forscher kamen zu dem Schluss, dass eine Verdickung der Netzhautgefäße als Folge der Phytosterin-Aufnahme nicht ausgeschlossen werden kann. Ein ursächlicher Zusammenhang wäre fatal, da ein größerer Durchmesser dieser Gefäße als ein möglicher Hinweis für ein erhöhtes Erkrankungsrisiko des Herz-Kreislauf-System eingestuft wird, gerade den Erkrankungen, vor denen die Phytosterine eigentlich schützen sollen.

Inwiefern es durch die Aufnahme von Phytosterin-reichen Lebensmitteln tatsächlich zu einem verstärktem Auftreten von Herz-Kreislauf-Erkrankungen kommt, bleibt vorerst offen. Eine aktuelle Metaanalyse fand im Gegensatz der niederländischen Studie keinen Zusammenhang zwischen dem Phytosterin-Spiegel und dem Risiko für kardiovaskuläre Erkrankungen. Um eine mögliche Ursächlichkeit zu klären, bedarf es weiterer Studien. Das Bundesinstitut für Risikobewertung rät dennoch unter Bezug auf die niederländische Studie, mit der erstmalig Ergebnisse für den Menschen bezüglich möglicher Folgen eines Phytosterinverzehrs vorlägen, zu einer Neubewertung der Phytosterine als Lebensmittelzutat durch die Europäische Behörde für Lebensmittelsicherheit. (1) Campesterin zählt zu den Phytosterinen.

Quellen:

BfR: Lebensmittel mit Pflanzensterol- und Pflanzenstanol-Zusatz: Bewertung einer neuen Studie aus den Niederlanden. Stellungnahme 006/ 2012 des BfR vom 1. Dezember 2011

Kelly ER, Plat J, Mensink RP, Berendschot TT. Effects of long term plant sterol and -stanol consumption on the retinal vasculature: a randomized controlled trial in statin users. Athero-sclerosis. 2011 Jan; 214(1):225-30.

Genser B, Silbernagel G, De Backer G, Bruckert E, Carmena R, Chapman MJ, Deanfield J, . Descamps OS, Rietzschel ER, Dias KC, März W: Plant sterols and cardiovascular disease: a systematic review and meta-analysis. European Heart Journal (2012) 33, 444–45.

veröffentlicht am 19.03.2012 auf www.ernaehrung.de

22 Ein Vitamin-B12-Mangel bleibt häufig unerkannt

Bei unklaren neurologischen Symptomen sollte an einen Vitamin-B12-Mangel gedacht werden – insbesondere bei Vegetariern und Veganern. Das Tückische daran: Selbst mit Bluttests lässt sich ein Mangel des Vitamins nicht immer nachweisen.

Der menschliche Körper benötigt Vitamin B12 für die Blutbildung, die Zellteilung und die Funktion des Nervensystems. Ein Vitaminmangel äußert sich zunächst unspezifisch – beispielsweise durch Blässe, Müdigkeit, Wahrnehmungs-, Konzentrations- und Gedächtnisstörungen oder eine Depression. Die als charakteristisch betrachtete megaloblastäre Anämie (perniziöse Anämie) tritt dagegen nicht immer auf, was ein möglicher Grund dafür ist, dass ein Vitamin-B12-Mangel nicht oder oft erst spät erkannt wird.

Obwohl die durchschnittliche Vitamin-B12-Aufnahme in Deutschland mit rund 5 Mikrogramm pro Tag deutlich über den von der Deutschen Gesellschaft für Ernährung empfohlenen 3 Mikrogramm liegt, sind zahlreiche Personengruppen hierzulande von einem Mangel betroffen. Dazu zählen vor allem ältere Menschen und Schwangere aufgrund ihres erhöhten Vitamin-B12-Bedarfs, außerdem auch langjährige Vegetarier und Veganer. In Untersuchungen der Uniklinik Saarbrücken wurde festgestellt, dass 70 Prozent der Vegetarier und sogar 90 Prozent der Veganer einen Vitamin-B12-Mangel haben. Dies ist darauf zurückzuführen, dass Vitamin B12 hauptsächlich in tierischen Lebensmitteln zu finden ist. Gute Quellen sind Fleisch, Fisch, Milchprodukte und Eier. Die körperlichen Vitamin-B12-Speicher reichen bei absoluter Vitamin-B12-Abstinenz (beispielsweise beim Übergang auf eine vegane Ernährungsweise) etwa drei Jahre. Weitere Risikogruppen für einen Vitamin-B12-Mangel sind Menschen, bei denen die Aufnahme von Vitamin B12 gestört ist, beispielsweise aufgrund einer chronischen Gastritis, einer Magenresektion oder chronisch entzündlichen Darmerkrankungen. Auch Medikamente, welche die Magensäuresekretion hemmen sowie Metformin können die Vitamin-B12-Aufnahme beeinträchtigen.

Wenn ein Vitamin-B12-Mangel nicht erkannt wird, liegt dies nicht nur an den unspezifischen Symptomen, sondern auch an Problemen beim Nachweis des Mangels mit Hilfe eines Bluttests. Im Blut wird Vitamin B12 entweder an Transcobalamin oder an Haptocorrin gebunden. Aus Kostengründen wird üblicherweise nur die Gesamtkonzentration des Vitamins im Blut bestimmt. Die Ergebnisse dieses Tests sind jedoch in 22 bis 35 Prozent der Fälle falsch-negativ. Ein tatsächlich vorhandener Vitaminmangel wird dann nicht erkannt. Experten empfehlen daher, anstelle des Gesamtvitamingehalts nur die Konzentration von Holo-Transcobalamin (Vitamin B12, das an Transcobalamin gebunden ist) zu bestimmen. Diese Auffassung teilt auch Prof. Rima Obeid von der Uniklinik Saarbrücken: „Nur der Holo-Transcobalamingehalt lässt erkennen, wie viel verwertbares Vitamin B12 für die Körperzellen verfügbar ist." Sie plädiert für die Bestimmung dieses Markers, auch wenn dadurch höhere Kosten anfallen. „Im Vergleich zu den entstehenden Folgekosten fallen die knapp 50 Euro für die Bestimmung des Holo-Transcobalamins nicht ins Gewicht", ist Obeid überzeugt.

veröffentlicht am 11.02.2015 auf www.ernaehrung.de

23   Selen: Nahrungsergänzungsmittel nicht für jeden empfehlenswert

Einnahme von Selentabletten kann schaden

Ob etwas gut für uns ist oder nicht, hängt davon ab, ob wir es wirklich brauchen. Das klingt zunächst einmal schlüssig. Gerade wenn es um zusätzliche Vitamine und Mineralstoffe geht, hinkt der Verstand allerdings oft dem Gefühl hinterher. Denn was gut ist, kann doch nur besser werden, wenn wir möglichst viel davon bekommen, oder? Leider verhält es sich nicht ganz so.

Dem Spurenelement Selen werden zahlreiche Wirkungen zugesprochen. So soll eine höhere Selenkonzentration im Körper lebensverlängernd wirken. Selen ist bei der Immunabwehr beteiligt und soll den Körper bei der Bekämpfung von Viren unterstützen sowie das Auftreten bestimmter Schilddrüsenerkrankungen senken. Auch gegen Krebs der Prostata, der Lunge, des Darms und der Blase soll Selen schützen. Und bei unzureichend damit versorgten Menschen soll es das Risiko für einen Typ 2-Diabetes senken.

Es scheint also triftige Argumente dafür zu geben, für einen guten Selenstatus zu sorgen. Von einer zusätzlichen Selen-Aufnahme können jedoch nur Menschen profitieren, die einen eindeutigen Mangel aufweisen. Bereits gut versorgten Menschen schadet zusätzliches Selen hingegen. Die NPC-Studie ergab zum Beispiel, dass sowohl bei schlechter, als auch übermäßig hoher Selen-Versorgung das Krebsrisiko erhöht ist. Auch Studien wie die ATBC-Studie, CARET, die Iowa Women's Health-Studie und SELECT ließen Zweifel am eindeutigen Nutzen von Nahrungsergänzungsmitteln aufkommen. Selen-Supplemente sollten demnach nur bei nachgewiesenem Mangel eingenommen werden und eine zusätzliche Selen-Einnahme nur auf ärztliche Empfehlung erfolgen.

In Deutschland besteht nach Ansicht der Fachgesellschaften unter den üblichen Ernährungsgewohnheiten kein Selenmangel. Eine ausreichende Selen-Versorgung über Lebensmittel ist demnach möglich. Lebensmittel, die reich an Selen sind, sind Innereien, Fisch und Meerestiere sowie Nüsse. Auch Fleisch, Hühnerei, Linsen und Spargel sind selenhaltig. Ein entscheidender Vorteil, den Lebensmittel gegenüber Supplementen haben: In Anbetracht der Menge, die es dafür bräuchte, ist eine dauerhafte Überdosierung von Vitaminen und Mineralstoffen auf diesem Weg kaum möglich.

veröffentlicht am 22.05.2012 auf www.ernaehrung.de

24 Jodversorgung der Bevölkerung möglicherweise rückläufig

Das Bundesinstitut für Risikobewertung (BfR) äußert Bedenken zur Jodversorgung der Deutschen. Da der Verzehr von Jodsalz tendenziell rückläufig sei, könnte eine zukünftige Unterversorgung nicht generell ausgeschlossen werden. Das BfR überlegt vor diesem Hintergrund, einen erhöhten Jodgehalt des Salzes zu empfehlen oder einen breiteren Einsatz von jodiertem Speisesalz zu fördern.

Auf einen Rückgang der Jod-Versorgung weist z. B. die DONALD-Studie des FKE Dortmund an Kindern und Jugendlichen hin. Die schlechtere Versorgung könnte auf sinkende Jod-Gehalte in gefertigten Lebensmitteln (1) zurückgehen. Für Erwachsene liegen zurzeit keine aktuellen Daten zur Versorgungslage vor.

Deutschland galt – wie viele andere Länder auch – lange Zeit als Jodmangelgebiet, weshalb Jod hier seit den 1980er Jahren in der Nahrung ergänzt wird. Heute liegt in Deutschland nach den Kriterien der Weltgesundheitsorganisation kein Jodmangel mehr vor. Da die Versorgungslage jedoch immer noch nicht bestmöglich sei, raten Experten weiterhin zu einer Jod-Supplementierung. In diesem Rahmen wird neben Speisesalz auch Tierfutter *mit Jod angereichert.*

Eine Jod-Überdosierung ist dabei nach Ansicht der Fachgesellschaften bei Aufnahme physiologischer Jodmengen in aller Regel auszuschließen. Erst wenn ein Vielfaches der empfohlenen Jodmenge aufgenommen wird, sei mit nachteiligen Auswirkungen auf die Schilddrüse zu rechnen.

Tabelle: Jodgehalt von Lebensmitteln. Zum Vergleich: 100 g jodiertes Speisesalz enthalten 2500 µg Jod. Die Zufuhrempfehlung für Jugendliche und Erwachsene liegt bei 200 µg/d.

Lebensmittel (100 µg)	Jodgehalt (µg)
Kabeljau	275
Thunfisch	186
Matjes	62
Hartkäse (20% i. Tr.)	52
Teewurst	43
Pilze, gegart	20
Kuhmilch	12
Quark	10
Hühnerei	9
Rindfleisch	3

Eine überarbeitete Stellungnahme zum Thema Jodprophylaxe wird das BfR nach eigenen Aussagen erst nach Abschluss und Veröffentlichung der „Studie zur Gesundheit Erwachsener in Deutschland" (DEGS) herausbringen.

(1) Jodsalz-Verwendung. Industrie: aktuell 26 Prozent (im Jahr 2004 noch 30 Prozent), Bäckereien und Fleischereien: 60-85 Prozent.

Leckere Rezepte mit Fisch finden Sie in der Rezeptsammlung von www.erna-ehrung.de.

Quellen:
BfR (7.2.2012): Fragen und Antworten zur Jodversorgung und zur Jogmangelvorsorge
BfR (26.10.2011): 6. Sitzung der BfR-Kommission für Ernährung, diätetische Produkte, neu-
    artige Lebensmittel und Allergien
Deutsche Gesellschaft für Ernährung, Österreichische Gesellschaft für Ernährung, Schweize-
    rische Gesellschaft für Ernährung, Schweizerische Vereinigung für Ernährung (Hrsg.):
    Referenzwerte für die Nährstoffzufuhr. Neuer Umschau Buchverlag, Neustadt a. d.
    Weinstraße, 1. Auflage, 3. vollständig durchgesehener und korrigierter Nachdruck (2008)
                            veröffentlicht am 24.02.2012 auf www.ernaehrung.de

25   Solarium zur Therapie eines Vitamin-D-Mangels nicht empfehlenswert

Alles eine Frage der Dosis – das gilt auch für die UV-Exposition. Denn nur mit UV-Strah-lung kann der Körper das für den Knochenstoffwechsel notwendige Vitamin D synthetisie-ren. Zu hohe Dosen schaden allerdings und können schlimmstenfalls Hautkrebs verursa-chen. Experten raten daher von Solarienbesuchen zur Prophylaxe oder Therapie eines Vita-min-D-Mangels ab.

Auf Initiative des Bundesamts für Strahlenschutz (BfS) trafen sich Vertreter von zwanzig Fachorganisationen aus den Bereichen Strahlenschutz, Risikobewer-tung, Gesundheit, Medizin und Ernährung und erarbeiteten gemeinsam Emp-fehlungen zur „UV-Exposition zur Bildung von körpereigenem Vitamin D". Mit der Bekanntmachung der neuen Empfehlungen im Dezember 2014 beste-hen nun erstmals widerspruchsfreie Empfehlungen für Deutschland, die von allen Fachgesellschaften gemeinsam getragen werden.

Im Sommer raten die Experten zu „maßvollen Aufenthalten" an der Sonne, damit der Körper seine Vitamin-D-Speicher füllen kann. Gesicht, Hände und Arme sollten zwei- bis dreimal pro Woche unbedeckt und ohne Sonnenschutz dem Sonnenlicht ausgesetzt werden und zwar für die Hälfte der Zeit, in der man ungeschützt einen Sonnenbrand bekommen würde. An Sommertagen mit intensiver Sonneneinstrahlung wären dies bei Personen mit hellem Hauttyp ca. zwölf Minuten. Bei längeren Sonnenaufenthalten sollte man sich danach gut gegen die UV-Strahlung schützen. Aktuelle Informationen zur sonnenbrand-wirksamen UV-Bestrahlungsstärke und erforderlichen Schutzmaßnahmen (bezogen auf die hellhäutige Bevölkerung) gibt das Bundesamt für Strahlen-schutz (BfS) online.

Zum Schutz vor Hautkrebs sollten Sonnenbrände grundsätzlich vermieden werden. Dies gilt insbesondere für Kinder und Jugendliche, da starke UV-Belastungen bis hin zu Sonnenbränden in jungen Jahren das spätere Erkran-kungsrisiko besonders stark erhöhen. Säuglinge sollten prinzipiell nicht direk-ter Sonnenbestrahlung ausgesetzt werden.

Aufgrund der schwächeren Sonneneinstrahlung im Winter lässt sich Vitamin D hierzulande kaum ausreichend über die Haut bilden. Der Körper nutzt dann zusätzlich zu dem mit der Nahrung aufgenommenen Vitamin D seine Vorräte aus den Sommermonaten. Von künstlichen, nicht ärztlich kontrollierten UV-Bestrahlungen im Solarium zur Anregung der Vitamin-D-Synthese im Winter raten die Experten dringend ab. Sie begründen dies mit Studienergebnissen, wonach eine erstmalige Nutzung des Solariums bei Unter-Fünfunddreißigjäh-rigen das Erkrankungsrisiko für schwarzen Hautkrebs nahezu verdoppelt. Außerdem wird darauf hingewiesen, dass Minderjährigen in Deutschland die Nutzung von Solarien gesetzlich untersagt ist.

Bei Verdacht auf einen bestehenden Vitamin-D-Mangel – betroffen sind insbe-sondere ältere Menschen, Menschen, die sich selten im Freien aufhalten oder stark verschleiern sowie Menschen mit chronischen Darmerkrankungen, Leberzirrhose oder Niereninsuffizienz – sollte ein Arzt konsultiert werden. Ein diagnostizierter Vitamin-D-Mangel wird durch die Einnahme von Vitamin-D-Präparaten unter ärztlicher Begleitung therapiert. Darüber hinaus sollten alle Säuglinge und Kleinkinder bis zu ihrem zweiten erlebten Frühsommer pro-phylaktisch Vitamin-D-Präparate erhalten.

veröffentlicht am 22.01.2015 auf www.ernaehrung.de

26   Vorsicht bei der Einnahme von Vitaminpräparaten!

Gerade in der Winterzeit werden häufig Vitamin- und Mineralstoffpräparate zur Unter-stützung des Immunsystems und als Schutz vor Erkältungen eingenommen. Jeder dritte Bundesbürger kauft sogar regelmäßig Vitamin-, Mineralstoff- oder Brausetabletten zur Nahrungsergänzung in der Drogerie oder im Supermarkt. Mit der Einnahme in konzen-trierter Form steigt jedoch das Risiko für eine Überversorgung. Und dann können die eigent-lichen Helfer sogar schaden.

Bereits in den 90er Jahren zeigten zwei große Studien, dass Raucher/Asbestar-beiter, die ß-Carotin und Vitamin E (Kontrollgruppe: nur Vitamin E; sog.

ATBC-Studie) bzw. ß-Carotin und Vitamin A (Kontrollgruppe: Plazebo, sog. CARET-Studie) als Nahrungsergänzungsmittel einnahmen, häufiger an Lungenkrebs erkrankten als die Kontrollgruppen. Die Studien sorgten für großes Aufsehen, eine davon wurde sogar wegen ethischer Bedenken vorzeitig abgebrochen. Dennoch war lange unklar, inwieweit sich die Ergebnisse auf andere Bevölkerungsgruppen übertragen lassen. Zwei neuere Studien bestätigen nun erneut, dass Zweifel am Nutzen hoher Vitaminaufnahmen durchaus berechtigt sind.

In der **Iowa Women's Health-Studie** werden seit 1986 41.836 postmenopausale Frauen beobachtet, die zu Beginn der Studie zwischen 55 und 69 Jahre alt waren. Mit dieser Studie möchte man Aufschluss darüber gewinnen, ob ein Zusammenhang zwischen der Ernährung (hierzu zählt auch die Einnahme von Nahrungsergänzungsmitteln) bzw. den Lebensgewohnheiten und chronischen Erkrankungen sowie der Lebenserwartung bestehen. Ein Ergebnis der Studie wurde vor kurzem in der Zeitschrift „Archives of Internal Medicine" veröffentlicht. In diese Auswertung gingen die Daten von 38.772 Frauen ein, die über einen Zeitraum von 22 Jahren (1986-2008) beobachtet wurden. Zu Beginn, 1997 und 2004 wurden die Frauen zu ihrer Einnahme von Nahrungsergänzungsmitteln befragt. Bereits 1986 hatten zwei Drittel (66 Prozent) der Probandinnen mindestens ein Präparat eingenommen, im Jahr 2004 waren es sogar 85 Prozent. Dies bedeutet anschaulich, dass nur jede sechste der Befragten kein Supplement einnahm. Jede vierte Teilnehmerin nahm vier oder mehr Präparate ein, meist ohne ärztlich festgestellten Mangel.

Doch die Nahrungsergänzungsmittel waren in vielen Fällen nicht nur unnötig, sondern sogar schädlich, worauf die weiteren Auswertungen hindeuten. Die Einnahme der meisten Nahrungsergänzungsmittel stand mit einem erhöhten Sterberisiko in Verbindung. Bei der Einnahme von Multivitaminpräparaten erhöhte sich das Sterberisiko der Frauen um 2,4 Prozent, bei Zink waren es 3 Prozent, gefolgt von Magnesium (3,6 Prozent), Eisen (3,9 Prozent), Vitamin B6 (4,1 Prozent) und Folsäure (5,9 Prozent). Spitzenreiter war Kupfer mit einer Risikoerhöhung um 18 Prozent. Lediglich ein Nährstoff konnte in dieser Auswertung mit einer längeren Lebenserwartung in Verbindung gebracht werden: Calcium. Als Supplement eingenommen, senkte es das Sterberisiko um 3,8 Prozent.

Für die Aussagekraft der Studie sprechen der große Stichprobenumfang und die vergleichsweise lange Beobachtungszeit. Aufgrund des prospektiven (fortlaufenden) Designs der Studie lassen sich allerdings keine Schlussfolgerungen über die Ursachen ziehen. Führt die vermehrte Einnahme von Supplementen zu einer höheren Sterblichkeit? Oder lässt sich der Zusammenhang zwischen der Einnahme von Nahrungsergänzungsmitteln und dem früheren Versterben zumindest zum Teil darauf zurückführen, dass kränkere Menschen häufiger

Nahrungsergänzungsmittel einnehmen und aufgrund ihres allgemein schlechteren Gesundheitszustandes früher versterben? Vielleicht auch trotz der Ein nahme von Nahrungsergänzungsmitteln?

In einer weiteren Studie, der sogenannten **SELECT-Studie** (The Selenium and Vitamin E Prevention Trial), wurde untersucht, ob die gezielte Gabe von Selen (200 µg pro Tag) oder Vitamin E (400 Internationale Einheiten täglich) getrennt sowie in Kombination die Entstehung von Prostatakrebs bei 35.533 Männern aus den USA, Kanada und Puerto Rico verhindern kann. Zu Beginn der Studie waren die Probanden mindestens 50 Jahre alt. Nach einer mittleren Beobachtungszeit von 5,46 Jahren stellten die Wissenschaftler fest, dass weder Selen noch Vitamin E alleine und auch nicht die Kombination der beiden Wirkstoffe Prostatakrebs-Erkrankungen verhindern konnten. Im Gegenteil: Die Teilnehmer der Studie, die Selen oder Vitamin E erhalten hatten, schienen sogar ein erhöhtes Erkrankungsrisiko zu haben: Bei Vitamin E-Einnahme war das Risiko 13 Prozent höher als in der Kontrollgruppe (ohne Vitamin E und Selen), bei Selen-Einnahme waren es 4 Prozent und bei dem Kombinationspräparat 5 Prozent. Diese Ergebnisse waren zwar nicht statistisch signifikant, von einer präventiven Wirkung kann hier dennoch auf keinen Fall gesprochen werden.

Das Fazit? Beide Studien zeigen erneut, dass bei der Einnahme von Vitamin- und Mineralstoffpräparaten Vorsicht angebracht ist. Ein Mangel sollte ärztlich festgestellt und erst dann durch die gezielte Einnahme von Supplementen therapiert werden. In bestimmten Situationen kann es sinnvoll sein, einzelne Vitamine und Mineralstoffe zu supplementieren, beispielsweise Folsäure bei Kinderwunsch und zum Beginn der Schwangerschaft, Calcium bei älteren Menschen oder Vitamin D bei Kleinkindern und immobilen Senioren. Alle anderen können getrost auf Nahrungsergänzungsmittel verzichten. In ihrem Fall ist es sinnvoller, das so gesparte Geld für gesunde Nahrungsmittel im Sinne einer abwechslungsreichen Ernährung auszugeben.

Quellen:
(1) The effect of vitamin E and beta carotene on the incidence of lung cancer and other cancers in male smokers. The Alpha-Tocopherol, Beta Carotene Cancer Prevention Study Group. New England Journal of Medicine 1994; 330(15):1029-35.
(2) G. S. Omenn, G. E. Goodman, M. D. Thornquist, J. Balmes, M. R. Cullen, A. Glass, J. P. Keogh, F. L. Meyskens, B. Valanis, J. H. Williams, S. Barnhart, S. Hammar (1996): Effects of a combination of beta carotene and vitamin A on lung cancer and cardiovascular disease. New England Journal of Medicine 334(18):1150-5.
(3) J. Mursu, K. Robien, PhD; L. J. Harnack, K. Park, D. R. Jacobs (2011): Dietary Supplements and Mortality Rate in Older Women. The Iowa Women's Health Study. Archives of Internal Medicine 171(18):1625-1633.

(4) Universität von Minnesota, Masonic Cancer Center: Prevention and Etiology Research Program: Iowa Women's Health Study. S. M. Lippman, E. A. Klein, P. J. Goodman, M. S. Lucia, I. M. Thompson, L. G. Ford, H. L. Parnes, L. M. Minasian, J. M. Gaziano , J. A. Hartline, J. K. Parsons, J. D. Bearden, E. D. Crawford, G. E. Goodman, J. Claudio, E.Winquist, E. D. Cook, D. D. Karp, P. Walther, M. M. Lieber, A. R. Kristal, A. K. Darke, K. B. Arnold, P. A. Ganz, R. M. Santella, D. Albanes, P. R. Taylor, J. L. Probstfield, T. J. Jagpal, J. J. Crowley, F. L. Meyskens, L. H. Baker, C. A. Coltman (2009): Effect of selenium and vitamin E on risk of prostate cancer and other cancers: the Selenium and Vitamin E Cancer Prevention Trial (SELECT). Journal of the American Medical Association 301(1):39-51.

veröffentlicht am 15.02.2012 auf www.ernaehrung.de

27 Nahrungsergänzung bei älteren Menschen: häufig falsche Prioritäten

Laut einer Untersuchung des Helmholtz-Zentrums München nehmen viele ältere Menschen durch Nährstoffpräparate deutlich mehr Magnesium und Vitamin E auf als empfohlen wird. Viel zu selten wird dagegen an das für die Knochengesundheit wichtige Vitamin D gedacht. Die Ergebnisse der Studie wurden kürzlich im „Journal of Nutrition, Health and Aging" veröffentlicht.

Im Rahmen der KORA-AGE Studie wird untersucht, wie Lebensstil und Gesundheitszustand bei älteren Menschen ab 65 Jahren zusammenhängen. Für die aktuelle Untersuchung fragten die Münchner Wissenschaftler 1079 Männer und Frauen im Raum Augsburg, welche Nahrungsergänzungsmittel und Medikamente sie während der letzten sieben Tage eingenommen hatten. Anhand der Verpackungen wurden die Präparate identifiziert und anschließend die Menge der einzelnen supplementierten Inhaltsstoffe berechnet. Diese Tagesdosen wurden mit den Empfehlungen der Deutschen Gesellschaft für Ernährung und den Tageshöchstmengen der Europäischen Behörde für Lebensmittelsicherheit verglichen.

Über die Hälfte der befragten Frauen (54 Prozent) und ein Drittel der Männer (34 Prozent) gaben an, Nährstoffpräparate einzunehmen. Die Einnahmehäufigkeit variierte je nach Geschlecht, Bildungsstand, körperlicher Aktivität, Rauchverhalten und dem Vorliegen neurologischer Erkrankungen.

Frauen nahmen am häufigsten Magnesium und Vitamin D ein, Männer Magnesium und Vitamin E. Besorgniserregend waren dabei die Mengen an Magnesium und Vitamin E, die supplementiert wurden:

Jede fünfte Frau und jeder dritte Mann, die Magnesium in Form eines Nährstoffpräparats zu sich nahmen, überschritten bereits durch die Supplemente die von der Europäischen Behörde für Lebensmittelsicherheit angegebenen tolerierbaren Tageshöchstmengen. Auch bei den Senioren, die regelmäßig Vitamin E-Präparate einnahmen, war die Tagesdosis häufig zu hoch: Etwa jede dreizehnte Frau (8 Prozent) und jeder siebte Mann (14 Prozent) waren davon betroffen. Das für den Knochenstoffwechsel wichtige und für ältere Menschen häufig zur Supplementation empfohlene Vitamin D wurde dagegen relativ selten zusätzlich eingenommen.

„Aktuelle und bevölkerungsbasierte Daten zur Einnahme von Supplementen bei älteren Menschen fehlen für Europa weitgehend. Dennoch ist diese Bevölkerungsgruppe aufgrund von altersbedingten Nährstoffdefiziten von besonderem Interesse", erläutert die an der Studie beteiligte Professorin Annette Peters vom Institut für Epidemiologie am Helmholtz-Zentrum München. „Einen großen Einfluss bei der Auswahl der Präparate scheinen Industrie und Werbung zu haben. Ergebnisse wie diese sind daher wichtig, um sinnvolle Empfehlungen zur Nahrungsergänzung im Alter abgeben zu können."

Quellen:

Helmholtz-Zentrum München (2013): Ältere Menschen nehmen häufig Supplemente zur Nahrungsergänzung ein.Pressemitteilung vom 05.12.2013

S. Schwab, M. Heier, A. Schneider, B. Fischer, C. Huth, A. Peters, B. Thorand (2013): The use of dietary supplements among older persons in Southern Germany – Results from the KORA-age study. The Journal of Nutrition, Health and Aging, Online-Vorabveröffentlichung

veröffentlicht am 30.01.2014 auf www.ernaehrung.de

C Warenkunde

Den Sommer im Glas

Wissenswertes rund ums Einkochen

Jetzt zum Herbstbeginn ist im Garten und auf dem Feld Hochsaison. War das Jahr gut, kann reichlich geerntet werden, häufig mehr, als der eigene Haushalt auf Anhieb bewältigen kann. Es lohnt sich, Obst und Gemüse zu bevorraten, um auch im Winter von der eigenen Ernte profitieren zu können. Je nach Art kann es roh oder blanchiert tiefgekühlt oder eingekocht werden. So ist es später schnell zur Hand. Selbst Konserviertes ist meist gesünder: es ist frei von Zusatzstoffen und Geschmacksverstärkern und die zugesetzte Zuckermenge kann selbst bestimmt werden.

Was passiert beim Einkochen?

Das Einmachgut (Obst und Gemüse in Gläsern) wird für bis zu zwei Stunden auf 75-100 °C erhitzt. Dabei werden Mikroorganismen im Glas abgetötet. Durch die Hitze dehnen sich Luft und Wasserdampf im Gefäß aus, Überdruck entsteht. Beim Abkühlen bildet sich ein Vakuum im Glas, sodass keine Luft und keine weiteren Mikroorganismen mehr von außen eindringen können.

Welche Ausrüstung benötigt man zum Einkochen?

Zum Einkochen werden spezielle Einmachgläser und entsprechende Gummidichtungsringe im Fachhandel angeboten. Alternativ können gut schließende Schraubgläser eingesetzt werden. Früher wurden hauptsächlich große Einkochkessel oder Einkochgeräte verwendet. Einmachen kann man aber auch in einem Dampfdrucktopf, dem Backofen oder der Mikrowelle.

Welche Lebensmittel sind geeignet?

Meist werden Obst und Gemüse auf diese Weise konserviert. Wichtigste Grundvoraussetzung beim Einkochen aller Lebensmittel ist, dass sie frisch und von einwandfreier Qualität sind. Schadstellen von Obst und Gemüse sollten weiträumig ausgeschnitten werden. Obst kann nur roh verwendet werden, Gemüse auch blanchiert. Bei blanchiertem Gemüse bleibt die Farbe beim Einkochen besser erhalten, es passt mehr Gemüse ins Glas und der Keimgehalt vor dem Einkochen ist vermindert. Hülsenfrüchte und Pilze müssen aufgrund ihres hohen Eiweißgehaltes zweimal im Abstand von ein bis zwei Tagen eingekocht werden. Nur so können sporenbildende Mikroorganismen unschädlich gemacht werden.

Wie lange sind eingemachte Lebensmittel haltbar?

Wird es kühl, trocken und lichtgeschützt gelagert, kann Eingekochtes etwa ein Jahr aufbewahrt werden. Die Einkochgläser sollten regelmäßig überprüft werden. Der Inhalt von Gläsern, die während der Lagerung aufgegangen sind oder bei denen sich der Inhalt getrübt oder verfärbt hat, sollte nicht mehr verwendet werden.

Wie gesund sind eingekochtes Obst und Gemüse?

Wie bei jedem Garvorgang treten auch beim Einkochen von Obst und Gemüse Nährstoffverluste auf. Hinsichtlich Vitamin C betragen die Verluste bei Obst bis zu 40 Prozent, im Gemüse bis zu 60 Prozent. Besser sieht es bei Beta-Carotin aus. Hier sind es bis zu 40 Prozent bei Obst und bis zu 20 Prozent bei Gemüse. Wird das Einmachgut in reifem Zustand verwendet, kann ein Teil der Vitaminverluste ausgeglichen werden. Da ein Teil der Vitamine und Mineralstoffe in die Einkochflüssigkeit übergeht, sollte diese später möglichst ebenfalls verzehrt werden.

Im zweiten Teil erfahren Sie, wie Sie Lebensmittel richtig einkochen und erhalten eine Auflistung mit Einkochzeiten und –temperaturen.

veröffentlicht am 27.09.2011 auf www.ernaehrung.de

29   Obst und Gemüse einmachen

Schritt für Schritt zum Erfolg! Hier erhalten Sie Tipps und Tricks für das Einmachen sowie eine Übersicht mit Einkochzeiten und –temperaturen.

Einkochen im Einkochtopf

1. Einmachgläser, Gummidichtungsringe und Deckel heiß ausspülen.
2. Obst und Gemüse waschen, putzen, evtl. schälen und in Einmachgläser schichten. Vollständig mit Aufguss bedecken (bis ca. 2 cm unter den Rand). Bei Obst wird hierfür Zuckerwasser (evtl. verfeinert mit Zimt und anderen Gewürzen) verwendet, bei Gemüse Wasser oder ein Gewürzsud.

3. Vor dem Verschließen den Rand der Gläser gründlich reinigen. Lebensmittelreste können sonst dazu führen, dass die Gläser später nicht verschlossen sind.
4. Jedes Glas mit einem Gummidichtungsring und einem Deckel verschließen und mit einer Klammer fixieren.
5. Die Gläser in den Einkochtopf stellen. Danach so viel Wasser einfüllen, dass sie zu drei Vierteln im Wasser stehen.
6. Wie lange und bei welchen Temperaturen eingekocht wird, richtet sich nach der Art und Menge des Einkochgutes (siehe Tabelle: Anhaltspunkte für Einkochzeit und -temperatur).

Achten Sie auch auf die Angaben des Herstellers Ihres Einkochsystems. Eine Übersicht mit weiteren Einkochzeiten und –temperaturen finden Sie unter www.aid.de/_data/files/einkochzeiten.pdf

Erst nach dem Einkochen und Abkühlenlassen die Klammern entfernen und prüfen, ob die Gläser gut verschlossen sind. Der Glasdeckel muss auch ohne die Klammer fest auf dem Glas sitzen, bei Schraubgläsern ist der Deckel leicht nach unten gewölbt. Nur fest verschlossene Gläser sind lange haltbar (ca. ein Jahr).

Die eingekochten Lebensmittel regelmäßig nachkontrollieren: Ist der Deckel lose, der Inhalt trüb oder hat sich das Obst oder Gemüse verfärbt, sollte man das Einmachgut nicht mehr verzehren.

Variante: Einkochen im Backofen

Fettpfanne des Backofens mit Wasser füllen (unterste Schiene verwenden). Obstgläser darin bei 150-160 °C, Gemüsegläser bei 190-200 °C einkochen. Nach dem Einkochen Gläser noch 30 Minuten im Backofen stehen lassen.

Variante: Einkochen in der Mikrowelle

Diese Variante empfiehlt sich vor allem für kleinere Mengen. Am besten eignen sich hierfür weite Gläser mit einem Fassungsvermögen von maximal einem Liter und Kunststoffklammern zum Verschließen (Achtung: kein Metall in die Mikrowelle!). Das Einkochgut vier Minuten bei 720 Watt erhitzen, dann bei 180 Watt für weitere vier Minuten fortfahren.

Sie sehen: Der Zeit- und Arbeitsaufwand fürs Einkochen hält sich in Grenzen. Und wenn man später mitten im Winter mit einem selbst eingekochten Glas ein Stück des Sommers zurückholen kann, hat sich die Arbeit auf jeden Fall gelohnt!

Anhaltspunkte für Einkochzeit und -temperatur:

Lebensmittel	Einkochtemperatur (°C)	Einkochzeit in Minuten (Gläser mit 1 l Inhalt)
Gemüse		
Bohnen	100	120
Erbsen	100	120
Sellerie	100	110
Tomaten, Tomatenmark	90	30
Obst		
Äpfel	100	20
Bohnen	100	20-30
Kirschen	100	20
Mirabellen, Renekloden	75	30
Pfirsiche	100	10
Pflaumen, Zwetschgen	100	20

veröffentlicht am 28.09.2011 auf www.ernaehrung.de

30 Frühstückscerealien: Nicht alles ist Gold, was glänzt

Auf der Verpackung von Frühstückscerealien wird beispielsweise deren hoher Gehalt an „gutem" Getreide, Vitaminen, Calcium und Eisen beworben. Vergleicht man allerdings das gesamte Nährwertprofil dieser Produktgruppe, schneiden deutsche Frühstückscerealien und insbesondere Kinderfrühstückscerealien nicht gut ab. Dass es auch anders geht, zeigt ein Vergleich mit Norwegen.

Gesa Maschkowski von der Abteilung Marktforschung der Agrar- und Ernährungswirtschaft der Universität Bonn untersuchte im Rahmen ihrer Doktorarbeit das Nährwertprofil von insgesamt 239 deutschen und norwegischen Frühstückscerealien. Bei der Erstellung von Nährwertprofilen werden sowohl wertgebende Bestandteile (zum Beispiel der Gehalt an Ballaststoffen, Obst und Gemüse) als auch wertmindernde Bestandteile (Gehalt an Zucker, Fett oder Salz) berücksichtigt. Dies ermöglicht eine umfassende Aussage über den Gesundheitswert eines Produkts.

Mittlerweile haben sich verschiedene Nährwertprofile etabliert, darunter das besonders strenge skandinavische „Keyhole" (Schlüsselloch). Norwegische Hersteller, die dessen vergleichsweise strenge Anforderungen erfüllen, dürfen mit dem Schlüsselloch-Logo werben. Für die EU wurde 2009 ebenfalls ein Nährwertprofil vorgeschlagen, mit dem gesundheits- und nährwertbezogene

63

Angaben reguliert werden sollten. Obwohl die Anforderungen dieses Modells deutlich geringer sind als die des Keyhole-Ernährungsprofils, wurde das EU-Modell bis heute nicht umgesetzt.

Bei der Gegenüberstellung der Inhaltsstoffe der Frühstückscerealien mit den Anforderungen von verschiedenen Nährwertprofilen schnitten deutsche Produkte wenig erfreulich ab: Obwohl ein Großteil der Frühstückscerealien mit gesundheitsrelevanten Informationen auf der Verpackung beworben wurde (etwa Hinweisen auf einen besonderen Nährwert oder Gesundheitswert oder „frei von..."-Angaben), erfüllten 2010 nur vier Prozent der deutschen Produkte die Anforderungen des skandinavischen Keyhole-Nährwertprofils, 2012 lag der Anteil mit sieben Prozent nur geringfügig höher. Wurden stattdessen die Anforderungen des großzügigeren EU-Modells zugrunde gelegt, erfüllten 2010 immerhin 28 Prozent der deutschen Frühstückscerealien die Vorgaben, 2012 waren es sogar 36 Prozent.

Wenig rühmlich war das Ergebnis insbesondere für Kindercerealien, obwohl diese speziell für die Zielgruppe der Kinder vermarktet werden. Nicht zuletzt aufgrund ihres hohen Zucker- und geringen Ballaststoffgehalts erfüllten keine der 58 deutschen Kindercerealien 2010 die Anforderungen des skandinavischen Keyhole-Profils. Von den 13 norwegischen Kindercerealien hielten immerhin zwei Produkte alle Kriterien des Keyhole-Profils ein und könnten sich daher auf ihrer Verpackung mit dem Schlüsselloch-Logo schmücken.

Unterm Strich werden auf Verpackungen von Frühstückscerealien insbesondere in Deutschland einzelne positive Aspekte eines Produkts (zu) stark in den Vordergrund gestellt. Dies lässt allerdings keinen Rückschluss auf den gesamten Gesundheitswert eines Produktes zu. Frühstückscerealien ohne Hinweise auf gesundheitsrelevante Nährstoffen oder Zutaten können genauso gute oder sogar bessere Nährwertprofile aufweisen als speziell beworbene Produkte. Insbesondere bei Frühstückscerealien, die speziell für Kinder beworben werden, besteht weiterhin Handlungsbedarf. Laut einer Studie des Verbraucherzentrale Bundesverbands gehen 40 Prozent der befragten deutschen Eltern davon aus, dass diese Produkte speziell auf die Bedürfnisse von Kindern abgestimmt sind. Brauchen Kinder tatsächlich viel Zucker, Energie und wenig Ballaststoffe?

In ihren Schlussfolgerungen empfehlen Gesa Maschkowski und ihre Kolleginnen die Einführung eines rechtlich verbindlichen Nährwertprofils. Nur wenn die Vorgaben dieses Nährwertprofils erfüllt werden, so der Vorschlag der Wissenschaftlerinnen, sollte ein Lebensmittel mit gesundheitsrelevanten Informationen beworben werden dürfen. Für Verbraucher wäre es außerdem hilfreich, wenn entsprechende Produkte mit einem Zeichen oder Symbol versehen wären. Dann würde beim Lebensmitteleinkauf ein kurzer Blick auf die Verpackung genügen, um Auskunft über den Gesundheitswert eines Produkts zu erhalten.

Quellen:

G. Maschkowski (2015): Informationschaos auf Frühstückscerealien. Fadenscheiniger Zusammenhang zwischen Werbung und Inhalt. Aid infodienst, Artikel vom 05.02.2015.

G. Maschkowski, M. Hartmann, J. Hofmann (2014): Health-related on-pack communication and nutritional value of ready-to-eat breakfast cereals evaluated against five nutrient profiling schemes. BMC Public Health 14; Seiten 1178ff.

veröffentlicht am 05.03.2015 auf www.ernaehrung.de

31   Zerealien zum Frühstück

Frühstückszerealien als Einstieg in den Tag – kombiniert mit Milch essen viele Kinder die knusprigen Getreidezubereitungen als erste Mahlzeit. Doch richtig gesund sind sie meistens nicht. Denn nicht nur die darin enthaltenen Zucker leisten einen schlechten Beitrag zur Nährstoffbilanz.

Vor die Wahl gestellt – wenn Kinder zum Frühstück gesüßte Zerealien aussuchen, ergänzen sie ihre Mahlzeit selten durch Obst, so stellten Harris et al. fest. Dadurch verpassen sie eine gute Gelegenheit, leckere Vitamine zu sich zu nehmen. Dabei nehmen Kinder durchaus auch zuckerarme Zerealien als sehr schmackhaft wahr. Sie essen davon in der Regel weniger als von den gesüßten und kombinieren diese dafür wesentlich häufiger mit Früchten.

Unterstützen Sie Ihr Kind, indem Sie ihm wenig gesüßte Frühstückszerealien anbieten. Diese kommen bei ihm genauso gut an und sind vor allem zusammen mit Obst hinsichtlich der Nährwerte ausgewogener.

Hinweise

- Auf verpackten Lebensmitteln werden die Inhaltsstoffe nach ihren Mengen in absteigender Reihenfolge angegeben.
- Meiden Sie Produkte bei denen Zucker als erste Zutat genannt wird.
- Zucker-haltige Stoffe können sich auch hinter Bezeichnungen wie: Glukose, Fruktose, Sorbit, Malz, Sirup u.ä. verbergen.

Quelle:

Harris JL, Schwartz MB, Ustjanauskas A, Ohri-Vachaspati P, Brownell KD: Effects of Serving High-Sugar Cereals on Children's Breakfast-Eating Behavior. Pediatrics. 2010 Dec 13

veröffentlicht am 29.12.2010 auf www.ernaehrung.de

32   Trugschluss Diätlimo

Wer aus Sorge um seine Figur auf zuckerhaltige Limonade verzichtet und stattdessen auf die mit Süßstoffen gesüßte Diätlimonade umsteigt, schadet womöglich trotz guter Absicht seiner Gesundheit. Wie aus einer aktuellen Studie hervorgeht, wächst mit dem Diätlimonadenkonsum der Bauchumfang und damit
auch das Risiko für weitere Krankheiten wie Diabetes, Bluthochdruck und
Herz-Kreislauf-Erkrankungen.

Am University of Texas Health Service Center in San Antonio untersuchten
Wissenschaftler den Zusammenhang zwischen dem Verzehr von Diätlimonade
und der Veränderung des Taillenumfangs. Im Mittelpunkt dieser Studie standen Senioren ab einem Alter von 65 Jahren, da frühere Studien sich hauptsächlich mit den Wirkungen von Süßstoffen bei Probanden jüngeren bis mittleren
Alters befasst haben.

Für die Studie wurden Daten der San Antonio Longitudinal Study of Aging
(SALSA) verwendet. An der Studie nahmen 749 Amerikaner mit europäischer
oder mexikanischer Herkunft teil. Die Teilnehmer wurden durchschnittlich 9,4
Jahre wissenschaftlich begleitet.

Im Studienzeitraum zwischen 1992 und 2004 stieg der Body Mass Index
(BMI) aller Probanden zunächst einmal bis zu einem Alter von 75 Jahren langsam an, um danach rasch wieder abzunehmen. Anders verhielt sich der Taillenumfang der Probanden: Trotz des Verlusts an Gewicht und Muskelmasse nahm
der Taillenumfang der Probanden bis zu einem Alter von 80 Jahren kontinu-
ierlich zu. Im höheren Alter blieb der Umfang konstant auf hohem Niveau.

Während der verschiedenen Studienintervalle vergrößerte sich der Taillenumfang der Probanden, die Diätlimonade zu sich nahmen, dreimal mehr als bei
Probanden der Kontrollgruppe. Wurde die Analyse um demographische,
lebensstil- und gesundheitsassoziierte Unterschiede zwischen beiden Gruppen
korrigiert, nahm der Taillenumfang bei denjenigen, die täglich Diätlimonaden
zu sich nahmen, um ca. 8,03 cm und bei Gelegenheitstrinkern um 4,65 cm zu.
Bei denjenigen, die komplett auf mit Süßstoff gesüßte Getränke verzichteten,
stieg der Taillenumfang dagegen lediglich um 2,03 cm, also einem Viertel der
Zunahme des Umfangs bei Vieltrinkern.

Über die Ursache des erhöhten Taillenumfangs bei Senioren, die Diätlimonade
konsumieren, kann bislang nur spekuliert werden. Denkbar ist beispielsweise,
dass die eingesparten Kalorien überschätzt werden und an anderer Stelle mehr
konsumiert wird. Mit der Zunahme an Bauchfett (viszeralem Fett) steigt das
Risiko für Diabetes, Herzinfarkte und Schlaganfälle. Daher empfehlen die
Wissenschaftler älteren Menschen, ihren Durst lieber mit ungesüßtem Tee,

Mineralwasser oder Fruchtsäften ohne Zuckerzusatz (am besten als stark verdünnte Saftschorlen) zu löschen.

Quelle:
S. P. G. Fowler, K. Williams, H. P. Hazuda (2015): Diet soda intake is associated with long-term increases in waist circumference in a biethnic cohort of older adults: the San Antonio Longitudinal Study of Aging. Journal ot the American Geriatrics Society 63: Seite 708-715.
veröffentlicht am 05.05.2015 auf www.ernaehrung.de

33 „Versteckte Süßmacher" in Lebensmitteln

Wenn Zucker eher am Ende der Zutatenliste eines Lebensmittels steht, bedeutet dies nicht immer, dass es wenig Zucker enthält. Denn Zucker kann sich unter einer Vielzahl von Bezeichnungen verbergen, wie der Verbraucherzentrale Bundesverband in einem Marktcheck ermittelte.

Bei der Herstellung von Lebensmitteln wird Zucker nicht nur aus geschmacklichen, sondern auch aus technologischen Gründen verwendet. Denn Zucker wirkt konservierend und verleiht Lebensmitteln Konsistenz und Fülle. Bei Verbrauchern dagegen stößt die für Lebensmittelhersteller so wertvolle Zutat auf ambivalente Reaktionen: Zwar lieben nicht nur Kinder Süßigkeiten, Zucker gilt aber auch als Dickmacher. Aus diesem Grund versuchen Lebensmittelproduzenten, mit verschiedenen Tricks, den wahren Zuckergehalt von Lebensmitteln zu verschleiern oder schönzurechnen. Wie dies geschieht, haben kürzlich der Verbraucherzentrale Bundesverband und die Verbraucherzentralen der Länder untersucht.

In ihrem Marktcheck untersuchten die Verbraucherzentralen den Zuckergehalt einer Stichprobe von 276 verarbeiteten Lebensmitteln (Milchprodukte, Getreideprodukte, pikante Fertiggerichte, Obstzubereitungen, Süßigkeiten und Getränke) aus Discountern, Super-, Drogerie- und Biomärkten. Außerdem ermittelten die Verbraucherschützer, unter welchen Namen süßende Zutaten in der Zutatenliste aufgeführt sind. Dabei fanden sie außer der Bezeichnung „Zucker" 70 weitere Begriffe für süßende Zutaten in Lebensmitteln. „In verarbeiteten Lebensmitteln stecken eine Vielzahl verschiedener süßender Zutaten wie Dextrose, Malzextrakte, Süßmolkenpulver, Fruchtsüße oder Dicksäfte, die für Laien oft nicht als solche zu erkennen sind", erläutert Christiane Manthey, Abteilungsleiterin Lebensmittel und Ernährung bei der Verbraucherzentrale Baden-Württemberg. Und nicht nur süße Lebensmittel wie Joghurts oder Kekse sind reich an Zucker: Auch pikante Produkte wie Krautsalat oder Feinkostsoßen enthalten erhebliche Mengen Zucker, erklärt Frau Manthey. Die Verbraucherzentrale fordert eindeutige Kennzeichnungsvorschriften, damit

Konsumenten erfahren, wie viel Zucker in einem Lebensmittel enthalten ist – unabhängig davon, wie die süßende Zutat letzten Endes bezeichnet wird.

Solche Kennzeichnungsvorschriften sind noch Zukunftsmusik. Verbrauchern, die sich zuckerreduziert ernähren möchten, rät die Verbraucherzentrale zu einem Blick auf die Nährwerttabelle auf Lebensmittelverpackungen. Neben Angaben zum Energiegehalt des Lebensmittels wird dort auch der Zuckergehalt aufgeführt. Bis Dezember 2016 geschieht die Angabe noch freiwillig, danach wird sie verpflichtend.

Quellen:
Verbraucherzentrale (2013): Versteckte Süßmacher in Lebensmitteln. Pressemitteilung vom 23.07.2013.
Verbraucherzentrale (2013): Versteckte Süßmacher. Bundesweite Markterhebung.
veröffentlicht am 24.09.2013 auf www.ernaehrung.de

34 Rote Karte für Kinderlebensmittel

Zu fett, zu süß und für eine ausgewogene Ernährung von Kindern meistens ungeeignet – so lautet das vernichtende Urteil der Verbraucherschutzorganisation Foodwatch über das Angebot an Kinderlebensmitteln. Kritisiert werden außerdem das perfide Marketing und die überbordende Lobbyarbeit von Lebensmittelkonzernen, die Produkte für Kinder anbieten.

Der Anteil übergewichtiger Kinder in Deutschland wächst. Mittlerweile ist mindestens jedes siebte Kind zwischen zwei und 17 Jahren übergewichtig, die Hälfte dieser Kinder hat starkes Übergewicht (Adipositas). Schuld daran sind laut Foodwatch auch die Lebensmittelkonzerne mit ihrem Angebot an energie-, fett- und zuckerreichen Snacks und Süßigkeiten speziell für Kinder.

Für ihren aktuellen Report „Kinder kaufen. Wie die Lebensmittelindustrie zur falschen Ernährung verführt, Eltern täuscht und die Verantwortung abschiebt" untersuchte Foodwatch die Zusammensetzung und Eignung von 1514 sogenannten Kinderlebensmitteln. Das Ergebnis war besorgniserregend deutlich: Speziell für Kinder angebotene und beworbene Lebensmittel sind hauptsächlich Snacks und Süßigkeiten. Da ist es schon fast nicht mehr erstaunlich, dass 73,3 Prozent der Lebensmittel, das heißt drei von vier der untersuchten Produkte, von Ernährungsexperten in die rote Kategorie eingestuft wurden. Der Grund? Die Kinderlebensmittel enthielten große Mengen an Fett und Zucker, ein Verzehr sei daher nur in sehr geringen Mengen zu empfehlen. Nur 12,4 Prozent der speziell für Kinder hergestellten Lebensmittel dürften auch öfter auf dem Speiseplan stehen.

Ärgerlich außerdem: Auch Produkte, die eigentlich ausgewogen sein könnten, beispielsweise Frühstücksflocken und Milchprodukte, sind laut Foodwatch in der Regel überzuckert und aromatisiert. Eine ausgewogene Ernährung sei mit den Industrieprodukten praktisch unmöglich. Die Verbraucherorganisation kritisierte darüber hinaus das „perfide Marketing" sowie die „überbordende Lobbyarbeit", die in Kindergärten, Schulen und bei Sportveranstaltungen begönne und auch vor der Politik nicht haltmache. So gibt Foodwatch den Vertretern der Lebensmittelindustrie die Schuld am Scheitern der Ampelkennzeichnung für Lebensmittel.

Doch warum bietet die Industrie nicht mehr gesunde Kinderlebensmittel an? „Dafür gibt es einen logischen Grund: Mit Obst und Gemüse lässt sich nur wenig Profit machen – mit Junkfood und Softdrinks schon mehr. Es lohnt sich ganz einfach nicht, gesunde Produkte ans Kind zu bringen", erklärt Anne Markwardt von Foodwatch. Das Geschäftsmodell der Lebensmittelindustrie, insbesondere großer Konzerne, basiere darauf, mit relativ billigen Rohstoffen (Stärke, pflanzliche und tierische Fette, Zucker) unter Zuhilfenahme von Zusatzstoffen und Aromen energiedichte, kalorienreiche Produkte mit möglichst hoher Gewinnspanne zu produzieren. Sichtbar werde dies auch an den Werbebudgets: Für Süßwaren, Schokolade und Eiscreme wurden im letzten Jahr rund 723 Millionen Euro veranschlagt, der Werbeetat für Obst und Gemüse war dagegen mit sieben Millionen Euro verschwindend gering.

Wie reagiert die Lebensmittelbranche auf die Vorwürfe von Verbraucherschützern? Hier ist man der Ansicht, dass Übergewicht und Fettleibigkeit bei Kindern und Jugendlichen in erster Linie durch Bewegungsmangel und nicht durch ein ungesundes Lebensmittelangebot verursacht werden. Gelegentlich wird auch den Eltern, die für die Auswahl an Lebensmitteln zu Hause verantwortlich sind, zumindest eine Mitschuld zugesprochen. Als Reaktion auf die Vorwürfe von Foodwatch warnte der Branchenverband BLL vor einer „irrationalen Zucker- und Fett-Hysterie". Die „unmittelbare Verantwortung" der Lebensmittelunternehmen liege lediglich in der „Produktion geschmackvoller, hochwertiger und sicherer Lebensmittel, die auch Spaß machen und zu mehr Lebensfreude beitragen".

Die Verbraucherschutzorganisation Foodwatch sieht nun vor allem die Politik in der Pflicht. Sie fordert ein verbessertes Lebensmittelangebot für Kinder und einen vom Staat organisierten Wettbewerb um gute und gesunde Lebensmittel. Außerdem solle auf Werbemaßnahmen und PR-Arbeit an Schulen und Kindergärten und bei Präventionsprojekten auf eine Kooperation mit der Lebensmittelindustrie verzichtet werden.

Aber auch Eltern und Lehrer können die Situation verbessern, indem sie mit gutem Beispiel vorangehen, gesund kochen und Ernährung im Unterricht thematisieren. Wer sich mit Lebensmitteln auskennt, deren Qualität beurteilen und Werbung einschätzen kann, ist gut gewappnet gegen leere Versprechungen. Und kritische Verbraucher sind die besten Argumente für eine Veränderung des Lebensmittelangebots.

Quellen:

www.foodwatch.de

Foodwatch Report 2012: Kinder kaufen. Wie die Lebensmittelindustrie zur falschen Ernährung verführt, Eltern täuscht und die Verantwortung abschiebt.

Foodwatch (2012): Wie die Lebensmittelindustrie unsere Kinder zum falschen Essen verführt.

Erb (2012): Wie die Lebensmittelindustrie die Kinder ködert. Frankfurter Rundschau, Artikel vom 13.03.2012.

veröffentlicht am 10.04.2012 auf www.ernaehrung.de

35   Alles Wurst?!

Nicht alle Fleisch- und Wurstwaren eignen sich zum Grillen. Und auch auf die richtige Zubereitung sollte Wert gelegt werden, um gesundheitliche Risiken gering zu halten. Das nächste Grillereignis lässt bestimmt nicht lange auf sich warten. **Vielleicht helfen Ihnen diese Tipps dabei, gesund und abwechslungsreich zu genießen.**

Wenn es ums Grillen geht, wird jeder Mann zum Experten, scheint die Methode doch denkbar einfach. Doch längst nicht alles, was auf unseren Grills gebrutzelt wird, ist dafür auch wirklich geeignet und wird sachgerecht zubereitet. Schnell können sich gesundheitsgefährdende Stoffe im Grillgut bilden.

Die Klassiker: Fleisch und Wurst

Kasseler, Wiener Würstchen, Fleischkäse und andere **gepökelte Fleisch- und Wurstwaren sollten nicht gegrillt werden.** Durch die Hitze, die beim Grillen entsteht, können Nitrat und Nitrit im Pökelsalz mit dem Eiweiß des Fleisches reagieren und dabei können sich Nitrosamine bilden. Nitrosamine stehen im Verdacht, Krebs erregend zu sein. **Auch geräucherte Lebensmittel sollten nicht auf dem Grill zubereitet werden.**

Gut geeignet zum Grillen sind magere oder leicht fettdurchzogene **Fleischstücke**, zum Beispiel:

- vom Schwein: Schnitzel, Nacken und Filet,
- vom Rind: Steaks wie Rumpf-, Lenden- und Hüftsteaks,
- vom Geflügel: Hähnchenschenkel, Putenbrust,
- vom Lamm: Kotelett, Keule und Schulter.

Auch Brat- und Grillwürstchen sowie Fleischspieße können ohne Bedenken gegrillt werden.

Beim Grillen sollte man darauf achten, dass kein Fett und Fleischsaft in die Glut tropft. Bei der Verbrennung können sonst Krebs erregende polyzyklische aromatische Kohlenwasserstoffe entstehen und mit dem Rauch in das Grillgut gelangen. Aus diesem Grund sollte auch mariniertes Fleisch vor dem Grillen gut abgetropft und ggf. abgetupft werden, bevor es auf den Grill gelegt wird. **Wirksamen Schutz bietet die Verwendung von Aluminiumfolie oder -grillschalen.** Sie fangen austretende Garflüssigkeit auf und verhindern deren Verbrennung. Auch wer einen Grill mit seitlicher Feuerquelle (sogenannter Vertikalgrill) verwendet, ist auf der sicheren Seite.

Gegrilltes Fleisch sollte erst am Ende der Garzeit mit Kräutern gewürzt werden, da diese in der Hitze des Grills rasch verbrennen. Leider lässt sich die eine oder andere dunkle Stelle auf dem Grillgut nicht immer vermeiden. **Verkohlte Stellen sollten auf keinen Fall mit verzehrt werden**, denn sie sind reich an Schadstoffen.

Zu gegrilltem Fleisch und Wurst schmecken frische Salate. Bei warmem Wetter und ohne Kühlung sollten sie besser mit Essig-Öl-Dressing anstelle von Majonäse zubereitet werden. Unverzichtbar ist auch Brot, das nach Belieben auf dem Grill leicht angeröstet werden kann, und diverse Würzsoßen sowie Senf und Ketchup.

Die Alternativen: Gemüse und Fisch

Wem Fleisch und Wurst auf Dauer zu einseitig sind, der sucht möglicherweise andere schmackhafte Alternativen. **Zum Grillen eignen sich auch viele Gemüsesorten**, zum Beispiel Cocktailtomaten oder kleine Tomaten, Zwiebeln, Zucchini, Paprika und Auberginen. Auch Champignons, Fenchel und Maiskolben lassen sich gut auf dem Rost zubereiten. Hierfür wird das Gemüse ganz oder in Stücken in einer Grillschale gegart. Wer möchte, kann auch Gemüsespieße daraus vorbereiten, ggf. marinieren und diese anschließend wie Fleischspieße garen. Um zu vermeiden, dass das Gemüse während des Garens austrocknet, sollte es ab und zu mit etwas Öl bepinselt werden.

Gegrillter Fisch mit Kräutern ist eine Köstlichkeit, die immer mehr Anhänger findet. Unter den Süßwasserfischen eignen sich Forelle, Lachs und die weniger bekannte Schleie besonders gut, bei den Seefischen sind es Makrele, Hering und Seezunge.

Nachtisch!

Der wahre Grillfan verzichtet auch bei der Nachspeise nicht auf sein geliebtes Utensil und greift für einen süßen, leichten Abschluss in den Obstkorb. Denn auch Obst wie Äpfel, Birnen, Pfirsiche, Aprikosen und Ananas können auf dem Grill zubereitet werden. Hierfür wird das Obst vor dem Grillen in Stücke zerteilt, auf Spieße gesteckt und in Fruchtsaft mit Gewürzen mariniert. Ganze Bananen werden mit der Schale auf den Grillrost gelegt. Sie sind gar, wenn die Schale schwarz ist. Als Abrundung dazu schmecken z. B. Honig, Vanillesoße oder Eis – ein wahrer Traum!

Quellen:
Kreutz H (2011): Gepökeltes Fleisch gehört nicht auf den Grill.
Müller C (2011): Vor- und Nachteile beim Grillen: Ist Grillen gesundheitsschädlich?
Müller C (2011): Vielfalt auf dem Grillteller: Was eignet sich zum Grillen?

veröffentlicht am 09.08.2011 auf www.ernaehrung.de

36 Fleisch: Vom Luxusgut zum Massenkonsum

BUND warnt vor globalen Folgen des Fleischkonsums

War Fleisch früher ein Luxusnahrungsmittel, so kann sich heute nahezu jeder Bürger in der westlichen Welt viel Fleisch leisten. Die Deutschen essen heute viermal so viel Fleisch wie in der Mitte des 19. Jahrhunderts und doppelt so viel Fleisch wie vor hundert Jahren. Im „Fleischatlas 2013", der gemeinsam von Bund für Umwelt und Naturschutz Deutschland (BUND), der Heinrich-Böll-Stiftung und der Monatszeitung „Le Monde diplomatique" herausgegeben wurde, werden Zahlen und Fakten rund um den Fleischkonsum und dessen Folgen für Mensch und Umwelt diskutiert.

Insgesamt ist der Fleischkonsum in den Industrieländern zwar in den letzten sechs Jahren um zwei Kilogramm von 81 auf 79 Kilogramm Fleisch pro Person und Jahr zurückgegangen, im gleichen Zeitraum stieg der Verbrauch in Entwicklungsländern allerdings von 30,7 Kilogramm pro Person auf 32,7 Kilogramm an. Mit durchschnittlich 60 Kilogramm pro Person und Jahr liegen die Deutschen mit ihrem Fleischverzehr etwas unter dem Durchschnitt der Industrieländer. Die Hochrechnung des Verzehrs von Fleisch in einem durchschnittlichen Menschenleben kann sich aber dennoch sehen lassen. Demnach isst jeder Deutsche in seinem Leben durchschnittlich 1094 Tiere, darunter vier Rinder, vier Schafe, zwölf Gänse, 37 Enten, 46 Schweine, 46 Puten und 945 Hühner.

17 von 20 Deutschen essen täglich oder nahezu täglich Fleisch. Dabei verzehren Männer mehr Fleisch als Frauen. Absolute Spitzenverbraucher sind hierzulande 19-24-jährige Männer.

Weltweit wurden 2012 300 Millionen Tonnen Fleisch produziert. Der BUND kritisiert, dass der Fleischkonsum hierzulande auf Kosten der Menschen in der Dritten Welt gehe. Zur Produktion von Fleisch werden große Mengen an Futtermitteln benötigt. In Deutschland werden inzwischen fast zwei Drittel der Agrarflächen für die Erzeugung von Futtermitteln verwendet. Doch die Menge der in Deutschland und Europa erzeugten Futtermittel reicht nicht mehr zur Deckung des Bedarfs aus und so werden Futtermittel, insbesondere Soja importiert. Mittlerweile wird beinahe ein Drittel der Landflächen weltweit für die Produktion von Futtermitteln genutzt, oft auch das Land, das Kleinbauern vor Ort eigentlich für den Anbau ihrer eigenen Nahrungsmittel benötigen. Hinzu kommen große Mengen an Wasser, die für den Anbau von Futtermitteln und die Haltung von Tieren benötigt werden. Zur Herstellung eines Kilogramms Fleisch werden Hochrechnungen zufolge etwa 10.000 Liter Wasser benötigt, bei Rindfleisch sind es sogar ca. 15.000 Liter. Zugleich haben 1,1 Milliarden Menschen auf der Welt keinen Zugang zu sauberem Trinkwasser.

Auch in Industrieländern hat die Fleischproduktion Auswirkungen auf die Umwelt: Pflanzenarten sterben aus, im Grundwasser finden sich Rückstände von Düngemitteln, Unkraut- und Insektenvernichtungsmitteln und in Großställen werden massiv Antibiotika eingesetzt, so der BUND. BUND-Chef Hubert Weiger fordert ein Umdenken in der Agrarpolitik. Bundesagrarministerin Aigner wirft er Versäumnisse bei der Einleitung von Veränderungen vor. *„Es werden weiter neue Mega-Ställe gebaut, deren Förderung Fleisch beim Discounter scheinbar billig macht."* In Wirklichkeit zahle der Verbraucher jedoch dreimal für scheinbar billiges Fleisch: *„Einmal beim Kauf des Fleisches, dann mit Steuergeld für neue Ställe und Schlachthöfe und drittens für die Umwelt- und Gesundheitsschäden."* Weiger fordert für dieses Jahr eine echte ökologische und soziale Reform der europäischen Agrarpolitik und eine Kopplung von Subventionen an die Einhaltung strenger Umwelt- und Tierschutzauflagen.

Der Fleischatlas kann unter www.boell.de/de/content/fleischatlas-daten-und-fakten-ueber-tiere-als-nahrungsmittel heruntergeladen werden.

Quellen:
BUND (2013): Der „Fleischatlas 2013" zeigt: Eine Wende in der Agrarpolitik ist überfällig!
Heinrich Böll Stiftung (2013): Fleischatlas stellt globale Auswirkungen des steigenden Fleischkonsums dar. Heinrich-Böll-Stiftung und BUND fordern Kehrtwende in der Agrarpolitik. Pressemitteilung vom 10.01.2013
Markus Becker (2013): Menschen essen so viel Fleisch wie nie. Artikel auf Spiegel Online von 10.01.2013.

veröffentlicht am 07.02.2013 auf www.ernaehrung.de

37   „Bio" ist gesünder...?

Versetzen Sie sich kurz in folgende Situation. Sie stehen im Supermarkt vor dem Warenregal. Die Auswahl variiert – je nach Supermarkt – zwischen den „No-name-Produkten", der Hausmarke, den klassischen Markenprodukten... und sehr wahrscheinlich auch noch Bio-Lebensmitteln. Na, sind Sie ins Schwanken gekommen?

Wie entscheiden Sie sich? Für das Bio-Produkt, trotz des höheren Preises? Dann wahrscheinlich, weil Sie davon überzeugt sind, damit etwas Gutes für Ihre Gesundheit zu tun. Der Glauben daran, dass Bio gesünder sei, ist weit verbreitet. Bio-Produkte sind populär und liegen im Aufwärtstrend. Vom exaltierten Außenseiter längst zum Jedermanns-Produkt avanciert, sind sie inzwischen selbst beim Discounter im Sortiment.

Aber ist Bio wirklich gesünder? Und wenn nicht, was sind dann die wesentlichen Unterschiede zu konventionell angebauten Produkten? Mit einem Wort: Lohnt es sich, Bio zu kaufen?

Erzeuger organischer Lebensmittel müssen bestimmte Richtlinien einhalten. Diese weichen in Inhalt und Umfang von den Anforderungen an den konventionellen Anbau ab. So dürfen Chemikalien nur sehr kontrolliert eingesetzt werden, ebenso wie Medikamente bei der Tieraufzucht. Wie viel und welche Chemikalien verwendet werden, ist streng vorgeschrieben. Auch der Umweltschutz fällt bei dieser Form der Landwirtschaft stark ins Gewicht.

Was bedeutet das für den gesundheitlichen Aspekt? Dangour et al. in fanden in ihrer Studie „dass biologisch und konventionell erzeugte Lebensmittel hinsichtlich ihres Nährwert-Gehalts vergleichbar sind." Die Inhaltsstoffe der Lebensmittel bleiben also durch die Anbaumethode unbeeinflusst. Auch mögliche gesundheitliche Unterschiede nach dem Verzehr von biologisch bzw. konventionell produzierten Lebensmitteln konnten die Forscher mehrheitlich nicht feststellen.

Nicht in die Untersuchung eingeflossen sind jedoch die Pestizid-Gehalte von Lebensmitteln. Pestizide sind, insbesondere in höheren Mengen, gesundheitsschädlich. Deshalb gibt es für Pestizid-Gehalte Grenzwerte, die allerdings je nach Herkunftsland variieren. Pestizide können das Erbgut schädigen, das Immunsystem schwächen, Allergien begünstigen und Krebs mitbewirken. Sie werden allerdings nicht nur wegen höherer Ernteerträgen eingesetzt. Ganz ohne Pestizide angebaut, siedeln sich auf Pflanzen mehr Pilze an. Diese können giftige Stoffwechselprodukte, sogenannte Mykotoxine erzeugen, die nachweislich Krebs auslösen. Deshalb wäre auch ein komplett Pestizid-freier Pflanzenanbau nicht unbedingt gesundheitsfördernd.

Lohnt es sich nun, Bio-Produkte zu kaufen, oder nicht? Bio-Lebensmittel sind, auf der Ebene der Inhaltsstoffe, nach dem derzeitigen Wissensstand nicht gesünder als herkömmlich produzierte Lebensmittel. Sie enthalten aber weniger Pestizide, was vorteilhaft für die menschliche Gesundheit ist und die Umwelt schont. Auch ein regionaler Anbau, der aber nicht immer und auch nicht ausschließlich beim Bio-Anbau vorliegt, entlastet die Umwelt. Umweltschutz ist ein wichtiges Thema. Aus diesem Grund empfiehlt es sich durchaus, Bio-Produkte zu kaufen. Aus gesundheitlichen Gründen aber bieten Bio-Lebensmitteln nach aktuellen Erkenntnissen keinen Zugewinn.

Quellen:

Dangour AD, Dodhia SK, Hayter A, Allen E, Lock K, Uauy R: Nutrional quality of organic foods: a systematic review. AM J CLIN NUTR 2009;90:680-5.

Dangour AD, Lock K, Hyter A, Aikenhead A, Allen E, Uauy R: Nutrition-related health effects of organic foods: a systematic review. AM J CLIN NUTR 2010;92:203-10

Schlumberger A, Krautter M (2003): Pestizide machen krank.

veröffentlicht am 08.10.2010 auf www.ernaehrung.de

38   Alles Bio? Umweltschützer warnen vor einer Mogelverpackung

Was tun, wenn der Biolebensmittelkauf etwas größer ausfällt und kein Einkaufsbehältnis zur Hand ist? Eine normale Einkaufstüte mitzukaufen wäre in Bezug auf den Umweltschutz nicht konsequent. Die Supermarktketten Aldi und Rewe glaubten die Lösung gefunden zu haben: Sie boten zusätzlich angeblich 100 Prozent kompostierbare Einkaufstaschen an, die aus biologisch abbaubaren Kunststoffen bestehen. Und ernteten dafür viel Unverständnis und Kritik.

So wirft die Deutsche Umwelthilfe den beiden Supermarktketten vor, Verbraucher gezielt zu täuschen. Denn mit der beworbenen Umweltverträglichkeit der Einkaufstaschen sei es nicht weit her. Die Tüten seien weder umweltfreundlich noch werden sie in Deutschland kompostiert.

Die mit ihrer angeblichen Umweltfreundlichkeit und Nachhaltigkeit beworbenen Tüten bestehen nur zu knapp einem Drittel aus Biokunststoffen. Der hierfür verwendete Rohstoff PLA wird ausschließlich in den USA aus Mais hergestellt. Industrieller Maisanbau hat allerdings eine denkbar schlechte Ökobilanz: Beim Anbau werden große Mengen an Wasser benötigt, Treibhausgase freigesetzt und Böden versauert. Mais für die Biokunststoffherstellung ist zudem häufig gentechnisch verändert.

Die restlichen 70 Prozent der „Bio"-Einkaufsbeutel bestehen aus Erdöl, ebenso wie herkömmliche Tüten. Außerdem werden Farbstoffe verwendet, deren Zusammensetzung vom Hersteller nicht preisgegeben wird. Der große Anteil erdölbasierter Bestandteile trägt dazu bei, dass die angeblich umweltfreundlichen Einkaufsbehältnisse trotz entsprechender Werbung sicher nicht CO2-neutral sind.

Auch die angeblich vollständige Kompostierbarkeit der Einkauftüten wird bezweifelt. Umweltschützer räumen zwar ein, dass sowohl die Aldi- als auch Rewe-Tüten die deutsche Industrienorm für Kompostierbarkeit erfüllen. Diese geht davon aus, dass 90 Prozent eines Kunststoffes innerhalb von zwölf Wochen kompostiert sein muss. In der Realität sei eine derart lange Verweilzeit allerdings nicht wirtschaftlich, so Herbert Probst vom Verband der Humus- und Erdenwirtschaft: „Wir müssen es eigentlich schaffen, innerhalb von sechs bis acht Wochen Komposte zu produzieren, die marktfähig sind und ein gutes Produkt darstellen." In vielen Kommunen ist die Entsorgung von Biokunststoffen über die Biotonne deshalb verboten. Plastikmaterial, das dennoch in Kompostieranlagen landet, wird aufwendig heraussortiert und separat verbrannt.

Auch über den eigenen Kompost lassen sich Biotüten nicht gut entsorgen, da die Idealtemperatur für eine schnelle Zersetzung des Plastikmaterials (70°C) hier nicht erreicht wird. Aufgrund ihrer gemischten Zusammensetzung lassen sich die sogenannten Biotüten im Gegensatz zu den herkömmlichen Varianten auch nicht als Ausgangsmaterial für neue Kunststoffartikel verwenden.

Wie reagieren die Supermarktketten auf die Vorwürfe der Deutschen Umwelthilfe? Rewe hat die Einkaufstaschen vorerst aus dem Sortiment genommen. Der Lebensmitteldiscounter Aldi weist den Vorwurf der vorsätzlichen Täuschung seiner Kunden zurück. Schon allein durch die Einsparung petrochemischer Stoffe seien die Tüten verglichen mit herkömmlichen Einkauftüten umweltfreundlicher. Es wird auf eine Aussage des europäischen BioPlastic-Verbands verwiesen, derzufolge die Tragetaschen in den meisten deutschen Kompostierungsanlagen vollständig abgebaut werden könnten. Außerdem befänden sich die Produkte noch in Entwicklung.

Inzwischen hat die Deutsche Umwelthilfe eine Beschwerde bei Bundesverbraucherministerin Ilse Aigner eingereicht und erwägt rechtliche Schritte gegen die Supermarktkette. Verbrauchern wird geraten, auf „Bio"-Plastiktragetaschen aus dem Supermarkt zu verzichten. Stattdessen sollten der Umwelt zuliebe Einkaufsbehältnisse wie Mehrwegtaschen, Kisten oder Einkaufskörbe von zu Hause mitgebracht werden. Wenn nur Kleinigkeiten zu besorgen sind, empfiehlt es sich außerdem, auf das Auto zur Anfahrt zu verzichten.

Quellen:
Internetseite der Deutschen Umwelthilfe (2012): www.duh.de
Kreuz H (2012): Streit um die Bio-Tüte: Vorteile für die Umwelt oder Verbrauchertäuschung?
Steinbrecher K (2012): Mogelpackung Bio-Tüte.

Frankfurter Rundschau (2012): Doch nicht kompostierbar? Der Schwindel mit den Bio-Tüten.

Frankfurter Rundschau (2012): Die Bio-Tüten-Lüge. Kommentar zur „Bio-Tüte".

veröffentlicht am 02.05.2012 auf www.ernaehrung.de

39   Grüner Tee – warum er als gesund gilt und wer beim Verzehr aufpassen sollte

Gegen den Durst und zum Genießen: Grüner Tee befriedigt beide Ansprüche. Das leicht bittere, fruchtig riechende Getränk kann durch die Beigabe von Zitronensaft, Zimt oder Pfefferminze aromatisiert werden. Aber auch pur schmeckt grüner Tee vorzüglich – vorausgesetzt er wird richtig zubereitet.

Das A und O beim Aufbrühen sind die richtige Dosierung (bei losem Tee etwa ein Teelöffel pro Tasse), die Temperatur des Teewassers und die Aufbrühzeit. Je nach Sorte und Gehalt an Bitterstoffen sollte die Wassertemperatur zwischen 60 und 90 °C liegen. Auf keinen Fall eignet sich kochendes Wasser, da der Tee sonst überaus bitter schmeckt. 30 Sekunden bis eine Minute sind ausreichend, um das Getränk aufzubrühen.

Grüner Tee wird als sehr gesund eingestuft. Ohne Zucker zubereitet ist er ein praktisch kalorienfreies Getränk und trägt als solches erst einmal zur Flüssigkeitsaufnahme bei. Die traditionelle chinesische Medizin misst grünem Tee zahlreiche Vorteile bei. Er soll nicht nur Kopfschmerzen, sondern Schmerzen jeglicher Art lindern, für eine gute Verdauung sorgen, bei Depressionen helfen, „entgiften" und Energie spenden sowie ein langes Leben bescheren.

Drei wesentliche Bestandteile sind in den Blättern enthalten, die pharmakologische Effekte entfalten können: Purinalkaloide, ätherische Öle und Polyphenole. Bei den Purinalkaloiden handelt es sich vor allem um Koffein und Theophyllin. Koffein erhöht die Wachheit und die Konzentration, indem es das zentrale Nervensystem stimuliert. Theophyllin kann in geringem Maß die Muskelkontraktilität beeinflussen. So entspannt es z. B. die Bronchialmuskeln und stimuliert darüber hinaus die Atmung. Außerdem erweitert es die Gefäße und wirkt harntreibend und zwar stärker als Koffein. Die ätherischen Öle, denen eine Verbesserung der Verdauung zugeschrieben wird, sind sehr flüchtig und verdampfen daher nach kurzer Zeit. Auch aus diesem Grund sollte die Aufbrühzeit nicht unnötig überzogen werde. Polyphenole machen 20-45 Prozent des grünen Tees aus. Davon sind 60-80 Prozent sogenannte Katechine (Gerbstoffe) darunter in der Hauptsache das Epigallokatechin-Gallat (EGCG). Polyphenole wirken wohl auf vielfältige Weise: Sie sollen Entzündungen verhindern, Krebs vorbeugen und Bakterien abwehren können. Auch für eine herzschützende Wirkung gibt es Hinweise.

Wie sollten Sie grünen Tee trinken, um optimal von seiner gesundheitsfördernden Wirkung zu profitieren?

- **wahrscheinlich mind. zwei Tassen pro Tag** für eine herzschützende Wirkung, zur Krebs vorbeugung möglicherweise mehr,
- **ohne Milch** – diese schränkt zwar nicht die Aufnahme, aber wahrscheinlich die Wirkung der Katechine ein,
- **vorzugsweise zwischen den Mahlzeiten** & evtl. mit Zitronensaft – da die Polyphenole so die Eisenaufnahme weniger beeinträchtigen,
- **nicht-aromatisierten Tee bevorzugen** – gerade in fertig aromatisierten Tees können nach Ergebnissen des Verbrauchermagazins Ökotest erhöhte Pestizid-Gehalte vorliegen.

Hergestellt wird Tee vor allem in China und Japan. Grüner Tee und schwarzer Tee sind sich übrigens gar nicht so unähnlich. Der Unterschied liegt in der Herstellungsmethode. Zunächst einmal werden für beide Teesorten Blätter der Pflanze Camellia sinensis verwendet. Während man diese bei grünem Tee erst welken lässt, sie anschließend mit Wasserdampf behandelt, dann „rollt" (Zerkleinern und Drehen) und sie schließlich endgültig trocknet, durchlaufen die Blätter, aus denen später schwarzer Tees werden soll, keine Dampfbehandlung und werden nach dem Rollen fermentiert. Dabei werden spezielle Enzyme in den Blättern aktiv, die sogenannten Polyphenoloxidasen, die bestimmte Pflanzeninhaltsstoffe, Flavonoide, zu komplexer aufgebauten Substanzen wie Theaflavinen umwandeln. Diese Stoffe sorgen u. a. dafür, dass der schwarze Tee schwarz ist und nicht grün.

Wann sollten Sie sich beim Verzehr von grünem Tee eher zurückhalten?

- **bei eingeschränkter Nierenfunktion**: Die Teepflanze ist sehr Aluminium-haltig und das Metall könnte bei einer eingeschränkten Nierenfunktion im Körper angereichert werden.
- **bei einer Anämie**: Die im Tee enthaltenen Polyphenole können die Eisenaufnahme hemmen.
- **bei Herzproblemen**: Koffein steigert die Herzfrequenz und erhöht dadurch den Sauerstoffverbrauch. In der Folge steigt die Gefahr für Durchblutungsstörungen.

Grünen Tee mit Vorsicht genießen sollten **Schwangere und Stillende** wegen der Wirkung des Koffeins (nicht mehr als ein bis zwei Tassen pro Tag). Menschen, die Medikamente einnehmen, sollten ebenfalls vorsichtig sein, da der diuretische Effekt des Theophyllins die Wirkung von Arzneimitteln beeinflussen kann.

Quellen:

Schneider C, Serge T: Green Tea: Potential Health Benefits. American Family Physician 2009;79(7): 591-594

Cabrera C, Artacho R, Giménez R: Beneficial Effects of Green Tea—A Review: Journal of the American College of Nutrition 2006;25(2):79-99

Ökotest (27.01.2012): Grüner Tee. Rot für grün.

veröffentlicht am 28.02.2012 auf www.ernaehrung.de

40   Viel Jod in Meersalz? Ein Trugschluss

Algen und Seefisch kommen aus dem Meer und enthalten viel Jod. Viele gehen deshalb davon aus, dass auch Meersalz reich an Jod ist. Tatsächlich enthält Meersalz allerdings kaum mehr Jod als unjodiertes Speisesalz.

Warum enthält natürliches Meersalz vergleichsweise wenig Jod? Grund dafür ist der Herstellungsprozess. Zur Herstellung von Meersalz wird Meerwasser in Verdunstungsbecken der Sonneneinstrahlung ausgesetzt. Wenn alles Wasser verdunstet ist, bleibt kristallines Salz übrig. Mit dem Wasser verdunstet allerdings auch ein Großteil des darin gelösten Jods, sodass nur ein geringer Rest in dem Salz enthalten bleibt. Durch die anschließend erfolgende Reinigung sinkt der Jodgehalt weiter.

Wie viel Jod enthält Salz?	
unjodiertes Speisesalz	ca. 0,1 mg/kg Salz
Meersalz	ca. 0,1-2 mg/kg Salz
jodiertes Speisesalz	ca. 15-25 mg/kg Salz

Der Körper benötigt das Spurenelement Jod aus der Nahrung zur Bildung von Schilddrüsenhormonen. Schilddrüsenhormone haben eine wichtige Funktion in der Steuerung von Energiestoffwechsel, Herzrhythmus und Blutdruck. Außerdem beeinflussen sie Wachstum und Gehirnentwicklung von Kindern. Ein Mangel an Jod äußert sich in bleierner Müdigkeit, Antriebsschwäche oder trockener Haut. Bleibt der Mangel über längere Zeit bestehen, wird er auch äußerlich durch die Bildung eines Kropfes sichtbar. Dabei handelt es sich um eine durch Jodmangel hervorgerufene Vergrößerung der Schilddrüse.

Deutschland ist Jodmangelgebiet. Unsere Böden, Äcker und Weideflächen enthalten nur geringe Mengen Jod. Auch im Trinkwasser ist kaum Jod enthalten. Dies hat zur Folge, dass hierzulande angebautes Getreide, Obst und Gemüse kaum Jod enthalten. Untersuchungen zufolge tragen sie lediglich drei Prozent zur Versorgung bei. Von Natur aus jodreich sind vor allen Dingen Seefische und Meeresfrüchte. Da diese Lebensmittel allerdings vom Großteil der Bevölkerung eher selten verzehrt werden, ist es nicht verwunderlich, dass 40 Prozent der Jugendlichen und ca. 24 Prozent der Erwachsenen in Deutschland zu wenig Jod mit der Nahrung zu sich nehmen. Damit ist Jod einer der wenigen Nährstoffe mit einem weit verbreiteten Mangel in Deutschland. Zur Verbesserung der Versorgungssituation wurde Speisesalz deshalb mit Jod angereichert. Ein Austausch von angereichertem (jodierten) Speisesalz durch Meersalz kann das Risiko für einen Jodmangel deutlich erhöhen. Professor Gärtner, Internist und Endokrinologe an der Universität München und Sprecher des Arbeitskreises Jodmangel warnt: „Bei dem maximal empfohlenen Salzkonsum sind unjodiertes Meer- und Speisesalz … nicht geeignet, um den Körper ausreichend mit Jod zu versorgen." Bei einer täglichen Aufnahme von fünf Gramm Meersalz erhält der Körper maximal ca. 10 Mikrogramm Jod. Die empfohlene Aufnahmemenge für Jugendlichen oder Erwachsenen liegt allerdings bei 200 Mikrogramm des lebenswichtigen Spurenelements. „Die Hälfte können Verbraucher decken, wenn sie täglich mit jodiertem Salz würzen und damit hergestellte Lebensmittel konsumieren", empfiehlt Professor Gärtner. Das verbleibende Defizit von 100 Mikrogramm pro Tag kann durch eine abwechslungsreiche Ernährung und ein- bis zweimal wöchentlich Seefisch gedeckt werden.

Weitere Information zur Jodversorgung in Deutschland finden Sie auf der Internetseite des Arbeitskreises Jodmangel: http://www.jodmangel.de/

Den Jodgehalt einzelner Lebensmittel können Sie auf www.ernaehrung.de in der Rubrik „Lebensmittel" in Erfahrung bringen.

Quelle:
Jodirrtum: Meersalz enthält von Natur aus viel Jod – stimmt nicht. Presseinformation des Arbeitskreises Jodmangel vom 06.11.2012.

veröffentlicht am 26.11.2012 auf www.ernaehrung.de

41   Salz: weißes Gold nicht besser als herkömmliches Speisesalz

Ähnlich wie auf dem Automarkt gibt es auch bei Speisesalz eine Premiumklasse. Die Stiftung Warentest hat exotische Salze unter die Lupe genommen. Ihr Urteil: Hoch ist nicht der gesundheitliche Wert der Salze, sondern vor allem eines: ihr Preis.

36 Speisesalze hat die Stiftung Warentest getestet, darunter herkömmliche Speisesalze und Exoten wie Fleur de Sel, persisches Blausalz, Salz aus der Himalaya-Region und aus der Kalahari-Wüste. Exotische Speisesalze versprechen mehr Genuss und Gesundheit, sie werben mit Slogans wie „absolut naturrein", wollen ein „wahrer Jungbrunnen" sein und beschwören die „Mystik des

Kulturkreises". Werden die harten Fakten betrachtet, so schwindet die Mystik allerdings rasch.

Der Preis

Während 100 Gramm herkömmliches Speisesalzes 3 bis 4 Cent kosten, bezahlt man für dieselbe Menge der besonderen Speisesalze, die die Stiftung Warentest geprüft hat, bis zu 6,65 Euro. Viele der Exoten sind über 100mal teurer als haushaltsübliche Salze. Das wäre in etwa so, wie wenn eine Kugel Premiumeis 100 Euro und mehr kosten würde.

Die Salzgewinnung

Die Preisunterschiede sind zum Teil auf unterschiedliche Herstellungsmethoden zurückzuführen. Je nach der Art der Salzgewinnung unterscheidet man Siedesalz, das in Salinen aus konzentriertem Salzwasser gewonnen wird, von Steinsalz aus Stollen und Meersalz, das durch Sonne und Wind aus Meerwasser kristallisiert.

Die Zusammensetzung

Wer so viel Geld für Salz bezahlt, kann auch einen Mehrwert an Qualität und Gesundheit erwarten. Hier muss die Stiftung Warentest allerdings die Erwartungen der Käufer enttäuschen. Denn chemisch betrachtet unterscheiden sich die 36 untersuchten Salze kaum voneinander. Wie zu erwarten bestehen die Produkte zum größten Teil (93 bis 99,9 Prozent) aus Kochsalz. Hinzu kommen vor allem schwer lösliche Kalzium- und Magnesiumverbindungen.

Falsche Versprechen

Dagegen konnten die Prüfer lediglich einen Bruchteil der vom Hersteller versprochenen „80 Mineralien und Spurenelemente" im Sal de Ibiza nachweisen,. Ähnliches galt für ein Kristallsalz aus dem Himalaya. Bei einem „absolut naturreinen" Salz war jedoch nicht zu wenig einer Verbindung enthalten, sondern zu viel: Die Prüfer konnten in dem Blausalz den Farbstoff „Berliner Blau" nachweisen, der laut Stiftung Warentest „in Lebensmitteln nichts zu suchen hat".

Das Urteil

Nicht alle der besonderen Salze konnten die Prüfer überzeugen. Einige wurden sogar mit „mangelhaft" bewertet und nur ein gutes Viertel (4 von 15, das entspricht 27 Prozent) wurden als „gut" eingestuft. Bei den einfachen Siede- und Meersalzen erhielten 15 von 21 Produkten (71 Prozent) eine gute Wertung.

Unser Fazit: Wer auf gesundheitliche Werte bei Speisesalz achten möchte, sollte anstelle von teuren Spezialsalzen lieber mit Jod, Fluorid und Folsäure angereicherte Produkte wählen und diese sparsam dosieren.

Quellen:

Stiftung Warentest (2013): Speisesalz: Das Märchen vom Wundersalz.

Stiftung Warentest (2003): Salz mit Folsäure: Für Herz und Kreislauf. Test Kommentar vom 25.09.2003.

Spiegel (2013): Exotische Salze sind nicht besser als Haushaltssalz. Artikel vom 26.09.2013.

veröffentlicht am 12.11.2013 auf www.ernaehrung.de

D Werbung

42 Wie Lebensmittelwerbung wirkt

Wissenschaftler der Universität von Adelaide (Australien) haben untersucht, welche kognitiven Vorgänge und Motivationen durch Lebensmittelwerbung im Fernsehen ausgelöst werden. Interessanterweise scheinen insbesondere Menschen mit Übergewicht auf Lebensmittelspots zu reagieren.

Lebensmittel, die in Zeitschriften oder im Fernsehen beworben werden, sind selten ernährungsphysiologisch wertvoll. Aufgrund ihres hohen Fett- oder Zuckergehalts sind viele dieser Lebensmittel sehr energiereich und können daher die Entstehung oder Progression von Übergewicht begünstigen. Und wider besseren Wissens tappt so mancher immer wieder in die Werbefalle. Wie lässt sich das erklären?

Es ist bekannt, dass aggressives Werben für ungesunde Lebensmittel zum (Über-) Konsum dieser Produkte führt. Bislang wurde jedoch noch nicht verstanden, auf welche Weise Werbung das Konsumverhalten beeinflusst. Erste Erkenntnisse hierzu liefert eine australische Studie, die in der Zeitschrift Psychology & Health veröffentlicht wurde. In zwei Experimenten untersuchten Wissenschaftler um Sarah Hollit lebensmittelassoziierte Kognitionen und das Verlangen nach Nahrung von Menschen, die zuvor eine Reihe von Fernsehspots (mit und ohne Lebensmittelwerbung) gesehen hatten. Am ersten Experiment nahmen 160 normalgewichtige Studentinnen im Alter zwischen 18 und 44 Jahren teil. Im zweiten Experiment wurden 124 übergewichtige, zum Teil auch fettleibige Frauen im Alter von 18 bis 64 Jahren untersucht.

Nach dem Ansehen der Fernsehspots wurden alle Probanden gebeten, aus bestimmten Wortstämmen (zum Beispiel: „bre") vollständige Wörter zu bilden (beispielsweise „bread" (Brot), „breath" (Atem) oder „break" (Pause)). Anschließend ermittelten die Wissenschaftler, wie viele der genannten Begriffe einen Bezug zu Lebensmitteln hatten. Hierbei zeigte sich, dass Probanden, die zuvor Lebensmittelwerbung gesehen hatten, häufiger lebensmittelbezogene Wörter bildeten. Dieser Zusammenhang galt sowohl für die Probanden mit Normalgewicht (Experiment 1) als auch für die Probanden mit Übergewicht/ Fettleibigkeit (Experiment 2), wobei die Probanden des zweiten Experiments mehr lebensmittelbezogene Wörter nannten. Die Wissenschaftler schlossen daraus, dass die Lebensmittelwerbung das Denken beider Probandengruppen beeinflusste.

Unterschiede zwischen beiden Gruppen zeigten sich, als die Probanden nach ihrem Verlangen zu essen gefragt wurden. Bei den Probanden mit Normalgewicht (Experiment 1) war das Essverlangen zwischen den Probanden, die zuvor Lebensmittelwerbung gesehen hatten und jenen, die andere Werbung gesehen hatten, gleich. Dagegen hatten die Probanden mit Übergewicht, die zuvor Lebensmittelwerbung gesehen hatten, eine gesteigerte Esslust. Möglicherweise beeinflusst die Werbung Gedanken und Wahrnehmung und fördert so das Verlangen nach bestimmten Lebensmitteln. Dies könnte insbesondere Menschen mit Übergewicht zu einer übermäßigen Nahrungsaufnahme veranlassen und sogar Heißhungerattacken auslösen, vermuten die Wissenschaftler. Die im Durchschnitt längere Fernsehzeit von Menschen mit Übergewicht und damit erhöhte Exposition gegenüber Lebensmittelwerbung könnte diesen Effekt weiter verstärken.

Noch sind viele Fragen offen über den Einfluss von Fernsehwerbung auf unser Konsumverhalten. Interessant wären beispielsweise eine Unterscheidung zwischen ernährungsphysiologisch wertvollen und weniger wertvollen Lebensmitteln, die bei dem Wortstammtest genannt wurden, die Untersuchung weiterer Bevölkerungsgruppen und vor allem die Beobachtung, inwieweit dem geäußerten Verlangen nach Essen tatsächlich nachgegangen, also mehr gegessen wird.

Quellen:
E. Kemps, M. Tiggemann, S. Hollitt (2014): Exposure to television food advertising primes food-related cognitions and triggers motivation to eat. Psychology & Health, Ausgabe 29, Seite 1192-1205

veröffentlicht am 13.11.2014 auf www.ernaehrung.de

43   Werbung für „gesünderes" Essen verführt zum Überkonsum

Verbraucher pauschalisieren gesundheits- und nährwertbezogene Angaben

Nährwertbezogene Angaben wie „fettreduziert" und gesundheitsbezogene Angaben wie „trägt zur Aufrechterhaltung eines normalen Cholesterinspiegels bei" signalisieren „gesund" - und das offenbar über den beworbenen Aspekt hinaus. Ob ein „Low-fat"-Joghurt aber auch weniger Kalorien hat als das handelsübliche Produkt, ist keineswegs garantiert. Dabei könnte ein zweiter Blick – auf die Nährwertkennzeichnung – Aufklärung bringen.

Gilt Essen als gesund, haben wir, wie es scheint, einen Hang zu einem großzügigerem Verzehr. „Die Leute denken, als gesünder beworbene Lebensmittel hätten weniger Kalorien und neigen dazu, mehr davon aufzunehmen", sagt

Pierre Chandon, Marketingprofessor an dem sozialwissenschaftlichen Forschungszentrum INSEAD in Frankreich. Ein Missverständnis mit Folgen, da dadurch unnötig viele Kalorien aufgenommen werden.

Dr. Cliodhna Foley-Nolan, Leiterin der Abteilung „Menschliche Gesundheit und Ernährung" bei Safefood, einer staatlichen Verbraucherorganisation in Irland, meint: „Es gibt einen Grund dafür, dass Lebensmittel als gesünder vermarktet werden – Lebensmittelproduzenten glauben, und damit liegen sie richtig, dass uns solche Bezeichnungen darin bestärken, ihre Produkte zu essen und vielleicht auch mehr davon."

Foley-Nolan erklärt, dass die Essportionen über die Jahre größer geworden seien und Safefood herausfinden wollte, ob nährwert- oder gesundheitsbezogene Aussagen einen Einfluss darauf hatten. „Die Anzahl an verkauften Produkten mit Ernährungs- oder Health-Claims ist in den letzten 20 Jahren gewaltig angestiegen. Wir wissen aber auch, dass das Gewicht der Leute weiter angestiegen ist. Weil diese (als gesünder beworbenen) Produkte sehr beliebt sind, haben wir eine Studie in Auftrag gegeben, um das Verständnis der Leute von diesen Produkten zu untersuchen", sagt sie.

Besagte Studie wurde von der University of Ulster durchgeführt. Studienleiterin Barbara Livingstone und ihr Team befragten 186 Erwachsene, wie eine vernünftige Portionsgröße aussähe und welchen Kaloriengehalt diese habe. Sechs Lebensmittel wurden den Probanden pärchenweise präsentiert – zweimal Cerealien, zweimal ein Getränk und zweimal Krautsalat – jeweils ein Lebensmittel als „gesünder" und eines als „normal" ausgeschrieben. Die empfohlene Portion sollte daraufhin von den Probanden selbst bestimmt und hinsichtlich ihrer Kalorien eingeschätzt werden. Weiter wurden die Teilnehmer gefragt, inwieweit sie sich schuldig fühlten, wenn sie die von ihnen bestimmte Portion äßen.

Für den Krautsalat, der als „gesünder" gekennzeichnet war, fiel die Portionsgröße tatsächlich umfangreicher aus als für den „normalen" Salat. Als gesünder beworbener Lebensmittel wurden als generell gesund sowie niedrigkalorisch eingestuft und ihr Verzehr daher auch mit besserem Gewissen verbunden als es für ihre herkömmlichen Gegenstücke der Fall war. Doch die Unterschätzung der Portionsgröße machte auch bei den „normalen" Lebensmitteln nicht halt. Laut den Ergebnissen der irischen Studie war die als angemessen eingestufte Portionsgröße für fünf der sechs bewerteten Lebensmittel 28 bis 71 Prozent größer als die empfohlene Verzehrsmenge.

„Diese Studie stützt, was von vielen als 'Gesundheits-Heiligenschein'-Effekt beschrieben wird, also dass Verbraucher diese Produkte als gesünder und kalorienärmer wahrnehmen als die herkömmliche Variante", sagt Studienleiterin

Livingstone zu den Ergebnissen der Untersuchung. „Sie betrachten diese als eine weniger schuldbehaftete Alternative und essen daher mehr davon. Eine weiterführende Aufklärung dazu, was einer gesunden Portionsgröße entspricht, ist berechtigt, um diese irrigen Meinungen zu überwinden."

Foley-Nolan deutet die Ergebnisse so: „Die Studie zeigt, dass diese Lebensmittel von einigen Verbrauchern als 'Lizenz zum Überessen' gesehen werden. Jedoch wird bei vielen fettreduzierten Produkten das Fett durch andere Inhaltsstoffe wie Zucker ersetzt, die Kalorieneinsparung ist gering oder nicht vorhanden. Verbraucher sollten noch einmal auf ihre Portionsgröße schauen, da jeder Vorteil, den sie von diesen 'gesünderen' verarbeiteten Lebensmitteln haben könnten, allein durch die Essmenge zunichte gemacht werden kann." Foley-Nolan möchte aus dem neugewonnenen Wissen Empfehlungen und Botschaften ableiten, die Menschen bei einer gesunden Lebensmittelauswahl unterstützen. Mehr Obst und Gemüse, weniger verarbeitetes Essen, selbst wenn Letzteres als gesund beworben wird, könnte eine dieser Empfehlungen lauten.

Quellen:
Grens K (Reuters, 22.05.2013): People choose larger portions of 'healthy' foods
Lever R (Safefood Press Release, 17.05.2013): 'Healthy' foods may put on more weight
veröffentlicht am 31.05.2013 auf www.ernaehrung.de

44 Im Klartext, bitte: Was steckt hinter Werbeversprechen?

Seit Mai 2012 dürfen Lebensmittel nur noch mit gesundheitsbezogenen Aussagen beworben werden, die wissenschaftlich belegbar sind und durch das Europäische Parlament und den Rat genehmigt wurden. Doch kaum jemand weiß, was sich hinter den pauschalen Aussagen auf den Verpackungen verbirgt. Wir übersetzten Slogans der Sparte „Fette und Öle".

Auf dem Workshop der Deutschen Gesellschaft für Fettwissenschaft in Hamburg, übersetzten Wissenschaftler kürzlich Werbeversprechen. Darf ein als fettfrei beworbenes Lebensmittel Fett enthalten? Und welche Menge an ungesättigten Fettsäuren entspricht einem „hohen Gehalt"? Wir fassen die Ergebnisse zusammen.

- „fettarm": Der höchst mögliche Fettgehalt beträgt 3 Gramm Fett je 100 Gramm bei festen Lebensmitteln oder 1,5 Gramm Fett je 100 Milliliter bei flüssigen Lebensmitteln. Einzige Ausnahme ist teilentrahmte Milch, die bis zu 1,8 Gramm Fett je 100 Milliliter enthalten darf.
- „fettfrei/ohne Fett": Auch als „fettfrei" beworbene Lebensmittel dürfen eine geringe Menge an Fett enthalten. Erlaubt sind bis zu 0,5 Gramm Fett in 100 Gramm bzw. 100 Millilitern eines Lebensmittels. Nicht gestattet sind allerdings Bezeichnungen, dass ein Produkt zu „X Prozent fettfrei" sei.

- „arm an gesättigten Fettsäuren": Diese und gleichbedeutende Angaben dürfen nur Produkte tragen, die insgesamt weniger als 1,5 Gramm gesättigte Fettsäuren oder Transfettsäuren in je 100 Gramm (feste Lebensmittel) oder 200 Milliliter (flüssige Lebensmittel) enthalten. Außerdem dürfen die gesättigten Fettsäuren und Transfettsäuren zu maximal einem Zehntel des gesamten Energiegehaltes des Produkts beitragen.
- „frei von gesättigten Fettsäuren": Das Lebensmittel enthält höchstens 0,1 Gramm gesättigte Fettsäuren oder Trans-Fettsäuren.
- „mit einem hohen Gehalt an einfach/mehrfach ungesättigten Fettsäuren": Mindestens 45 Prozent der Fettsäuren in dem Lebensmittel sind einfach beziehungsweise mehrfach ungesättigt und die einfach oder mehrfach ungesättigten Fettsäuren liefern über ein Fünftel der Energie des Produkts.
- Quelle von Omega-3-Fettsäuren: Lebensmittel, die so ausgelobt werden, müssen entweder mindestens 300 Milligramm Alpha-Linolensäure oder 40 Milligramm Eicosapentaensäure oder Docosahexaenoidsäure pro 100 Gramm und pro 100 Kalorien enthalten.
- „mit einem hohen Gehalt an Omega-3-Fettsäuren": Vorgeschrieben ist ein Gehalt von mindestens 600 Milligramm Alpha-Linolensäure oder 80 Milligramm Eicosapentaensäure oder Docosahexaenoidsäure pro 100 Gramm und pro 100 Kalorien des Produkts.

Lebensmittelindustrie und -handel weisen gerne auf einen geringen Fettgehalt und hohe Mengen an ungesättigten Fettsäuren – insbesondere Omega-3-Fettsäuren – hin. Trans-Fettsäuren sind dagegen aufgrund ihrer möglichen gesundheitsschädigenden Wirkung in Lebensmitteln nicht erwünscht. Bislang ist eine entsprechende Kennzeichnung auf Lebensmitteln nicht vorgeschrieben und auch noch nicht möglich, da zunächst die Bedeutung von Trans-Fettsäuren für die Ernährung geprüft werden muss. Es wird davon ausgegangen, dass weitere Maßnahmen ergriffen werden, sobald der Bericht veröffentlicht ist.

Quellen:
Homepage der Deutschen Gesellschaft für Fettwissenschaft
aid (2013): Health Claims bei Fetten und Ölen: Was ist erlaubt? Online-Artikel vom 09.10.2013.

veröffentlicht am 20.11.2013 auf www.ernaehrung.de

45   Werbetrick Fitness

Mit „Fit" oder „Fitness" gekennzeichnete Lebensmittel erfreuen sich insbesondere bei ernährungsbewussten Verbrauchern großer Beliebtheit. Wer allerdings glaubt, lediglich durch den Genuss dieser Produkte seine körperliche Fitness zu steigern, unterliegt womöglich einem folgenschweren Irrtum.

Fit-sein ist „in". Das Streben nach Fitness macht inzwischen auch nicht mehr vor Lebensmittelgeschäften halt. Mit dem Prädikat „Fit" oder „Fitness" versehene Müsliriegel, Milchprodukte, Getränke und Co. sollen auch gesundheitsbewusste und abnehmwillige Menschen zum Kauf der entsprechenden Produkte verführen. Doch machen solche Produkte tatsächlich fit? Das hängt sicher vom Verhalten der Käufer ab. Bislang fehlen jedoch Kenntnisse darüber, wie solche Labels sich auf das Verbraucherverhalten auswirken. Mit einer Reihe von Experimenten sind Wissenschaftler der Technischen Universität München und der Pennsylvania State University dieser Frage nachgegangen.

Experiment 1: Verkostung von „Fitness"-Studentenfutter

Im ersten Versuch gaben die Wissenschaftler vor, einen Geschmackstest für ein neues Studentenfutter durchführen zu wollen. Die Probanden sollten sich vorstellen, das Studentenfutter zuhause als Nachmittagssnack zu verkosten, wobei ein Teil der Probanden ein als „Fitness"-Studentenfutter deklariertes Produkt erhielt, der andere Teil ein neutral verpacktes Studentenfutter. Für die Verkostung hatten alle Probanden acht Minuten Zeit. Danach erhielten sie einen Fragebogen mit Fragen zur Geschmacksbewertung, den eigenen Essgewohnheiten und zur Gesundheit der Probanden. Außerdem wurde die Menge des verzehrten Studentenfutters ermittelt.

Die Fitness-Kennzeichnung zeigte Wirkung, und zwar am deutlichsten bei den Probanden, die laut eigener Angabe Gewichtsprobleme hatten und gerne abnehmen wollten. „Diese Gruppe griff bei den angebotenen Snacks stärker zu als andere Studienteilnehmer. Sie nahmen zwischen 50 und 100 Kilokalorien mehr auf", erläutert Jörg Königstorfer, Professor für Sport- und Gesundheitsmanagement an der Technischen Universität München.

Experiment 2: Fitness-Lebensmittel und Bewegung

Nun könnte man meinen, dass Menschen, die Fitness-Lebensmittel konsumieren, sich auch besonders gerne bewegen und damit die zusätzlich konsumierten Kalorien rasch wieder abtrainieren. Dies scheint aber nicht der Fall zu sein, wie das nächste Experiment belegte. Hier begaben sich die Probanden nach der Verkostung auf ein Ergometer. „Wir erklärten ihnen, die Wechselwirkung von Nahrungsaufnahme und körperlicher Bewegung untersuchen zu wollen", erklärt Königstorfer. „Dabei konnten die Probanden selbst entscheiden, wie lange und intensiv sie Rad fahren wollten." – Mit interessantem Ergebnis: Obwohl die abnehmwilligen Personen deutlich mehr Energie zu sich genommen hatten, waren sie weniger aktiv auf dem Ergometer. „Offenbar sehen diese Teilnehmer in der ‚fitten' Nahrung einen Ersatz für körperliche Bewegung", mutmaßt Königstorfer.

Experiment 3: Wirkt Aufklärung?

Zuletzt untersuchten die Wissenschaftler den Einfluss von Informationen zu dem Produkt auf das Verbraucherverhalten. Hierfür wurden die Probanden mit Abnehmwunsch in zwei Gruppen eingeteilt. Eine Gruppe erhielt Informationen über die gesundheitsfördernden Inhaltsstoffe von Studentenfutter (Magnesium, B-Vitamine, Ballaststoffe), während in der anderen Gruppe der hohe Fett- und Fruchtzuckergehalt hervorgehoben wurde. Letzteres zeigte umgehend Wirkung, berichtet Königstorfer: „Wenn wir die Versuchsteilnehmer über den hohen Energiegehalt der Nussmischung aufklärten, verlor der Begriff ‚Fitness' seine Wirkung. Alle Personen, die auf ihr Gewicht achten wollten, aßen dann ähnlich viel Studentenfutter."

Fazit

Für die Autoren der Studie, deren Ergebnisse aktuell in der Fachzeitschrift Journal of Marketing Research veröffentlicht wurde, stellen Lebensmittel mit „Fitness"-Kennzeichnung daher ein Risiko für Menschen mit Übergewicht dar: „Für Menschen, die gerne und vielleicht auch zu viel essen, kommt das Wort ‚fit' einem Freibrief gleich: mehr zu essen – und sich weniger zu bewegen, um den Energieüberschuss zu kompensieren."

Quellen:
J. Königstorfer, H. Baumgartner (2015): The Effect of Fitness Branding on Restrained Eaters' Food Consumption and Post-Consumption Physical Activity. Journal of Marketing Research, Online-Vorabveröffentlichung
Technische Universität München (2015): „Fitness"-Lebensmittel: Risiko für Übergewichtige? Wie Lebensmittel-Marketing das Konsumentenverhalten beeinflusst. Pressemitteilung vom 07.07.2015

veröffentlicht am 06.08.2015 auf www.ernaehrung.de

46 Werbung hält ihre Versprechen nicht

Werbung kann dem Verbraucher eine Orientierung erschweren und verwirrt wahrscheinlich eher bei der Einschätzung der Fett-, Salz- und Zuckergehalte, als dass sie aufklären würde.

Für eine Studie über die Nährwert-bezogene Werbung auf Lebensmittelverpackungen betrachteten amerikanische Wissenschaftler aus North Dakota häufig verkaufte Lebensmittel, die sie aus drei Supermärkten in Grand Forks zusammenstellten. Bei den 56.900 ausgewählten Lebensmitteln auf Frucht- bzw. Milchbasis wurde die Verpackungsbeschriftung näher untersucht. Eine Nährwert-bezogene Werbung fanden Colby et al. auf 49 Prozent der geprüften Produkte, von diesen wies knapp die Hälfte hohe Gehalte an gesättigten Fettsäuren, Kochsalz und Zucker auf. Unter den Lebensmitteln mit Anpreisungen richtete sich eine eindeutige Mehrheit an Kinder. Gerade bei diesen Erzeugnissen fanden die Forscher hohe Mengen an gesättigten Fettsäuren, Salz und Zucker – Inhaltsstoffe die im Übermaß die Gesundheit nachteilig beeinflussen können. Häufig bezog sich die Werbung auf den Calcium- oder den Fettgehalt bzw. warb ganz allgemein mit einem gesundheitlichen Nutzen für den Verbraucher.

In Europa gilt seit 2006 die Health-Claims-Verordnung, die diesem Trend entgegen wirken will und für eine angemessene Kennzeichnung sorgt. Zielsetzung der Health-Claims-Verordnung ist es, den „Verbraucher europaweit vor irreführenden, wissenschaftlich nicht belegten Angaben zu besonderen gesundheitsfördernden und krankheitsverhindernden Eigenschaften von Lebensmitteln [zu] schützen" (Heinz, 2007). Nährwert-bezogene Angaben, die durch diese Verordnung geregelt werden, betreffen insbesondere den Energiegehalt sowie Fett, Natrium/Kochsalz, Zucker, Protein, Ballaststoffe, Vitamine und schließen die Bezeichnungen „reduziert" bzw. „erhöhte Anteile von" bezogen auf bestimmte Inhaltsstoffe sowie die Deklaration „natürlich/von Natur aus" mit ein.

Im Jahr 2010 griff das Europäische Parlament das Thema „Lebensmittelkennzeichnung" auf. Die Minister haben sich im Juni letzten Jahres zunächst gegen eine Ampel- Kennzeichnung (rot, gelb, grün bezogen auf Nährwerte) entschieden. Im Dezember 2010 tagte das EU-Parlament erneut und beschloss, dass eine Kennzeichnung des Energiegehalts sowie der Nährwerte Protein, Fett, gesättigte Fettsäuren, Kohlenhydrate, Zucker und Salz bindend festgelegt wird. Die Nährwerte können entweder in Bezug auf 100 g/100 ml oder auch als prozentualer Anteil an der Zufuhrempfehlung (Guideline Daily Amounts, „GDA") genannt werden. Eine gut sichtbare Nährwert-Deklaration auf der Vorderseite von Verpackungen ist nach dem letzten EU-Beschluss nicht verpflichtend. Die frontale Zweit-Angabe hat freiwilligen Charakter, ebenso wie eine zusätzliche, erläuternde Form der Kennzeichnung, z. B. in Form der Ampel, wie sie in Großbritannien von vielen Herstellern bereits seit längerem verwendet wird. Zusätzliche Kennzeichnungen dürfen von Lebensmittel-Firmen nur genutzt werden, wenn sie das Verständnis des Verbrauchers nicht überfordern.

Die in Europa aktuell zur Kennzeichnung zugelassenen GDAs beziehen sich jedoch lediglich auf 19-50-Jährige und sind somit z. B. nicht am Bedarf von Kindern ausgerichtet, die nach den Ergebnissen von Colby et al. jedoch die wichtigste Zielgruppe von Werbemaßnahmen abgeben. Auch wenn europäische Gesetze die gesundheitsbezogene Werbezulässigkeit regeln, bleiben Kinder – und Eltern – ein beliebtes Ziel von Werbeversprechen. Eine kritische

Auseinandersetzung mit der Nährwertzusammensetzung, gerade von beworbenen Lebensmitteln, kann deshalb nur nahe gelegt werden.

Mehr zum Thema:
www.lebensmittelklarheit.de: „Gesundheitsbezogene Werbung. Werbeversprechen oft nicht beweisbar."

Quellen:

Colby SE, Johnson L, Scheett A, Hoverson B: Nutrition marketing on food labels. J Nutr Educ Behav. 2010 Mar-Apr;42(2):92-8. Epub 2010 Jan 21.

Heinz K (2007): Werbungs- und Auslobungsmöglichkeiten für Lebensmittel unter besonderer Berücksichtigung von Nahrungsergänzungsmitteln (NEM).

Thomas B (2010): Nährwert-Ampel. Scheitert die Ampel endgültig?

Lauscher N (2010): Lebensmittelkennzeichnung. EU-Parlament schaltet Ampel aus.

EurActiv (2010): Ministers give nod to industry food labelling scheme.

Council of the European Union (2010): Council agrees on new labelling rules for food.

veröffentlicht am 22.02.2011 auf www.ernaehrung.de

47   Gesunde Lebensmittel: Die Verpackung macht den Unterschied

Manchmal kommt es doch auf das Äußere an. Zumindest, wenn es darum geht, Kindern gesunde Lebensmittel schmackhaft zu machen, haben Verpackungen mit Zeichentrickfiguren ganz klar die Nase vorn. Dies berichten Wissenschaftler des Forschungsinstituts für Kinderernährung unter Federführung der Universität Bonn aktuell in der Fachzeitschrift „Frontiers in Psychology".

Kinder sind besonders empfänglich für Produkte, deren Verpackung attraktiv gestaltet ist. Das ist auch der Lebensmittelindustrie längst bekannt und wird besonders häufig bei Lebensmitteln mit geringem ernährungsphysiologischen Wert angewendet. „Die Süßigkeitenindustrie hat sehr viel Erfahrung damit, wie sich mit Marketingeffekten der Produktabsatz bei Kindern steigern lässt", weiß Prof. Dr. Bernd Weber vom Center for Economics and Neuroscience (CENs) an der Universität Bonn. Lassen sich solche Marketingeffekte auch für gesunde Lebensmittel nutzen? Darüber war bisher nur wenig bekannt. In Zusammenarbeit mit der Universität Bonn hat das Forschungsinstitut für Kinderernährung (FKE) daher ein Projekt initiiert, in dem untersucht wurde, welchen Einfluss die Gestaltung der Verpackung auf das Auswahlverhalten und die Geschmacksbewertung von Grundschulkindern hat.

An der Studie nahmen insgesamt 179 acht- bis zehnjährige Jungen und Mädchen aus verschiedenen Grundschulen Dortmunds teil. Allen Schülern wurde ein Joghurt-Früchtemüsli-Snack angeboten, der entsprechend der Empfehlun-

91

gen des FKE zubereitet worden war. Das Besondere daran: Derselbe Snack wurde jeweils in drei verschiedenen Verpackungen offeriert:

- einer schlichten Standardverpackung,
- einer Verpackung, auf der zusätzlich Gesundheitshinweise abgedruckt waren sowie
- einer Verpackung mit bei den Kindern bislang unbekannten Zeichentrickfiguren.

Um festzustellen, wie groß die Motivation der Kinder war, an ihre Wunschpackung zu gelangen, verwendeten die Wissenschaftler ein Messgerät, das die Handgriffstärke misst. „Wir konnten mit diesem Handdynamometer ablesen, wieviel Anstrengung die Kinder bereit waren, fur das Produkt zu leisten", erklärt die Erstautorin der Studie, Laura Enax. Als nächstes probierten alle Kinder von den Snacks aus den drei Verpackungen und bewerteten deren Geschmack.

Es stellte sich heraus, dass die mit Zeichentrickfiguren gestaltete Verpackung für die Kinder besonders attraktiv war. Sie wendeten nicht nur besonders viel Kraft auf, um an einen derart verpackten Snack zu gelangen. Auch im Geschmackstest wurde dieses Produkt am besten bewertet. Dagegen waren die Müsli-Snacks mit Gesundheitsofferten oder Standardverpackung deutlich weniger beliebt und schmeckten den Kindern auch weniger gut.

Die Ergebnisse dieser Studie beschreiben einen klassischen Marketingplaceboeffekt, wie Prof Dr. Weber erläutert. Jeder Becher enthielt identische Joghurt-Früchtemüsli-Snacks, dennoch meinte die große Mehrheit der Grundschulkinder (88 Prozent) zu erkennen, dass der Geschmack der verschieden verpackten Snacks sich unterschied.

„ Attraktiv gestaltete Lebensmittelverpackungen können Kinder zu ungesunden Lebensmitteln verführen. Solche Marketingeffekte lassen sich jedoch auch dazu nutzen, den Nachwuchs für gesunde Lebensmittel zu gewinnen", resümiert Frau Prof. Dr. Kersting vom FKE. Mit dieser Methode ließe sich zum Beispiel gezielt die Attraktivität bestimmter Lebensmittel, die in Schulen angeboten werden (beispielsweise Schulmilch oder Vollkornsandwiches), steigern.

Aufbauend auf ihren bisherigen Ergebnissen wollen die Wissenschaftler nun untersuchen, ob Kinder mit Übergewicht besonders stark auf Marketingplaceboeffekte auf Verpackungen ansprechen.

Quellen:
Universität Bonn (2015): Wie man Kinder für gesunde Lebensmittel gewinnt. Pressemitteilung vom 17.06.2015

L. Enax, B. Weber, M. Ahlers, U. Kaiser, K. Diethelm, D. Holtkamp, U. Faupel, H. H. Holz-müller, M. Kersting (2015): Food packaging cues influence taste perception and increase effort provision for a recommended snack product in children. Frontiers in Psychology, Online-Vorabveröffentlichung

veröffentlicht am 17.07.2015 auf www.ernaehrung.de

E Verbrauchertipps

48 Aluminiumfolie nicht zum Verpacken von feuchten, säure- oder salzhaltigen Speisen verwenden

Aluminiumfolie wird aufgrund ihrer guten Barrierefunktion, Kälte- und Hitzestabilität, Leichtigkeit und Wiederverwertbarkeit in der Küche als Verpackungsmaterial hoch geschätzt. Dennoch ist sie nicht geeignet zur Verpackung bestimmter Lebensmittel, warnen der aid infodienst und die Verbraucherzentrale Nordrhein-Westfalen.

Wird Aluminiumfolie zur Abdeckung von feuchten, säure- oder salzhaltigen Lebensmitteln (hierzu zählen beispielsweise Apfelstücke, Zitronen, Essiggurken, Feta, Salzhering, Wurst und Schinken) auf Servierplatten oder als Verpackungsmaterial verwendet, besteht die Gefahr, dass sich Aluminiumbestandteile aus der Folie herauslösen und auf die Lebensmittel übergehen. Dies kann sich negativ auf die Gesundheit auswirken. Diskutiert werden unter anderem eine Beeinträchtigung des Nervensystems, der Fruchtbarkeit und der Knochenentwicklung. Außerdem besteht der Verdacht, dass Aluminium an der Entstehung von Brustkrebs und der Alzheimer-Erkrankung beteiligt ist.

Aus diesem Grund sind Lebensmittelverpackungen und -behälter aus Aluminium wie Getränkedosen und Joghurtdeckel auf ihrer Innenseite beschichtet. Zudem ist gesetzlich vorgeschrieben, dass Aluminiumfolie mit einem Hinweis zu ihrer sicheren Verwendung gekennzeichnet ist. Vorgeschlagen wurde folgender Wortlaut: *„Aluminiumfolie nicht zum Abdecken von feuchten, säure- oder salzhaltigen Lebensmitteln auf Servierplatten oder Schalen aus Metall verwenden. Aluminiumfolien dürfen nicht mit säure- oder salzhaltigen Lebensmitteln in Kontakt kommen. Folien können sich infolge von Lokalelementbildung auflösen."* Nachdem die Warnung wiederholt durch den Satz „Aluminiumbestandteile sind jedoch nicht gesundheitsschädlich." relativiert wurde, ist diese Ergänzung laut Beschluss des Arbeitskreises Lebensmittelchemischer Sachverständiger der Länder (ALS) und des Bundesamtes für Verbraucherschutz und Lebensmittelsicherheit (BVL) inzwischen nicht mehr zulässig.

Zur Vermeidung des Übergangs von Aluminium auf Lebensmittel empfiehlt die Verbraucherzentrale Nordrhein-Westfalen:

- stark säure- und salzhaltige Lebensmittel nicht in Aluminiumfolie zu verpacken,
- den Kontakt zwischen anderen Metallen und Aluminiumfolie zu vermeiden (zum Beispiel metallische Servierplatten nicht mit Aluminiumfolie abzudecken),
- saure und salzhaltige Lebensmittel nicht in Aluminiumkochgeschirr zuzubereiten und Backbleche aus Aluminium nur mit Backpapier zu verwenden,
- Laugengebäck nicht auf Backblechen aus Aluminium zuzubereiten,
- bei Verwendung von Grillschalen aus Aluminium auf säurehaltige Marinaden zu verzichten und das Fleisch möglichst erst nach dem Grillen zu würzen,
- Espressokocher aus Aluminium nicht in der Geschirrspülmaschine zu reinigen, da dadurch die Schutzschicht im Inneren, die sich bereits während der ersten Benutzung bildet, entfernt wird.

Quellen:

Verbraucherzentrale Nordrhein-Westfalen (2015): Verpackungsmaterialien: Aluminium.

H. Kreutz (2015): Alufolie: Nichts für Saures. aid infodienst, Online-Artikel vom 11.11.2015

Arbeitskreis Lebensmittelchemischer Sachverständiger der Länder (ALS), Bundesamt für Verbraucherschutz und Lebensmittelsicherheit (2015): Hinweis für eine sichere und sachgemäße Verwendung auf der Verpackung von Lebensmittelkontaktmaterialien aus Aluminium. Stellungnahme des Arbeitskreises Lebensmittelchemischer Sachverständiger der Länder und des Bundesamtes für Verbraucherschutz und Lebensmittelsicherheit 2015/13

veröffentlicht am 18.12.2015 auf www.ernaehrung.de

49   Vorsicht im Umgang mit Scharfmachern

„Scharfe Gewürze haben ihren Reiz, solange sie in Maßen verwendet werden" – so lautet eine Schlussfolgerung des Chemischen und Veterinäruntersuchungsamts (CVUA) Karlsruhe und des Bundesinstituts für Risikobewertung (BfR).

In manchen Ländern wird traditionell scharf gegessen. In der afrikanischen, der arabischen, der südamerikanischen oder der asiatischen Küche sind Chilifrüchte unverzichtbare Zutaten. Diese scharfen bis sehr scharfen Speisen können den ungeübten Gaumen zwar zunächst überfordern – unangenehmes Schleimhautbrennen und Hitzegefühl sprechen für sich – sind aber der Gesundheit nicht abträglich.

Tipps zum richtigen Umgang mit Chilis und scharfen Gewürzen:

- Scharfe Gewürze sollten nur in geringer Menge verwendet werden. Sollte der Schärfegrad der fertigen Speise manchen zu gering erscheinen, kann in den meisten Fällen problemlos individuell nachgewürzt werden.

- Nach dem Kontakt mit Chili und Chilisoßen, insbesondere beim Zerkleinern von frischen Schoten sollten immer die Hände gewaschen werden. Selbst danach kann das Reiben der Augen mit den Fingern zu Reizungen mit Brennen und Tränen führen.
- Als Gegenmittel gegen brennende Schärfe im Mund empfehlen sich stärkehaltige Lebensmittel, z. B. Reis oder Brot in Verbindung mit Speiseöl oder -fetten. Auch Milch und Milcherzeugnisse können Schmerzen mildern.

Auch hierzulande ist scharfes Essen voll im Trend. Und die Skala der Schärfegrade ist für so manchen von uns spannendes Neuland. Sicher erfreuen sich Imbissbuden, die Currywürste in unterschiedlichen Schärfegraden anbieten, auch aus diesem Grund großer Popularität.

Allein die Kundgebung verschiedener Schärfestufen reizt dazu, auch einmal die schärferen Varianten auszuprobieren. Die Schärfe wird dabei durch Würzsoßen und Extrakte erreicht. Diese Produkte sind unter klangvollen Namen wie „Schwiegermuttertod", „Dragonfire" oder „Satan's Blood" im Handel frei erhältlich. Bei Würzsoßen und Chiliextrakten liegt die Schärfe im Gegensatz zu Chilifrüchten stark konzentriert vor. Und extreme Schärfe kann gesundheitsgefährdend sein.

Bereits im Jahr 2010 erlitt ein Verbraucher nach dem (puren) Genuss einer Chilisoße einen Kreislaufkollaps. Noch zwei Tage nach dem Verzehr klagte er über Bauchschmerzen und Übelkeit. Verantwortlich für diese Wirkungen ist das in Chilis und Chilierzeugnissen enthaltene Capsaicin sowie damit verwandte Verbindungen (1). In Konzentrationen, wie diese in den meisten Chilischoten enthalten sind, steigern sie die Magenmotorik, fördern die Sekretion von Magensaft, wirken gefäßerweiternd und lösen neben Schleimhautbrennen auch ein Hitzegefühl aus. In hohen Mengen jedoch, wie sie in Konzentraten manchmal vorkommen, können sich Symptome wie Schock, Bewusstlosigkeit und Atemprobleme einstellen. Ein übermäßig hoher Capsaicinverzehr steht außerdem im Verdacht, die Entstehung von Magenkarzinomen zu begünstigen.

Das Bundesinstitut für Risikobewertung (BfR) hat aktuell den Schärfegrad von extrem scharfen Chilisaucen und Oleoresinen (einen aus Chilischoten gewonnenen Extrakt) hinsichtlich möglicher gesundheitlicher Gefahren beurteilt.

Das Ergebnis dieser Untersuchungen war alarmierend: Alle zehn untersuchten Produkten wurden wegen möglicher **gesundheitsschädigender Wirkungen** beanstandet. **Der Schärfegrad der Chilisoßen lag zwischen 80.000 und 860.000 Scoville (2), bei Oleoresinen sogar zwischen 730.000 und elf Millionen Scoville.** Zum Vergleich: Die schärfste bekannte Chili, die Habanero-Chili, hat eine Schärfe von 100.000-250.000 Scoville und ist damit bereits ca. 30- 40-fach schärfer als Tabascosoße (2.500-8.500 Scoville)! Man möchte sich lieber nicht ausmalen, was passiert, wenn eine dieser farbenfrohen, mit einem normalen Schraubverschluss versehenen Chilisoßen in Kinderhände gerät.

Vor diesem Hintergrund ist es nachvollziehbar, dass das BfR zu vermehrten **Sicherheitsvorkehrungen** im Umgang mit Chilisoßen und -extrakten aufruft. Bislang fehlen z. T. Warnhinweise, die auf die Schärfe und mögliche Gefahren für Kinder hinweisen. Das BfR fordert außerdem kindersichere Verschlüsse für die Flaschen sowie Hinweise zu Erste-Hilfe-Maßnahmen, die im Falle einer übermäßigen Aufnahme ergriffen werden sollten. Verbesserungsbedürftig sind außerdem die manchmal beigefügten Tropfhilfen. Mit ihnen sei das erforderliche genaue Dosieren der extrem scharfen Würzsoßen kaum möglich, so das BfR.

Da auch Erwachsene bei einer Überdosierung von Chilisoßen und Oleoresinen ernsthafte gesundheitliche Komplikationen befürchten müssen, wird Verbrauchern zur Vorsicht im Umgang mit den Scharfmachern geraten.

(1) Im Folgenden werden Capsaicin und damit verwandte Verbindungen unter dem Begriff „Capsaicin" zusammengefasst.
(2) Der Schärfegrad von Chilischoten und Chilierzeugnissen wird üblicherweise in Scoville-Einheiten angebgeben. Dabei entsprechen 16 Scoville einer Konzentration von 1 mg Capsaicin pro Kilogramm.

Quellen:
Chemisches und Veterinäruntersuchungsamt Karlsruhe (2011): Chilisaucen und Oleoresine mit extremen Schärfegraden. Bericht vom 25.11.2011.
Bundesministerium für Risikobewertung (2011): Zu scharf ist nicht gesund – Lebensmittel mit sehr hohen Capsaicingehalten können der Gesundheit schaden. Stellungnahme Nr. 053/2011 des BfR vom 18. Oktober 2011.

veröffentlicht am 19.01.2012 auf www.ernaehrung.de

50   Wenn Schmalhans Küchenmeister ist

Gesunde Ernährung muss nicht teuer sein

Spätestens seit der Wirtschaftskrise gibt es immer mehr Haushalte, deren finanzielle Möglichkeiten stark begrenzt sind. Eine im Jahr 2010 durchgeführte Erhebung ergab, dass sich jeder fünfte Europäer im Vorjahr mindestens einmal Lebensmittel oder andere Dinge des täglichen Gebrauchs nicht mehr leisten konnte. **Da Miete und offene Rechnungen aber dennoch beglichen werden müssen, wird häufig am Essen gespart.**

Die Annahme, gesundes Essen sei teurer als z. B. Fertiggerichte aus Fast-Food-Restaurants, ist weit verbreitet. **Deshalb untersuchten Wissenschaftler** der Universität von Bethesda, USA, **den Kostenunterschied zwischen einer** den nationalen Ernährungsempfehlungen entsprechenden **gesunden Ernährung und** einer Kost, die hauptsächlich aus **Fertiggerichten** von Schnellrestaurants bestand. Entsprechend variierte die Nahrungsmittelwahl der beiden Ernährungsweisen: Bei der gesunden Variante wurde davon ausgegangen, dass die meisten Lebensmittel im Supermarkt gekauft und zu Hause zubereitet werden. Für die Kostenanalyse wurden daher z. B. die Preise von Brot, Frühstückscerealien und Milch, abgepacktem Obst, tiefgekühltem Gemüse, magerem Fleisch und Teigwaren berücksichtigt. Lebensmittel aus dem Schnellrestaurant umfassten dagegen Sandwiches, Chicken Nuggets, Bratkartoffeln und Pommes frites, Saft, Kaffee sowie Softdrinks. **Im Ergebnis waren die Kosten für das gesunde, selbst zubereitete Essen 24 Prozent geringer als bei der Fast-Food-Ernährung.** Die Kosten für die Zubereitung der Speisen bei der gesunden Ernährungsweise wurden in diesem Vergleich allerdings nicht berücksichtigt.

Mit der Einschränkung des Außer-Haus-Verzehrs kann demnach Geld gespart und gleichzeitig die Qualität der eigenen Ernährung verbessert werden. **Aber auch innerhalb des eigenen Haushalts kann gespart werden, ohne auf gesunde und frische Zutaten verzichten zu müssen:**

- **Nahrungsmittelauswahl:** Sich gesund zu ernähren bedeutet nicht, dass jeden Tag große Mengen kostspieliger Lebensmittel wie Fleisch, Fisch, Geflügel und Käse verzehrt werden müssen. Im Gegenteil: Weniger ist oft besser. Die Deutsche Gesellschaft für Ernährung empfiehlt beispielsweise lediglich 300-600 g Fleisch und Wurst pro Woche, zusätzlich ca. 200 g Fisch (1). Stattdessen sollten mehr Sättigungsbeilagen wie Reis, Kartoffeln, Nudeln und Brot verzehrt werden. Der Preis dieser Sättigungsbeilagen ist selbst in der Vollkornvariante deutlich geringer, so dass sich hier gut und mit gesundheitlichem Vorteil sparen lässt.
- **Regionale und saisonale Obst- und Gemüsearten bevorzugen:** Obst und Gemüse, das vor Ort geerntet wird, ist häufig günstiger, schließlich entfallen kostspielige Transportkosten. Ein weiteres Plus: Importierte Obst- und Gemüsearten werden meist unreif geerntet und enthalten deshalb weniger Vitamine als einheimische Arten.
- **Bio-Lebensmittel:** Bei knapper Kasse sind teure Bio-Lebensmittel nicht unbedingt erforderlich. Ihre Erzeugung erfolgt zwar unter erhöhten Qualitätsanforderungen und wird strenger überwacht, in Deutschland gelten jedoch auch konventionell erzeugte Produkte als sicher und nahrhaft, der Gehalt an Rückständen wie Pestiziden wird regelmäßig kontrolliert.
- **Richtig planen:** Planen Sie Ihren Lebensmitteleinkauf bereits zu Hause. Mit einem Einkaufszettel verhindern Sie, Wichtiges zu vergessen und vermeiden außerdem Doppeleinkäufe. Eingekauft werden sollte nur das, was wirklich

benötigt wird. Empfehlenswert ist auch eine regelmäßige Durchsicht des Lebensmittelvorrats. So können Lebensmittel mit begrenzter Haltbarkeit rechtzeitig entdeckt und noch vor dem Verderben verwendet werden.

- **Sonderangebote berücksichtigen:** Berücksichtigen Sie bei Ihren Einkäufen Sonderangebote. Es kann sich durchaus lohnen, bestimmte Lebensmittel wie Teigwaren oder Konserven auf Vorrat zu kaufen. Gerade bei Obst und Gemüse, aber auch Käse, Fleisch und Wurstwaren kann durch Angebote gut gespart werden. Wenn Markenartikel inseriert werden, sollte allerdings nicht vorschnell zugegriffen werden. Möglicherweise ist das No-Name-Produkt aus dem regulären Sortiment preisgünstiger.

- **Preisvergleich:** Manchmal wird der Preisvergleich bei Lebensmitteln durch unterschiedliche Verpackungsgrößen erschwert. Auf dem Preisschild im Regal befinden sich Angaben zum Preis pro Mengeneinheit (100 g, 1 kg, o. ä.), die den Vergleich erleichtern. Täuschen Sie sich nicht! Früher war die größere Packung eines Lebensmittels meist die billigere. Dies hat sich inzwischen jedoch z. T. geändert. Ein Vergleich lohnt sich – gerade bei hochpreisigen Lebensmitteln.

- **Essen außer Haus:** Das belegte Brötchen vom Bäcker oder das Pizzastück auf die Hand ist zwar an sich nicht teuer, über einen längeren Zeitraum können sich die Kosten aber zu einem bedeutsamen Betrag aufsummieren. Hinzu kommt, dass viele Produkte reich an Fett sind (z. B. Butter/Remoulade, Wurst, Käse), dafür aber arm an Ballaststoffen und Vitaminen. Es empfiehlt sich, zu Hause einen Imbiss vorzubereiten, etwa ein belegtes Brötchen mit Salatblatt, dazu Gemüsestreifen oder Obst. Wenn Sie nicht auf Ihr Brötchen verzichten möchten, sind Brötchen zum Aufbacken aus dem Supermarkt, die Sie zu Hause frisch belegen können, eine Alternative.

Wer vorausschauend plant und sich an seine Planung hält, kann auch beim Lebensmitteleinkauf sparen, ohne dabei Abstriche in Bezug auf die Gesundheit hinnehmen zu müssen. Durch eigene Speisenzubereitung, eine kreative Resteküche und den Einsatz eines Gefrierschranks zur Vorratshaltung kann das Sparpotential weiter erhöht werden.

(1) Weitere Angaben zu empfohlenen Lebensmittelmengen finden Sie unter www.dge.de/ernaehrungspraxis/vollwertige-ernaehrung/ernaehrungskreis/

Quellen:

Europäische Kommission (2010): Monitoring the social impact of the crisis: public perceptions in the European Union. Flash Eurobarometer, Wave 2, March 2010.

McDermott AJ, Stephens MB. (2010): Cost of eating: Whole foods versus convenience foods in a low income model. Family Medicine 42(4):280-284.

Gesunde Ernährung ist möglich – auch für kleines Geld. Beitrag im ARD-Ratgeber vom 29.07.2010. Lebensmittelmüll im Alltag vermeiden.

veröffentlicht am 01.09.2011 auf www.ernaehrung.de

51 Fertiggerichte salonfähig gemacht

Ein kompletter Verzicht auf Fertiggerichte führt mittel- bis langfristig nur zu Zeitnot und anschließend zu Frust und schlechter Laune. Vor allem im Lebensalltag mit Kindern ist eine Küche ohne Convenience kaum umsetzbar, zumal viele Fast-Food-Gerichte bei den lieben Kleinen hoch im Kurs stehen. Gleichzeitig sollten gerade Kinder von Anfang an an eine gesunde Ernährung herangeführt werden, ohne ihnen die Freude am Essen zu nehmen. Strikte Verbote sind da eher kontraproduktiv. Beziehen Sie Ihre Familienmitglieder stattdessen in den Entscheidungsprozess mit ein. Müssen es denn immer Pommes frites zu den Hamburgern sein? Wie wäre es alternativ mit Folienkartoffeln oder Kartoffelspalten aus dem Ofen? Auch Gemüsesticks mit Kräuterquark als Vorspeise kommen bei Kindern gut an.

Nachfolgend einige Anhaltspunkte, wie Sie Fast Food geschickt einsetzen können. Sie werden feststellen, dass es noch viele weitere Möglichkeiten gibt; der Kreativität sind keine Grenzen gesetzt!

1. Tipp: Kombinieren Sie Fast Food mit gesunden Beilagen!
Belegen Sie Pizza zusätzlich mit Gemüse wie Paprika, Champignons oder Tiefkühlbrokkoli. Ähnlich können Sie auch Tütensuppen aufwerten. Und zur Fertiglasagne schmeckt ein frischer Salat.

2. Tipp: Stellen Sie die einzelnen Komponenten schlau zusammen!
Wie wäre es, ein Fertignudelgericht durch Tiefkühlgemüse zu ergänzen? Oder Vollkornnudeln zur Fertigsoße aus der Tüte zu kochen?

3. Tipp: Kochen Sie beliebte Gerichte auf Vorrat und tiefkühlen Sie diese!
Das spart Zeit und stellt sicher, dass Rezeptur und Geschmack den eigenen Vorstellungen entsprechen.

4. Tipp: Wählen Sie schnell zuzubereitende, gesunde Desserts!
Verzichten Sie lieber auf vergleichsweise zucker- und häufig auch zusatzstoffreiche Milchprodukte aus dem Kühlregal. Als Nachtisch bieten Fruchtspieße, Obstsalat, Kompott oder Sorbet eine schmackhafte Alternative zu Sahneeis. Wie wäre es zur Abwechslung einmal mit einem selbst gemachten Früchtejoghurt oder einer Bananenmilch? Mit einer frischen Banane oder tiefgekühltem Obst wie Erdbeeren, Himbeeren etc. lassen sich diese Nachspeisen sehr schnell zubereiten.

veröffentlicht am 15.04.2011 auf www.ernaehrung.de

52 Fast Food ist nicht gleich Fast Food

Bei einem direkten Geschmackstest schneiden frisch zubereitete Produkte oftmals besser ab als Fertiggerichte. Wenn jedoch wenig Zeit zum Kochen bleibt, können Fertiggerichte durchaus eine Alternative sein, insbesondere dann, wenn gesundheitliche Aspekte bei der Auswahl eine Rolle gespielt haben. Die Qualität von Fertiggerichten variiert deutlich mit der Art und Darreichungsform des Produkts. Folgende Tipps sollen Ihnen helfen gesündere Alternativen auszuwählen, wenn es doch einmal schnell gehen muss.

Durch Schockfrosten direkt nach der Ernte bleiben Vitamine in **Tiefkühlgemüse und -obst** weitgehend erhalten. Tiefkühlkost kann damit sogar vitaminreicher sein als frische Ware, die lange Transport- und Lagerzeiten hinter sich hat. **Achten Sie beim Einkauf darauf, dass die Tiefkühlkette nicht unterbrochen wurde:** Obst und Gemüse sollten nicht zu größeren Blöcken zusammengefroren, sondern einzeln durchgefroren und entnehmbar sein. Zur Überprüfung lohnt sich ein Schüttel-Test. Auch „Schnee" in durchsichtigen Verpackungen oder Reifbelag auf den Verpackungen oder dem Inhalt gilt als Hinweis für eine Unterbrechung der Kühlkette.

Einige Inhaltsstoffe von **Dosentomaten** können besser verwertet werden als die frischer Tomaten. Der Kochvorgang während der Konservierung sorgt dafür, dass die Zellwände in dem Gemüse zerstört werden, so dass darin enthaltene sekundäre Pflanzenstoffe wie Lycopin frei werden. Sekundäre Pflanzenstoffe können unter anderem die Entstehung von Krebs verhindern sowie entzündungshemmend und blutdrucksenkend wirken. Vergleicht man den Gehalt von unreif geernteten frischen Tomaten, die meist in Supermärkten angeboten werden, mit dem von konservierten Tomaten, so sind letztere klar überlegen. Der Gehalt an Mineral- und Ballaststoffen bleibt während des Kochens weitgehend erhalten.

Auch bei Hülsenfrüchten wie Erbsen, Linsen, dicken weißen Bohnen oder Kidneybohnen lohnt sich der Griff zur Konserve: Durch das Quellen während des Konservierungsprozesses können ihre Inhaltsstoffe besonders gut aufgenommen werden. Ein Eintopf mit Hülsenfrüchten aus der Dose muss deshalb keine schlechte Wahl sein, achten Sie aber auf die Zusatzstoffe (s. u.).

Der Vorteil von exotischen Früchten aus Konserven wie Ananas, Mango, Papaya oder Kiwi besteht darin, dass sie vollreif geerntet werden. Der Vitaminverlust durch die Haltbarmachung hält sich daher in Grenzen. Außerdem wird dabei auch das Enzym zerstört, das normalerweise zur Gerinnung von Milchprodukten führt. Quark- und Joghurtspeisen mit exotischen Früchten lassen sich so ohne großen Aufwand herstellen. Heimisches Obst hingegen sollte aufgrund des in diesem Falle höheren Vitamingehalts lieber frisch verzehrt werden.

Unabhängig von der Darreichungsform (Dose, Tüte oder Tiefkühl-kost) empfiehlt es sich, vor dem Kauf auf das Zutatenverzeichnis zu achten. Die Reihenfolge der darin genannten Zutaten entspricht ihrem Mengenanteil. Wichtige, wertgebende Bestandteile wie Gemüse, Fleisch oder Teigwaren sollten möglich weit vorne aufgeführt sein, unerwünschte Stoffe, z. B. Konservierungsstoffe, Aromen und Geschmacksverstärker sowie Füllstoffe wie Wasser möglichst weit hinten. **Als Faustregel gilt hierbei: je geringer die Anzahl der Zutaten, desto weniger verarbeitet und hochwertiger ist das Produkt.** Und je höher der Anteil natürlicher Lebensmittel, desto besser. Wundern Sie sich nicht, wenn in einer Tütensuppe oder einem Fruchtjoghurt nur ein sehr geringer Anteil der geschmacksgebenden Zutaten enthalten ist. Für Geschmack sorgen dann künstliche Aromen und Geschmacksverstärker. Ist Salz in einem Fertigprodukt enthalten, sollte möglichst jodiertes Speisesalz verwendet worden sein.

Neben dem Zutatenverzeichnis sollten auch die Nährwertangaben auf der Verpackung bei der Auswahl berücksichtigt werden. **Günstig ist neben einem geringen Energiegehalt ein hoher Anteil von Ballaststoffen und Kohlenhydraten bei gleichzeitig geringem Fettgehalt.** Achten Sie bei der Fettangabe auch auf die Art des Fettes: Fette mit hohem Anteil einfach und mehrfach ungesättigter Fettsäuren sind besser als gesättigte. Bei den Kohlenhydraten findet sich häufig neben dem Gesamtgehalt auch eine Angabe zum Zuckergehalt. Hier sind Lebensmittel mit hohem Gesamt-, aber möglichst geringem Zuckergehalt vorteilhaft, denn sie sorgen gemeinsam mit den Ballaststoffen für lange Sättigung. **Vorsicht! Achten Sie beim Vergleich verschiedener Produkte auf die Portionsgrößen!** Sie unterscheiden sich meist zwischen verschiedenen Herstellern. Dann empfiehlt sich der Vergleich der Angaben bezogen auf 100g.

veröffentlicht am 19.04.2011 auf www.ernaehrung.de

53 Tipps, um Lebensmittelmüll zu vermeiden

In Deutschland werden jährlich rund 6,6 Millionen Tonnen Lebensmittel im Wert von 25 Milliarden Euro von privaten Haushalten weggeworfen. Das muss nicht sein! Lesen Sie hier Tipps zur Vermeidung der Lebensmittelverschwendung.

Planen Sie Ihren Lebensmitteleinkauf im Voraus: Wenn Sie vor dem Einkauf Kühlschrank und Vorratsregale überprüfen, vermeiden Sie ungewollte Doppeleinkäufe. Außerdem sehen Sie Produkte, die in Vergessenheit geraten sind oder/und demnächst verzehrt werden sollten.

Die richtige Menge einkaufen: Lebensmittel in größeren Gebinden sind zwar auf den Einheitspreis bezogen häufig günstiger. Wenn aber später die Hälfte der Packung verdirbt, relativiert sich die Preisersparnis. In diesem Fall lohnt sich der Kauf kleinerer Packungen. Vielleicht besteht auch die Möglichkeit, sich mit Freunden oder Nachbarn abzusprechen und größere Packungen zu teilen. Wenn Sie einen Gefrierschrank haben, können Sie einen Teil der verderblichen Lebensmittel wie Butter oder Brot tiefgekühlt aufbewahren. Dann sollten allerdings auch die Bestände im Gefrierschrank regelmäßig gesichtet werden.

Lebensmittel richtig lagern: Die richtige Lagerung ist Voraussetzung für eine möglichst lange Haltbarkeit der eingekauften Lebensmittel. Kartoffeln, Zwiebeln und Knoblauch sollten möglichst kühl und dunkel gelagert werden, jedoch nicht im Kühlschrank. Auch Tomaten werden besser ungekühlt aufbewahrt, im Kühlschrank verlieren sie ihren Geschmack und werden mehlig. Andere Lebensmittel wie Beeren, Spargel, frische Kräuter und Salat sind dagegen im Gemüsefach des Kühlschranks gut aufgehoben. Auch Fleisch- und Wurstwaren, Milch- und Milchprodukte, Butter und Eier sind gekühlt länger haltbar. Brot dagegen trocknet im Kühlschrank schnell aus. Frischer bleibt es in einem dicht verschlossenen Plastikgefäß oder einem Gefrierbeutel.

Die Sache mit dem Mindesthaltbarkeitsdatum: Ursprünglich wurde das Mindesthaltbarkeitsdatum eingeführt, um den Verbraucher vor verdorbenen Lebensmitteln zu schützen. Bis zu diesem Zeitpunkt kann das Produkt ohne wesentliche Geschmacks- und Qualitätseinbußen und v. a. ohne gesundheitliches Risiko verzehrt werden. Hierfür garantiert der Hersteller, stellvertretend häufig auch das Geschäft, in dem das Lebensmittel erworben wurde – vorausgesetzt, das Lebensmittel wurde sachgerecht aufbewahrt. Angegeben wird allerdings lediglich, bis wann das Produkt mindestens haltbar sein muss. Meist ist es auch nach Überschreitung des Termins noch verzehrsfähig. Vertrauen Sie Ihren eigenen Sinnen (Aussehen, Geruch, Geschmack), bevor sie solche Lebensmittel wegwerfen (1).

Kreative Eigenkreationen aus Resten: Was in der Nachkriegszeit jeder Hausfrau geläufig war, ist inzwischen in Vergessenheit geraten: Auch aus Resten lässt sich Schmackhaftes zaubern: Aus übrig gebliebenen Kartoffeln werden z. B. mit Zwiebeln und klein geschnittenem Speck oder Champignons Bratkartoffeln oder eine Tortilla, Nudeln und Reis vom Vortag eignen sich als Basis für Salate oder als Suppeneinlage. Und Fleisch-, Käse- und Gemüsereste können z. B. als Pfannkuchenfüllung weiterverwendet oder zusammen mit übrigen Beilagen als Auflauf zubereitet werden.

Tipp: Manchmal hilft es, eine begrenzte Zeit Buch darüber zu führen, was und wie viel im eigenen Haushalt weggeworfen wird. So können Schwachstellen entdeckt und gezielt angegangen werden.

(1) Vom Mindesthaltbarkeitsdatum zu unterscheiden ist das Verbrauchsdatum. Es wird für Lebensmittel angegeben, die sehr leicht verderblich sind und von denen nach kurzer Zeit eine direkte Gefahr für die menschliche Gesundheit ausgehen kann (z. B. Hackfleisch, rohes Geflügelfleisch). Nach Ablauf des Verbrauchsdatums sollten Produkte nicht mehr verzehrt werden.

Quellen:
Jede fünfte Lebensmitteltüte landet im Abfall. Cofresco Pressemitteilung im Mai, 2011.
Die Toppits SAVE FOOD Studie. Zentrale Daten & Fakten.
Niemann, K. (2011): Servicetipp: Lebensmittelmüll vermeiden.
Lebensmittel für den Müll? Strategien zur Abfallvermeidung. Beitrag im Deutschlandfunk am 16.05.2011.

veröffentlicht am 30.06.2011 auf www.ernaehrung.de

54   Zum Wegwerfen viel zu schade

Rund 80 kg Lebensmittel, entsprechend 21 Prozent der gekauften Lebensmittel, werden in Deutschland pro Person und Jahr unverzehrt weggeworfen. Zu diesem alarmierenden Ergebnis kam eine Studie, die anlässlich der SaveFood Tagung der Interpack, der größten Verpackungsmesse Deutschlands, vorgestellt wurde.

Für die Studie wurden 1500 Teilnehmer aus Privathaushalten in Deutschland, Frankreich und Spanien zu ihrem Einkaufsverhalten, der Lagerung und Zubereitung von Lebensmitteln befragt. Außerdem protokollierten die Teilnehmer eine Woche lang, wie viele Lebensmittel sie entsorgten. Die Untersuchung war hinsichtlich Haushaltsgröße, Größe von Stadt und Region sowie sozialem Status repräsentativ für die Gesamtbevölkerung.

Weitere Ergebnisse der Studie:

- Die Entsorgung von mehr als der Hälfte der in Deutschland weggeworfenen Lebensmittel könnte bei besserer Planung des Einkaufs und sachgerechter Aufbewahrung umgangen werden.
- Von den eingepackten Lebensmitteln wird ca. ein Drittel ungeöffnet oder gänzlich unberührt in den Müll geworfen.
- An erster Stelle der entsorgten Lebensmittel stehen Obst und Gemüse, gefolgt von Resten selbst zubereiteter Speisen oder Fertiggerichte
- Hochgerechnet auf ganz Deutschland enden pro Jahr Lebensmittel im Wert von ca. 25 Milliarden Euro im Müll.

Angesichts der großen Zahl an Menschen weltweit, die Hunger leiden, sind diese Zahlen erschreckend. Doch nicht nur in privaten Haushalten werden Lebensmittel weggeworfen. Die Verschwendung beginnt bereits bei Überproduktionen in der Erzeugung von Lebensmitteln und setzt sich in Lebensmittelgeschäften fort: Viele Frischwaren können nur einen oder wenige Tage lang verkauft werden. Bleiben am Abend Reste, werden sie entsorgt und am nächsten Morgen wird neue Ware nachgeliefert.

Auch nicht abgepackte Brot- und Backwaren lassen sich meist nur am Tag der Herstellung verkaufen. Da Kunden auch noch kurz vor Ladenschluss eine Auswahl dieser kurzlebigen Produkte vorfinden möchten, müssen Reste bleiben. In Großbäckereien wird altbackenes Brot teilweise schon zum Befeuern von Öfen verwendet, um Müll zu vermeiden. Andere Produkte wie Milch, Joghurt oder abgepackte Wurst haben ein Mindesthaltbarkeitsdatum. Wird dieses Datum überschritten, sind sie nur noch bedingt verkäuflich. Manchmal befindet sich im Kühlregal eine Kiste mit Waren, die kurz vor dem Ablauf des Mindesthaltbarkeitsdatums stehen und deshalb günstiger angeboten werden. Hier kann man durchaus Schnäppchen machen, vorausgesetzt, dass das Lebensmittel bald verzehrt wird.

Auf das Wegwerfverhalten in Supermärkten hat der Verbraucher nur begrenzten Einfluss. Schätzungen zufolge könnten aber ca. 59 Prozent der Lebensmittelabfälle in Privathaushalten vermieden werden. Aktuell unterschätzen allerdings viele Verbraucher den Anteil von Lebensmitteln, die in ihrem Haushalt weggeworfen werden: Laut der vorgestellten Studie werden durchschnittlich 21 Prozent der eingekauften Lebensmittel entsorgt, die Befragten selbst schätzten diesen Anteil allerdings auf lediglich sechs Prozent. Hier besteht durchaus Verbesserungspotential hinsichtlich des Kauf- und Verzehrsverhaltens der Verbraucher.

Quellen:
Jede fünfte Lebensmitteltüte landet im Abfall. Cofresco Pressemitteilung im Mai, 2011.
Die Toppits SAVE FOOD Studie. Zentrale Daten & Fakten.
Niemann, K. (2011): Servicetipp: Lebensmittelmüll vermeiden.
Lebensmittel für den Müll? Strategien zur Abfallvermeidung. Beitrag im Deutschlandfunk am 16.05.2011.

veröffentlicht am 29.06.2011 auf www.ernaehrung.de

F Verbraucherschutz

55 Lassen Sie sich nicht täuschen!

Verbraucherschützer warnen vor versteckten Preiserhöhungen.

Weniger drin, gleicher Preis! Bei versteckten Preiserhöhungen bleiben der Preis der Produkte und meist auch die Packungsgröße unverändert, jedoch wird die Füllmenge reduziert. Beispielsweise wurde der Packungsinhalt von Kartoffelchips eines namhaften Herstellers vor vier Jahren von 200 g zunächst auf 170 g verringert. Inzwischen sind nur noch 165 g in einer Packung enthalten. Bei gleichem Preis entspricht dies einer Preiserhöhung von über einem Fünftel.

Mehr drin, aber unverhältnismäßig teurer! Eine weitere Taktik zur Verschleierung von Preiserhöhungen sind Verteuerungen von Produkten, deren Inhalt sich erhöht hat. Dies ist zunächst durchaus nachvollziehbar, denn schließlich erhält der Kunde auch mehr für sein Geld. Häufig steigt der Preis aber stärker als der Inhalt, unter dem Strich folgt also eine Preiserhöhung.

Verbraucherschützer nahmen mit den Herstellern der entsprechenden Produkte Kontakt auf und fragten nach den Ursachen für die Preiserhöhung. Argumente wie gestiegene Rohstoff- und Energiepreise oder Verbesserungen in der Rezeptur hielten einer Überprüfung der Verbraucherzentrale allerdings nicht stand: Die Rohstoffpreise eines Lebensmittels sind im entsprechenden Zeitraum sogar gesunken und an der Rezeptur eines anderen Lebensmittels hatte sich laut Zutatenverzeichnis auch nichts geändert.

Die Verbraucherschützer kritisierten, dass Käufer in solchen Situationen bewusst getäuscht werden. Um für mehr Transparenz auf dem Markt zu sorgen, führt die Verbraucherzentrale Hamburg seit mehreren Jahren eine Liste, in die Produkte mit versteckten Preiserhöhungen aufgenommen werden. Käufer sollen dadurch für versteckte Preiserhöhungen sensibilisiert werden und selbst entscheiden können, ob sie entsprechende Praktiken durch ihren Einkauf weiter unterstützen möchten.

Die Frage nach der Legalität derartiger Täuschungen lässt sich schwer beantworten. Der Gesetzgeber verbietet zwar Mogelpackungen, die Grenzen hierfür variieren aber von Produkt zu Produkt und lassen sich nur im konkreten Einzelfall bestimmen.

Wie reagieren? Dem informierten Verbraucher bleibt nichts anderes übrig als beim Einkauf genau auf Inhalt und Preis von Lebensmitteln zu achten. Dies betrifft z. B. Lebensmittel wie Milch, Schokolade und Zucker, denn seit dem Jahr 2009 gelten für diese keine verbindlichen Mengenvorgaben mehr. Inzwischen müssen nur noch für Wein, Sekt und Spirituosen feste Nennfüllmengen eingehalten werden.

Also: Augen auf beim täglichen Einkauf!

Quellen:
Verbraucherzentrale Hamburg (2011): Mehr Mogelpackungen durch Inflation? Pressemitteilung vom 08.04.2011.
Verbraucherzentrale Hamburg (2011): Inflation in kleineren Tüten.
Verbraucherzentrale Hamburg (2011): Herstellerkommentare: Die fünf dreistesten Ausreden der Hersteller.
Verbraucherzentrale Hamburg (2011): Anbieter sparen – Verbraucher zahlen: Kleinere Menge zum gleichen Preis!

veröffentlicht am 17.05.2011 auf www.ernaehrung.de

56 Weniger Transfettsäuren in verarbeiteten Lebensmitteln angestrebt

BMELV und BLL initiieren Leitlinien – Das Bundesministerium für Ernährung, Landwirtschaft und Verbraucherschutz (BMELV) und der Bund für Lebensmittelrecht und Lebensmittelkunde e. V. (BLL) möchten Lebensmittelproduzenten dabei unterstützen, ungesunde Transfettsäuren in verarbeiteten Lebensmitteln weiter zu senken. Sie haben mit diesem Ziel die Entwicklung entsprechender Leitlinien angeregt.

Transfettsäuren entstehen bei der Fetthärtung bzw. Fetterhitzung mehrfach ungesättigter Fettsäuren und finden sich folglich in Produkten wie Pommes Frites, Pizza und Backwaren. Auch im Fett von Wiederkäuern und somit in Fleisch und Milch dieser Tiere sind Transfettsäuren enthalten, weil Wiederkäuer in ihrem Pansen Transfettsäuren-bildende Bakterien haben. Insbesondere junge Männer zwischen 14 und 34 Jahren nehmen laut Nationaler Verzehrsstudie II und den Transfettsäuren-Gehaltsdaten aus der Lebensmittelüberwachung von 2008 bis 2009 zu hohe Mengen von Transfettsäuren zu sich.

Transfettsäuren werden, wie andere Fettsäuren auch, aus der Nahrung aufgenommen und im Bedarfsfall vom Körper zur Energiegewinnung genutzt. Studienergebnisse deuten darauf hin, dass die verstärkte Aufnahme von Transfettsäuren den LDL-Cholesterin-Spiegel anhebt und auf diese Weise das Risiko für

Herz-Kreislauf-Erkrankungen erhöht. Auch der Trigylceridspiegel, ein weiterer Blutfett-Parameter, wird durch einen vermehrten Verzehr von Transfettsäuren gesteigert. Triglyceride gelten in hohen Mengen genauso wie LDL-Cholesterin als begünstigender Faktor für Herz-Kreislauf-Erkrankungen. Zudem bewirken Transfettsäuren eine Senkung des HDL-Cholesterins, das als herzschützend eingestuft wird.

Weil Transfettsäuren das kardiovaskuläre Risiko erhöhen, sollte von ihnen in verarbeiteten Lebensmitteln so wenig enthalten sein, wie es durch entsprechende Zubereitung sinnvoll möglich ist. In den letzten Jahren haben Hersteller den Gehalt durch Änderung der Herstellungs- und Härtungsbedingungen schon deutlich gesenkt. Das Vorhaben, diese noch weiter zu senken, sei eine Herausforderung, so Dr. Ludger Brühl vom Max-Rubner-Institut. Denn *„Lösungsansätze zur weiteren Reduktion von Transfettsäuren zu erarbeiten, ohne die von Ölen und Fetten maßgeblich mitbestimmten Eigenschaften eines Lebensmittels wie Geschmack und Haltbarkeit zu beeinträchtigen"*, sei gar nicht so einfach.

Um die in den Leitlinien ausgesprochenen Empfehlungen auszuarbeiten, wurden unter anderem auch Expertengutachten einbezogen. Durch eine moderne Öl- und Fetttechnologie ist es möglich, Transfettsäure-arme Fette zu erhalten. Diese Fette sollten bevorzugt verwendet werden. Sie weisen allerdings teilweise veränderte Eigenschaften auf, was Umstellungen bei der Produktion erfordern kann. Näheres dazu erfahren Sie in den entsprechenden Leitlinien für Margarine, Frittieröle, Siedeöle, Feine Backwaren, Knabberartikel, Kartoffelverarbeitungsprodukte und Tiefkühlpizzen.

Mehr zum Thema: Nahrungsfett und vollwertige, gesunde Ernährung finden Sie unter „Ernährungstipps" auf www.ernaehrung.de.

Quellen:
BMELV: Initiative für weniger Trans-Fettsäuren in Lebensmitteln. Aufgerufen am 22.06.2012
BMELV: Leitlinien zur weiteren Minimierung von Transfettsäuren in Lebensmitteln vorgestellt. Pressemitteilung Nr. 184 vom 20.06.12.

veröffentlicht am 17.09.2012 auf www.ernaehrung.de

57 Neue Nitrat-Höchstmengen für Blattgemüse zugelassen

Spinat und Salat dürfen fortan mehr Nitrat enthalten. Das entschied die Kommission der europäischen Gemeinschaften Ende letzten Jahres. Sie begründet das Hinaufsetzen der Werte damit, dass bisherige Vorgaben in manchen Gegenden Europas unerreichbar seien. Neu dazugekommen sind Höchstmengen für Rucola, die seit dem 1. April 2012 gelten.

Kürzere Tage und weniger intensives Licht: Gerade in nördlichen Regionen scheinen Landwirte den Nitratgehalt im Gemüse nur bedingt beeinflussen zu können. Trotz guter landwirtschaftlicher Praxis traten höhere Menge auf als nach den vormalig festgesetzten Höchstmengen zulässig war. Durch Ausnahme-Genehmigungen konnten die Bauern ihre Ernte noch auf dem lokalen Markt verkaufen.

Nitrat in Lebensmitteln

Als Zusatzstoff schützt Nitrat in gepökelten Fleischerzeugnissen, Hart- und Schnittkäse sowie eingelegtem Hering vor Bakterien. Auch im Trinkwasser findet es sich. Die häufigste Nitratquelle für Menschen jedoch ist Gemüse, gerade grünes Blattgemüse ist reich daran. Allen vorweg weist Rucola am meisten Nitrat auf. Neben Blattsalat, Spinat und Grünkohl enthalten Gemüse wie Weißkohl, Rote Beete, Radieschen und Rettich bedeutende Mengen. Pflanzen brauchen Nitrat zum Aufbau von Eiweißen. Deshalb werden landwirtschaftlich genutzte Böden gedüngt. Bei intensiver Düngung kann sich Nitrat in Pflanzen allerdings stark anreichern.

Gesundheitliche Einschätzung

Nitrat selbst gilt als ungiftig, es wird aber im Körper in toxisches Nitrit umgewandelt, aus dem sich u. a. krebserregende Nitrosamine bilden können. Epidemiologische Studien deuten jedoch darauf hin, dass über Lebensmittel und Trinkwasser aufgenommenes Nitrat kein erhöhtes Krebsrisiko nach sich zieht. Nitrit kann eine Blausucht (Methämoglobinämie) auslösen, indem es aus dem Sauerstoff-Transport-Protein Hämoglobin das nutzlose Methämoglobin macht. Ein spezielles Enzym kann diese Umwandlung rückgängig machen. In den ersten sechs Lebensmonaten funktioniert das Enzym allerdings noch nicht so gut, Säuglinge können daher ersticken. Für sie sind an Nitrat reiche Lebensmittel unbedingt auszuschließen. Noch unklar sind mögliche wünschenswerte Wirkungen einiger Nitrat-Abbauprodukte.

Risiken durch neue Höchstmengen

In Deutschland nehme Nitrat in Spinat und Rucola ab, sagt das Bundesinstitut für Risikobewertung (BfR). Werden nun höhere Mengen toleriert, könnte das die bisherigen Erfolge umstoßen. Das Institut spricht sich dafür aus, die Belastung möglichst gering zu halten, solange nicht völlig geklärt sei, welche Folgen eine hohe Nitrat-Aufnahme für den Menschen nach sich ziehe.

Laut Europäischer Kommission entstehen durch die neuen Höchstmengen keine gesundheitlichen Nachteile. Das habe ein Gremium der Europäischen Behörde für Lebensmittelsicherheit vorab geprüft. So werden über 400 g

Mischgemüse am Tag ca. 157 mg Nitrat aufgenommen. Dabei bleibe Nitrat unter der täglich akzeptablen Aufnahmemenge von 222 mg für eine 60 kg schwere Person, auch bei Einbezug Nitrat-haltiger Lebensmittel und Trinkwasser. Weiter schlussfolgerte das Gremium, Gemüse zu essen habe mehr Vorteile, als das darin enthaltene Nitrat Nachteile bringe.

Anders sehe es aber wahrscheinlich aus, falls (Selbst-)Erzeuger auf Nitrat-reichem Boden Gemüse anpflanzen. Gleichfalls Vorsicht geboten sei, wenn verstärkt Blattgemüse, vor allem der Nitrat-Spitzenreiter Rucola, verzehrt wird. Bereits bei mehr als 47 g Rucola übersteige das zugeführte Nitrat die akzeptable tägliche Aufnahmemenge (ADI). Da aber nicht nur über Rucola Nitrat aufgenommen wird, reichen nach Ansicht des BfR schon 25 g, um das für den Tag annehmbare Quantum zu überschreiten. Das Gemüse enthält aber auch viel Vitamin C, das der Bildung von Nitrosaminen entgegen wirkt. Das Vitamin könnte daher das mögliche Risiko einschränken, das von dem hohen Nitratgehalt ausgeht.

Nach Einschätzung von Experten schadet ab und an etwas mehr Nitrat der Gesundheit nicht, solange nicht dauerhaft zu viel Nitrat in den Körper gelangt.

Tabelle: Vergleich alter und neuer Höchstmengen für Nitrat

Gemüse	Höchstmenge [mg/kg] 2006[1]	Höchstmenge [mg/kg] 2011[2]
Spinat frisch		
– Ernte von Oktober bis März	3000	3500
– Ernte von April bis September	2500	3500
Spinat haltbar gemacht (tiefgekühlt oder gefroren)	2000	2000
Salat unter Glas/Folie		
– Ernte von Oktober bis März	4500	5000
– Ernte von April bis September	3500	4000
Salat Freiland		
– Ernte von Oktober bis März	4000	4000
– Ernte von April bis September	2500	3000
Eisberg-Salat		
– unter Folie/Glas	2500	2500
– Freiland	2000	2000
Rucola		
– Ernte von Oktober bis März	—	7000
– Ernte von April bis September	—	6000

1: in mg Nitrat/kg Lebensmittel nach VO (EG) Nr. 1881/2006
2: in mg Nitrat/kg Lebensmittel nach VO (EG) Nr. 1258/2011

Tipps

- **Greifen Sie zu saisonalem Gemüse.** Dieses ist weniger stark mit Nitrat belastet, weil durch günstigere Anbaubedingungen weniger Düngemittel gebraucht werden.
- **Wechseln Sie ab.** Unterschiedliche Gemüsesorten enthalten unterschiedlich viel Nitrat. Während Blattgemüse, Spross-, Wurzel und Kohlgemüse Nitrat stark anreichern, nehmen Fruchtgemüse wie Gurken, Kürbisse, Tomaten, Paprika und Zucchini weitaus weniger Nitrat auf.
- **Verzehren Sie Rucola eher mäßig.** Er ist das am stärksten mit Nitrat belastete Gemüse.
- **Ernten Sie selbst angebautes Gemüse am Abend**, dann profitieren Sie vom Nitrat-Abbau, der tagsüber unter Sonneneinstrahlung stattgefunden hat.
- **Verzichten Sie beim Grillen auf gepökeltes Fleisch**, da sich bei diesem durch Erhitzen verstärkt Nitrosamine bilden können.

veröffentlicht am 23.04.2012 auf www.ernaehrung.de

58 Bundesinstitut für Risikobewertung warnt vor häufigem Reiskonsum

Aufgrund ihres vergleichsweise hohen Gehalts an anorganischem Arsen rät das Bundesinstitut für Risikobewertung Reis und Reisprodukte wie Reisflocken oder Reiswaffeln nur in Maßen zu verzehren und zwischen verschiedenen Getreidearten zu variieren.

Aus Untersuchungsergebnissen der Überwachungsbehörden der Bundesländer geht hervor, dass Reis und einige daraus hergestellte Produkte größere Mengen anorganischen Arsens enthalten. Über Böden, Grund- und Oberflächenwasser gelangt Arsen, das natürlicherweise in der Erdkruste enthalten ist, in Lebensmittel. In diesen wurden sowohl organische (beispielsweise in Fisch und Meeresfrüchten) als auch anorganische Arsenverbindungen (insbesondere in Reis und Reisprodukten) nachgewiesen. Anorganische Arsenverbindungen können bei Menschen Krebs auslösen. Außerdem kann bereits eine vergleichsweise geringe, über einen längeren Zeitraum aufgenommene Menge von anorganisch gebundenem Arsen Hautveränderungen, Gefäß- und Nervenschädigungen hervorrufen, entwicklungstoxisch wirken sowie Herz-Kreislauf-Erkrankungen begünstigen.

Reis (und damit auch Reisprodukte) enthält aufgrund seiner besonderen Anbaumethode und der Physiologie der Reispflanzen besonders viel anorganisch gebundenes Arsen. Dies hat das Bundesinstitut für Risikobewertung (BfR) dazu veranlasst, das gesundheitliche Risiko des Verzehrs von Reis und Reisprodukten für die deutsche Bevölkerung zu bewerten. Die Grundlage für diese Bewertung bildeten zum einen die Messwerte der Bundesländer zum

Gehalt von anorganischem Arsen in Reis und Reisprodukten sowie Daten zur Verzehrsmenge von Reis in verschiedenen Altersgruppen. Hieraus wurde die tägliche Aufnahme an anorganischem Arsen für Säuglinge, Kleinkinder, Kinder und Erwachsene berechnet.

Das BfR stufte die auf diese Weise berechnete Aufnahmemenge anorganischen Arsens über Reis und Reisprodukte als *„relativ hoch"* ein. Reis kann damit, so das BfR, *„in Abhängigkeit von den Ernährungsgewohnheiten erheblich zur Gesamtaufnahme anorganischer Arsenverbindungen beitragen."* Da keine Schwelle für die tägliche Arsenaufnahme bekannt ist, unter der kein erhöhtes Krebsrisiko zu erwarten ist, argumentiert das BfR, *„dass die Gehalte an anorganischen Arsenverbindungen in Lebensmitteln auf ein unvermeidbares Minimum reduziert werden sollten."*

Interessanterweise haben die Untersuchungsergebnisse der Überwachungsbehörden auch gezeigt, dass bestimmte Reisprodukte (darunter auch Reissnacks und Reiswaffeln) mehr anorganische Arsenverbindungen enthalten als pure Reiskörner. Eine Erklärung für dieses Ergebnis gibt es bislang nicht. *„Die Gründe für die höheren Gehalte in bestimmten Reisprodukten im Vergleich zu Reiskörnern müssen aufgeklärt werden"*, fordert der BfR-Präsident Prof. Dr. Dr. Andreas Hensel.

Einstweilen rät das BfR Verbrauchern
- aus Reis hergestellte Produkte wie Reiswaffeln, Reisflocken beziehungsweise Reisbrei nur in Maßen zu konsumieren,
- den Arsengehalt von selbst zubereitetem Reis zu reduzieren, indem der Reis in reichlich Wasser gewaschen und gegart wird, und nach dem Kochvorgang das überschüssige Wasser abgegossen wird,
- Säuglinge und kleinen Kindern nicht ausschließlich reisbasierte Getränke oder reisbasierte Beikost anzubieten (zum Beispiel Reismilch oder Reisbrei) und
- bei Zöliakie eine einseitige Ausrichtung auf Reis oder Reisprodukte zu vermeiden.

Das BfR betont allerdings auch, dass Reis nach wie ein wertvolles Lebensmittel sei und daher Bestandteil einer ausgewogenen Ernährung bleiben soll. Ein gänzlicher Verzicht ist nicht erforderlich. Vielmehr sollten Verbraucher entsprechend der allgemeinen Empfehlung zur Auswahl von Lebensmitteln auch bei den Getreidearten auf Abwechslung und Vielfalt achten.

Quellen:
Bundesinstitut für Risikobewertung (BfR, 2015): Reis und Reisprodukte enthalten viel anorganisches Arsen. Pressemitteilung vom 11.06.2015.
Bundesinstitut für Risikobewertung (BfR, 2015): Fragen und Antworten zu Arsengehalten in Reis und Reisprodukten. FAQ des BfR vom 11.06.2015

veröffentlicht am 22.07.2015 auf www.ernaehrung.de

59 Britische Ärzte fordern Zuckersteuer auf ungesunde Getränke

Mit einem Bündel von Maßnahmen will die Britische Ärztegesellschaft (BMA) Kinder und Jugendliche, die besonders stark durch Übergewicht gefährdet sind, schützen.

Jedes Jahr sterben in Großbritannien rund 70.000 Menschen vorzeitig an den Folgen einer ungesunden Ernährung. Außerdem werden gesundheitliche Kosten in Höhe von 6 Milliarden Pfund (umgerechnet ca. 8,5 Mrd. Euro) einer ungesunden Ernährungsweise zugeschrieben – ein Betrag, der die Ausgaben für die Folgen von Alkoholmissbrauch, Rauchen oder körperlicher Inaktivität übersteigt. Zugleich steigt die Anzahl der Menschen mit Adipositas (Fettleibigkeit) weiter an. In 15 Jahren soll bereits ein Drittel der Bevölkerung fettleibig sein. Betroffen sind insbesondere Kinder und Jugendliche.

Aus diesem Grund beschäftigt sich die Britische Ärztegesellschaft (British Medical Association, BMA) in ihrem aktuellen Bericht „Food for Thought: Promoting Healthy Diets among Children and Young People" (Denkanstoß: Förderung einer gesunden Ernährung bei Kindern und Jugendlichen) ausführlich mit der Frage, wie eine gesunde Ernährung bei Kindern und Jugendlichen gefördert werden kann.

Besonders große Aufmerksamkeit hat die Forderung der Mediziner erregt, zuckerhaltige Getränke in Zukunft mit einer 20-prozentigen Steuer zu belegen. *„Die Erfahrungen anderer Länder mit Steuern auf ungesunde Lebensmittel und Getränke belegen positive gesundheitliche Effekte"*, betont Professor Sheila Baroness Hollins im Vorwort des Berichts. *„ Wir schätzen, dass eine solche Steuer in Großbritannien 180.000 Menschen vor Übergewicht bewahren würde."*

Ginge es nach den Vorstellungen der BMA-Mitglieder, würden gleichzeitig Obst und Gemüse durch staatliche Eingriffe vergünstigt und Lebensmittelwerbung, die sich gezielt an Kinder und Jugendliche richtet, verboten. Verbesserungsbedarf bestehe außerdem hinsichtlich der Lebensmittelkennzeichnung. Hier schlagen die Mediziner eine Kennzeichnung per Ampel-System oder die Verwendung eindeutiger Begriffe *(„ niedrig" – „ mittel" – „ hoch")* vor.

Der Vorstoß der britischen Ärzte wird hierzulande begrüßt. *„ Wir sehen darin eine weitere gewichtige Stimme derer, die sich für eine längst überfällige Verhältnisprävention stark machen"*, unterstreicht der Geschäftsführer der Deutschen Diabetes-Gesellschaft Dr. Dietrich Garlichs. *„ In der internationalen Diskussion ist es unstrittig, dass eine Reduzierung des zu hohen Konsums von Zucker, aber auch von Fett und Salz dringend erforderlich ist, um den Tsunami chronischer Erkrankungen zu stoppen"*, so Garlichs weiter, bevor er auf die Bedeutung einer frühzeitigen Prävention in Kindergarten und Schule hinweist. *„ Wichtig wären jeden Tag eine Stunde Sport, verbindliche Qualitätsstandards beim Schulessen und kostenlose Wasserspender, um den Konsum* *zuckerhaltiger Softdrinks zu verringern.“* Für einheitliche, verbindliche Qualitätsstandards beim Schulessen und eine kostenlose Gabe von Obst und Gemüse an alle Grundschulkinder setzt sich auch die BMA ein.

Der Verstoß der Ärzte stieß in der Öffentlichkeit auf ein geteiltes Echo. Vonseiten der Regierung war zu vernehmen, dass die Einführung einer Zuckersteuer derzeit nicht geplant sei. *„Die Bekämpfung von Fettleibigkeit ist ein großes Anliegen dieser Regierung, und wir haben uns bereits dazu verpflichtet, eine Strategie gegen kindliche Fettleibigkeit zu entwickeln“*, gab der Sprecher des Gesundheitsministeriums bekannt. *„Es gibt kein Patentrezept, aber wir möchten erreichen, dass die Industrie weiter daran arbeitet, den Zuckergehalt von Getränken zu reduzieren, damit Menschen gesündere Entscheidungen treffen können.“*

Vom Nahrungsmittel- und Getränkeverband wiederum war zu hören, dass er die Sorgen der Ärztegesellschaft um die Gesundheit junger Menschen, die *„eine bessere, ausgewogenere Ernährung und Lebensstil“* benötigten, teile. Sein Generaldirektor, Ian Wright, gab jedoch zu bedenken, dass viele Lebensmittel und Getränke bereits mit 20 Prozent besteuert würden. *„Wo zusätzliche Steuern eingeführt wurden, haben diese zu keiner dauerhaften Veränderung der Ernährung geführt.“* Daher begrüße der Verband das Bestreben der Regierung, sich *„anstelle für eine Zuckersteuer für einen partnerschaftlichen Ansatz zum Wohle der öffentlichen Gesundheit zu engagieren“*.

Quellen:
British Medical Association (BMA) (2015). Food for thought. Volltext des BMA-Berichts
British Medical Association (BMA) (2015): Food for thought: Getting the recipe right. Pressemitteilung vom 14.07.2015.
British Medical Association (BMA) (2015): Doctors' leaders call for 20 per cent sugar tax amid warnings over impact of poor diet on nation's health. Pressemitteilung vom 13.07.2015.
Deutsche Diabetes Gesellschaft (DDG) (2015): Deutsche Diabetes Gesellschaft begrüßt Bericht der British Medical Association (BMA): Britische Ärzte fordern Zuckersteuer auf ungesunde Getränke. Pressemitteilung vom 16.07.2015
The guardian (2015): Doctors demand a 20% tax on sugary drinks to fight UK obesity epidemic. Online-Artikel vom 13.07.2015

veröffentlicht am 01.09.2015 auf www.ernaehrung.de

60   Silikon in der Küche – ein (fast) ungetrübter Genuss

Silikon als Bestandteil von Brustimplantaten sorgte Anfang dieses Jahres für viele Schlagzeilen. Das flexible Material wird jedoch längst nicht mehr nur im Baugewerbe und in der Medizin verwendet, es hat auch die heimischen Küchen erobert. Backformen, Eiswürfelbehälter und Babysauger sind nur wenige Beispiele. Und so mancher fragt sich vielleicht: Wie sicher ist Silikon in der Küche?

Auskunft hierzu gibt das Chemische und Veterinäruntersuchungsamt (CVUA) Stuttgart, wo regelmäßig Küchenhelfer aus Silikon (sog. Bedarfsgegenstände) geprüft werden. Ein wichtiges Kriterium bei den Untersuchungen ist, wie viele flüchtige organische Bestandteile von den Bedarfsgegenständen abgegeben werden. Wenn der Richtwert von 0,5 Prozent überschritten wird, gehen Experten des Bundesinstituts für Risikobewertung davon aus, dass diese organischen Bestandteile auf das Lebensmittel übergehen und den Geschmack beeinträchtigen.

Normalerweise findet am Ende der Fertigung ein Ausheizvorgang statt, bei dem die Silikongegenstände stark erhitzt werden. Dadurch entweichen die flüchtigen organischen Bestandteile, bevor der Gegenstand mit Lebensmitteln in Kontakt kommt.

Beim Vergleich der Untersuchungsergebnisse der letzten Jahre stellte das CVUA fest, dass die Abgabe flüchtiger organischer Verbindungen während des Erhitzens spürbar zurückgegangen war: Bei der Prüfung von Backförmchen, Backmatten und Spiegeleiformen wurde 2013 lediglich eine von 26 Proben beanstandet (4 Prozent), 2012 lag jede dritte Probe über dem Grenzwert (32%), 2011 jede sechste (17 Prozent). Die hohe Rate an Beanstandungen 2012 begründen die Prüfer damit, dass damals auch gezielt Verdachtsfälle untersucht wurden.

Viel häufiger als Silikonformen, die Hitze ausgesetzt sind, wird eine andere Produktgruppe bemängelt, und zwar Eiswürfelformen. Nachdem den Prüfern 2012 auffiel, dass die darin gefrorenen Eiswürfel ein Fehlaroma aufwiesen, wurden im Jahr 2013 zehn Silikoneiswürfelformen unter standardisierten Bedingungen getestet. Beim Vergleich mit Eiswürfeln, die in einem sensorisch unauffälligen Behältnis zubereitet worden waren, wiesen 7 Proben (70 Prozent) einen Fehlgeschmack auf und wurden deshalb als nicht verkehrsfähig eingestuft.

Fazit: Während die Qualität der zum Erhitzen bestimmten Silikonformen sich im Laufe der letzten Jahre scheinbar verbessert hat, bestehen weiterhin Mängel bei Eiswürfelbehältern aus Silikon. Die Prüfer vermuten, dass hier bei der Herstellung der Produkte auf den Ausheizvorgang verzichtet wurde und beabsichtigen, die Gegenstände auch zukünftig regelmäßig zu prüfen. Verbrauchern wird empfohlen, beim Kauf von Silikonwaren die Nase mit entscheiden zu lassen: Produkte, die geruchlich auffallen, führen häufig auch zu einer geschmacklichen Beeinträchtigung von Lebensmitteln.

Quelle:
Chemischen und Veterinäruntersuchungsämter Stuttgart (2014): Silikon – der flexible Helfer in der Küche. Ein Bericht aus dem Laboralltag.
veröffentlicht am 02.05.2014 auf www.ernaehrung.de

G Lebensmittelkennzeichnung

61 **Was hat Europa mit der Lebensmittelkennzeichnung zu tun?**

Eine ganze Menge! Denn im Dezember 2014 tritt nach dreijähriger Übergangsfrist die neue, europaweit einheitliche Lebensmittelinformations-Verordnung in Kraft. Verbraucherinteressen sollen künftig stärker berücksichtigt werden. Was wird sich in Zukunft ändern?

Auf folgende Regelungen haben sich die Abgeordneten des Europäischen Parlaments verständigt:

- **Nährwertkennzeichnung**
Zukünftig ist eine Kennzeichnung der Nährwerte aller verpackten Lebensmittel Pflicht. Ausgenommen von dieser Bestimmung sind vorerst nur alkoholische Getränke. Für alle anderen Lebensmittel müssen der Energiegehalt sowie die Mengen an Fett, gesättigten Fettsäuren, Kohlenhydraten, Zucker, Eiweiß und Salz jeweils bezogen auf 100 Gramm oder 100 Milliliter angegeben werden. In Deutschland haben die meisten Lebensmittelhersteller bereits freiwillig ihre Produkte entsprechend beschriftet. Zusätzlich zu den Pflichtangaben dürfen weiterhin Nährwertangaben pro Portion oder/und die Relation der enthaltenen Nährstoffe zu den Richtwerten für die Tageszufuhr angegeben werden.

- **Herkunftsangaben für frisches Fleisch und Geflügel**
Wie bereits bei Rindfleisch seit 2000 praktiziert, muss künftig auch frisches Schweine-, Schaf-, Ziegen- und Geflügelfleisch mit einer Herkunftsangabe versehen werden. Evtl. folgen zu einem späteren Zeitpunkt Regelungen für andere Fleischarten sowie für Fleisch als Zutat. Wie detailliert die Herkunft des Fleisches angegeben werden muss, ist noch offen: Ist es notwendig, den einzelnen Mitgliedsstaat zu nennen oder genügt die Sammelbezeichnung EU? Und: Welcher Lebensabschnitt des Tieres ist ausschlaggebend für die Kennzeichnung? Hierzu werden wohl weitere Durchführungsvorschriften erlassen werden.

- **Angabe des Einfrierdatums**
Bei gefrorenem Fleisch, Fleischerzeugnissen und unverarbeiteten Fischprodukten ist in Zukunft das Einfrierdatum anzugeben.

- **Kenntlichmachung von Allergenen und Koffein**

Die 14 häufigsten Stoffe, die bei Menschen allergische Reaktionen und Unverträglichkeiten hervorrufen können, müssen künftig im Zutatenverzeichnis von verpackten Lebensmitteln hervorgehoben werden (z. B. farbig unterlegt). Auch bei loser Ware muss der Verbraucher entsprechend informiert werden. Zum Schutz von Kindern, Schwangeren und Stillenden sind außerdem Warnhinweise auf koffeinhaltigen Lebensmitteln vorgeschrieben.

- **Kennzeichnung von Imitat-Lebensmitteln**

Für mehr Transparenz sollen auch die Bestimmungen in Bezug auf Imitat-Lebensmittel sorgen. Der ersatzweise verwendete Stoff (z. B. Analog-Käse bei Pizza statt echtem Käse, Formfleisch statt Fleischstücke aus ganzem, gewachsenem Fleisch oder Formfisch) muss in unmittelbarer Nähe des Produktnamens aufgeführt sein, z. B. „aus Fleischstücken zusammengefügt" oder „hergestellt aus Formfisch". Damit diese Zusatzangaben auch gut zu erkennen sind, ist eine Mindestschriftgröße von 75% der Größe des Produktnamens Pflicht.

- **Mindestschriftgröße**

Eine Mindestschriftgröße gibt es in Zukunft auch für alle anderen Pflichtangaben: Kleiner als 1,2 mm (bezogen auf die Höhe des kleinen „x") dürfen sie nicht mehr sein. Ob diese Schriftgröße insbesondere für ältere Menschen groß genug ist, bleibt fraglich. Zur Verbesserung der Lesbarkeit von Lebensmittelaufschriften sollen demnächst detailliertere Vorschriften folgen.

Mit den neuen Regelungen wurden wesentliche Schritte in Richtung Transparenz und Schutz von Verbraucherinteressen in die Wege geleitet. Die zukünftigen Pflichtangaben stellen jedoch Lebensmittelunternehmen vor logistische Herausforderungen und könnten weitere Verpackungs- sowie Lebensmittelabfälle verursachen, wie aus Unternehmenskreisen geäußert wurde.

Quellen:

Europäisches Parlament (2011): Angenommener Text der Lebensmittelinformations-Verordnung (vorläufige Ausgabe vom 06.07.2011)

Europa.eu (offizielle Website der Europäischen Union): Fragen und Antworten zur Lebensmittelinformations-Verordnung. Brüssel, 06.07.2011

Lebensmittelklarheit.de (2014): Die „neue Lebensmittel-Informationsverordnung. Online-Artikel vom 10.07.2014

Bundesministerium für Ernährung, Landwirtschaft und Verbraucherschutz: EU beschließt einheitliche Lebensmittel-Kennzeichnung. Pressemitteilung Nr. 125 vom 22.06.2011

veröffentlicht am 7.10.2014 auf www.ernaehrung.de

62 Nährwertangaben – sinnvoll und nützlich, aber oftmals zu wenig beachtet

Viele Lebensmittelverpackungen enthalten inzwischen Informationen zum Energie- und Nährstoffgehalt. Solche Angaben sollen Verbraucher bei der Auswahl gesunder Lebensmittel unterstützen. Ob dies allerdings tatsächlich effektiv ist, wurde bislang kaum wissenschaftlich analysiert. Deshalb wurde das von der EU geförderte Projekt „flabel" ins Leben gerufen.

„Flabel" ist die Abkürzung für „Food Labelling to Advance Education for Life" (Kennzeichnung von Lebensmitteln zur Förderung der Ausbildung für das Leben). Das Projekt besteht aus mehreren Einzelstudien, die gemeinsam folgende Fragen beantworten:

- Welche Auswirkungen hat die Nährwertkennzeichnung auf die Lebensmittelwahl, die Gewohnheiten von Konsumenten sowie ernährungsbedingte Gesundheitsprobleme in Europa?
- Was sollte bei der Entwicklung von Richtlinien zum Einsatz der Nährwertkennzeichnung beachtet werden?

Auch wenn das Projekt noch nicht vollständig abgeschlossen ist, werden zunehmend Ergebnisse einzelner Studien bekannt. **Eine Marktanalyse zeigte, dass Nährwertangaben in unterschiedlichen Formen heute auf vielen Lebensmitteln in Europa vorhanden sind.** Bei 85 Prozent der frischen Fertiggerichte und Frühstückszerealien, Joghurts und Keksen sowie kohlensäurehaltiger Limonaden waren Nährwerttabellen auf der Verpackungsrückseite zu finden, mehr als die Hälfte davon (48 Prozent) war ebenfalls auf der Vorderseite der Verpackung mit nährwertbezogenen Angaben und Angaben zu Schlüsselnährstoffen versehen.

Doch verstehen die Konsumenten die Angaben auf den Lebensmittelverpackungen? Dieser Frage gingen Forscher in weiteren Studien nach. In einer groß angelegten Untersuchung sollten Verbraucher aus vier europäischen Ländern den Gesundheitswert von jeweils drei Produkten einer Lebensmittelkategorie (z. B. Joghurt) anhand der darauf enthaltenen Informationen (Hauptnährstoffe, Energiegehalt) bewerten. Dabei stellte sich heraus, dass die Verbraucher diese Informationen durchaus verstehen und anwenden können. Weitere Studien bestätigen diese Erkenntnis. Ergänzende Angaben wie eine Ampelkennzeichnung oder Portionsangaben und Relationen zum Tagesenergiebedarf verbesserten die Genauigkeit der Einschätzung der Teilnehmer nur geringfügig.

Obwohl die Angaben zum Gesundheitswert verschiedener Lebensmittel heute auf vielen Verpackungen vorhanden sind und die Konsumenten diese auch verstehen, beeinflussen Nährwertangaben die Lebensmittelauswahl jedoch kaum. Die Ursache hierfür sehen Wissenschaftler in der mangelnden gesundheitlichen Motivation der Käufer. Bei Kaufentscheidungen seien Kriterien wie Geschmack, Anklang in der Familie und Kaufgewohnheiten weitaus wichtiger als Gesundheitsziele. Eine mangelnde Motivation für Gesundheitsziele bedingt außerdem, dass Verbraucher Nährwertkennzeichnungen weniger wahrnehmen. Anhand der Verfolgung der Augenbewegungen in einem simulierten Lebensmittelgeschäft konnte gezeigt werden, dass Konsumenten im Durchschnitt 25 bis 100 Millisekunden für die Betrachtung von Nährwerten verwenden – aus Sicht der Wissenschaftler zu wenig, um die enthaltenen Informationen zu verarbeiten.

Wie lässt sich die Akzeptanz und Nutzung von Nährwertkennzeichnungen durch die Verbraucher erhöhen? Hier kamen die Forscher zu interessanten Schlussfolgerungen. Wie bereits erwähnt ist ein gewisses Maß an Gesundheitsmotivation eine grundlegende Voraussetzung dafür, dass Verbraucher nährwertbezogene Angaben überhaupt zur Kenntnis nehmen. Aufgabe der Politik ist deshalb, die Kennzeichnung von Lebensmitteln in ein größeres Konzept von Ernährungspädagogik und gesundheitlicher Motivation einzubinden.

Auch die richtige Darstellung ist wichtig: Informationen über Schlüsselnährstoffe und Energiegehalt sollten einheitlich auf der Vorderseite der Produkte angegeben werden und einfarbig, leicht lesbar und in vertrauter Weise dargestellt sein. Ideal ist eine Kombination von Richtwerten für die Tageszufuhr mit Ampelveranschaulichung. Die Aufmerksamkeit für die Kennzeichnung mit Nährwerten kann außerdem gesteigert werden, wenn möglichst wenig konkurrierende Informationen im gleichen Bereich auf der Verpackung abgedruckt sind. Außerdem erhöhen zusätzlich abgebildete Gesundheits-Logos insbesondere bei Zeitdruck die Aufmerksamkeit für und die Nutzung von Ernährungsinformationen.

In der Pflicht sind auch die Lebensmittelhersteller. Denn nur, wenn gesunde Alternativen auf dem Markt verfügbar sind, können Verbraucher sich auch dafür entscheiden. Eine unlängst in Deutschland und Polen durchgeführte Studie hat gezeigt, dass sich Konsumenten bei einem verbesserten Produktsortiment deutlich häufiger für die gesünderen Alternativen entschieden. Eine Verpflichtung zu einheitlichen, besser vergleichbaren Nährwertangaben würde Verbraucher nicht nur bei der Auswahl gesunder Lebensmittel unterstützen, sondern sollte auch als Anreiz für verbesserte Rezepturen, Produktinnovationen und nicht zuletzt wirtschaftlichen Erfolg auf dem stark umkämpften Lebensmittelmarkt verstanden werden.

Angaben zu den Nährstoffen zahlreicher Lebensmittel, einerlei ob frisch oder verarbeitet, können Sie auch auf der Internetseite des Deutschen Ernährungsberatungs- und -informationsnetzes (DEBInet) nachlesen.

Quellen:

Fernandez Celemín L, Grunert KG (2012): Food Labelling to advance better education for life – Major results and conclusions.

EUFIC (2012): Neue Einblicke in die Nährwertkennzeichnung in Europa. EU-Projekte – Sonderausgabe 03/2012.

Ergebnisse, Auswertungen und wissenschaftliche Veröffentlichung der während des Projekts gesammelten Daten

veröffentlicht am 24.04.2012 auf www.ernaehrung.de

63   Lebensmittelinformations-Verordnung in Kraft

Nach dreijähriger Übergangsfrist ist am 13. Dezember 2014 die Lebensmittelinformations-Verordnung in Kraft getreten. Damit gelten erstmals europaweit einheitliche Regeln für die Kennzeichnung von Lebensmitteln. Für Verbraucher hat das Bundesministerium für Ernährung und Landwirtschaft Informationsmaterial bereitgestellt.

Christian Schmidt, der amtierende Bundesminister für Ernährung und Landwirtschaft, sieht in der Lebensmittelinformationsverordnung einen *„Meilenstein für mehr Klarheit und Wahrheit bei der Aufmachung und Kennzeichnung von Lebensmitteln"*. Sie sorge an vielen Stellen dafür, so Schmidt weiter, dass die Menschen besser erkennen, was in den Lebensmitteln enthalten ist.

Neu sind beispielsweise die klare Kennzeichnung von Imitatlebensmitteln in Verbindung mit dem Produktnamen, die Hervorhebung von Allergenen im Zutatenverzeichnis, Warnhinweise auf Energydrinks sowie die Festlegung einer Mindestschriftgröße für Pflichtangaben auf Lebensmitteln. Ab April 2015 muss der Aufzucht- und Schlachtort auch bei Geflügel-, Schweine-, Schaf- und Ziegenfleisch genannt werden, für Rindfleisch ist dies schon seit 2000 gesetzlich vorgeschrieben. Und im Dezember 2016 wird eine einheitliche Nährwerttabelle mit Angaben zum Energiegehalt, den Mengen an enthaltenem Fett, gesättigten Fettsäuren, Kohlenhydraten, Zucker, Eiweiß und Salz – jeweils bezogen auf 100 Gramm oder 100 Milliliter – auf allen verpackten und vorverpackten Lebensmitteln verpflichtend.

Rechtzeitig zum Inkrafttreten der Lebensmittelinformations-Verordnung hat das Bundesministerium für Ernährung und Landwirtschaft (BMEL) Informationsmaterial bereitgestellt. Auf der neu gestalteten interaktiven Kennzeichnungswebsite des BMEL können Interessierte die 16 Seiten umfassende Broschüre *„Kennzeichnung von Lebensmitteln – Die neuen Regelungen"* und eine handliche Service-Karte *„Klarheit und Sicherheit an der Ladentheke – Informationen für Allergikerinnen und Allergiker"* abrufen oder bestellen. Darüber hinaus bietet die Internetseite über verschiedene Zugangswege Informationen über die neue Verordnung.

Quellen:

BMEL (2014): Ab 13. Dezember 2014 neue Regeln für die Lebensmittelkennzeichnung. Pressemitteilung vom 12.12.2014

C. Bächle (2014): Was hat Europa mit der Lebensmittelkennzeichnung zu tun? Artikel vom 07.10.2014

Kennzeichnungswebsite des BMEL

veröffentlicht am 20.01.2015 auf www.ernaehrung.de

64 Health Claims – wohl nicht der Weisheit letzter Schluss

Europäische Kommission veröffentlicht Liste mit zulässigen gesundheitsbezogenen Angaben auf Lebensmittel

Die Europäische Kommission hat am 16. Mai 2012 die genehmigten Health Claims bekannt gegeben. 222 gesundheitsbezogene Angaben dürfen fortan europaweit auf Lebensmitteletiketten und in der Werbung verwendet werden. Produkte mit bisher eingesetzten, nunmehr abgewiesenen Angaben können noch sechs Monate lang abverkauft werden, bevor sie vom Markt genommen werden müssen.

Über 44 000 Health Claims reichten die Mitgliedsstaaten der Europäischen Union im Jahr 2008 bei der Kommission ein, die diese auf 4 600 zusammenfasste. Bis zum Jahr 2010 wurden die Health Claims an die europäische Behörde für Lebensmittelsicherheit (EFSA) geschickt, die wissenschaftlich untersuchte, ob die darin gemachten Angaben bestätigt werden können. Die EFSA schloss den Hauptteil dieser Arbeit Mitte 2011 ab. Die Mitgliedsstaaten stimmten daraufhin einer Autorisierung der Claims zu und das Europa-Parlament und der Europäische Rat erklärten sich nach vorangegangener Prüfung am 27. April 2012 damit einverstanden.

John Dalli, EU-Kommisar für Gesundheit und Verbraucherpolitik, spricht in diesem Zusammenhang von einem „krönendem Abschluss" als Ergebnis jahrelanger Arbeit. Weiter sieht er in der gefallenen Entscheidung einen „wichtigen Meilenstein bei der Regulierung der gesundheitsbezogenen Angaben auf Lebensmitteln". Für Zulassungsbehörden bestünde fortan weniger administrativer Aufwand und für Lebensmittelhersteller und Verbraucher gäbe es mehr Klarheit. *„Die EU-weite Liste der zulässigen Health Claims wird im Internet verfügbar sein und wird es Verbrauchern überall in der EU ermöglichen, eine informierte Entscheidung zu treffen"*, meint Dalli.

Einen ähnlichen Standpunkt vertritt Monique Goyens, Generaldirektorin der europäischen Verbraucherorganisation (BEUC). Über gesundheitsbezogene Angaben sagt sie: *„Die Lebensmittelindustrie hat lange Zeit falsche oder übertriebene*

121

Angaben genutzt, um die Aufmerksamkeit der Verbraucher zu gewinnen. Es ist höchste Zeit, dass solche irreführenden und unbegründeten Angaben vom Markt genommen werden (...)." Für die Verbraucher bedeute dies nach Meinung Goyens die Aussicht auf klare, präzise und vor allem vertrauenswürdige Informationen.

Doch es gibt auch kritische Stimmen. Die Europäische Kommission hat mit den Health Claims insbesondere Werbung für Vitamine und Mineralstoffe genehmigt. Nach Ansicht von Dr. Martin Müller, einem Sachverständigen für Lebensmittel, öffnen die neuen, zulässigen Angaben für diese Nährstoffe viel Raum für werbebezogene Aussagen: „ *(Oftmals) reichen (...) geringe Mengen in den Produkten aus, um zugelassene Werbeversprechen tätigen zu können. Und wenn man sich die für Vitamine und Mineralstoffe zugelassenen Claims einmal genauer anschaut, dann findet man für alle wichtigen Bereiche und Funktionen des menschlichen Körpers etwas passendes.*" Kritiker befürchten vor diesem Hintergrund einen gezielten Einsatz von Vitaminen und Mineralstoffen, der mehr einer gesundheitsbezogenen Werbung als dem tatsächlichen gesundheitlichen Nutzen dienen wird.

Auch wenn sie wissenschaftlich geprüft wurden – eine endgültige Sicherheit für Hersteller und Verbraucher können die Health Claims nicht garantieren. Sie geben lediglich den aktuellen Wissensstand zum Zeitpunkt der Bewertung wieder. Irrtümer sind dabei nicht auszuschließen und wenn neue Erkenntnisse aufkommen, können möglicherweise Änderungen notwendig werden. Konkretes Beispiel sind Phytosterol- bzw. Phytostanol-haltige Produkte mit einem Gehalt über 0,8 g, die mit der Aussage „gesunder Cholesterinspiegel durch Pflanzensterole bzw. -stanole" ausgelobt werden dürfen. Dieser Zusammenhang wird durch die Ergebnisse einer niederländischen Studie in Frage gestellt. Das deutsche Bundesinstitut für Risikobewertung sprach sich daher bereits für eine Neubewertung von Phytosterolen durch die EFSA aus.

Quellen:
Petitjean S (16.05.2012): New EU list of health claims
European Commission Press release (16.05.2012): Food: Commission adopts landmark list of permitted health claims
www.health-claims-verordnung.de
Kreutz H (aid, 23.05.2012): Health Claims: EU veröffentlicht zugelassene Gesundheitsangaben

veröffentlicht am 29.05.2012 auf www.ernaehrung.de

65   Tierische Lebensmittel: Sag' mir wo Du herkommst ...

In den letzten Jahren wurde wiederholt negativ über die Qualität von Fleisch- und Fleischprodukten berichtet. Deshalb möchten immer mehr Verbraucher über die Herkunft des von ihnen gekauften Fleischs

Bescheid wissen. Bislang ist dies allerdings nur bei Rindfleisch möglich. Mit der Ende Juli verabschiedeten EU-Lebensmittelinformationsverordnung wird die Herkunftsangabe bei Fleisch auch für Schweine-, Schaf-, Ziegen- und Geflügelfleisch verpflichtend. Bis diese Verordnung rechtswirksam wird, wird es jedoch noch einige Zeit dauern.

So lange müssen die Verbraucher hierzulande nicht warten. Wer Fleisch direkt beim Metzger kauft, erhält auf Nachfrage in der Regel Auskunft über die Herkunft des geschlachteten Tieres. Aber auch bei verpacktem Fleisch kann man sich informieren. **Das Bundesamt für Verbraucherschutz und Lebensmittelsicherheit (BVL) stellt auf seiner Internetseite eine Datenbank zur Verfügung, die alle in Deutschland zugelassenen Betriebe für den Handel mit Lebensmitteln tierischer Herkunft enthält.** Über eine Suchfunktion kann der interessierte Kunde schnell herausfinden, in welchem Betrieb sein Fleisch produziert wurde. Hierfür ist lediglich die Eingabe der auf der Verpackung aufgeführten Zulassungsnummer des Betriebs erforderlich. Das Suchergebnis beinhaltet den Namen und die Anschrift des Betriebes und gibt außerdem Auskunft darüber, für welche Betriebszweige der Betrieb zugelassen ist. In der erweiterten Suchmaske kann gezielt nach bestimmten Betrieben gesucht werden.

Die Herkunftsrecherche ist nicht nur für Fleisch, sondern auch für alle anderen verpackten tierischen Lebensmittel, die in Deutschland erzeugt wurden, möglich, beispielsweise für Eier, Milch und Molkereiprodukte sowie Fischereiprodukte.

veröffentlicht am 15.09.2011 auf www.ernaehrung.de

66   Der Spion auf der Lebensmittelverpackung

Intelligente Etiketten informieren Verbraucher: In Zukunft könnten intelligente Etiketten, sogenannte „Smart Labels", die Sicherheit von Lebensmitteln erhöhen, Gesundheitsrisiken verringern und zugleich Lebensmittelverschwendung eindämmen. Alles nur Zukunftsmusik? Nicht ganz: Im Rahmen des Projekts „IQ-Freshlabel" wurden am Technologie-Transfer-Zentrum (TTZ) Bremerhaven zwei Smart Labels entwickelt.

Was können Smart Labels?

Temperaturkontrolle: Diese technologische Neuheit registriert die Temperatur und hilft die Einhaltung der Kühlkette von Lebensmitteln zu beurteilen. Anhand von Farbveränderungen des Indikators auf dem Etikett kann der Verbraucher auf einen Blick feststellen, ob die Kühlkette bei einem Lebensmittel eingehalten wurde. Werden tiefgekühlte Lebensmittel durchgehend bei -18°C transportiert und gelagert (geschlossene Kühlkette), kann eine lange Haltbarkeit (ca. 18-24 Monate) erzielt werden.

Kontrolle der Gasatmosphäre: Leicht verderbliche Lebensmittel (zum Beispiel Geflügelprodukte) werden heutzutage häufig unter einer Schutzatmosphäre verpackt. Der frühzeitige Verderb kann jedoch nur verhindert werden, wenn die Verpackung dicht ist und kein Gas aus der Umgebung eintreten kann. Zur Überprüfung der Schutzatmosphäre wurden Smart Labels entwickelt, die das Eindringen von Sauerstoff durch farbliche Veränderungen anzeigen.

Alles hat seinen Preis

Beide Etiketten dienen damit in erster Linie zur Beurteilung der Frische von Lebensmitteln. Die deutlich auf der Verpackungsoberfläche sichtbaren Qualitätsindikatoren sollen außerdem zu Verbesserungen bei der Verpackung und dem Transport von Lebensmitteln beitragen und Lebensmittelmüll reduzieren. Schon heute finden sich Smart Labels auf Fleischverpackungen in der Schweiz und der Ukraine sowie auf verpacktem Fisch in den USA.

Über eine Einführung im größeren Stil entscheidet vor allem der Lebensmittelkunde, der die Mehrkosten für Smart Labels wohl direkt über den Lebensmittelpreis finanzieren wird. Abhängig vom Produktionsumfang und der Technologie des Etiketts kostet ein einzelnes Etikett ca. vier bis zehn Cent. Bei einer Umfrage waren die rund 2500 Verbraucher aus Deutschland, Finnland, Südfrankreich und Griechenland bereit, 20 Cent mehr für ein entsprechend etikettiertes Produkt zu bezahlen. Bleibt abzuwarten, ob diese Kaufabsicht tatsächlich beim Lebensmitteleinkauf realisiert wird und auch erhalten bleibt, wenn der Reiz des Neuen verflogen ist.

Quellen:
Projektbeschreibung von IQ-Freshlabel
Technologie-Transfer-Zentrum (TTZ) Bremerhaven (2014): Intelligente Etiketten für sichere Lebensmittel. Pressemitteilung vom 30.04.2014.

veröffentlicht am 8.07.2014 auf www.ernaehrung.de

67   Machen Sie den Ampelcheck

Eine Aktion der Verbraucherzentrale

Eine Ampelkennzeichnung wird uns in naher Zukunft wohl kaum den Einkauf im Supermarkt erleichtern. Falls Sie sich mehr Orientierung wünschen, müssen Sie aber dennoch nicht gänzlich auf eine Ampel verzichten: Die deutschen Verbraucherzentralen haben in Anlehnung an britische Vorgaben einen „Ampelcheck" entwickelt, der eine gute Orientierung bietet.

Der Ampelcheck hilft dabei, die Angaben für Gesamtfett, gesättigte Fettsäuren, Salz und Zucker einzuschätzen. Als „gering" eingestufte Mengen entsprechen grünem, „mittlere" Mengen gelbem und „hohe" Mengen rotem Ampellicht. Dadurch ermöglicht der Ampelcheck eine schnelle und einfache Orientierung über kritische Nährstoffe.

Den Ampelcheck gibt als Karte bei den einzelnen Zentralen oder online zum Download (www.verbraucherzentrale-ampelcheck.de).

veröffentlicht am 15.06.2012 auf www.ernaehrung.de

125

H Hygiene

68 Das kleine Einmaleins der Lebensmittelhygiene

Mit der EHEC-Krankheitswelle ist die Küche – sowohl in Lebensmittel verarbeitenden Betrieben als auch bei Privatverbrauchern – ins Visier der Öffentlichkeit gerückt. Neben der Meidung bestimmter Lebensmittel wurde zur Einhaltung von Grundregeln des hygienischen Umgangs mit Lebensmitteln geraten. In diesem Bereich bestehen jedoch Defizite bei Verbrauchern. Wie gut kennen Sie sich aus? Hier können Sie Ihr Wissen überprüfen und ggf. ergänzen.

Umsichtig Einkaufen

Schon beim Einkauf sollten lebensmittelhygienische Aspekte beachtet werden. Leicht verderbliche Ware wie rohe Fleisch- und Fischwaren sollten gerade im Sommer immer in Kühltaschen transportiert werden. Achten Sie auch auf die Einhaltung der Kühlkette: Wer tiefgefrorene Produkte am Ende des Einkaufs auswählt und in einer Kühltasche transportiert, ist auf der sicheren Seite. Eier sollten möglichst frisch gekauft werden. Steht kein Legedatum auf der Verpackung, kann man sich auch an dem auf den Eiern aufgedruckten Mindesthaltbarkeitsdatum orientieren. Das Legedatum liegt vier Wochen davor. Insbesondere wenn ältere Menschen oder Kinder mit versorgt werden, sollte pasteurisierte Milch anstelle von Roh- oder Vorzugsmilch verwendet werden. Durch die Wärmebehandlung wird der Keimgehalt der Milch verringert, die Milch wird länger haltbar. Der Vitamingehalt ändert sich dennoch kaum.

Küchenhygiene

Reinigen: Bei der Arbeit in der Küche ist ein regelmäßiges Reinigen von Händen, Oberflächen und Arbeitsgeräten ein absolutes Muss. Bakterien können sonst über Arbeitsflächen, -geräte und Besteck auf Lebensmittel übertragen werden. Schneidebretter, Messer und andere Küchenutensilien sollten nach jedem Kontakt mit rohem Fleisch, Geflügel und Fisch, Eiern sowie rohen pflanzlichen Lebensmitteln gründlich heiß gereinigt werden. Bei der Zubereitung von Fleisch und Fisch sind Unterlagen mit glatter Oberfläche empfehlenswert. Sie sind leichter zu reinigen, Keime können sich darauf schwerer ansiedeln. Achten Sie darauf, Küchenwäsche, Reinigungsschwämme und Spülbürsten regelmäßig auszutauschen. Handtücher und Spüllappen sollten von Zeit zu Zeit im Kochwaschgang gewaschen werden.

Kreuzkontaminationen vermeiden: Die Übertragung von Bakterien von einem Lebensmittel auf ein anderes ist besonders bei rohem Fleisch, Geflügel, Fisch, Eiern, Meeresfrüchten und Lebensmitteln, die vor dem Verzehr nicht mehr erhitzt werden (z. B. Salat) von Bedeutung. Deshalb sollten fertig zubereitete Produkte niemals in Geschirr gegeben werden, in dem sich zuvor rohes Fleisch, Geflügel, Fischwaren oder rohe Eier befunden haben und das zwischenzeitlich nicht gründlich heiß gereinigt wurde. Die Auftauflüssigkeit und das Verpackungsmaterial von Fleisch oder Geflügel sollten nicht in Kontakt mit anderen Speisen gelangen. Bei der Lebensmittelzubereitung sollte man außerdem auf Handschmuck verzichten, offene Wunden sollte man mit einem wasserdichten Pflaster oder Verband abdecken.

Richtiges Kühlen

Die Temperatur des Kühlschrankes sollte weniger als 7-8 °C betragen, im Gefrierschrank sind Temperaturen von -18 bis -20 °C notwendig. In der Kälte wird das Wachstum der meisten Bakterien gehemmt. Doch täuschen Sie sich nicht: Selbst im Gefrierschrank können manche Bakterienarten überleben. Beim Auftauen – insbesondere bei Zimmertemperatur – können sie sich anschließend rasant vermehren. Aus diesem Grund sollten Fleisch- und Fischwaren immer im Kühlschrank oder in der Mikrowelle aufgetaut werden. Die Auftauflüssigkeit sollte dabei möglichst nach unten abtropfen können (z. B. durch ein Plastikgefäß mit Siebeinsatz).

Die kälteste Zone des Kühlschranks befindet sich direkt über den Gemüsefächern. Hier ist der richtige Ort zur kurzfristigen Zwischenlagerung leicht verderblicher Lebensmittel wie Fleisch und Fisch. Länger als ein bis zwei Tage sollten sie aber auch dort nicht aufbewahrt werden. Hackfleisch bietet aufgrund seiner großen Oberfläche und seiner lockeren Struktur zahlreiche Angriffspunkte für Bakterien. Deshalb sollte es noch am Einkaufstag zubereitet und durchgegart werden. Speisen aus rohen Eiern, z. B. Mayonnaise oder Tiramisu, sollten nur aus sehr frischen Eier zubereitet werden und anschließend sofort gekühlt und bald verzehrt werden.

Quellen:
Bundesinstitut für Risikobewertung (BFR, 2007): Verbrauchertipps – Schutz vor Lebensmittelinfektionen in Privathaushalten.
Schreiner, H. (2008):Sieben Hauptregeln zum hygienischen Umgang mit Lebensmitteln. Bayerisches Staatsministerium der Justiz und für Verbraucherschutz.
Diepolder, H., Beck, H., Engelhardt, G. (2004): Mit Eiern, Milch und Fleisch richtig umgehen. Bayerisches Staatsministerium der Justiz und für Verbraucherschutz.

Ministerium für Ländlichen Raum und Verbraucherschutz (MLR) Baden-Württemberg (2011): Die 10 Regeln zur Hygiene im Haushalt.

Stiftung Warentest (2010): Rund um Hygiene.

veröffentlicht am 13.07.2011 auf www.ernaehrung.de

69 Gesundheitsrisiko nein danke – Lebensmittel hygienisch zubereiten

Laut Angaben der Weltgesundheitsorganisation (WHO) lässt sich ein großer Teil der durch Lebensmittel verursachten Erkrankungen auf nur wenige Fehler im Umgang mit Lebensmitteln zurückführen. In Deutschland werden jährlich über 100.000 lebensmittelbedingte Erkrankungen gemeldet. Kinder, Schwangere, ältere und abwehrgeschwächte Menschen erkranken besonders häufig. Einen hundertprozentigen Schutz vor Lebensmittelinfektionen gibt es nicht. Wer die hier aufgeführten Grundregeln beachtet, kann möglichen Risiken gelassener begegnen.

Hitze – Der Feind von Bakterien und Co.

Durch gründliches Erhitzen werden Krankheitserreger wie Salmonellen in Fleisch, Geflügel und Eiern zuverlässig abgetötet. Dabei ist zu beachten, dass eine Kerntemperatur von 70-80 °C für mindestens zehn Minuten gehalten wird. Dies lässt sich leicht mit einem Garthermometer überprüfen. Frischer Fisch wird so lange gegart, bis er nicht mehr glasig ist und sich leicht in Schichten zerteilen lässt. Rühr- und Spiegeleier sollten durchgebraten werden, Spiegeleier auf beiden Seiten. Wer bei Frühstückseiern auf Nummer sicher gehen möchte, kocht diese mindestens fünf Minuten. Fertig gegarte Speisen sollten möglichst sofort verzehrt werden. Zum Warmhalten muss die Temperatur mindestens 65 °C betragen. Aus hygienischer und auch ernährungsphysiologischer Sicht (Erhalt von Vitaminen) ist ein rasches Abkühlen der Speisen, die Zwischenlagerung im Kühlschrank und anschließendes Erhitzen in der Mikrowelle längerem Warmhalten vorzuziehen.

Waschen, Schälen und Blanchieren sind wesentliche Schritte bei der Verarbeitung von Obst und Gemüse. Auch im Urlaub sollten Obst und Gemüse immer mit Trinkwasser gereinigt werden. Nach dem Waschen sollten Sie Obst und Gemüse mit einem sauberen Küchentuch oder einem Einweg-Papiertuch abtrocknen. Frisch gewaschener Salat wird am besten in einer Salatschleuder trocken geschleudert und bis zum Verzehr im Kühlschrank aufbewahrt. Die meisten Gemüsesorten sowie leicht verderbliche Obstsorten wie Beeren und Kirschen können Sie gut im Gemüsefach des Kühlschranks aufbewahren. Tomaten verlieren allerdings im Kühlschrank ihr Aroma und Bananen verfärben sich darin mitunter braun (je nach Kühltemperatur).

Schutz vor unerwünschten Mitessern

Insekten, Nager und Co. sind nicht nur lästig, sie übertragen überdies Krankheitserreger, die Lebensmittelinfektion und -vergiftungen hervorrufen können. Deshalb bewahren Sie fertig zubereitete Speisen besser in geschlossenen Gefäßen auf oder decken sie z. B. mit Folie vollständig ab. Nimmt die Fliegenplage im Sommer überhand, sollten Fliegengitter oder/und Leimfänger eingesetzt werden. Auch die eigenen Haustiere können Keimträger sein und sollten deshalb von Lebensmitteln ferngehalten werden.

Quellen:
Bundesinstitut für Risikobewertung (BFR, 2007): Verbrauchertipps – Schutz vor Lebensmittelinfektionen in Privathaushalten.
Schreiner, H. (2008):Sieben Hauptregeln zum hygienischen Umgang mit Lebensmitteln. Bayerisches Staatsministerium der Justiz und für Verbraucherschutz.
Diepolder, H., Beck, H., Engelhardt, G. (2004): Mit Eiern, Milch und Fleisch richtig umgehen. Bayerisches Staatsministerium der Justiz und für Verbraucherschutz.
Ministerium für Ländlichen Raum und Verbraucherschutz (MLR) Baden-Württemberg (2011): Die 10 Regeln zur Hygiene im Haushalt.
Stiftung Warentest (2010): Rund um Hygiene.

veröffentlicht am 14.07.2011 auf www.ernaehrung.de

70 MRSA-Krankenhauskeime in mariniertem Grillfleisch

Schlechte Nachrichten für Grillfreunde: Bei einer stichprobenartigen Untersuchung von abgepacktem, mariniertem Grillfleisch wurden in fast jeder siebten Probe MRSA-Keime nachgewiesen. Gefahr besteht insbesondere für Menschen mit schwachem Immunsystem.

Für die Untersuchung, die im Auftrag der grünen Bundestagsfraktion durchgeführt wurde, kauften die Prüfer in Kiel, Berlin, Münster und weiteren zehn Städten abgepacktes Grillfleisch. Eingekauft wurde bei allen gängigen Supermarktketten und Discountern.

Bei der anschließenden Analyse der Fleischproben fanden die Prüfer in 14 Prozent der Proben MRSA-Keime, zum Beispiel in Schweinenackensteaks in Pfeffermarinade und marinierten Putenhacksteaks. MRSA oder Methicillin-resistente Staphylococcus aureus sind Bakterienstämme, die vor allem als Krankenhauskeime bekannt und gefürchtet sind. Denn im Unterschied zu herkömmlichen Erregern sind MRSA-Keime gegen einen Großteil der handelsüblichen Antibiotika resistent, was die Heilung erschwert. Nach Angaben des Bundesinstituts für Risikobewertung (BfR) können MRSA-Keime Wundinfektionen und Atemwegsentzündungen hervorrufen.

Experten vermuten, dass ein übermäßiger oder falscher Einsatz von Antibiotika in der Tiermast zur Entstehung und Verbreitung der MRSA-Keime beigetragen hat. Auch ökologisch erzeugtes Fleisch kann betroffen sein. Bei Menschen mit einem schwachen Immunsystem, zum Beispiel Kranken oder Kleinkindern, ist deshalb besondere Vorsicht angeraten.

Mit bloßem Auge lässt sich nicht erkennen, ob Fleisch mit MRSA-Keimen belastet ist. Zum Schutz vor einer Infektion ist eine gute Hygiene in der Küche unerlässlich. Vor und nach dem Hantieren mit rohen Zutaten sollten die Hände stets gründlich mit Wasser und Seife gewaschen werden. Außerdem rät das BfR, verschiedene Küchenutensilien für Rohes und Gegartes zu verwenden, damit Keime nicht von den rohen Zutaten auf fertig Gegartes übertragen werden können. Schneidebretter in der Küche sollten vorzugsweise aus Kunststoff bestehen, möglichst keine Furchen haben und regelmäßig bei Temperaturen über 60 Grad in der Spülmaschine gereinigt werden.

Quellen:
Tagesschau (2014): Stichprobe weist resistente Erreger nach MRSA-Keime in Grillfleisch. Beitrag vom 10.08.2014.
Die Welt (2014): Krankenhauskeime in Grillfleisch gefunden. Online-Artikel vom 10.08.2014
Spiegel (2014): Stichproben in 13 Städten: Tester finden gefährliche Keime in Grillfleisch. Online-Artikel vom 10.08.2014
Focus (2014): MRSA-Keime im Grillfleisch: So schützen sich Verbraucher. Online-Artikel vom 11.08.2014.

veröffentlicht am 25.08.2014 auf www.ernaehrung.de

71   Handschuhe an der Bedientheke: Wo ist Hygiene sinnvoll?

Fleisch und Wurstwaren sind empfindliche Lebensmittel. Zur Vermeidung von Lebensmittelinfektionen ist Hygiene im Umgang mit ihnen das A und O. Kritische Bereiche sind insbesondere Bedientheken, an denen die Ware den Käufern präsentiert wird. Woran erkennen Sie die hygienische Arbeitsweise eines Betriebes? Viele achten darauf, ob das Verkaufspersonal Handschuhe trägt...

Die Verwendung von Handschuhen hat für Verbraucher keine Vorteile, wie ein gemeinsames Forschungsprojekt des Instituts für Arbeitssicherheit, der Fleischerei-Berufsgenossenschaft und der Berufsgenossenschaft für den Einzelhandel zeigte. Ausschlaggebend sind vielmehr die Vermeidung des direkten Kontakts mit der Ware, die regelmäßige Reinigung von Arbeitsgeräte und -flächen sowie weitere Maßnahmen.

Entgegen der weitverbreiteten Meinung ist der Gebrauch von Einmalhandschuhen an Ladentheken nicht gesetzlich vorgeschrieben. Hierzu ein Zitat aus der europäischen Verordnung zur Lebensmittelhygiene (EG 852/2004): *„Personen, die in einem Bereich arbeiten, in dem mit Lebensmitteln umgegangen wird, müssen ein hohes Maß an persönlicher Sauberkeit halten; sie müssen geeignete und saubere Arbeitskleidung und erforderlichenfalls Schutzkleidung tragen."* Die Verwendung von Einmalhandschuhen wird dennoch häufig in Fleischereifachgeschäften und Lebensmittelläden praktiziert, da die Kunden dies erwarten.

Für das Verkaufspersonal hat das Tragen von Einmalhandschuhen gravierende Nachteile. Die Haut wird darin permanent feucht und warm gehalten und quillt auf. Hierdurch wird die Barrierefunktion der Haut gestört. Sie fängt an zu jucken, rötet sich und wird schuppig. Hautrisse und Bläschen können sich bilden. Nicht selten entstehen mit der Zeit ernstzunehmende Hauterkrankungen, z. B. Hautekzeme oder Allergien. Im Extremfall kann dies sogar zur Berufsunfähigkeit führen.

Dabei ist die Verwendung von Handschuhen nicht entscheidend für einen hygienischen Umgang mit Lebensmitteln, wie eine Untersuchung des Instituts für Arbeitssicherheit, der Fleischerei-Berufsgenossenschaft und der Berufsgenossenschaft für den Einzelhandel zeigte. Das Tragen von Handschuhen ist nur dann von Vorteil, wenn die Handschuhe stets aus frisch geöffneten Verpackungen stammen und wenn sie alle fünf Minuten gewechselt werden. Unter praxisorientierten Bedingungen bringt das Tragen von Einmalhandschuhen keinen hygienischen Vorteil und sollte daher unterbleiben, so das Fazit der Fleischerei-Bundesgenossenschaft aus den Untersuchungsergebnissen. Hinzu kommt, dass durch das Tragen von Handschuhen eine „gewisse Fahrlässigkeit" entstehe, so Dr. Anette Kolk vom Institut für Arbeitsschutz: Man verliert das Gefühl, wann die Hände klebrig sind und wann man sie waschen muss.

Viel wichtiger sind andere Hygienemaßnahmen. Hierzu gehören die Vermeidung des direkten Kontakts mit den Lebensmitteln durch die Verwendung von Gabeln, Greifzangen, Folien und Tüten, regelmäßige Hygieneschulungen des Personals sowie die gründliche Reinigung von Arbeitsflächen und Arbeitsmaterialien. Ein besonderes Augenmerk sollte hier auf die verwendeten Schneidbretter gelegt werden, denn diese sind bereits nach kurzer Verwendungszeit dicht mit Keimen besiedelt. Deshalb wird empfohlen, sie häufig zu reinigen, am besten in einer Spülmaschine mit integriertem Programm zur Keimreduzierung. Falls dies nicht möglich ist, sollten sie nach der Reinigung mit einem bakteriziden Präparat behandelt und gut an der Luft getrocknet werden. Wenn das Personal dann regelmäßig und richtig die Hände reinigt und auf saubere Arbeitskleidung geachtet wird, kann auf Einmalhandschuhe verzichtet werden – im eigenen Interesse und letztendlich auch der Umwelt zuliebe.

Quellen:

VERORDNUNG (EG) Nr. 852/2004 des Europäischen Parlaments und des Rates vom 29. April 2004 über Lebensmittelhygiene.

Fleischerei-Berufsgenossenschaft (2007): Untersuchungen zur Hygiene beim Tragen feuchtigkeitsdichter Handschuhe an Frischetheken. Schlussfolgerungen für eine saubere und gesunde Haut beim sicheren Umgang mit Lebensmitteln.

Booth, A. (2012): Einweghandschuhe: Hygienefalle an der Fleischtheke. Bericht auf hr-online.de.

veröffentlicht am 03.04.2012 auf www.ernaehrung.de

Allgemeine Ernährungsthemen

I Ernährung in Schwangerschaft und Stillzeit

72 Die Nationale Stillkommission empfiehlt: Beikosteinführung individuell entscheiden

In einer aktuellen Stellungnahme betont die Nationale Stillkommission, dass ihre Empfehlungen zur Stilldauer und zur Einführung von Beikost nach wie vor gelten. Demnach sollten Säuglinge mindestens vier Monate lang ausschließlich gestillt und Beikost frühestens zu Beginn des fünften Monats eingeführt werden.

Anlass für die Stellungnahme war die Aktualisierung der S3-Leitlinie zur Allergieprävention im Juli 2014, die von der Deutschen Gesellschaft für Allergologie und klinische Immunologie (DGAKI) und der Deutschen Gesellschaft für Kinder- und Jugendmedizin (DGKJ) unter Mitwirkung weiterer medizinischer Fachgesellschaften ausgearbeitet und herausgegeben wurde. Im Unterschied zur vorherigen Version der Leitlinie von 2009 sahen die Vertreter der Fachgesellschaften keine wissenschaftliche Evidenz für eine Verlängerung der Stilldauer zur Prävention atopischer Erkrankungen: *„Stillen hat viele Vorteile für Mutter und Kind. Die aktuelle Datenlage unterstützt die Empfehlung, dass für den Zeitraum der ersten vier Monate voll gestillt werden soll. (Evidenzgrad A, starke Empfehlung)."*

Hinsichtlich des Zeitpunkts für die Beikosteinführung wird in der aktuellen S3-Leitlinie zur Allergieprävention verstärkt darauf hingewiesen, dass gesicherte Belege für einen Vorteil bei einer Beikosteinführung deutlich nach dem vierten Monat fehlen. Die aktuelle Empfehlung zur Beikosteinführung wird ausschließlich mit dem steigenden Nährstoffbedarf von Säuglingen ab einem Alter von fünf Monaten begründet: *„Die zu der Zeit in Deutschland existierende Empfehlung, Beikost nach dem vollendeten vierten Lebensmonat einzuführen, ist aus Gründen eines steigenden Nährstoffbedarfs sinnvoll. Eine Verzögerung der Beikosteinführung soll aus Gründen der Allergieprävention nicht erfolgen. (Evidenzgrad A, starke Empfehlung)".*

Obwohl die Fachgesellschaften in ihrer Leitlinie darauf hinweisen, die aktuell gültigen Empfehlungen in Deutschland zu unterstützen, stimmt dies nicht ganz. Denn: Die Herausgeber der nationalen Empfehlungen zur Stilldauer und Beikosteinführung – die Nationale Stillkommission, das Forschungsinstitut für Kinderernährung (FKE), das Netzwerk Junge Familie und die Deutsche Gesellschaft für Kinder- und Jugendmedizin (DGKJ) – empfehlen einen längeren Zeitraum für ausschließliches Stillen, und zwar vier bis sechs Monate.

135

Nach Prüfung der wissenschaftlichen Datenlage unter Berücksichtigung der in der Leitlinie zitierten Studien bleibt die Empfehlung dieser Institutionen, „*Beikost individuell in Abhängigkeit vom Gedeihen und der Essfähigkeit des Kindes keinesfalls vor dem Beginn des fünften Monats und nicht später als zu Beginn des siebten Lebensmonats einzuführen und auch nach der Einführung von Beikost weiter zu stillen, so lange Mutter und Kind mögen.*" Grund dafür sind sowohl ernährungsphysiologischen Aspekten als auch Daten über den Zusammenhang zwischen ausschließlichem Stillen, der Einführung von Beikost und dem Wachstum, der Entwicklung und späteren Krankheitsrisiken des Kindes. Insbesondere wird darauf hingewiesen, dass wissenschaftliche Belege für die Aussage, Beikost sei aufgrund des steigenden Nährstoffbedarfs bereits zwingend ab dem vollendeten vierten Monat erforderlich, fehlen.

- Da uneinheitliche Handlungsempfehlungen Multiplikatoren (hierzu zählen beispielsweise Hebammen, Ernährungsberater und Kinderärzte) und Eltern verunsichern, plädiert die Nationale Stillkommission dafür, basierend auf ihren vorherigen Ausführungen, die folgenden im Konsens verabschiedeten Handlungsempfehlungen zum Stillen und zur Beikostfütterung zu kommunizieren:
- Säuglinge (mit und ohne Allergierisiko) **sollten mindestens bis zum Beginn des fünften Monats ausschließlich gestillt** werden.
- Auch nach Einführung von Beikost – fruhestens mit Beginn des fünften Monats, spätestens mit Beginn des siebten Monats – sollten Säuglinge **weiter gestillt werden.**
- Ab wann ein Säugling innerhalb des genannten Zeitfensters zusätzlich Beikost benötigt, ergibt sich **individuell** in Abhängigkeit vom Gedeihen und der Essfähigkeit des Kindes.
- Die **Stilldauer insgesamt** bestimmen Mutter und Kind.

Quellen:

Bundesinstitut für Risikobewertung (2015): Update der S3-Leitlinie Allergieprävention weicht von Stillempfehlung der Nationalen Stillkommission ab. Stellungnahme der Nationalen Stillkommission am BfR vom 30. April 2015.

Deutsche Gesellschaft für Allergologie und klinische Immunologie (DGAKI), Deutsche Gesellschaft fur Kinder- und Jugendmedizin (DGKJ) (2014): S3-Leitlinie Allergieprävention – Update 2014.

veröffentlicht am 09.06.2015 auf www.ernaehrung.de

73 Ernährung für Stillende – viele Einschränkungen sind nicht notwendig

Die Ernährung stillender Mütter unterliegt keinen festen Einschränkungen und Stillende müssen weder auf Alkohol noch auf Kaffee gänzlich verzichten. Ob das Baby kritische Lebensmittel gut verträgt, ist von Fall zu Fall unterschiedlich. Ein ungeprüfter Verzicht auf bestimmte Lebensmittel ist jedenfalls unnötig.

Manchmal leiden Babys unter Blähungen, sobald die stillende Mutter ein bestimmtes Lebensmittel gegessen hat. Wird dieses für einige Tage gemieden und dann erneut verzehrt, kann geprüft werden, ob das verdächtigte Lebensmittel tatsächlich die wahrgenommene Reaktion auslöst.

Nach dem Genuss von Schokolade und Gewürzen wie Zimt, Knoblauch, Curry und Chillipfeffer beobachten Mütter häufig, dass ihre Babys empfindlich reagieren. Auch Zitrusfrüchte, Erdbeeren, Kiwis und Ananas sowie daraus gewonnene Säfte, möglicherweise blähendes Gemüse wie Zwiebeln, Kohl, Knoblauch, Blumenkohl, Brokkoli, Gurke und Paprika sowie Früchte mit abführender Wirkung wie Kirschen und Pflaumen werden in manchen, aber keineswegs allen Fällen von Babys schlecht vertragen. Viele stillende Mütter können essen, was sie wollen, ohne dass ihr Baby Beschwerden bekommt.

Auf das regelmäßige Trinken von Alkohol sollten Mütter – gleichgültig, ob in Maßen oder in größeren Mengen – in der Stillzeit verzichten. Gelegentlich kleine Mengen Alkohol zu trinken, z. B. zu einem besonderen Anlass, wirkt sich in der Regel nicht nachteilig aus. Dabei sollte es allerdings bei **einem Getränk** bleiben, denn nach dem zweiten Glas steigt der Alkoholspiegel im Blut so stark an, dass der Alkohol in der Muttermilch auftaucht. Stillende sollten zudem nach dem Alkoholgenuss etwas warten, bis sie dem Baby wieder die Brust geben.

Es spricht auch nichts gegen ein bis zwei Tassen Kaffee am Tag. Damit das Koffein den Schlafrhythmus des Babys nicht stört, ist es besser auf größere Mengen Kaffee, besonders am Abend, zu verzichten. Koffein kommt übrigens nicht nur in Kaffee vor, sondern auch in vielen Softdrinks, Tees und manchen freiverkäuflichen Arzneimitteln.

Quelle:
Pryor K, Pryor G: Are there any foods I should avoid while breastfeeding. Expert Answers.
veröffentlicht am 18.02.2011 auf www.ernaehrung.de

74   Geschmacksprägung beginnt schon im Mutterleib

In einer aktuellen Literaturübersicht ist das Forschungsinstitut für Kinderernährung der Frage nachgegangen, ob und gegebenenfalls wie sich geschmackliche Prädispositionen schon früh auf wünschenswerte Weise beeinflussen lassen. Die Ergebnisse weisen auf längerfristige Wirkungen von geschmacklichen Erfahrungen aus der Zeit vor und nach der Geburt hin.

Evolutionär bedingt bevorzugen Säuglinge vor allem die Geschmacksrichtung süß, aber auch salzig und das sogenannte umami (herzhaft, fleischig, wohlschmeckend) werden toleriert. Dagegen besteht von Natur aus eine Aversion gegen saure und bittere Geschmacksrichtungen zum Schutz vor Giftigem oder Verdorbenem. Gerade die instinktive Vorliebe für Süßes scheint den Empfehlungen für eine gesunde Ernährung entgegenzustehen. Daher besteht großes Forschungsinteresse hinsichtlich der Frage, ob und wie sich frühkindliche Geschmacksvorlieben auf ernährungsphysiologisch wünschenswerte Weise prägen lassen.

Auch wenn die Studienlage zu diesem Thema bislang eher lückenhaft ist und insbesondere Studien über langfristige Effekte der geschmacklichen Prägung in jungen Jahren fehlen, scheint eine frühkindliche Geschmacksprägung derzeit als durchaus wahrscheinlich. So wurde beispielsweise berichtet, dass Jugendliche und Erwachsene, die früher Säuglingsmilch mit Vaniellearoma erhalten hatten, mit Vanillearoma aromatisierte Lebensmittel bevorzugten. Acht- bis neunjährige Kinder, deren Mütter in der 35. bis 39. Schwangerschaftswoche drei- bis viermal wöchentlich Knoblauch verzehrt hatten, präferierten im Vergleich zur Kontrollgruppe knoblauchhaltige Gerichte und Kleinkinder, deren Mütter während der Schwangerschaft und Stillzeit Karottensaft tranken, bevorzugten bei der Beikosteinführung karottenhaltigen Getreidebrei. Außerdem ist bekannt, dass Kinder, die länger gestillt wurden, später mehr Gemüse verzehrten. Ob dieser Effekt allerdings auf eine geschmackliche Prägung zurückzuführen ist oder eher darauf, dass Mütter, die länger stillen, generell ein ausgeprägtes Gesundheitsbewusstsein aufweisen, ist bislang nicht bekannt. Denn auch das Angebot an Obst und Gemüse beeinflusst den Verzehr.

Aus entwicklungs- und ernährungsphysiologischen Gründen erweist sich eine Einführung der Beikost im fünften bis siebten Lebensmonat als besonders günstig. In diesem Zeitfenster ist die Akzeptanz für unbekannte Lebensmittel größer und saure sowie bittere Lebensmittel werden seltener abgelehnt. Wiederholtes, zwangloses Anbieten von Lebensmitteln, die zuvor abgelehnt wurden, erhöht die Akzeptanz ebenso wie ein rascher Wechsel der Gemüsesorte bei der Beikosteinführung.

Als Fazit hält Professor Dr. Mathilde Kersting vom Forschungsinstitut für Kinderernährung fest, dass die „derzeitigen Erkenntnisse aus sensorischer Sicht und im Einklang mit ernährungserzieherischen Konzepten für eine ausgewogene variationsreiche Ernährung im Geschmacks- und im Ernährungskontinuum von Mutter und Kind von Anfang an" sprechen.

Quellen:

M. Kersting, A. Hilbig, S. Disse (2015): Säuglingsernährung und Geschmacksprägung. Einfluss früher sensorischer Erfahrungen auf die kindliche Ernährung. Monatsschrift Kinderheilkunde 163: S. 783-789

veröffentlicht am 08.10.2015 auf www.ernaehrung.de

75   Muttermilch-Aroma gibt Rätsel auf

Gehen Geruchs- und Geschmacksstoffe aus Nahrungsmitteln tatsächlich in die Mutter-milch über? Und: Beeinflussen das Stillen und die Ernährung der Mutter in der Stillzeit die späteren Ernährungsgewohnheiten des Kindes? Rund um Muttermilch und Stillen sind vie-le Fragen unbeantwortet. Studienergebnisse der Universität Erlangen-Nürnberg geben neue Ansatzpunkte zur Beantwortung dieser und weiterer Fragen.

Wissenschaft lebt von neuen Studien. Bislang gingen Experten davon aus, dass die Ernährung der Mutter den Geschmack der Muttermilch beeinflusst. Viele haben von dem Karottensaft-Experiment gehört, bei dem Säuglinge, deren Müt-ter während der Schwangerschaft und Stillzeit große Mengen davon tranken, Karottenaroma eher mochten als andere Säuglinge. Nicht zuletzt deshalb ist die Annahme weit verbreitet, dass die Aromen, die ein Säugling früh in seinem Leben kennenlernt, seine späteren Ernährungsgewohnheiten beeinflussen.

Ganz so einfach scheinen die Zusammenhänge zwischen der Ernährung der Mutter und der Geschmacksprägung des Säuglings jedoch nicht zu sein. Die Lebensmittelchemikerin Prof. Andrea Büttner warnt vor vorschnellen Schlüs-sen: *„Die meisten Studien zu diesem Thema sind geprägt durch extrem hohe Geruchsstoff-Dosierungen und atypisch lange Verabreichung der Aromen oder Nahrungsmittel, sodass eine Übertragung auf die alltägliche Ernährungssituation nur schwer möglich ist."*

Deshalb untersuchte Professor Büttner mit ihren Kollegen an der Universität in Nürnberg-Erlangen, ob und in welchem Umfang Geruchsstoffe in die Mut-termilch übergehen und inwiefern sie zuvor im mütterlichen Stoffwechsel ver-ändert werden. In einem ersten Schritt identifizierten die Wissenschaftler per Gaschromatographie die wichtigsten Aromastoffe der Muttermilch. Anschlie-ßend konfrontierten sie Säuglinge mit ausgewählten Muttermilch-Geruchsstof-fen um herauszufinden, ob die Geruchsstoffe für die kleinen Testpersonen attraktiv oder eher abschreckend sind. Wie verändert sich die Mimik des Kin-des nach dem Riechen? Dreht es seinen Kopf weg oder leckt es mit der Zunge? Jede kleinste Veränderung war für die Forscher wichtig.

Obwohl noch nicht alle Daten ausgewertet sind, lassen die Ergebnisse den Zusammenhang zwischen der Ernährung der Mutter und den sensorischen Eigenschaften der Muttermilch in einem neuen Licht erscheinen und geben Ansatzpunkte für zukünftige Studien. Die Wissenschaftler stellten fest, dass die zugrunde liegenden chemischen und physiologischen Vorgänge im Körper der Mutter wesentlich komplexer sind als bisher angenommen wurde und nicht alle Geschmacksstoffe 1:1 in die Muttermilch übergehen. Andrea Büttner erläutert: *„Ein wichtiges Ergebnis war unter anderem, dass nicht jedes von der Mutter ver-zehrte Aroma auch zwingend zu sensorischen Veränderungen der Muttermilch führt. So konnten wir zeigen, dass Fisch- oder Stilltee-Geruchsstoffe weder analytisch noch sensorisch* *in der Muttermilch nachweisbar waren.*" Nimmt die Mutter dagegen höher dosierte Geruchsstoffmengen auf (im Experiment Eukalyptol gegen Erkältung), enthielt die Muttermilch den Ausgangsstoff sowie Umbauprodukte aus dem mütterlichen Stoffwechsel.

Aus den Ergebnissen ihrer Experimente schließen die Wissenschaftler, dass möglicherweise nur bestimmte Stoffe und Substanzklassen tatsächlich über die Muttermilch weitergegeben werden. *„Ich will nicht sagen, dass unsere Erkenntnisse die Muttermilchforschung revolutionieren*", meint Büttner. *„Aber es fehlte bislang ganz klar eine differenzierte Betrachtung verschiedener Stoffe und Aromen sowie der im wirklichen Leben aufgenommenen Mengen. Ebenso sind die komplexen Prozesse im mütterlichen Organismus nicht hinreichend untersucht, die dafür sorgen, dass eben nicht alle Geruchsstoffe der Nahrung mit der Muttermilch abgegeben werden. Daher wurde immer pauschal angenommen, dass alle konsumierten Substanzen sich auch in der Muttermilch wiederfinden.*"

Für ihre Studie wurden die Wissenschaftler kürzlich mit dem Nutrica-Wissenschaftspreis 2013 ausgezeichnet. Doch für Büttner und ihre Kollegen ist das Thema damit nicht abgeschlossen. Ganz im Gegenteil: *„Die Hypothese, dass die Ernährungsgewohnheiten eines Kindes im späteren Alter über die Ernährung der stillenden Mütter geprägt wird, ist aus meiner Sicht spannend und ausbaufähig, auch wenn diese Zusammenhänge sicher komplexer sind als bisher angenommen*", erläutert Büttner. Büttner und ihre Kollegen zweifeln daran, dass die Muttermilch generell Geschmacksvorlieben prägt und erwägen, ob dies nur in wenigen Fällen tatsächlich geschieht. *„Mindestens ebenso spannend wäre zu diskutieren, ob und in welcher Weise der mütterliche Organismus eine Kontrollfunktion übernimmt. Denn oft wird vergessen, dass selbst natürliche Aromastoffe nicht immer gesund sein müssen*", meint Büttner.

Vielleicht erfahren wir bald mehr über Aromastoffe in der Muttermilch und die frühkindliche Prägung von Ernährungsgewohnheiten.

Quellen:
Friedrich-Alexander Universität (2013): FAU-Wissenschaftlerin relativiert Mythen rund ums Thema Stillen. Pressemitteilung vom 25.10.2013.
E. Pauli (2013): Milupa verleiht den Nutricia-Wissenschaftspreis 2013 für Aromaforschung in Muttermilch. Presseinformation.

veröffentlicht am 03.01.2014 auf www.ernaehrung.de

76   Als Raucher geboren

Mehr als jedes zehnte Kind in Deutschland wird von einer Frau geboren, die während der Schwangerschaft geraucht hat. Darauf weist die Initiative „Gesund ins Leben" hin. Angesichts der gravierenden Folgen des (Passiv-)Rauchens für ungeborene Kinder, Säuglinge und Kinder sollten zukünftige Eltern verstärkt auf die Problematik aufmerksam gemacht werden.

Zwar hat sich der Anteil der Frauen, die während der Schwangerschaft rauchen, seit Ende der 1990er Jahre halbiert, allerdings gaben zwischen 2007 und 2011 immer noch 11,2 Prozent der Frauen an, nach Bekanntwerden der Schwangerschaft (weiter) geraucht zu haben. Dies geht aus Daten der Ärztekammern Deutschlands hervor. Für Frau Prof. Claudia Hellmers, Hebammenwissenschaftlerin im Netzwerk „Gesund ins Leben", sind dies alarmierende Zahlen. Angesichts der erheblichen Folgen, die das Rauchen bereits auf die Entwicklung des Ungeborenen haben kann, rät sie schwangeren Frauen, möglichst konsequent auf das Rauchen zu verzichten. Hierdurch lässt sich die Gefahr von Fehlbildungen, vorzeitigen Plazentaablösungen, geringem Geburtsgewicht, späterem Übergewicht und Allergien reduzieren. Schwangere sollten jedoch nicht nur selbst auf das Rauchen verzichten, sondern möglichst auch darauf achten, sich nicht in Räumen aufzuhalten, in denen geraucht wird oder geraucht wurde.

Die Chancen, während der Schwangerschaft mit dem Rauchen aufzuhören, schätzt Hellmers als besonders günstig ein: „Werdende Eltern sind aufgeschlossen für Gesundheitsbotschaften. Sie tragen zu einem gesunden Start für ihr Kind bei, wenn sie gemeinsam für eine rauchfreie Schwangerschaft sorgen." Hellmers rät Fachkräften, die zukünftigen Eltern explizit und einfühlsam auf ihren Zigarettenkonsum anzusprechen und durch positive Botschaften zu Entwöhnungsmaßnahmen zu motivieren. Übrigens profitieren auch Paare mit Kinderwunsch vom Rauchverzicht, denn Rauchen mindert die Fruchtbarkeit.

Da sozial benachteiligte, alleinstehende sowie junge Frauen vergleichsweise häufig während der Schwangerschaft rauchen, lohnt es sich, diese Gruppen gezielt anzusprechen. Außerdem sollten Eltern, die es geschafft haben, während der Schwangerschaft auf das Rauchen zu verzichten, auch nach der Geburt des Kindes motiviert werden, beim Nicht-Rauchen zu bleiben. Bislang werden viele Frauen nach der Geburt ihres Kindes wieder rückfällig. Fortlaufende Informationen und Unterstützung sind daher aus Sicht der Gesundheitsinitiative ebenso unabdingbar für eine langfristige Rauchentwöhnung wie die Zusammenarbeit der begleitenden Fachkräfte.

Quellen:

Gesund ins Leben (2015): Jedes 10. Neugeborene kommt in Deutschland als Raucher auf die Welt. Pressemitteilung vom 19.05.2015.

R. Scholz, M. Voigt, K. T. M. Schneider, N. Rochow, H.-P. Hagenah, V. Hesse, S. Straube (2013): Analyse der Deutschen Perinatalerhebung der Jahre 2007-2011 und Vergleich mit den Daten von 1995-1997: maternale Charakteristika. Geburtshilfe Frauenheilkd 73(12): 1247-1251.

veröffentlicht am 21.07.2015 auf www.ernaehrung.de

77 Was die mütterliche Ernährung mit der Leistungsfähigkeit ihres Kindes zu tun hat

Die Ernährung von Frauen während der Schwangerschaft und Stillzeit beeinflusst offenbar die körperliche Leistungsfähigkeit ihrer Kinder. Wissenschaftler des Deutschen Instituts für Ernährungsforschung konnten diesen Zusammenhang zumindest bei Mäusen nachweisen. Ihre Ergebnisse sind im Journal of Nutritional Science nachzulesen.

Die Weltgesundheitsorganisation WHO warnt, dass sich die Anzahl der Menschen mit krankhaftem Übergewicht seit 1980 verdoppelt hat – ein Trend der sich wohl weiterhin fortsetzen wird. Übergewicht beginnt häufig schon im Kindesalter. Aktuell ist etwa jedes fünfte Kind übergewichtig und die meisten dieser übergewichtigen Kinder (80 Prozent) werden auch im Erwachsenenalter Gewichtsprobleme haben. Meist sind mehrere Faktoren an der Entstehung von Übergewicht beteiligt. Zu ihnen zählen eine erbliche Veranlagung, die Ernährung und nicht zuletzt die körperliche Aktivität.

Die Wissenschaft nähert sich auf ihrer Suche nach den Ursachen von Übergewicht und seinen Begleit- und Folgeerscheinungen immer mehr dem Beginn des Lebens. Untersucht wird inzwischen bereits der Einfluss von vorgeburtlichen Bedingungen auf spätere Erkrankungen. Bekannt ist beispielsweise ein Zusammenhang zwischen der Ernährung der (werdenden) Mutter während der Schwangerschaft und Stillzeit und dem Risiko ihres Kindes, in seinem Lebensverlauf übergewichtig zu werden oder/und an Typ-2-Diabetes zu erkranken. Außerdem ist es gelungen nachzuweisen, dass die Anzahl der Muskelfasern nur bis zur Geburt zunimmt. Damit kommt der fetalen Entwicklungsphase eine entscheidende Bedeutung für die spätere Ausprägung der Muskulatur zu.

Weitgehend unbekannt war bis dato allerdings, ob ein direkter Zusammenhang zwischen der mütterlichen Ernährung während der Schwangerschaft, der Entwicklung der Muskulatur des Nachwuchses sowie seinem Risiko, später übergewichtig zu werden, besteht. Hier beginnt die Forschung der Arbeitsgruppe Physiologie des Energiestoffwechsels unter Leitung von Frau Prof. Dr. Susanne Klaus. Für ihre Studie setzten sie trächtige Mäuse entweder auf eine fettarme oder auf eine fettreiche Diät. Das fettarme Futter enthielt 4,3 Gramm Fett pro 100 Gramm Futter (entspricht 10 Energieprozent aus Fett), das fettreiche Futter dagegen 21 Gramm Fett (entspricht 40 Energieprozent aus Fett). Die Fütterung wurde bis zum Ende der Stillzeit beibehalten. Nach der Entwöhnung erhielten alle Tiere dasselbe fettarme Futter. Jeweils die Hälfte der Mäuse, deren Mütter eine fettarme beziehungsweise fettreiche Kost erhalten hatten, wuchs weiter in einem Käfig auf, in dem ein Laufrad zur Verfügung stand. Die Mäuse konnten es freiwillig nutzen, so oft sie wollten.

Ein Vergleich zwischen den vier Gruppen zeigte zunächst, dass die Mäuse in allen Gruppen in etwa gleich viel fraßen, gleich schwer waren und gleich viel Muskel- und Fettmasse besaßen. Dennoch entdeckten die Wissenschaftler bemerkenswerte Unterschiede: im Ausdauertest waren die Nachkommen der fettreich ernährten Mütter, die das Laufrad tatsächlich genutzt und ein vierwöchiges Lauftraining absolviert hatten, nur halb so leistungsfähig wie die trainierten Nachkommen der fettarm ernährten Mütter. Außerdem stellten die Forscher fest, dass die Muskulatur des Nachwuchses fettreich ernährter Mütter nicht gut auf das Training ansprach. Bei länger andauernder Aktivität wurden die Muskeln dieser Tiere nur unzureichend mit Energie versorgt, was die geringere Leistungsfähigkeit der Nachkommen fettreich ernährter Mäuse erklären könnte. Langfristig könnten diese Mäuse aufgrund ihrer Leistungsschwäche häufiger übergewichtig werden. Die Wissenschaftler führen dieses Leistungsdefizit auf Störungen im Fett- und Zuckerstoffwechsel zurück, da verschiedene Gene des Fett- und Zuckerstoffwechsels bei den Nachkommen der fettreich ernährten Mütter anders reguliert waren.

„Mit unserer Untersuchung zeigen wir zum ersten Mal, dass der mütterliche Verzehr einer sehr fettreichen Kost während der Schwangerschaft und Stillzeit die muskuläre Leistungsfähigkeit und Trainierbarkeit der Nachkommen beeinflusst – selbst dann, wenn die Mütter nicht übergewichtig sind", betont Prof. Dr. Susanne Klaus. Noch stehen die Wissenschaftler am Anfang ihrer Forschung. Zukünftige Untersuchungen sollen die zugrunde liegende molekularen Mechanismen einschließlich Gen-Umwelt-Interaktionen aufdecken und außerdem überprüfen, inwieweit die im Tiermodell gewonnenen Erkenntnisse auch auf den Menschen übertragbar sind.

Quellen:

Deutschen Institut für Ernährungsforschung (DiFE, 2015): Mütterliche Ernährung beeinflusst körperliche Leistungsfähigkeit der Nachkommen. Pressemitteilung vom 05.02.2015.

I. Walter, S. Klaus (2014): Maternal high-fat diet consumption impairs exercise performance in offspring. Journal of Nutritional Science 3:e61

veröffentlicht am 17.03.2015 auf www.ernaehrung.de

J Säuglings- und Kleinkinderernährung

78 Muttermilch für kluge Kinder

Muttermilch gilt als optimale Säuglingsnahrung während der ersten Lebensmonate. Sie ist auf den Nährstoffbedarf des Säuglings abgestimmt, die enthaltenen Inhaltsstoffe sind gut verfügbar und leicht verdaulich. Außerdem schützt Muttermilch das Neugeborene vor akuten Erkrankungen und vor Übergewicht. Forscher aus Großbritannien kennen noch einen weiteren Vorteil: Ehemals gestillte Kinder sollen ihrer Studie zufolge Flaschenkindern in ihrer kognitiven Entwicklung voraus sein.

In York wertete eine Gruppe von Wissenschaftlern um Prof. Dr. Amanda Sacker die Daten von 11.879 Eltern-Kind-Paaren aus. Die Forscher interessierten sich in erster Linie für die Ernährung der Säuglinge im ersten Lebensjahr (Stillen ja/nein, Stilldauer) sowie die kognitive Entwicklung des Kindes. Hierfür wurden verschiedene Tests mit den inzwischen fünfjährigen Kindern durchgeführt. Geprüft wurden der Wortschatz der Kinder und ihre Fähigkeit, Muster zu konstruieren und ähnliche Bilder zu erkennen.

Bei ihren Auswertungen haben die Forscher soziale und ökonomische Unterschiede zwischen stillenden und nicht stillenden Müttern und deren Familien herausgerechnet. Berücksichtigt wurden zum Beispiel Schul- und Berufsausbildung der Mutter, Einkommen sowie Tabak- und Alkoholkonsum während der Schwangerschaft.

Es zeigte sich, dass vormals gestillte Kinder ihren gleichaltrigen ehemaligen Flaschenkindern in ihrer kognitiven Entwicklung überlegen waren: Reif Geborene, die mindestens sechs Monate gestillt worden waren, waren in ihrem Wortschatz etwa zwei bis drei Monate weiter als nie gestillte Kinder. Kürzer gestillte Säuglinge hatten ebenfalls einen, wenn auch geringer ausgeprägten Vorsprung (ein bis zwei Monate). Auch in den anderen Bereichen konnten die gestillten Kinder punkten: Bereits ab einer Stilldauer von zwei Monaten waren die Kinder den nicht gestillten Gleichaltrigen um zwei bis drei Monate in Bezug auf die Erkennung ähnlicher Bilder und ca. einen Monat bei der Konstruktion von Mustern voraus.

Noch deutlicher profitierten Frühchen (1) von Muttermilch: Kinder, die früher mindestens ein halbes Jahr gestillt worden waren, hatten im Vergleich zu nie gestillten Frühchen einen Vorsprung von fünf Monaten bezüglich ihres Wortschatzes, sechs bis acht Monaten bei der Erkennung ähnlicher Bilder und drei bis vier Monaten bei der Konstruktion von Mustern.

Wie lassen sich diese Unterschiede erklären? Die Wissenschaftler vermuten, dass bestimmte Inhaltsstoffe in der Muttermilch die geistige Entwicklung des Kindes fördern. Im Gespräch sind vor allem die langkettigen, mehrfach ungesättigten Fettsäuren. Zwar werden inzwischen auch einige Säuglingsanfangsnahrungen mit langkettigen, mehrfach ungesättigten Fettsäuren angereichert, diese sind allerdings möglicherweise weniger wirksam als die in Muttermilch enthaltenen. Muttermilch enthält außerdem Wachstumsfaktoren und Hormone, die an der Entwicklung des kindlichen Gehirns beteiligt sein könnten. Es wird auch spekuliert, dass Flaschenkinder vergleichsweise häufiger an Infektionen erkranken und dies Auswirkungen auf die Geschwindigkeit der geistigen Entwicklung haben könnte.

Zu diesen biochemisch-physiologischen Erklärungsversuchen kommt ein nicht zu vernachlässigender emotionaler Aspekt hinzu. Vielleicht fördert auch der intensive Kontakt zwischen Mutter und Kind während des Stillens, das gegenseitige physische und soziale Geben und Nehmen und das Gefühl der Geborgenheit den Lernfortschritt des Kindes. Wie dem auch sei – die Ergebnisse sprechen eindeutig für das Stillen des Nachwuchses in den ersten vier bis sechs Monaten.

(1) 778 der Kinder waren Frühchen (geboren in der 28-36. Schwangerschaftswoche), die anderen Kinder kamen ungefähr zum normalen Termin (37.-42. Schwangerschaftswoche) zur Welt.

Quelle:
M.A. Quigley, C. Hockley, C. Carson, Y. Kelly, M. Renfrew, A. Sacker (2012): Breastfeeding is associated with improved child cognitive development: A population-based cohort study. The Journal of Pediatrics 160:25-32

veröffentlicht am 10.02.2012 auf www.ernaehrung.de

79   Zuviel des Guten: Proteinreiche Säuglingsnahrung fördert Übergewicht

Möglicherweise werden schon in der frühen Kindheit Weichen für späteres Übergewicht gestellt. So waren vormals gestillte Kinder in Studien später seltener übergewichtig als Kinder, die Säuglingsnahrung aus der Flasche erhalten hatten. Der anfängliche Verdacht, dass der Eiweißgehalt der Säuglingsmilch Einfluss auf das Körpergewicht hat, wurde nun in der CHOP-Studie bestätigt.

Wissenschaftler von CHOP, dem European Childhood Obesity Project, untersuchen den langfristigen Einfluss der frühkindlichen Eiweißzufuhr auf seine körperliche Entwicklung und die Entstehung von Übergewicht. Hierfür wurden zwischen Oktober 2002 und Juni 2004 Eltern von 1678 bis zu zwei Monate alten Säuglingen aus Deutschland, Belgien, Polen, Italien und Spanien zur Studienteilnahme gewonnen. Alle Kinder, die nach zwei Monaten nicht mehr gestillt wurden, wurden zufällig auf zwei Gruppen verteilt. Die eine Gruppe erhielt eine industriell hergestellte Säuglingsmilch mit niedrigem Eiweißgehalt (Säuglingsanfangsnahrung: 1,8 g/100 Kalorien, Folgemilch: 2,2g/100 Kalorien), was der Zusammensetzung von Muttermilch entspricht. Die Kinder der anderen Gruppe erhielten eine Formelmilch mit einem höheren Eiweißgehalt (Säuglingsanfangsnahrung: 2,9 g/100 Kalorien, Folgemilch: 4,4 g/100 Kalorien), die aber auch zugelassen und im Handel erhältlich ist. Alle Kinder wurden nach 3,6,12,18 und 24 Monaten nach standardisierten Methoden untersucht, die Nahrungsaufnahme wurde mit Hilfe von 16 Ernährungsprotokollen dokumentiert.

Die Auswertungen der ersten Studienphase (bis zu einem Alter von zwei Jahren) ergaben, dass die Kinder der Hochproteingruppe während der Fläschchenzeit 1,6 Mal mehr Eiweiß zu sich nahmen als die Kinder der Niedrigproteingruppe, während die Energieaufnahme in beiden Gruppen in etwa gleich hoch war, Mit zunehmendem Alter und der Einführung von Beikost verringerte sich der Unterschied in der Eiweißaufnahme. Im zweiten Jahr nahmen die Kinder beider Gruppen vergleichbare Mengen an Eiweiß zu sich.

Dennoch waren die Kinder nach diesen zwei Jahren nicht auf demselben Stand. Denn die Unterschiede in ihrem Gewicht-pro-Länge und dem Body-Mass-Index (BMI), die sich bereits im Alter von einem halben Jahr abgezeichnet hatten, hatten sich bei den Zweijährigen verfestigt: Während die Kinder aus der Niedrigproteingruppe in ihren Körpermaßen vergleichbar waren mit den gestillten Kindern, hatten die Kinder aus der Hochproteingruppe ein signifikant höheres Gewicht-pro-Länge und einen höheren BMI.

Aktuell untersuchten die Wissenschaftler nun, wie sich die Kinder bis zum Alter von sechs Jahren weiter entwickelt haben. Sie stellten fest, dass die Kinder aus der Hochproteingruppe immer noch einen signifikant höheren BMI (durchschnittlich 0,5 Einheiten) und ein 0,67 kg höheres Gewicht hatten. Darüber hinaus war ihr Risiko, fettleibig zu werden, um das 2,4-fache erhöht. Die Kinder aus der Niedrigproteingruppe blieben dagegen weiterhin vergleichbar in ihren Körpermaßen mit den vormals gestillten Kindern.

Die Wissenschaftler vermuten, dass ein hoher Proteingehalt in Säuglingsnahrung insulinähnliche Wachstumsfaktoren stimuliert und damit eine frühe Gewichtszunahme begünstigt. Auch wenn Säuglingsmilchnahrung laut Diätverordnung mehr Protein enthalten dürfe als Muttermilch, sollte darauf im

Interesse der Übergewichtsprävention verzichtet werden. Außerdem sollte bei Kindern im ersten Lebensjahr Kuhmilch aufgrund ihres hohen Proteingehalts nur für die Zubereitung von Beikost verwendet werden und nicht als Getränk.

Quellen:

M. Weber, V. Grote, R. Closa-Monasterolo et al. (2014): Lower protein content in infant formula reduces BMI and obesity risk at school age: follow-up of a randomized trial. The American Journal of Clinical Nutrition, Online-Vorabveröffentlichung

B. Koletzko , R. von Kries, R. C. Monasterolo, et al. (2009): Can infant feeding choices modulate later obesity risk? The American Journal of Clinical Nutrition, Ausgabe 89, Seite 1502S-1508S.

B. Koletzko, R. von Kries, R. Closa et al. (2009): Lower protein in infant formula is associated with lower weight up to age 2 y: a randomized clinical trial. The American Journal of Clinical Nutrition, Ausgabe 89, Seite 1836-1845

A. M. Toschke, V. Grote, B. Koletzko, R. von Kries (2004): Identifying children at high risk for overweight at school entry by weight gain during the first 2 years. Archives of Pediatric and Adolescent Medicine, Ausgabe 158, Seite 449-452.

veröffentlicht am 30.09.2014 auf www.ernaehrung.de

80   „Baby-led Weaning": Fingerfood für die Kleinsten

„Baby-led Weaning" (wörtlich: vom Baby geführtes Zufüttern) ist eine Alternative zur klassischen Beikosteinführung in Form vom Brei. Das Kind entscheidet selbst, was und wie viel es essen möchte. „Baby-led Weaning" fördert die motorischen Fähigkeiten des Kindes, denn das Kind füttert sich ab dem Beginn der Beikostaufnahme selbst.

Mit „Baby-led Weaning" kann ab einem Alter von sechs Monaten begonnen werden, vorausgesetzt, das Kind ist in der Lage aufrecht zu sitzen, nach Gegenständen zu greifen und diese zum Mund zu führen. Eltern, die sich auf „Baby-led Weaning" einlassen möchten, sollten folgende Grundregeln beachten:

- Bieten Sie Ihrem Baby die Möglichkeit teilzunehmen, wenn ein anderes Familienmitglied isst. Sie können damit beginnen, sobald das Baby ein Interesse zeigt, Ihnen beim Essen zuzusehen, obwohl es unwahrscheinlich ist, dass es bereit ist, Essen in den Mund zu nehmen, bevor es sechs Monate alt ist.
- Stellen Sie sicher, dass Ihr Baby in einer aufrechten Position gehalten wird, solange es mit Essen experimentiert. Während der ersten Zeit können Sie es mit dem Gesicht zum Tisch auf den Schoß nehmen. Wenn es beginnt, Essen zu greifen, wird es wahrscheinlich auch reif genug sein, mit minimaler Unterstützung im Hochstuhl zu sitzen.
- Fangen Sie damit an, dass Sie dem Baby Essen anbieten, das die Form von Pommes (also einen „Griff") hat. Soweit möglich, und wenn sie geeignet

sind, bieten Sie Ihrem Baby die gleichen Nahrungsmittel an, die Sie auch essen, sodass es das Gefühl hat, dazu zu gehören.

- Bieten Sie unterschiedliche Nahrungsmittel an. Es ist nicht nötig, die Erfahrungen Ihres Babys mit dem Essen mehr einzuschränken als die, die es mit Spielzeug macht.
- Treiben Sie Ihr Baby nicht an. Erlauben Sie ihm sein eigenes Tempo. Versuchen sie nicht, ihm zu „helfen", indem Sie ihm Essen in den Mund stecken.
- Erwarten Sie nicht, dass Ihr Baby bei den ersten paar Gelegenheiten überhaupt etwas isst. Wenn es entdeckt hat, dass diese neuen Sachen gut schmecken, wird es anfangen, sie zu kauen und später auch runter zu schlucken.
- Ein junges Baby wird nicht jedes Stück Essen komplett aufessen – bedenken Sie, dass es noch nicht die Fähigkeit entwickelt haben wird, an Essen in seiner Faust heran zu kommen
- Lassen Sie Ihr Baby nicht mit Essen allein.
- Bieten Sie keine Nahrungsmittel an, die offensichtlich eine Gefahr bedeuten, wie z.B. Erdnüsse
- Bieten Sie kein Fast Food an, keine Fertiggerichte und keine Mahlzeiten mit Salz oder Zuckerzusatz.
- Bieten Sie Wasser aus einem Becher an, aber seien Sie unbesorgt, wenn Ihr Baby kein Interesse daran zeigt. Insbesondere gestillte Babys werden meist einige Zeit weiterhin alle Flüssigkeit, die sie benötigen, aus der Muttermilch beziehen.
- Seien Sie auf das „Chaos" vorbereitet! Eine saubere Plastikfolie auf dem Boden unter dem Hochstuhl schützt den Teppich/Fußboden und macht das Aufräumen einfacher. (Sie werden angenehm überrascht sein, wie schnell Ihr Baby lernt, recht sauber zu essen!)
- Ermöglichen Sie Ihrem Baby auch weiterhin, nach seinem eigenen Bedarf gestillt zu werden. Seien Sie darauf vorbereitet, dass sein Schema sich ändert, wenn es anfängt, mehr feste Nahrung zu essen.
- Wenn Sie in der Familie Nahrungsmittelunverträglichkeiten, Allergien oder Verdauungsprobleme haben, besprechen Sie diese Methode der Beikosteinführung mit Ihrem Kinderarzt/Ihrer Hebamme, bevor Sie damit beginnen.
- Schlussendlich: Haben Sie Freude daran zu sehen, wie Ihr Baby das Essen kennenlernt – und dabei seine hand- und mundmotorischen Fähigkeiten entwickelt!

Welche Vorteile hat „*Baby-led Weaning*" im Vergleich zur herkömmlichen Breifütterung? Neben der Förderung der motorischen Fähigkeiten des Kindes argumentieren die Befürworter, dass „*Baby-led Weaning*" die Akzeptanz verschiedener Lebensmittel fördert, Geruchs- und Geschmackswahrnehmung erheblich ausweitet und differenziert und Selbstständigkeit und Selbstbewusstsein des Kindes stärkt. Durch die Fortführung des Essens nach Bedarf werden

Auseinandersetzungen um Nahrungsaufnahme reduziert und der Entstehung von Übergewicht vorgebeugt.

Inwieweit diese postulierten Vorteile evidenzbasiert sind, haben Wissenschaftlerinnen des Forschungsinstituts für Kinderernährung (FKE) mit einer wissenschaftlichen Literaturrecherche überprüft. Zunächst fiel ihnen auf, dass die Studienlage zum Thema „Baby-led Weaning" eher dürftig ist. Die Wissenschaftlerinnen fanden hauptsächlich kleinere Beobachtungsstudien zum Wachstum und Ernährungsverhalten des Kindes sowie den mütterlichen Einstellungen. Studienergebnisse zur Energieaufnahme und zur Versorgung mit „kritischen" Nährstoffen (beispielsweise Eisen) in dieser Lebensphase fehlen bislang. Dies mag darauf zurückzuführen sein, dass nicht genau bestimmt werden kann, wie viel ein Kind jeweils von jedem angebotenen Lebensmittel gegessen hat. Die Studienlage zum Zusammenhang zwischen dem Fütterungsstil (also Breifütterung vs. „Baby-led Weaning") und dem Körpergewicht war zudem widersprüchlich, auch ein späteres gesünderes Ernährungsverhalten nach „Baby-led Weaning" konnte nicht nachgewiesen werden. In den Augen der Mütter, die ihre Kinder nach den Prinzipien von „Baby-led Weaning" ernährten, war diese Form der Beikosternährung gesünder, einfacher und weniger stressig als die herkömmliche Breifütterung.

Basierend auf dem bisherigen Stand der Wissenschaft empfehlen die Expertinnen für Kinderernährung am FKE, Beikost nicht ausschließlich mit „Baby-led Weaning" zu reichen. Denn ein Nährstoff- und Energiemangel lässt sich derzeit nicht sicher ausschließen. Das „Baby-led Weaning" könnte jedoch Denkanstöße für eine Öffnung der bestehenden Beikostempfehlungen geben, indem sich die Vorteile der Gabe von Beikost in Form von Brei und als Fingerfood ergänzen.

Quellen:
Internetseite Baby led Weaning
Internetseite des Forschungsinstituts für Kinderernährung
A. Hilbig, U. Alexy, M. Kersting (2015): Fingerfood statt Brei für Säuglinge? Von der Literaturrecherche zum Fazit für die Praxis. Proceedings of the German Nutrition Society 20: Seite 8.

veröffentlicht am 26.03.2015 auf www.ernaehrung.de

81   Keine Angst vor Allergenen in der Beikost

Lange galt die Empfehlung, Lebensmittel, die häufig Allergien auslösen (z. B. Hühnerei und Kuhmilch), erst spät in der Beikostphase einzuführen. Dadurch sollte der Entstehung von Hauterkrankungen und Allergien bei Kindern vorgebeugt werden. Aktuelle Studienergebnisse stellen den Sinn dieser Bestrebungen infrage.

Wissenschaftler aus den Niederlanden untersuchten den Zusammenhang zwischen dem Zeitpunkt der Einführung bestimmter Lebensmittel und der Entstehung von Ekzemen und Atembeschwerden bei Kindern. Für die Studie wurden die Eltern von insgesamt 6.905 Kindern befragt, ab welchem Alter ihre Kinder hoch allergene Nahrungsmittel (Kuhmilch, Hühnerei, Erdnüsse, Nüsse, Soja und glutenhaltige Getreidesorten) mit der Beikost erhielten. Zur Vermeidung von Erinnerungsfehlern, die die Ergebnisse verfälschen würden, wurde diese Befragung während der Beikostfütterungsphase (im Alter von sechs und zwölf Monaten) durchgeführt. In den darauffolgenden drei Jahren berichteten die Eltern einmal jährlich über das Vorliegen von Ekzemen oder Atembeschwerden bei ihren Kindern.

Die Studie ergab, dass über fast jedes dritte Kind im Alter von zwei Jahren an Atembeschwerden litt, bei den Drei- und Vierjährigen waren nur noch 14 Prozent davon betroffen. Deutlich höher war der Anteil der Kinder mit Ekzemen: im Alter von zwei Jahren waren 38 Prozent der Kinder daran erkrankt, mit drei und vier Jahren litt immer noch jedes fünfte Kind an der Hauterkrankung.

Die gemeinsame Auswertung der Ernährungs- und Krankheitsdaten zeigte allerdings, dass der Zeitpunkt der Einführung der untersuchten Lebensmittel in die Beikost nicht schuld war an diesen hohen Erkrankungsraten. Die Erkrankungshäufigkeit von Kindern, die vor dem siebten Monat allergene Nahrungsmittel erhielten, unterschied sich nicht signifikant von Kindern, bei denen diese erst später eingeführt wurden. Dies traf auch für Kinder mit erhöhtem Risiko für Hauterkrankungen oder einer bereits bestehenden Kuhmilchallergie zu.

Damit widersprechen die Studienergebnisse Empfehlungen zu einer Einführung von Lebensmitteln mit einem erhöhten allergenen Potential erst nach dem sechsten Monat. Zumindest hinsichtlich der Entstehung von Ekzemen und Atembeschwerden gab es keinen Unterschied zwischen den Gruppen mit früher und späterer Einführung. Die Autoren der Studie weisen allerdings auf weiteren Forschungsbedarf im Zusammenhang mit der Beikosteinführung hin. Sie empfehlen eine fortlaufende Beobachtung ihrer Studiengruppe, um die Entstehung von Asthma und Ekzemen über einen längeren Zeitraum erfassen zu können. Unklar sind auch die Konsequenzen einer sehr frühen Einführung allergener Lebensmittel (vor dem vierten Monat).

Quelle:
Tromp, I. M. et al. (2011): The introduction of allergenic foods and the development of reported wheezing and eczema in childhood. the Generation R Study. Archives of Pediatrics & Adolescent Medicine. Online-Vorabveröffentlichung.

veröffentlicht am 30.08.2011 auf www.ernaehrung.de

82 Gesundes Essen für Kinder

Vom Schleckermaul zum Allesesser – Tipps für den Umgang mit „schweren Fällen"

Manchmal ist es nicht einfach, seinem Kind neue Lebensmittel schmackhaft zu machen. Sicher gibt es kein Patentrezept. Aber vielleicht helfen Ihnen folgende Tipps weiter:

- **Ernähren Sie sich vielseitig während der Schwangerschaft und der Stillzeit:** Bereits in diesen frühen Entwicklungsphasen lernt Ihr Kind verschiedene Geschmacksrichtungen und Aromen über das Fruchtwasser und die Muttermilch kennen. Ernähren Sie sich vielseitig, sammelt Ihr Kind bereits früh Erfahrungen mit einer breiten Palette an Geschmacksrichtungen. Dies kann die spätere Akzeptanz neuer Lebensmittel erleichtern.
- **Kombinieren Sie Neues mit Bekanntem:** Oftmals werden neue Lebensmittel besser angenommen, wenn sie mit bekannten kombiniert werden. Bei Gemüse können beispielsweise neue und bekannte Gemüsearten gemischt werden, auch der beliebten Tomaten- oder Hackfleischsoße kann Gemüse beigefügt werden. Viele Kinder essen außerdem gerne Kartoffel-Gemüse-Puffer oder gefüllte Pfannkuchen. In ähnlicher Weise lassen sich Vollkorngetreideprodukte einführen: Mischen Sie zunächst die Vollkorn- und Nichtvollkornvariante und steigern Sie langsam den Vollkornanteil.
- **Das Auge isst mit:** Dekorieren Sie möglicherweise geschmacklich unattraktivere Speisen phantasievoll oder verpacken Sie das neue Gericht in eine spannende Geschichte.
- **Vermeiden Sie Belohnungen für „braves Essen":** Sätze wie „Wenn Du deinen Teller leer gegessen hast, bekommst Du ein Eis" sollten Sie vermeiden. Zum einen signalisieren Sie Ihrem Kind, dass das derzeitige Gericht tatsächlich nicht wohlschmeckend ist und verstärken so das bereits vorhandene Misstrauen. Außerdem sollte Essen generell nicht als Belohnung oder Strafe eingesetzt werden, da hierdurch das Risiko für spätere Essstörungen steigt. Hinzu kommt, dass Kinder durch solche Anreize verlernen, auf ihr natürliches Sättigungsgefühl zu achten und weiteressen, obwohl sie eigentlich satt sind. Dies kann ein Grundstein für die Entstehung zukünftiger Gewichtsprobleme sein.
- **Es kommt auch auf die Umgebung an:** Wer kennt das nicht: Bei angespannter Stimmung oder Streit bleibt einem manchmal der Bissen buchstäblich im Halse stecken. Beim geselligen Zusammensein schmeckt es dagegen gleich noch einmal so gut.
- **Seien Sie geduldig:** ¨Es braucht Zeit, bis ein Kind ungewohnte Geschmacksrichtungen akzeptiert. Reagieren Sie gelassen, wenn es nicht gleich beim ersten Mal klappt, und bieten Sie das Gericht trotzdem immer wieder an. Vielleicht klappt es ja später!
- **Lassen Sie Ihr Kind bei der Zubereitung der Speisen mitmachen:** So bekommt es einen besseren Bezug zu Lebensmitteln und lernt z. B. wie die

Kartoffel aussieht, bevor Kartoffelbrei daraus wird. Gemeinsam zubereitete Gerichte erhöhen auch die Neugierde und den Appetit beim anschließenden Essen.

- **Zuletzt der allerwichtigste Tipp:** Gehen Sie mit gutem Beispiel voran! Kinder lernen von ihren Vorbildern. Wenn Sie selbst oder Ihr Partner ein Gericht ablehnen, weshalb sollte Ihr Kind es probieren und mögen? Verzehren Sie neue Speisen mit sichtlichem Genuss, wird auch Ihr Kind gerne probieren wollen.

veröffentlicht am 09.06.2011 auf www.ernaehrung.de

83   Für Kinder: Schlauheit zum Schlucken

Haltlose Werbeversprechen

Bereits Schulkinder sind eine Zielgruppe der Hersteller von Nahrungsergänzungsmitteln. Kapseln, Pastillen und Tabletten sollen laut Werbebotschaften die Konzentration erhöhen und das Lernen erleichtern. Die Stiftung Warentest ist von der Wirkung dieser Produkte allerdings nicht überzeugt.

Für die aktuelle Untersuchung nahmen die Tester der Stiftung Warentest die Zusammensetzung von zwölf Produkten unter die Lupe, die überwiegend für Kinder zur Verbesserung oder Unterstützung kognitiver Fähigkeiten beworben oder ausgelobt wurden. Sieben der Produkte waren für Kinder ohne Erkrankungen vorgesehen (Nahrungsergänzungsmittel), bei fünf Produkten handelte es sich um diätetische Produkte für Kinder mit einem Aufmerksamkeitsdefizit- / Hyperaktivitätssyndrom (ADHS).

Unter Zuhilfenahme aktueller wissenschaftlicher Studien, Einschätzungen von Fachgesellschaften und Rechtvorschriften, versuchten die Prüfer, die auf den Verpackungen und Beipackzetteln ausgelobten Wirkungen auf ihren Wahrheitsgehalt zu überprüfen.

Wissenschaftlich nicht haltbar

Unter dem Strich konnte keines der Präparate die Prüfer überzeugen: Alle untersuchten Produkte wurden als „wenig geeignet" eingestuft. Elf der zwölf Produkte versprachen durch zusätzliche Einnahme von Omega-3-Fettsäuren, teilweise in Kombination mit Omega-6-Fettsäuren, die Entwicklung des kindlichen Gehirns zu fördern. Laut Stiftung Warentest ist bei diesen Produkten zwar der wissenschaftliche Ansatz richtig, denn unser Gehirn benötigt tatsächlich Omega-3- und Omega-6-Fettsäuren aus der Nahrung. Allerdings fehlen bislang stichhaltige Belege für den Nutzen von isolierten Fettsäuren in Nahrungsergänzungsmitteln auf die Entwicklung von Kindergehirnen zur Steigerung von Aufmerksamkeit und Verbesserung der Lernfähigkeit. Die bisher zu diesem Thema durchgeführten Studien wiesen entweder erhebliche Mängel im Studiendesign auf (z. B. Auswahl und Anzahl von Probanden) oder zeigten lediglich, dass die Einnahme von Nahrungsergänzungsmitteln keinen oder nur einen sehr geringen Effekt auf die Leistungsfähigkeit des Gehirns hatte. Damit kam die Stiftung Warentest zum gleichen Ergebnis wie die Cochrane Collaboration 2012: Omega-3-Fettsäuren sind nach dem aktuellen Stand der Wissenschaft nicht zur Förderung der Gehirnleistung von Kindern zu empfehlen.

Die Stiftung Warentest kritisierte außerdem, dass die Hersteller der Supplemente mit ihren Versprechen auf Verpackungen und Beipackzetteln gegen EU-Vorschriften verstießen: Laut der Health-Claims-Verordnung dürfen nur wissenschaftlich nachgewiesene Aussagen als Werbeslogan verwendet werden. Dass Omega-3-Fettsäuren die geistige Entwicklung fördern, gilt nicht als wissenschaftlich erwiesen.

Eine Außenseiterrolle nahm in der aktuellen Untersuchung ein Saft ein: Er enthielt keine Omega-3-Fettsäuren, sondern Eisen und einen Vitamin-B-Komplex „zur Unterstützung der Konzentrationsfähigkeit". Auch dieses Produkt wurde von den Prüfern negativ bewertet, da die meisten Kinder in Deutschland mit beiden Inhaltsstoffen ohnehin schon über die Nahrung gut versorgt sind, im Fall von Vitamin B seien manche Kinder sogar überversorgt, so die Tester.

Es gibt Alternativen

Zwischen 0,57 und 1,33 Euro kostete eine Tagesdosis der untersuchten Produkte für einen Sechsjährigen. Geld, das Eltern besser in andere Dinge investieren sollten. Der aid Infodienst empfiehlt Eltern, auf eine ausgewogene Ernährung ihrer Kinder zu achten und die Vielfalt der Lebensmittel zu nutzen. *„Gesunde Kinder brauchen keine Nahrungsergänzungsmittel"*, so Harald Seitz, Ernährungswissenschaftler des aid Infodienstes. Ein Präparat könne Obst und Gemüse sowieso nicht ersetzen, da es auf die Gesamtheit der Inhaltsstoffe, die in Obst und Gemüse enthalten sind, ankommt. Wenn reichlich Obst und Gemüse, dazu Vollkorn- und Milchprodukte auf dem Speiseplan stünden, habe das Gehirn alles, was es für eine gute Leistung benötige. Fetter Seefisch (Lachs, Makrele, Hering), Lein- und Rapsöl sowie Nüsse enthielten außerdem die für die Entwicklung des Gehirns notwendigen Omega-3-Fettsäuren. Statt Nahrungsergänzungsmittel einzunehmen, sollten Kinder lieber an der frischen Luft toben, so Seitz weiter. Denn das Spielen im Freien fördere die Durchblutung und sei gut für die Vernetzung der Nerven im Gehirn.

Quellen:
Stiftung Warentest (2013): Pillen für die Schule: Leere Versprechen.
Spiegel Online (2013): Schlaumacher für Kinder wirken nicht.

H. Kreutz (2013): Pillen für schlauere Kinder? Kaum Belege für den Nutzen von Nahrungsergänzungsmitteln.

veröffentlicht am 04.03.2013 auf www.ernaehrung.de

84 Mediterrane Küche für Kinder – nicht (nur) am Mittelmeer

*Eine nach den Idealen der mediterranen Kost optimierte Ernährung schützt auch Kinder vor
Übergewicht und Fettleibigkeit – wenn sie praktiziert wird. Doch nicht überall, wo man
mediterrane Ernährung erwarten würde, ist sie tatsächlich anzutreffen, wie der Vergleich
zwischen europäischen Ländern zeigt. And the winner is...?*

Bei der mediterranen Ernährung (auch bekannt als Mittelmeerküche) werden
traditionell viele pflanzliche Lebensmittel (mediterrane Gemüse- und Obstsorten, Getreideprodukte, Nüsse und Samen), täglich Milchprodukte in kleineren
Mengen (Käse, Joghurt), mehrmals pro Woche Geflügel oder Fisch, jedoch
kaum rotes Fleisch (Rind, Schwein, Lamm) oder Eier, verzehrt. Fett wird vor
allem in Form von Olivenöl aufgenommen, und zu den Mahlzeiten wird gern
einmal ein Glas Wein getrunken (pro Tag insgesamt circa ein bis zwei Gläser,
meistens Rotwein).

Erwachsene, die sich auf diese Weise ernähren, sind seltener übergewichtig, leiden weniger unter chronischen Erkrankungen oder einem metabolischen Syndrom und haben eine längere Lebenserwartung. Die Erkenntnis, dass der
gesundheitliche Vorteil der mediterranen Küche weniger auf die mediterranen
Lebensmittel als auf die dazugehörigen Lebensmittelgruppen und die verzehrten Lebensmittelmengen zurückzuführen ist, führte zur Weiterentwicklung
der mediterranen Kostformen. Es entstand eine lebensmittelgruppenbasierte,
mittelmeerähnliche Ernährungsform, die flexibel an die Gegebenheiten vor
Ort angepasst werden kann.

Generell wird davon ausgegangen, dass auch Kinder gesundheitlich von einer
mediterranen Kost einschließlich der adaptierten Variante profitieren. Der
Zusammenhang zwischen einer mediterranen Ernährung und kindlichem
Übergewicht oder Fettleibigkeit einschließlich Indikatoren wie Taillen-
Umfang oder das Taille-zur-Körpergröße-Verhältnis (Waist to Height Ratio)
wurde bislang jedoch kaum untersucht.

Anlässlich des diesjährigen Europäischen Adipositas-Kongresses stellten Wissenschaftler nun die Ergebnisse eines pan-europäischen Projekts vor. Sie untersuchten zum einen, welche Auswirkungen eine kindliche Ernährung nach den
Prinzipien der mediterranen Ernährung auf die Entstehung von Übergewicht
und Adipositas hat. Zum anderen interessierten sie sich für die Verbreitung dieser Ernährungsform in Europa.

An der Studie nahmen 16.220 Kinder im Alter von 2-9 Jahren aus acht europäischen Ländern teil. Zu Beginn und nach zwei Jahren wurden die Kinder gewogen und ihre Körperlänge, der Taillenumfang sowie die Hautfaltendicke als Indikatoren für die Körperproportionen des Kindes bestimmt. Außerdem gaben die Eltern in einem Fragebogen Auskunft, wie häufig ihr Kind üblicherweise 43 verschiedene Lebensmittel zu sich nahm.

Die Ernährungsgewohnheiten des Kindes wurden anschließend in einen Punktwert übersetzt: Wenn Lebensmittel, die mit den Empfehlungen der mittelmeerähnlichen Ernährung übereinstimmten, häufig verzehrt wurden, wurde ein Punkt vergeben. Gleichermaßen wurde ein Punkt notiert, wenn bestimmte Lebensmittelgruppen wie Fleisch oder Milchprodukte im Sinne einer mittelmeerkostähnlichen Ernährung nur sparsam verzehrt wurden. Anschließend wurden alle Punkte addiert. Je höher der Punktwert war, desto besser entsprach die Ernährung des Kindes den Empfehlungen für eine mediterrane oder mittelmeerkostähnliche Ernährung. Damit konnten die Wissenschaftler die Ernährung der Kinder beurteilen, zwischen verschiedenen Kindern vergleichen und Zusammenhänge zum Körpergewicht analysieren.

Durch ihre Daten konnten die Wissenschaftler belegen, dass auch Kinder von einer mediterranen beziehungsweise mittelmeerähnlichen Ernährung profitieren: Kinder mit einem hohen Punktwert waren seltener fettleibig und hatten eine geringere Fettmasse als Kinder mit einem geringeren Punktwert, wobei Unterschiede im Alter, Geschlecht, Sozialstatus, Studienzentrum und körperliche Aktivität herausgerechnet wurden. Außerdem zeigte sich, dass eine Ernährung nach den Prinzipien dieser Ernährungsform vor einer Zunahme des BMI, des Taillenumfangs, des Waist to Height Ratios und tendenziell auch der Fettmasse innerhalb des zweijährigen Beobachtungszeitraums schützte.

Die Analyse der Verbreitung der mediterranen beziehungsweise mittelmeerkostähnlichen Ernährung in den europäischen Ländern brachte jedoch Erstaunliches zutage: Die meisten Anhänger oder Fans, wie man unter Kindern vielleicht eher sagen würde, hatte diese Ernährungsform nämlich NICHT in den klassischen Mittelmeerländern, sondern in Schweden. Glaubt man den Angaben der Eltern, aßen die Kinder dort vergleichsweise viel Getreideprodukte, Obst, Gemüse und Nüsse. Dagegen stimmte die Ernährung der zypriotischen Kinder am wenigsten mit den Empfehlungen für eine traditionell mediterrane Ernährung insgesamt überein. Im europäischen Ländervergleich aßen Kinder aus Italien am wenigsten Gemüse, waren jedoch am häufigsten übergewichtig oder fettleibig, vor Zypern und Spanien. Von fünf Kindern waren mehr als zwei Kinder in Italien und eines in Spanien übergewichtig oder adipös.

Für die an der Studie beteiligten Forscher war dieses Ergebnis nicht ganz unerwartet. Sie gaben an, dass die Ernährungsgewohnheiten sich insbesondere in

Südeuropa verändert hätten: Insbesondere jüngere Bewohner verzehren immer mehr tierische Produkte und fettreiche Lebensmittel, gleichzeitig sinkt die Aufnahme pflanzlicher Lebensmittel. Während also Bewohner von Mittelmeerländern sich zunehmend von ihren traditionellen, besonders gesundheitsfördernden Ernährungsgewohnheiten entfernen, scheint die nordische Bevölkerung gesundheitsbewusster geworden zu sein.

Aufgrund ihrer Ergebnisse empfehlen die Wissenschaftler Ernährungsformen, die der mediterranen Ernährung ähnlich sind, in europäische Präventionsstrategien zur Bekämpfung von Fettleibigkeit im Kindesalter einzubinden. Gesundheitsbehörden sollten sich verstärkt um die Förderung des Verzehrs von Obst, Gemüse, Hülsenfrüchten, Nüssen und Fisch bemühen. Darüber hinaus zeigt insbesondere das Beispiel Schwedens, dass eine mittelmeerkostähnliche Ernährung sich leicht in das Lebensmittelangebot und die kulturellen Gegebenheiten vor Ort adaptieren lässt.

Quellen:

G. Tognon, A. Hebestreit, A. Lanfer, L.A. Moreno, V. Pala, A. Siani, M. Tornaritis, D. De Henauw, T. Veidebaum, D. Molnár, W. Ahrens, L. Lissner (2014): Mediterranean diet, overweight and body composition in children from eight European countries: Cross-sectional and prospective results from the IDEFICS study. Nutrition, Metabolism and Cardiovascular Diseases, Ausgabe 24, Seite 205-213

Eufic (2014): Mediterranean-like diet is associated with lower weight in children, but has become less common in the region. Artikel vom 29.07.2014

veröffentlicht am 28.08.2014 auf www.ernaehrung.de

85   Fleisch? - Nein danke!

Schadet es Kindern und Jugendlichen, wenn sie auf Fleisch verzichten?

Immer mehr Menschen ernähren sich vegetarisch. Die Gründe hierfür sind verschieden. Sie reichen von persönlichen, weltanschaulichen oder/und religiösen bis hin zu ökologischen Überzeugungen. Insbesondere bei Jugendlichen kommt ein weiteres Motiv hinzu: Die Abgrenzung von ihren Eltern. Eltern fragen sich in dieser Situation häufig, inwieweit eine vegetarische Ernährung, im Extremfall sogar der komplette Verzicht auf tierische Lebensmittel, mit einer gesunden Entwicklung ihres Kindes vereinbar ist. Eine aktuelle Presseinformation der Deutschen Gesellschaft für Ernährung greift diese Frage auf.

Je nach Art der verzehrten Lebensmittel werden drei Grundformen der vegetarischen Ernährung unterschieden:

- **ovo-lacto-vegetarisch:** kein Fleisch-, Fisch- und Wurstverzehr, aber Verzehr von Eiern und Milch(-produkten),

- **lacto-vegetarisch:** wie ovo-lacto-vegetarisch, aber zusätzlich Verzicht auf Eier,
- **vegan:** Verzicht auf alle Arten tierischer Lebensmittel (einschließlich Honig).

Laut DGE kann eine ausgewogene und abwechslungsreiche ovo-lacto-vegetarische Ernährungsweise als Dauerkost empfohlen werden. Eine rein pflanzliche (vegane) Ernährungsweise stuft die DGE hingegen als für das gesamte Kindesalter ungeeignet ein. Bei vegan ernährten Kindern sind spezielle Kenntnisse in der Lebensmittelauswahl und -zubereitung und ggf. die Sicherstellung der Versorgung durch angereicherte Lebensmittel oder Nahrungsergänzungsmittel erforderlich, so die DGE. Andernfalls droht ein Mangel an Energie, Eiweiß, langkettigen Omega-3-Fettsäuren, Eisen, Calcium, Jod, Zink, Vitamin B2, Vitamin B12 und Vitamin D. Die Folge können u. a. Störungen der Blutbildung (Vitamin B12-Mangel), Wachstumsverzögerungen (Energie-Eiweiß-Mangelernährung), z. T. sogar dauerhafte neurologische Störungen, bedingt durch einen Mangel an Vitamin B12 und Jod, sein.

Bei ausgewogener Lebensmittelauswahl bietet eine ovo-lacto-vegetarische Ernährungsweise wenig gesundheitliche Risiken und kann sogar von Vorteil für Heranwachsende sein. Denn vegetarisch lebende Kinder und Jugendliche ernähren sich häufig gesundheitsbewusster als nicht-vegetarische Gleichaltrige: Sie essen mehr Obst und Gemüse und weniger Fast Food, Süßigkeiten und salzige Snacks. Der höhere Obst- und Gemüseverzehr erklärt auch die bessere Versorgung mit Ballaststoffen, Folsäure, Vitamin A und C.

Eine (ovo-lakto-)vegetarische Ernährung muss sich demnach nicht negativ auf Gesundheit, Wachstum und Entwicklung der Kinder auswirken. Ebenso wie bei Fleisch essenden Kindern sollten die Eltern Wert auf eine vielseitige Nahrungsmittelauswahl legen. Beim Verdacht auf einen Nährstoffmangel sollte ein Arzt hinzugezogen werden.

Weitere Informationen zur vegetarischen Ernährung und Tipps zu pflanzlichen Lebensmitteln, die reich an den in der vegetarischen Ernährung „kritischen Nährstoffen" sind, finden Sie unter in der Rubrik Ernährungstipps auf www.ernaehrung.de

Quellen:
Deutsche Gesellschaft für Ernährung (DGE): Kinder vegetarisch ernähren – ja oder nein? Presseinformation der DGE vom 13.09.2011.
Deutsche Gesellschaft für Ernährung (DGE): Vegane Ernährung: Nährstoffversorgung und Gesundheitsrisiken im Säuglings- und Kindesalter. DGEinfo 04/2011 – Forschung, Klinik, Praxis.

veröffentlicht am 13.10.2011 auf www.ernaehrung.de

K Ernährungserziehung und -bildung

86 Was Hänschen nicht lernt...

So vielfältig das Angebot an Speisen und Getränken inzwischen ist, so verschieden sind auch die individuellen Vorlieben und Abneigungen. Was ist die Ursache von geschmacklichen Vorlieben und Abneigungen?

Vor der Geburt

Die Geschmacksprägung fängt bereits im Mutterleib an und setzt sich dann ein Leben lang fort. Mit ca. zwölf Wochen beginnt der Fötus Fruchtwasser zu schlucken. Bereits in diesem frühen Entwicklungsstadium können Geschmacksimpulse wahrgenommen werden. Mit dem Fruchtwasser nimmt der Fötus eine Vielzahl an Geschmacksstoffen auf, z. B. die Einfachzucker Glucose und Fructose, ganze Proteine und deren Bausteine, die Aminosäuren sowie Fettsäuren und Salze. Da im Fruchtwasser auch Aromastoffe der mütterlichen Ernährung enthalten sind, macht bereits das Ungeborene erste Erfahrungen mit bestimmten kulturellen Geschmacksmustern.

Mit 32 Wochen kann der Fötus sein Schluckverhalten an den Geschmack des Fruchtwassers anpassen: schmeckt es süß, schluckt er häufiger, bei bitterem Geschmack seltener. Hier zeigen sich bereits erste Zeichen einer evolutionsbedingt sinnvollen Vorliebe für Süßes. Der süße Geschmack gilt als Hinweis auf energiehaltige und vor allem sichere, d. h. ungiftige Nahrung. Bitterer Geschmack hingegen warnt vor giftigen Nahrungsmitteln, saure Geschmacksrichtungen werden häufig mit verdorbenen Speisen assoziiert.

Im Säuglingsalter

Die weitere Entwicklung des menschlichen Geschmackssinns und der damit einhergehenden Vorlieben und Abneigungen setzen sich nach der Geburt fort. Wie das Fruchtwasser enthält auch die Muttermilch natürliche Aromastoffe (z. B. Knoblauch- oder Vanille-Geschmack) aus der mütterlichen Nahrung und so kann es durchaus vorkommen, dass ein Säugling nach dem Verzehr bestimmter Speisen seine Milchmahlzeit verweigert.

Die im Säuglingsalter erfolgte Geschmacksprägung kann bis ins Erwachsenenalter fortbestehen. So wurde beispielsweise in einer Studie festgestellt, dass

Jugendliche und Erwachsene, die früher Flaschennahrung erhalten hatten, eine Ketchup-Probe mit Vanille-Aroma bevorzugten, während früher gestillte Probanden die nicht aromatisierte Variante bevorzugten. Die unterschiedlichen Geschmackspräferenzen lassen sich wahrscheinlich damit erklären, dass Flaschennahrung zur Verbesserung der Akzeptanz früher häufig mit Vanillin angereichert wurde.

Als Kleinkind

Mit ca. sechs Monaten beginnt das Kind neben Muttermilch oder Flaschennahrung andere Lebensmittel zu essen. Neue Lebensmittel werden in diesem Alter meist gut angenommen, wobei Milch als erfahrungsgemäß „sichere" Energiequelle meist noch eine ganze Weile bevorzugt wird. Später, im Alter von eineinhalb bis zwei Jahren, zeigen jedoch viele Kinder eine ausgeprägte Ablehnung von neuen Geschmacksrichtungen (Neophobie). In diesem Alter erweitert sich ihr Umgebungsradius deutlich. Die Ablehnung unbekannter Geschmacksrichtungen schützt das Kind in dieser Situation vor ungenießbaren oder giftigen Nahrungsmitteln und sollte deshalb nicht als Trotz interpretiert werden.

Ab dem Kindesalter

Mit zunehmendem Alter verbessert sich die Akzeptanz neuer Lebensmittel. Während Kinder im fünften Lebensjahr ca. fünf- bis zehnmal eine unbekannte Speise verzehren, bevor sie endgültig akzeptiert wird, gelingt dies älteren Kindern und Erwachsenen deutlich schneller. Sie haben gelernt, neue Geschmacksrichtungen mit bekannten abzugleichen und in das bestehende Geschmacksfeld einzuordnen („schmeckt wie..."). Die Akzeptanz extremer Geschmacksrichtungen wie herbem Kaffeegeschmack benötigt dennoch meist längere Zeit und geschieht häufig über vorsichtiges Herantasten (Latte macchiato, Milchkaffee, Kaffee mit Zucker, ...), bevor der eigentliche Kaffeegeschmack zum Genuss wird.

Quellen:

Dr. Rainer Wild Stiftung (2008): Geschmäcker sind verschieden. Wie sich Geschmackspräferenzen prägen und entwickeln. In: Fakten, Trends und Meinungen. Gesunde Ernährung interdisziplinär aufbereitet. Dr. Rainer Wild Stiftung, Ausgabe 3, November 2008, S. 1-5.

Manz F, Manz I (2005). Sinnesentwicklung und Sinnesausprägung beim Föten und Säugling. In: v. Engelhardt D, Wild R. (Hg.): Geschmackskulturen. Vom Dialog der Sinne beim Essen und Trinken. Frankfurt/New York, 2005.

Haller R et al. (1999). The influence of early experience with Vanillin on food preferences later in life. Chemical Senses 24: 465-467

Ellrott T (2008): Wie Kinder essen lernen. In: peb: Komm' in Schwung. Der kluge Alltags-Plan für fitte Kinder. St. Gallen, 2008, S.60-77.

veröffentlicht am 08.06.2011 auf www.ernaehrung.de

87   Der Trick mit dem Dip – so schmeckt Kindern Gemüse

„Das schmeckt nicht!" „Das mag' ich nicht!" „Die Soße wäre viel besser ohne das grüne Zeug darin!" – „Aber Gemüse ist doch gesund, das brauchst Du, um groß und stark zu werden!" – „Ist mir doch egal!"... Alle jene, die solche Diskussionen schon einmal ausgefochten haben, könnten die Ergebnisse einer amerikanischen Studie interessieren.

Das Ziel dieser Studie bestand darin, die Attraktivität von bitter schmeckendem Gemüse bei Kindern zu erhöhen. Hierfür suchten sich die Wissenschaftler der Universität von Philadelphia eine besonders kritische Personengruppe aus: Vorschulkinder aus Migrantenfamilien mit überwiegend geringem Einkommen. Vor der eigentlichen Untersuchung mussten die Forscher zunächst die Beliebtheit verschiedener Gemüsesorten ermitteln, denn die Tests sollten mit einer Gemüsesorte durchgeführt werden, die im Mittelfeld der Beliebtheitsskala der Kinder lag. Die Wahl fiel schließlich auf Brokkoli. Mittels eines Geschmackstests wurde außerdem festgestellt, ob die Kinder besonders sensibel auf bittere Geschmacksnoten reagieren.

In der eigentlichen Studie bekamen die Kinder an jeweils zwei Nachmittagen einer Woche über sieben Wochen verteilt rohen Brokkoli in unterschiedlicher Zubereitungsweise: Die eine Gruppe erhielt Brokkoli pur, drei andere Gruppen normale bzw. energiereduzierte Salatdressings als Dip zum Brokkoli oder Brokkoli gemixt mit Salatdressing als eine Art Soße.

Am Ende der Studie wurden die Kinder erneut gefragt, wie sehr sie Brokkoli mögen. Mit verblüffendem Ergebnis: Sieben von zehn Kindern gaben nun an, Brokkoli gerne zu essen, zuvor waren es lediglich fünf. Gleichzeitig war der Anteil derer, die Brokkoli nicht gerne mochten, von 30 auf 20 Prozent gesunken. Dieser Effekt ist sicher zum Teil auf das wiederholte Angebot des Gemüses und eine Gewöhnung an dessen Geschmack zurückzuführen. Interessant sind aber auch die weiteren Ergebnisse der Wissenschaftler: Sie fanden heraus, dass mehr als 70 Prozent der Kinder besonders empfindlich auf bittere Geschmacksrichtungen reagierte. Und gerade in dieser Gruppe nahm die Beliebtheit von Brokkoli deutlich zu, nachdem das Gemüse gemeinsam mit Salatdressing angeboten worden war. Der Energiegehalt des Salatdressings war dabei nicht von Bedeutung. Man könnte vermuten, dass der Spaßfaktor des Dippens zu diesem positiven Ergebnis geführt hat, allerdings stieg die Beliebtheit des Gemüses in der Gruppe, die den Brokkoli mit Salatdressing püriert erhalten hatte, in ähnlichem Umfang an.

Die Wissenschaftler gehen davon aus, dass eine Maskierung des bitteren Geschmacks ausschlaggebend für die gesteigerte Beliebtheit von Brokkoli war. Begünstigend wirken außerdem das wiederholte Angebot sowie die Kombina-

160

tion unbekannter/unbeliebter Speisen mit vertrauten und für gut befundenen Komponenten (Dressing).

Zwar können Eltern nicht ohne weiteres feststellen, ob ihr Kind besonders empfindlich auf bittere Geschmacksrichtungen reagiert, einen Versuch ist die Sache aber auf jeden Fall wert. Als Dip oder zum Untermischen eignet sich z. B. fettarmer Kräuterfrischkäse, der mit etwas Joghurt oder Milch glatt gerührt wird. Und wem roher Brokkoli zu extrem erscheint, der kann sich ja vorsichtig herantasten, z. B. mit Karotten, Paprika oder Sellerie. Auch gekochte Blumen-kohl- oder Brokkoliröschen sind eine Alternative. Und, ganz wichtig: mit gutem Beispiel vorangehen! Wenn Papa oder Mama kein Gemüse isst, wie soll man dann den lieben Kleinen erklären, dass man nur damit groß und stark wird?!

Quelle:
Fisher, J. O.; Menella, J. A.; Hughes, S. O., Liu, Y.; Mendoza, P. M.; Patrick, H. (2012): Offe-ring „dip" promotes intake of a moderately-liked raw vegetable among preschoolers with genetic sensitivity to bitterness. Journal of the Academy of Nutrition and Dietetics 2012; 112: 235-245

veröffentlicht am 26.03.2012 auf www.ernaehrung.de

88 Jugend im Fokus

Jugendliche könnten mehr für ihre Gesundheit tun. *„Viele Jugendliche schöpfen ihr gesundheitliches Potential nicht voll aus"*, schlussfolgern Wissenschaftler. Für die regelmäßig unternommene HBSC-Studie befragten sie schriftlich über 200 000 Kinder und Jugendliche in 39 Ländern und Regionen Europas und Nordamerikas zu ihrem Gesundheitsverhalten.

Koordiniert wird die länderübergreifende, vierjährliche „Health Behaviour in School-aged Children"-Studie seit 1995 von der Biologin Candance Currie. Currie arbeitet mit Wissenschaftlern mehrerer Länder zusammen. Sie befragen Elf-, Dreizehn- und Fünfzehnjährige zu ihrem Wohlbefinden, ihrem Gesund-heitsverhalten und ihrem sozialen Kontext. Dabei stehen die Befragten stellver-tretend für ein Sechstel der Weltbevölkerung, denn dieser Bruchzahl entspricht der Anteil der Jugendlichen weltweit. Aus der Untersuchung werden Empfeh-lungen abgeleitet, um das Leben Millionen junger Menschen zu verbessern. Deutschland war mit dem jüngsten Durchlauf im Jahr 2009/2010 zum fünften Mal an der HBSC-Studie beteiligt. Nun liegt eine international vergleichende Auswertung des letzten Durchlaufs vor.
Der Vergleich ergab, dass deutsche Jugendliche mit ihrem **Körper** besonders unzufrieden sind. Jedes zweite Mädchen und jeder dritte Junge in Deutschland finden sich zu dick. Etwa jedes fünfte Mädchen macht eine Diät, obwohl nur

jedes zwölfte übergewichtig ist. Hiernach diäten Mädchen fast doppelt so häufig wie Jungen, wenngleich diese tendenziell eher übergewichtig sind. *„Die deutschen Jugendlichen (sind) traurige Spitzenreiter in Sachen Körperunzufriedenheit"*, stellt die Gesundheitswissenschaftlerin Petra Kolip, die den deutschen Teil der Studie leitete, fest. Dabei sind 78,3 Prozent der Jungen und 76,4 der Mädchen normalgewichtig. Mit der schlechten Bewertung ihres Körpers und den Abmagerungskuren spiegeln die deutschen Mädchen einen sich hartnäckig haltenden internationalen Trend unter den Jugendlichen wider, der bereits in vorangegangenen HBSC-Durchgängen auffiel.

Auch was das **Frühstück** angeht, zeigen sich international vergleichbare Entwicklungen. In vielen Ländern frühstücken die Kinder umso seltener, je älter sie werden. Vor allem Mädchen aus Familien mit niedrigem familiären Wohlstand verzichten auf die morgendliche Mahlzeit, wohl auch, weil sie irrigerweise annehmen, dadurch ihr Gewicht kontrollieren zu können. Ein häufiges Überspringen des Frühstücks scheint aber ganz im Gegenteil Übergewicht noch zu begünstigen. Kinder und Jugendliche, die regelmäßig frühstücken, ernähren sich zudem in der Regel ausgewogener, sind meist aufmerksamer und zeigen bessere Gedächtnisleistungen. In Deutschland kommen auf zehn Kinder, die regelmäßig vor der Schule frühstücken, drei, die das Frühstück ausfallen lassen.

Mit zunehmenden Alter ebenfalls rückläufig ist der **Obst- und Gemüseverzehr**. Auch bei niedrigem sozioökonomischen Status fällt der Verzehr oft geringer aus. Außerdem gibt es Geschlechterunterschiede: Vor allem Jungen halten sich bei Obst und Gemüse eher zurück. Die empfohlenen fünf Portionen Obst und Gemüse am Tag dürften die wenigsten Jugendlichen erreichen. In Deutschland isst jedes dritte Mädchen, aber nur jeder fünfte Junge mindestens einmal täglich Gemüse. Obst ist beliebter: Unter den Mädchen nimmt jedes zweite mindestens einmal pro Tag Obst zu sich, unter den Jungen jeder dritte. Deutsche Kinder und Jugendliche mit Migrationshintergrund essen im Vergleich mehr Gemüse, die Jungen auch mehr Obst. Nur in seltenen Fällen kommen bei Jugendlichen in Deutschland Obst und Gemüse weniger als einmal wöchentlich auf den Tisch.

Energiereiche Softdrinks werden länderübergreifend unter den Fünfzehnjährigen stärker verzehrt als unter den Elfjährigen. In Deutschland trinkt der größte Anteil von Jugendlichen mindestens einmal pro Woche Softdrinks, Jungen in größerer Zahl als Mädchen. Dabei werden Softdrinks von Jugendlichen häufiger täglich verzehrt als nie. Vor allem ein niedrigerer sozioökonomischer Status und ein Migrationshintergrund scheinen, zumindest in Deutschland, mit einem erhöhten Konsum verbunden zu sein. Da der Konsum zuckerhaltiger Getränke die Entstehung von Übergewicht fördern kann, ist Wasser Softdrinks vorzuziehen.

Die Jugendlichen gehen abends weniger aus und unterhalten sich mehr über **elektronische Medien**. Wenn sie sich dadurch weniger bewegen, könnte diese Entwicklung die Gesundheit schmälern: Insgesamt zwei Stunden am Tag mit dem Fernseher und Computer zu verbringen, gilt als oberes Limit, Vorgaben, die die meisten Jungen und Mädchen mehr als ausreizen. Mehr als zwei Stunden vor dem Fernseher verbringen 58,2 Prozent der deutschen Jungen und 55,5 Prozent der Mädchen. Zwar sieht jeder sechste Jugendliche täglich weniger als 30 Minuten fern. Genauso so viele bringen es aber auch auf mehr als vier Stunden am Tag. Zusätzlich nutzen 40,3 Prozent der Mädchen und 35,9 Prozent der Jungen in ihrer Freizeit den Computer für mindestens zwei Stunden am Tag. Während die Jungen eher Computerspiele machen, pflegen die Mädchen soziale Kontakte oder bearbeiten Hausaufgaben. Jungen bewegen sich mehr und sind sportlich aktiver als Mädchen, weshalb vor allem Mädchen zu mehr Bewegung ermutigt werden sollten.

Länderübergreifend **rauchen und trinken** ältere Jugendliche mehr als die jüngeren. Im Alter von elf Jahren rauchen zum Beispiel weniger als ein Prozent der Jugendlichen, bei den Fünfzehnjährigen fällt der Anteil je nach Land und Region sehr unterschiedlich aus. So rauchen unter den Fünfzehnjährigen in Österreich und Litauen bereits 25 Prozent, in Deutschland fünfzehn Prozent und in Norwegen und Portugal dagegen zehn Prozent. Rauchen gilt als eine der wichtigsten vermeidbaren Krankheitsursachen. Wenn früh damit begonnen wird, steigt das Risiko für eine spätere Abhängigkeit sowie einen künftig erhöhten Alkoholkonsum. Dieses Risikoverhalten legen in den meisten Ländern überwiegend Jungen an den Tag. In Deutschland hingegen gibt es – wie in vielen westlichen Ländern – kaum Unterschiede zwischen Jungen und Mädchen. Dabei waren hier circa acht von zehn Jugendlichen noch nie betrunken und neun von zehn rauchen nie. 6,2 Prozent rauchen mindestens einmal die Woche. Rauschtrinken ist oftmals mit sozialen, physischen und psychischen Konsequenzen verbunden. Unter Alkoholeinfluss steigt die Zahl der Unfälle, der Suizid-Versuche, der ungewollten Schwangerschaften, der Gewaltanwendung und des schulischen Scheiterns. In Deutschland war jedes neunte Mädchen sowie jeder achte Junge bereits bei zwei oder mehr Gelegenheiten betrunken.

Faktoren wie Alter, Geschlecht und der sozioökonomische Status bedingen Unterschiede im Verhalten. Bei Maßnahmen zur Förderung der Gesundheit von Kindern und Jugendlichen sollten diese Faktoren daher berücksichtigt werden, ebenso wie der soziale Kontext, der einen wichtigen Beitrag leisten kann. Eine problemlose Beziehung zu den Eltern, Freundschaften mit Gleichaltrigen und erfahrene Unterstützung durch die Schule können eine gesunde Entwicklung unterstützen. In diesem Fall haben die Jugendlichen mehr Selbstvertrauen, sind zufriedener und verhalten sich eher ihrer Gesundheit zuträglich.

Quellen:

World Health Organisation, HBSC Germany (2.05.2012): Soziale Determinanten der
    Gesundheit und des Wohlbefindens junger Menschen

World Health Organisation: Social determinants of health and well-being

among young people. Health behaviour in school-aged children (HBSC) study: International
    report from the 2009/2010 survey

HBSC-Faktenblatt: Körperbild und Diätverhalten von Kindern und Jugendlichen

HBSC-Faktenblatt: Körpergewicht von Kindern und Jugendlichen

HBSC-Faktenblatt: Häufigkeit des Frühstücks bei Kindern und Jugendlichen

HBSC-Faktenblatt: Gemüsekonsum von Kindern und Jugendlichen

HBSC-Faktenblatt: Obstkonsum von Kindern und Jugendlichen

HBSC-Faktenblatt: Konsum von Softdrinks von Kindern und Jugendlichen

HBSC-Faktenblatt: Sportliche Aktivität von Kindern und Jugendlichen

HBSC-Faktenblatt: Körperliche Aktivität bei Kindern und Jugendlichen

HBSC-Faktenblatt: Fernsehkonsum an Schultagen von Kindern und Jugendlichen

HBSC-Faktenblatt: Nutzung von Computer und Spielkonsole durch Kinder und Jugendliche

HBSC-Faktenblatt: Rauchverhalten von Kindern und Jugendlichen

HBSC-Faktenblatt: Binge Drinking/Rauschtrinken bei Kindern und Jugendlichen

Universität Bielefeld (15.05.2012): Deutsche Jugendliche finden sich zu dick

veröffentlicht am 31.05.2012 auf www.ernaehrung.de

89   Schlaf und Übergewicht – eine Frage der Erziehung

*Wer schläft, sündigt nicht. In punkto Essen trifft diese Aussage bestimmt zu. Bei Kindern
gilt: Wer länger schläft, ist seltener übergewichtig. Das Gute daran: die Zeitdauer, die ein
Kind schläft, ist beeinflussbar.*

Kinder, die länger schlafen, sind seltener übergewichtig. Diese Beobachtung
wurde in mehreren Studien bestätigt. Über die genauen Ursachen für diesen
Zusammenhang wird noch spekuliert: Liegt es daran, dass Kinder, die länger
wach sind, mehr Zeit zum Essen haben? Oder bewegen sich Kinder mit kür-
zerer Schlafdauer aufgrund ihrer Müdigkeit weniger? Denkbar sind auch
Änderungen der Konzentration appetitregulierender Hormone durch kindlichen Schlafmangel.

Eltern dürfte indessen auch interessieren, ob und wie sich die Schlafdauer von
Kindern beeinflussen lässt. Wissenschaftler haben diese Frage aufgegriffen. In
der niederländischen „CheckKid 2006"-Studie wurde bei über 5000 niederländischen Kindern im Alter von vier bis 13 Jahren Größe, Gewicht und Bauchumfang bestimmt. Vier Fünftel der Eltern füllten einen Fragebogen zu den
Schlafgewohnheiten ihrer Kinder, Regeln und Routinen in der Familie, familiären Ernährungsgewohnheiten sowie soziodemografischen Rahmenbedingungen aus.

Auch in dieser Studie wurde ein Zusammenhang zwischen der Schlafdauer und dem Gewicht der Kinder festgestellt. Vier- bis achtjährige Jungen mit einer Schlafdauer von elf Stunden oder weniger waren mehr als dreimal so häufig übergewichtig (adjustiertes Odds Ratio 3,1) als gleichaltrige Jungen mit einer Schlafdauer von mindestens 12 Stunden pro Nacht. Diese Berechnung wurde bereits um den Einfluss sozioökonomischer Unterschiede zwischen den Familien, Unterschiede in der Familienstruktur, der Ernährung und das Vorliegen von mütterlichem Übergewicht bereinigt. Vier- bis achtjährige Mädchen mit kurzer Schlafdauer waren dagegen nicht häufiger von Übergewicht betroffen als gleichaltrige Mädchen, die länger schliefen. Anders sah es in der Altersgruppe der Neun- bis 13-Jährigen aus: In dieser Altersklasse waren sowohl die Jungen als auch die Mädchen mit einer geringen Schlafdauer (unter 10,25 Stunden) fünfmal häufiger von Übergewicht betroffen als Jungen und Mädchen mit längerer Schlafdauer (11,25 Stunden und mehr).

Wie lässt sich die Schlafdauer von Kindern in diesem Alter beeinflussen? Zwar waren die Ergebnisse bei Jungen und Mädchen und zwischen den beiden Altersklassen nicht eindeutig, bei der Auswertung der Studie kristallisierten sich jedoch einige Faktoren heraus, die mit einer verkürzten Schlafenszeit von Kindern zusammenhängen:

- spätes Zubettgehen
- keine gemeinsamen körperlichen Aktivitäten mit den Eltern (z. B. Spazieren gehen, Fahrradfahren, Spiele im Freien)
- die lange Nutzung von Computern und Fernsehern (länger als eine Stunde täglich)
- Fernsehschauen während der Mahlzeiten
- freier Zugang zu Süßigkeiten

Die Studienorganisatoren empfehlen, diese Ergebnisse in fortlaufenden (prospektiven) Studien zu überprüfen. Da Kinder in den Niederlanden im Vergleich zu Kindern aus anderen Ländern relativ lang schlafen, sollte außerdem die Übertragbarkeit der Ergebnisse auf andere Länder überprüft werden. Für den Fall, dass die bisherigen Erkenntnisse in weiteren Studien untermauert werden, raten die Wissenschaftler zu Maßnahmen zur Verlängerung der Schlafdauer von Kindern. Denn dadurch ließe sich das Auftreten von frühem Übergewicht reduzieren, so die Hoffnung.

Quelle:
E. de Jong, T. Stocks, T.L.S. Visscher, R.A. HiraSing, J.C. Seidell, C.M. Renders (2012): Association between sleep duration and overweight: the importance of parenting. International Journal of Obesity 36, Seite 1278-1284

veröffentlicht am 21.03.2013 auf www.ernaehrung.d

165

90 Kaltstart in den Tag

Dass ein Auto ohne Kraftstoff keinen Meter fährt, steht zweifelsfrei fest. Ganz anders verhält sich dies bei uns Menschen: Immer mehr Menschen verzichten auf das Frühstück, darunter auch viele Kinder und Jugendliche. Wie gut fährt der menschliche Organismus ohne morgendliches Nährstofftanken? Welche Möglichkeiten gibt es, Kinder und Jugendliche zum Frühstücken zu motivieren?

Was früher eine Selbstverständlichkeit war, wird zunehmend zum Sonderfall: Immer weniger Kinder und Jugendliche frühstücken täglich. Mit zunehmendem Alter sinkt der Anteil der Kinder und Jugendlichen, die regelmäßig ein Frühstück einnehmen: Beinahe neun von zehn Vorschulkindern (88 Prozent), die am Kinder- und Jugendgesundheitssurvey (KiGGS; 2009-2012) teilgenommen haben, frühstückten täglich. In der Gruppe der Vierzehn- bis Siebzehnjährigen war es gerade einmal jeder zweite (53 Prozent).

Warum verzichten Kinder und insbesondere Jugendliche auf das Frühstück? Als Gründe werden häufig Zeitmangel und fehlender Hunger am frühen Morgen genannt. Der in der Pubertät veränderte Schlafrhythmus führt außerdem zu einer Verschiebung der Prioritäten: Um länger schlafen zu können, verzichten viele Jugendliche morgens lieber auf die Nahrungsaufnahme zuhause. In der Pubertät kann das Nicht-Frühstücken auch ein Teil des Abgrenzungsprozesses gegenüber den Eltern sein. Gerade Mädchen verzichten häufig auf das Frühstück, um Kalorien zu sparen.

Viele Gründe sprechen allerdings für ein regelmäßiges Frühstück am Morgen:

- **Nährstoffversorgung:** Das Frühstück leistet einen wichtigen Beitrag zur Versorgung mit Mikronährstoffen. Wer häufig frühstückt, nimmt mehr Ballaststoffe und Calcium zu sich. Günstig schneidet insbesondere eine Mahlzeit aus Frühstückscerealien mit geringem Zuckergehalt, frischem Obst und Milchprodukten ab.
- **Erhöhte Leistungsfähigkeit:** Studien zufolge sind Schüler **nach einem Frühstück** leistungsfähiger, das Konzentrationsvermögen steigt. Außerdem scheint das Frühstücken mit einer Verminderung von aggressivem Verhalten und Hyperaktivität einherzugehen.
- **Vermeidung von Übergewicht:** Nach wie vor verzichten viele aus Sorge um ihre Figur auf das Frühstück. Dabei haben verschiedene Studien, darunter auch eine Längsschnittstudie gezeigt, dass gerade das Auslassen des Frühstücks zur Entstehung von Übergewicht und Adipositas beiträgt.
- **gesundheitliche Vorteile:** Kinder, die frühstücken, haben eine bessere Insulinsensitivität und günstigere Cholesterinwerte. Beide Parameter schützen vor kardiovaskulären Erkrankungen.

Bleibt die entscheidende Frage: Und wie sag' ich's meinem Kinde? Ernährungspsychologe Prof. Dr. Christoph Klotter von der Hochschule Fulda empfiehlt, bei der Argumentation für das Frühstück nicht die Gesundheit in den Vordergrund zu stellen, da dieses Thema für Kinder und Jugendliche noch zu abstrakt ist. Stattdessen sollten die unmittelbaren Vorteile eines neuen Frühstücksverhaltens im Vordergrund stehen, so Klotter weiter. Hierzu zählen die Steigerung von Konzentration, Leistungsvermögen und Erfolg. Außerdem sollten Eltern mit gutem Beispiel vorangehen und das Frühstück als gemeinsamen Start in den Tag etablieren.

Wenn die Qualität des Frühstücks gesteigert werden soll, ist es kontraproduktiv, Lebensmittelverbote auszusprechen. Denn diese machen die häufig als „ungesund" bezeichneten Lebensmittel besonders attraktiv. Wichtiger sei es, spielerisch die Ernährungskompetenz von Kindern und Jugendlichen zu fördern, meint Prof. Dr. Klotter. Interventionen zur Verbesserung des Frühstücksverhaltens sollten von allen relevanten Akteuren gemeinsam geplant und getragen werden. Neben Eltern, Kita und Schule sollten auch die Anbieter von Lebensmitteln und Snacks im Umfeld der Schule in den Planungsprozess einbezogen werden und nicht zuletzt die Kinder und Jugendlichen selbst. Ernährungsgewohnheiten lassen sich nicht von heute auf morgen ändern. Für eine nachhaltige Veränderung des Frühstücksverhaltens ist es notwendig, dass Interventionen langfristig durchführbar sind und auf den kulturellen und sozialen Kontext der Zielgruppe abgestimmt sind.

Quellen:

C. Klotter, F. Fett (2015): Frühstücksverhalten von Kindern und Jugendlichen: Wie lässt es sich gesundheitsförderlich beeinflussen? Ernährung im Fokus 15, Seite 66-71.

Robert Koch-Institut (2014): Die Gesundheit von Kindern und Jugendlichen in Deutschland 2013.

S. Croezen, T.L. Visscher, N.C. Ter Bogt, M.L. Veling, A., Haveman-Nies (2007): Skipping breakfast, alcohol consumption and physical inactivity as a risk factor for overweight and obesity in adolescents: results oft he E-MOVO project. European Journal of Clinical Nutrition 63, Seite 405-412.

veröffentlicht am 25.03.2015 auf www.ernaehrung.de

91 Verlockungen in Schulnähe oder ungesundes Angebot vor Ort …

Anbieter kalorienreicher Snacks in der Kritik. Nach der Schule noch schnell zum Dönerladen um die Ecke oder eine Portion Pommes auf die Hand, bevor es zum Mittagessen nach Hause geht. Fast Food-Gerichte sind schnell verzehrt und sättigen nur für kurze Zeit. Werden sie zusätzlich zu den üblichen Mahlzeiten gegessen, wird der individuelle Kalorienbedarf rasch überschritten und die Entstehung von Übergewicht begünstigt.

Da immer mehr Kinder und Jugendliche mit Übergewicht und Fettleibigkeit zu kämpfen haben, geraten Anbieter ungesunder Lebensmittel und Getränke im Umfeld von Schulen immer wieder in die Kritik der Öffentlichkeit. Als Gegenangebot entstehen in Deutschland im Zuge der zunehmenden Anzahl von Ganztagsschulen immer mehr Schulmensen, die Kindern gesundes Essen schmackhaft machen sollen. Doch ist die Kritik am Lebensmittelangebot rund um die Schule berechtigt?

Dieser Frage gingen Wissenschaftler der University of Southern Maine in Portland (USA) nach. Für ihre Studie befragten sie 552 Kinder der neunten bis zwölften Klasse an elf Schulen schriftlich zu ihrer Größe und ihrem Körpergewicht. Außerdem erkundigten sie sich, wie häufig und wo die Schüler kalorienreiche Lebensmittel verzehrten. Für ihre Auswertungen machte die Forschergruppe um David Harris zudem eine Umfeldanalyse, bei der sie alle Lebensmittel verkaufenden Betriebe mit einer maximalen Entfernung von zwei Kilometern um die jeweilige Schule (kürzeste Wegstrecke) auflisteten.

Bei der Auswertung der Daten zeigte sich, dass ein Viertel der Jugendlichen übergewichtig, jeder zweite davon sogar fettleibig war. Bei zehn der elf Schulen wurden im näheren Umfeld mindestens in einem Geschäft zuckerhaltige Limonaden verkauft und immerhin acht Schulen hatten in ihrer Nachbarschaft mindestens ein Fast-Food-Geschäft. Umso erstaunlicher war es, dass es keinen statistisch signifikanten Zusammenhang zwischen der Nähe bzw. der Dichte der Betriebe mit ungünstigem Lebensmittelangebot um die Schule und dem Übergewichtsrisiko der Schüler gab. Dies könnte möglicherweise darauf zurückzuführen sein, dass die heutigen Schüler sehr mobil sind und auch an vielen anderen Orten (unter anderem auch im direkten heimischen Umfeld) kalorienreiche Fertiggerichte konsumieren. Hinzu kommt, dass viele Schüler gar nicht die Schule verlassen müssen, um Fast Food und kalorienreiche Getränke zu konsumieren: vielfach werden sie direkt vor Ort angeboten.

Um die Ernährungsgewohnheiten der heutigen Kinder und Jugendlichen günstig zu beeinflussen, genügt es demnach nicht, das Lebensmittelangebot im schulischen Umfeld zu kontrollieren, vielmehr sollten Ernährungsprogramme direkt in den Schulen initiiert werden, in denen Kinder exemplarisch und mit Freude lernen können, wie man sich gesund ernährt. Und das Speisen- und Getränkeangebot der Schulen selbst sollte entsprechend gestaltet sein. Wenn gleichzeitig ausreichend Möglichkeiten für körperliche Betätigungen vorhanden sind, ist der Grundstein für eine gesunde Zukunft gelegt.

Zum Weiterlesen auf www.ernaehrung.de:
- Snacks: Jugendliche essen ohne Hunger
- Fast-Food-Konsum im Jugendalter

Quelle:

Harris DE, Whatley Blum J, Bampton M, O'Brien L, Beaudoin CM, Polacsek M, O'Rourke
KA: Location of Food Stores near schools does not predict the weight status of Maine high
school students. Journal of Nutrition Education and Behavior 2011; 43(4):274-278

veröffentlicht am 6.09.2011 auf www.ernaehrung.de

92   Jugendliche interessieren sich fürs Kochen

82 Prozent achten auf eine gesunde Ernährung. *Kinder und Jugendliche
mögen am liebsten Fast Food? Ein Vorurteil, wie eine aktuelle Forsa-Umfrage zeigt. Fit und
gesund wollen sie sein, viele von ihnen auch schlank – diese Ziele motivieren Kinder und
Jugendliche, sich gesund zu ernähren. Schmecken sollte es trotzdem, meint eine knappe
Mehrheit.*

In einer Forsa-Umfrage ließ das Bundesverbraucherministerium 1006 Kinder
und Jugendliche zum Thema Kochen befragen. Das Ergebnis zeigt: Acht- bis
Achtzehnjährigen ist Kochen wichtig. Das Kochen „kompliziert" oder gar
„langweilig" sei, glauben nur wenige Kinder und Jugendliche. Viele halten
Kochen für „cool" und die weitaus meisten äußerten, dass Kochen „interessant" sei. Kochen lernen in der Schule? 70 Prozent der befragten Kinder und
Jugendlichen fänden es gut, diese Fertigkeit im Unterricht zu erwerben.

Die meisten tun es bereits – besonders oft mit der Familie, gerade unter den
über 14-Jährigen, aber auch viele allein oder mit Freunden. Dabei essen 82
Prozent der Kinder zu Hause am häufigsten frisch gekochte Mahlzeiten, bei
zehn Prozent gibt es überwiegend belegte Brote und bei sechs Prozent domi-
nieren aufgewärmte Fertiggerichte. Nur zwei Prozent gaben an, zu Hause am
häufigsten Fast Food zu essen.

Neue Rezept ausprobieren, Lebensmittel klein schneiden und das Abschmecken der Speisen mögen die Befragten am liebsten. Elektrische Geräte wie
einen Mixer oder den Ofen zu bedienen, kommt ebenfalls gut an – vor allem
bei Jungen. Das Einkaufen der Lebensmittel mag immerhin noch die Hälfte.

Quelle:

BMELV: Forsa-Umfrage: Kinder und Kochen. Publiziert am 1.10.2012

veröffentlicht am 18.10.2012 auf www.ernaehrung.de

L Essverhalten

93 Langsam essen sättigt besser

Je schneller jemand isst, desto größer ist vermutlich sein Risiko, übergewichtig zu werden, zumal die Essgeschwindigkeit auch die Ausschüttung der Sättigungshormone beeinflusst.

Kokkinos et al. fanden heraus, dass eine gemäßigte Essgeschwindigkeit eine deutlichere Antwort der Sättigungshormone bewirkt. Demnach fühlen sich Menschen, die gemächlich essen, bei gleicher Portionsgröße satter. Die Forscher untersuchten in einer Crossover-Studie an 17 gesunden Erwachsenen, inwiefern die Essgeschwindigkeit die Ausschüttung der Verdauungshormone beeinflusst.

Die Studienteilnehmer bekamen 300 ml Eiscreme (675 kcal, ca. vier Portionen), die sie in einer zufällig ausgewählten Dauer von fünf bzw. 30 Minuten verzehren sollten. Die Messergebnisse bestätigten die Vermutung, dass die Essgeschwindigkeit die Hormonantwort verändert. Je nach Dauer der Mahlzeiten-Einnahme fiel der Anstieg des Sättigungshormons bei einer Messung dreieinhalb Stunden nach Mahlzeiten-Einnahme unterschiedlich aus. Das Peptid YY lag bei einer dreißigminütigen Mahlzeit nach dreieinhalb Stunden in höherer Konzentration vor als bei einer fünfminütigen. Auch die gefühlte Sättigung war bei dem langsameren Verzehr stärker. Die Antwort des Hungerhormons Ghrelin wurde hingegen durch die Essgeschwindigkeit kaum beeinflusst.

Quelle:
Kokkinos A, Le Roux CW, Alexiadou K, Tentolouris N, Vincent RP, Kyriaki D, Perrea D, Ghatei MA, Bloom SR, Katsilambros N: Eating Slowly Increases the Postprandial Response of the Anorexigenic Gut Hormones, Peptid YY and Glucagon-Like Peptide-1. J CLIN ENDOCRIN METAB, 2009;95(1):0000-0000

veröffentlicht am 23.09.2010 auf www.ernaehrung.de

94   Besteck stimmt ein

Das Auge und andere Sinne essen möglicherweise viel mehr mit, als bisher bekannt war. Denn bereits die Größe, Form, Farbe und das Gewicht des Bestecks, mit dem wir Speisen zu uns nehmen, beeinflussen unsere Geschmackswahrnehmung. Mit den Ergebnissen einer britischen Studie können Ernährungsgewohnheiten auf eine völlig andere Weise beeinflusst werden.

Geschmack entsteht durch ein Zusammenspiel vieler verschiedener Faktoren. Beteiligt sind nicht nur Geruch, Aussehen und die Konsistenz von Speisen, sondern auch das Umfeld. In früheren Studien wurde bereits untersucht, welchen Einfluss das Geschirr und andere Umgebungsfaktoren auf das Geschmacksempfinden haben. Eines wurde dabei jedoch vergessen: das Besteck. Mit ihren aktuell veröffentlichten drei Experimenten schließen Vanessa Harrar und Charles Spence von der Abteilung für experimentelle Psychologie an der Universität von Oxford diese Lücke zumindest teilweise.

Hätten Sie gedacht, dass schon die Größe und Form des Essbestecks die Geschmacksempfindung beeinflussen? Im ersten Experiment probierten 22 Frauen und 12 Männer mit normaler Farbwahrnehmung Joghurt mit fünf verschiedenen Plastiklöffeln. Dabei handelte es sich um je zwei Tee- und Esslöffel mit unterschiedlichem Gewicht sowie einen Löffel in Edelstahloptik. Die Wissenschaftler stellten fest, dass die Geschmacksempfindung mit dem Gewicht der Löffel variiert. Doch nicht das absolute Gewicht war von Bedeutung, sondern vielmehr die Erwartung der Probanden an das entsprechende Material. Joghurt, der von einem als zu schwer empfundenen Löffel probiert wurde, wurde zum Beispiel als wässrig und qualitativ minderwertig eingestuft. Interessant war auch die Unterscheidung zwischen Tee- und Esslöffeln: Wurde derselbe Joghurt mit einem Teelöffel anstelle eines Esslöffels gegessen, kam er den Teilnehmern süßer vor. Dies kann damit zusammenhängen, dass das Gehirn Teelöffel mit Süßspeisen und süßen Geschmacksrichtungen verbindet.

Nicht nur Größe und Form, sondern auch die Farbe des Bestecks sind von Bedeutung für die Geschmackswahrnehmung, wie das nächste Experiment zeigte. 40 Bachelor-Studenten (darunter 28 Frauen) der Oxford-Universität sollten weißen und rosa gefärbten Joghurt mit roten, blauen, grünen, weißen und schwarzen Plastiklöffeln verkosten. Weißer Joghurt auf einem weißen Löffel wurde von den Probanden als sehr süß, angenehm und qualitativ hochwertig eingestuft, derselbe Joghurt auf einem schwarzen Löffel dagegen schmeckte am wenigsten süß. Da es bei den anderen Farben keine signifikanten Unterschiede gab, gehen die Wissenschaftler davon aus, dass der Kontrast zwischen der Farbe des Bestecks und des Essens die Geschmacksempfindung mitbestimmt.

171

Zuletzt testeten die Wissenschaftler, wie sich die Geschmacksempfindung verändert, wenn verschiedene Besteckformen verwendet werden. Hierfür wurden 30 Bachelor-Studenten gebeten, Käse hinsichtlich verschiedener Geschmacksnoten zu beurteilen. Die Käsestückchen wurden entweder mit einem Messer, einer Gabel oder einem Zahnstocher aufgespießt oder mit einem Löffel verzehrt. Hier kam der Käse, der vom Messer gegessen wurde, den Probanden am salzigsten vor. Die Forscher führen dies darauf zurück, dass normalerweise nicht von einem Messer gegessen und deshalb der Geschmack besonders intensiv wahrgenommen wird.

Die Wissenschaftler raten, bei der Interpretation der hier geschilderten Ergebnisse nicht strikt davon auszugehen, dass bestimmte Eigenschaften des Bestecks direkt das Geschmacksempfinden beeinflussen. Vielmehr kommen andere Geschmacks-wahrnehmungen und -intensitäten wohl eher dadurch zustande, dass Alltagsroutinen durch neue Stimuli durchbrochen werden. Ein elf Gramm schwerer Plastiklöffel lässt Menschen zunächst einmal verblüfft innehalten und schärft dadurch die Sinne für den darauffolgenden Geschmackstest. Macht man sich dieses Verhalten zunutze, so die Idee der Wissenschaftler, könnten ungesunde Ernährungsgewohnheiten durch kleine Tricks positiv beeinflusst werden, zum Beispiel indem untypische Verpackungsfarben verwendet werden. Die Unterbrechung von Alltagsroutinen könnte eine gesündere Auswahl beim Lebensmittelkauf, einen bewussteren Verzehr und frühere Sättigung begünstigen.

Quellen:
C. Spence, V. Harrar, B. Piqueras-Fiszman (2012): Assessing the impact of the tableware and other contextual variables on multisensory flavour perception. Flavour 1: 1–12
V. Harrar, C. Spence (2013): The taste of cutlery: how the taste of food is affected by the weight, size, shape, and colour of the cutlery used to eat it. Flavour 2: 21

veröffentlicht am 08.01.2014 auf www.ernaehrung.de

95 Warum sich über (bitteren) Geschmack streiten lässt...

Unsere Wahrnehmung für bittere Geschmacksrichtungen hängt von den Genvarianten der Bitterstoffrezeptoren ab, über die wir verfügen. Dies führt dazu, dass manche von uns Bitterstoffe in Artischocken schmecken, andere dagegen nicht. Absinth wird dagegen von uns allen gleichermaßen als bitter eingestuft.

Zwar sind nicht alle bitteren Lebensmittel tatsächlich giftig, dennoch gehen auch Wissenschaftler im Allgemeinen davon aus, dass die Wahrnehmung für bittere Geschmacksrichtungen uns vor dem Verzehr giftiger Nahrung schützen soll. Umso erstaunlicher mutet es dann an, dass manche bitteren Geschmacksrichtungen von Menschen durchaus unterschiedlich wahrgenommen werden.

Die Erklärung hierfür liegt in den Genen, wie Wissenschaftler des Deutschen Instituts für Ernährungsforschung (DIfE) und der Universität von Kalifornien kürzlich berichteten.

Die Geschmackswahrnehmung erfolgt über sekundäre Sinneszellen, sogenannte Geschmacksrezeptoren, die in die Mundhöhle hineinragen. Bislang sind allein 25 Bitterrezeptoren bekannt, die einen bitteren Geschmacksstoff erkennen, allerdings mit unterschiedlicher Empfindlichkeit (Sensitivität). Fällt ein Rezeptor aus, führt dies nur in sehr seltenen Fällen zum Verlust der Wahrnehmung bestimmter Geschmacksstoffe. Mit Hilfe von genetischen und sensorischen Untersuchungen an 48 Probanden konnten die Wissenschaftler nun nachweisen, dass die Geschmackswahrnehmung auch davon abhängt, wie die Rezeptorgenvarianten auf den Chromosomen verteilt sind. Denn meist werden bestimmte Genvarianten nicht einzeln, sondern gruppenweise vererbt.

Wie war das nun mit der Artischocke und dem Absinth? Der Bitterstoff der Artischocke, Grosheimin, wird vor allem von zwei Bitterrezeptoren erkannt, und zwar TAS2R43 und TAS2R46. Da die Gene für beide Rezeptoren sehr eng beieinander auf einem Chromosom liegen, werden beide Rezeptoren meist gemeinsam vererbt. Von beiden Rezeptoren gibt es jeweils eine Grosheimin-sensitive und eine Grosheimin-insensitive Variante, allerdings werden stets entweder beide sensitiven oder beide insensitiven Rezeptorvarianten gemeinsam vererbt. Laut den Gesetzen der Vererbungslehre verfügen damit ein Viertel aller Menschen über zwei insensitive Rezeptorvarianten. Sie können Grosheimin nur in sehr hohen Konzentrationen wahrnehmen, da dann andere Bitterrezeptoren anspringen. Hat ein Mensch jedoch die beiden sensitiven Rezeptorvarianten, genügen bereits geringe Grosheiminkonzentrationen zur Wahrnehmung des Bittergeschmacks.

Auch für den Bitterstoff von Absinth, Absinthin, sind zwei spezifische Bitterrezeptoren vorgesehen: TAS2R30 und den TAS2R46. Ebenso wie bei dem Artischocken-Bitterstoff Grosheimin liegen die Gene für die Geschmacksrezeptoren von Absinthin dicht beieinander auf demselben Chromosom. Im Vergleich zu den Grosheimin-Rezeptoren sind die Genvarianten für die Absinthin-Rezeptoren aber anders verteilt. Liegt TAS2R30 in seiner sensitiven Form vor, so ist TAS2R46 Absinthin-insensitiv und umgekehrt. Damit gibt es immer wenigstens einen spezifischen Absinthin-Rezeptor, der auf den Bitterstoff reagiert.

„Wie unsere Ergebnisse zeigen, beeinflussen die Gene unser Geschmacksempfinden nicht unwesentlich. Zudem belegen sie, dass die genetischen Mechanismen, welche die Wahrnehmung von Bitterstoffen beeinflussen, sehr viel komplexer sind als ursprünglich angenommen", erläutert die an der Studie beteiligte Dr. Natacha Roudnitzky. Ihr Kollege Prof. Dr. Wolfgang Meyerhof, Leiter der Abteilung Molekulare Genetik am DIfE, ergänzt: „Unser Ziel ist es, noch mehr über die biologischen Grundlagen der menschlichen Geschmackswahrnehmung zu erfahren, um besser zu verstehen, wie diese neben anderen Sinnen und kulturellen Gewohnheiten unsere Nahrungsauswahl und unser Ernährungsverhalten beeinflusst." Die Ergebnisse tragen dazu bei, die Entstehung individueller Nahrungsvorlieben besser zu verstehen. Zukünftig, so hoffen die Wissenschaftler, könnten daraus neue Methoden entwickelt werden, die ein gesünderes Ernährungsverhalten unterstützen.

Quellen:

DIfE (2015): Warum Bitterstoffe aus Artischocken nicht immer bitter schmecken, aus Absinth aber schon. Pressemitteilung vom 08.10.2015.

N. Roudnitzky, M. Behrens, A. Engel, S. Kohl, S. Thalmann, S. Hubner, K. Lossow, S. P. Wooding, W. Meyerhof (2015): Receptor polymorphism and genomic structure interact to shape bitter Taste perception. PLOS Genetics 11(9): e1005530

veröffentlicht am 28.10.2015 auf www.ernaehrung.de

96 Worauf achten Studenten bei ihrer Ernährung? Alter und Geschlecht als Selektionskriterien

Mit ein wenig Menschenkenntnis und Erfahrung gelingt es häufig, Studierende bestimmten Fachrichtungen zuzuordnen. Doch nicht nur äußerliche Merkmale und das Auftreten unterscheiden sich zwischen verschiedenen Studiengängen, sondern auch Ernährungseinstellungen und Essensvorlieben.

An der Bonner Universität wurden insgesamt 1.593 Studierende verschiedener Fachrichtungen (Recht, Mathematik, Germanistik, Sozialwissenschaften, Medizin, Agrar- und Ernährungswissenschaften) zu ihren Einstellungen, Vorlieben und Abneigungen in Bezug auf ihre Ernährung und damit verbundene Aktivitäten (beispielsweise Einkaufen gehen oder die Zubereitung von Speisen) befragt. Die meisten Studierenden waren zwischen 18 und 24 Jahre alt, wobei Frauen bedingt durch die Wahl der Studiengänge zahlenmäßig leicht überrepräsentiert waren. Unter Verwendung eines speziellen Verfahrens gelang es der Wissenschaftlerin Alice Barth vom Institut für politische Wissenschaft und Soziologie an der Universität Bonn, grundlegende Ernährungsorientierungen zu identifizieren. Sie unterschied dabei folgende Grundmuster:

- Gesundheitsorientierung
- Zubereitungsorientierung
- Genussorientierung
- Nahrungsaufnahme als Nebensache
- Verbindung von Essen mit positiven sowie negativen Emotionen

Frau Barth von der Universität Bonn stellte fest, dass sowohl der Studiengang als auch das Geschlecht der Studierenden im Zusammenhang mit ihrer Ernährungsorientierung standen. Studentinnen hatten häufiger einen emotionalen Bezug zum Essen, bereiteten Speisen lieber selbst zu und achteten mehr auf eine gesunde Ernährungsweise als ihre männlichen Kommilitonen. In Bezug auf den Studiengang bestanden deutliche Unterschiede zwischen Studierenden naturwissenschaftlicher beziehungsweise geistes-, sozial- und ernährungswissenschaftlicher Fachrichtungen: Während Studierende der letztgenannten Fachrichtungen Essen als genussvolles Gemeinschaftserlebnis verstanden und insgesamt gesundheitsbewusster zu sein schienen, war die Ernährungsorientierung naturwissenschaftlicher Studierender eher pragmatisch. Qualität und Genuss beim Essen waren für sie vergleichsweise unwichtig.

Nach ihren Vorlieben befragt, waren Nudeln bei den meisten Studierenden (68,5 Prozent) beliebt. Männer waren darüber hinaus vergleichsweise häufig für Fleisch, Fast Food und traditionelle deutsche Gerichte zu begeistern, während Frauen frisches Gemüse, vegetarische oder vegane Speisen, Süßspeisen und Salate bevorzugten. Auf ein Wort reduziert, beschrieb Frau Barth den „*männlichen Geschmack*" als eher „*deftig*", das „*weibliche Geschmacksmuster*" dagegen als „*leicht*".

Quelle:

A. Barth (2015): Geschlechts- und studiengang- spezifische Unterschiede in den Ernährungsorientierungen von Studentinnen und Studenten. Ernährungs Umschau 8: Seite 444-451
veröffentlicht am 24.09.2015 auf www.ernaehrung.de

97   Nudging: Die Industrie tut's – und der Staat?

„Nudging" – was das ist und was es mit Werbung zu tun hat

Die Bedeutung, die hinter dem englischen Begriff „Nudging" steht, lässt in etwa mit „geführter Entscheidungsfindung" umreißen. Wörtlich bedeutet Nudging: einen Anstoß geben. (Wichtig: Die Möglichkeit zu wählen bleibt dabei erhalten). Nichts anderes macht die Industrie durch Werbung, die über eine bloße Produktinformation hinausgeht und durch möglichst ansprechende Bilder den potentiellen Konsumenten locken will. Das weiß dieser natürlich, zumindest in bewussten Momenten. Wenn er dann hingegen vor einem möglichen Kauf steht, taucht der Gedanken an das beworbene Produkt wie ein Geistesblitz aus seinem Unterbewusstsein auf, zumindest wenn die Werbung funktioniert hat.

Gelegenheit macht Käufer

Ein anderes Beispiel für Nudging wäre die Warenplatzierung an Supermarkt-kassen. Geschickt wird man hier zu weiteren Einkäufen verleitet, die man eigentlich gar nicht tätigen wollte. Diverse Süßigkeiten an den Kassen locken die Käufer. Diese stehen häufig in einer Schlange und bewegen sich in sehr gemächlichem Schritttempo vorwärts, wodurch sie reichlich Zeit haben, das präsentierte Angebot zu betrachten. Selbst wenn man eigentlich seit Längerem das Ziel hat abzunehmen, reizt das Angebot, verspricht es doch augenblickliches Vergnügen.

Warum funktioniert Nudging so gut?

Nach einem Modell von Strack und Deutsch, zwei deutschen Psychologen, stehen hinter sozialem Verhalten zwei Systeme: Das reflektive System und das impulsive System. Ersteres arbeitet zielorientiert und stützt sich auf Werte und Absichten, das andere – impulsive – System hingegen wird spontan durch Gefühle und Umwelt-Schlüsselreize aktiviert. Da das aktuelle Erleben meist eine höhere Priorität hat, als langfristige Pläne, überwiegt der Einfluss des

	Nudging	mögliche staatliche Maßnahme
Rauchen	über die Massenmedien das Bild verbreiten, dass die Mehrheit Nichtraucher ist und dass diejenigen, die rauchen, damit aufhören wollen; keine Schlüsselreize für das Rauchen zeigen wie Zigaretten, Feuerzeuge und Aschenbecher	Rauchen auf öffentlichen Plätzen verbieten; den Zigarettenpreis erhöhen
Alkohol	Drinks in kleineren Gläsern servieren; in den Massenmedien das Bild verbreiten, dass die Mehrheit der Bevölkerung eher wenig Alkohol trinkt	den Alkoholpreis durch Steuern oder Minimalpreis pro Einheit regeln; das Mindestalter, ab dem Alkohol gekauft werden darf, erhöhen
Ernährung	Teile von Einkaufswägen für die Ablage von Obst und Gemüse kennzeichnen; eher Salat als Pommes frites als Beilage anbieten	an Kinder gerichtete Lebensmittel-Werbung begrenzen; industriell erzeugte trans-Fettsäuren als Lebensmittel-Bestandteil verbieten
Bewegung	Treppen bevorzugt vor Aufzügen in öffentlichen Gebäuden einsetzen/ diese attraktiver gestalten; Radfahren als Fortbewegungsmittel in den Vordergrund stellen	Benzinsteuern jährlich stufenweise erhöhen; Halteverbot in Schulnähe durchsetzen

Quelle: Marteau et al., 2011

176

impulsiven Systems in der Regel – und Nudging setzt beim impulsiven System an.

Nudging als vielversprechender Ansatz für Public-Health-Maßnahmen

Die meisten Ansätze zur Gesundheitsförderung wendeten sich bisher an das reflektive System, um Verhalten zu beeinflussen. Durch Informationen sollten Menschen motiviert werden, ihr Verhalten mit Aussicht auf zukünftige gesundheitliche Vorteile umzustellen. Die Erfolge waren eher gering. Nudging könnte hier, über ein Ansprechen des impulsiven Systems, besser greifen (s. Tabelle).

Damit dieser Ansatz noch besser gelingt, könnte der Grundgedanke des Nudging zudem politisiert werden, meinen Wissenschaftler um Marteau, Autoren des Artikels: Judging nudging: can nudging improve population health? (Bewertung des Nudging: Kann Nudging die Gesundheit der Bevölkerung verbessern?). So könnte gemäß den Autoren Nudging als eine „politische Philosophie" verstanden werden, … „durch die die Entscheidungen von Menschen in ihrem besten Interesse aktiv geführt werden, wobei sie jedoch frei sind, sich anders zu verhalten" (s. Quelle). Mögliche staatliche Maßnahmen in diesem Sinne zeigt die Tabelle.

Ob ein staatliches Eingreifen für den Erfolg von Public-Health-Maßnahmen zwingend notwendig ist, wird derzeit noch diskutiert.

Quelle:
Marteau TM, Ogilvie D, Roland M, Suhrcke M, Kelly MP : Judging nudging: can nudging improve population health? BMJ 2011; 342:d228

veröffentlicht am 26.10.2011 auf www.ernaehrung.de

---

98   Zusammenhang zwischen Vorstellungsvermögen und Gewicht entdeckt

„Bei mir genügt es, wenn ich nur ans Essen denke und ich nehme schon zu." „Allein die Vorstellung an ein Gericht und mir läuft das Wasser im Munde zusammenläuft. Ich kann es sogar riechen!" Alles Einbildung? Aktuelle Studienergebnisse rücken diese Sätze in einen anderen, gewichtigen Kontext.

Dass Heißhungerattacken mit Adipositas (Fettleibigkeit) einhergehen, ist seit Längerem bekannt. Wie intensiv Heißhungerattacken ausfallen, hängt wiederum davon ab, wie lebhaft Menschen sich in ihrer Phantasie Bilder von Lebensmitteln und Speisen ausmalen können. Bislang war nicht untersucht, ob auch die Fähigkeit, sich bestimmte Gerüche vorstellen zu können, Einfluss auf das Körpergewicht hat.

Aufschluss darüber sollte nun eine Studie der Yale Universität in New Heaven, einer der renommiertesten Universitäten weltweit, geben. Für die Studie füllten zunächst 25 Probanden Fragebögen aus, in denen ihre Fähigkeiten, sich bestimmte Dinge, Gerüche und Lebensmittel lebhaft in Gedanken vorzustellen, erfragt wurden. Eine Aufgabe lautete beispielsweise, sich den Duft der Seife oder des Shampoos, das die Probanden verwendeten, vorzustellen und die Intensität des heraufbeschworenen Bildes im Anschluss auf einer Skala zwischen 1 und 5 zu bewerten.

Wie erwartet konnten sich Menschen mit einem höheren Body-Mass-Index (BMI, Körpermassenindex) Lebensmittel und deren Gerüche lebhafter vorstellen als Menschen mit einem niedrigeren BMI. Erstaunlicherweise war das olfaktorische Vorstellungsvermögen, also die Fähigkeit, sich Gerüche vorzustellen, stärker mit dem BMI assoziiert als das bildliche Vorstellungsvermögen. Eine Wiederholung der Befragung mit weiteren 57 Personen bestätigte dieses Ergebnis.

„Wenn Menschen sich Gerüche besser vorstellen können, könnte dies das Verlangen nach Lebensmitteln steigern und damit die Nahrungsaufnahme erhöhen", vermutet die an der Studien beteiligte Wissenschaftlerin Dr. Barkha Patel. *„Wird die Fähigkeit, sich Gerüche vorzustellen jedoch gestört, beispielsweise durch einen Spaziergang, könnte das Verlangen zu essen möglicherweise verringert werden"*, vermutet Patel. Daher hoffen die Wissenschaftler mit ihren bisherigen Studienergebnissen zur Weiterentwicklung kognitiver Verhaltenstherapien beitragen zu können. In zukünftigen Studien sollte das Vorstellungsvermögen der Probanden jedoch direkt gemessen werden, anstatt sich ausschließlich auf Selbstauskünfte der Probanden zu verlassen, rät Patel weiter.

Quellen:

LiveScience (2015): People who can imagine aromas vividly tend to weigh more. Online-Artikel vom 08.07.2015

Scienceworldreport (2015): Obesity and aroma: People weigh more when they imagine food smells. Online-Artikel vom 08.07.2015

veröffentlicht am 16.09.2015 auf www.ernaehrung.de

99 Wer sich erinnert, is(s)t klar im Vorteil

Erinnerung beeinflusst Essmenge! *Was und wie viel wir essen, bleibt mehr oder weniger bewusst in unserer Erinnerung hängen. Aber beeinflusst diese Information die Größe der nachfolgenden Mahlzeit? Von Menschen, die unter einer Amnesie leiden, weiß man, dass Sättigungssignale ein fortgesetztes Essen nur unzureichend bremsen. Obwohl der Körper dem Gehirn via Botenstoffe eigentlich „genug" sagt, besteht bei ihnen der Hunger fort.*

Die Erinnerung, in diesem Fall die fehlende, scheint sich also auf die Sattheit auszuwirken. Forscher um den Psychologen Jeffrey Brunstrom wollten ergründen, ob dieser Zusammenhang auch bei Menschen ohne Gedächtnisstörung auftritt. Dazu machten sich die Wissenschaftler das Prinzip der „Sich-selbst-füllenden-Schlüssel" zu Nutze.

Brunstorm und sein Team rekrutierten etwa 100 Freiwillige, die an der Bristol-Universität arbeiten oder studieren. Als diese zur Versuchsteilnahme kamen, hatten sie drei Stunden vorab nichts gegessen. Nach und nach nahmen sie an einem wandständigen Tisch mit Tischtuch Platz, auf dem dampfend eine durchsichtige Suppenschale stand. Die eine Hälfte der Probanden sah 300 Milliliter Suppe, die andere 500 Milliliter.

Ein Schlauch führte von den Teilnehmern unbemerkt von dem am Tisch befestigten Tellerboden durch die Wand in den Nebenraum. Der Schlauch war mit einer Pumpe und einem Sammelbecken verbunden, über welche die Füllhöhe des Tellers vom Versuchsleiter manipuliert werden konnte: die Sich-selbst-füllende-, bei Bedarf auch die Sich-selbst-entleerende-Schlüssel.

Die Probanden löffelten also ihre Suppe im Glauben eine große oder eine kleine Portion vor sich zu haben. Während 50 Prozent mit dieser Annahme richtig lagen, wurde der Rest geschickt irregeführt. Sie bekamen mithin jeweils die kleine Portion, wenn sie vorab die große sahen und umgekehrt, indem der Versuchsleiter entweder Suppe absaugte oder hineinpumpte.

Eine rote Markierung in der Schale diente als Stopp, damit genug Suppe im Teller übrigblieb und die Apparatur nicht ans Licht kam. Um findige Probanden auszuschließen, wurden hinterher alle Teilnehmer im Rahmen eines Fragebogens gefragt, ob die Suppe in irgendeiner Weise manipuliert worden war. Unter den Misstrauischen hatten die meisten die Viskosität im Verdacht, sechs tippten allerdings richtig auf das Volumen und wurden von dem Versuch ausgenommen.

Ist es nun der Anblick oder die tatsächlich gegessene Menge, die den Ausschlag für die Sättigung gibt? Direkt nach dem Essen entschied die tatsächlich aufgenommene Menge: Probanden, die die große Portion gegessen hatten, fühlten sich auch satter. Zwei oder drei Stunden nach der Verkostung wirkte sich jedoch die wahrgenommene Menge stärker aus. So waren Teilnehmer, die dachten, 500 Milliliter verzehrt zu haben, weniger hungrig als diejenigen mit der kleineren Suppenportion – unabhängig von der tatsächlich verzehrten Menge. Die Forscher interpretierten das Ergebnis so, dass die Erinnerung wahrscheinlich erst nach einiger Zeit zum Tragen kommt.

Am Tag darauf folgte ein weiterer Test: Die Teilnehmer sollten beim Anblick von 400 Millilitern Tomatensuppe entscheiden, wie satt diese mache. Unabhängig von der tatsächlich verzehrten Menge hielten diejenigen, die ihrer Meinung nach die größere Portion gegessen hatten, die Suppe für sättigender. Die Erinnerung ist demnach in der Tat mitentscheidend.

Quelle:

Brunstrom JM, Burn JF, Sell NR, Collingwood JM, Rogers PJ, Wilkinson LL, Hinton EC, Maynard OM, Ferriday D: Episodic memory and appetite regulation in humans. PLoS One. 2012; 7(12):e50707. Epub 2012 Dec 5.

veröffentlicht am 30.01.2013 auf www.ernaehrung.de

100   Große Portionen, großer Appetit

Sind Teller, Becher oder die Portionen groß, wird auch mehr gegessen und getrunken – das gilt sowohl für die Familienpizza als auch für die XXL-Cola. Der Zusammenhang wurde nun auch in einer groß angelegten wissenschaftlichen Übersichtsarbeit bestätigt.

Im Rahmen einer systematischen Literaturrecherche fanden Wissenschaftler der Universität von Cambridge 72 qualitativ hochwertige Studien, in denen der Zusammenhang zwischen der Portionsgröße, der Packungsgröße und der Größe des verwendeten Geschirrs mit dem Nahrungs- und Genussmittelkonsum von Kindern und Erwachsenen untersucht wurde.

Eine gemeinsame Auswertung der Studien (soweit möglich) bestätigte den Zusammenhang zwischen der angebotenen Portionsgröße und der Nahrungsaufnahme: Je größer die Portion, die Packung, oder der Teller ist, desto mehr wird verzehrt. Dies gilt sowohl für den Verzehr zuhause als auch außer Haus im Restaurant oder unterwegs. Demnach beeinflussen Umweltfaktoren unsere Konsumentscheidungen deutlich.

Auch wenn bei einer Verkleinerung üblicher Portionsgrößen mit Widerstand von vielen Seiten zu rechnen ist, würden sich derartige Anstrengungen lohnen. So errechneten die Wissenschaftler, dass die Energieaufnahme britischer Verbraucher durch eine geringere Portionsgröße um 12 bis 16 Prozent pro Tag gesenkt werden könnte. Dies entspricht bis zu 279 Kalorien. Bei US-amerikanischen Verbrauchern wären sogar Einsparungen der täglichen Energieaufnahme zwischen 22 und 29 Prozent (maximal 527 Kalorien) möglich.

Die Wissenschaftler bleiben jedoch nicht bei diesen theoretischen Überlegungen, sondern haben zusätzlich praktische Vorschläge im Gepäck, wie der weiteren Verbreitung von Übergewicht und Adipositas entgegengewirkt werden kann. Eine Möglichkeit wäre beispielsweise, Obergrenzen für Portionsgrößen bei energiereichen Lebensmitteln (Fast Food, Desserts, Softdrinks) sowie Geschirr und Gläsern festzulegen. Außerdem sollten Großpackungen von Lebensmitteln im Supermarkt so platziert werden, dass sie für Kunden schlechter erreichbar und damit unattraktiver sind als kleinere Einheiten. Ferner schlagen die Wissenschaftler vor, günstigere Preise und Werbemaßnahmen für XXL-Packungen (beispielsweise Familienpizza) zu beschränken.

Quellen:
G. J. Hollands, I. Shemilt, T. M. Marteau, S.A. Jebb, H. B. Lewis, Y. Wei, J. P.T. Higgins D. Ogilvie (2015): Portion, package or tableware size for changing selection and consumption of food, alcohol and tobacco. Cochrane Database of Systematic Reviews 9, Artikelnr. CD011045

veröffentlicht am 22.10.2015 auf www.ernaehrung.de

101 Übergewicht – reine Kopfsache?

Warum fällt es übergewichtigen Menschen so schwer abzunehmen? Dass sie gemessen an ihrem Energiebedarf zu viel Nahrung aufnehmen, scheint offensichtlich. Oft wird der Vorsatz, weniger zu essen, schnell wieder aufgegeben. Warum fällt der Verzicht auf Essen so schwer? Sabotiert das Gehirn die guten Vorsätze?

Im Rahmen des vom BMBF geförderten Kompetenznetzes Adipositas möchten Wissenschaftler der Universität Tübingen Reaktionen im Gehirn in Verbindung mit der Nahrungsaufnahme untersuchen. Mit Hilfe bildgebender Verfahren (Magnetoenzephalographie (MEG), funktionelle Magnetresonanztomographie (fMRT)) versuchen sie, Vorgänge im Gehirn normal- und übergewichtiger Menschen nachzuvollziehen. Wie reguliert das Gehirn Hunger- und Sättigungsgefühl? Unterscheiden sich neuronale Prozesse bei Normal- und Übergewichtigen? Lassen sich diese neuronalen Prozesse durch eine entsprechende Therapie steuern?

Einige Frage konnten die Wissenschaftler bereits beantworten:

- **Verhaltenskontrolle:** Bei einem erhöhten BMI (Übergewicht) ist die Aktivität im frontalen Bereich des Gehirns erhöht. Da dieses Areal für die Verhaltenskontrolle zuständig ist, könnte so erklärt werden, warum Menschen mit Übergewicht Probleme haben, ihre Nahrungsaufnahme ausreichend zu kontrollieren.
- **Sättigung:** Bei übergewichtigen Personen hat Insulin im Gehirn eine geringere Wirkung. Das Hormon signalisiert dem Körper, wie viel Nahrung aufgenommen wurde. Eine Einschränkung der Signalfunktion kann zu einem verminderten Sättigungsgefühl und in der Folge zu erhöhter Nahrungsaufnahme führen.

- **Geschlechterunterschiede:** Frauen und Männer reagieren unterschiedlich auf Hunger und Sättigung. Im Hungerzustand verändern sich die Hirnströme von Frauen stärker als von Männern, wenn sie Bilder mit energiereichen Speisen betrachten. Die Forscher sehen darin einen Hinweis darauf, weshalb es Frauen schwerer fällt als Männern, auf Speisen zu verzichten.
- **Gedächtnis:** Stark übergewichtige Personen reagierten in einem Gedächtnistest langsamer auf Reize und machten mehr Fehler als die normalgewichtige Kontrollgruppe.

Die Erkenntnisse der Wissenschaftler sollen in der Praxis Anwendung finden. Ziel ist die Entwicklung von Verhaltenstherapien, in denen die Patienten lernen, ihre Hirnaktivität bewusst zu kontrollieren. Ein solcher therapeutische Ansatz ist z. B. die Biofeedbackmethode: Physiologische Vorgänge, die der eigenen Wahrnehmung nicht direkt zugänglich sind, werden darin durch die Messung von Körperfunktionen (z. B. von Gehirnströmen oder Körpertemperatur und Herzschlag u. a.) bewusst gemacht. Zur Veranschaulichung werden akustische oder visuelle Signale eingesetzt. Auf diese Weise soll eine Beeinflussung der physiologischen Vorgänge möglich werden. Die Methode wird bereits z. B. bei Angstzuständen, Schmerzen, Verstopfung, Inkontinenz, Asthma und Herzproblemen eingesetzt. Im Falle von krankhaftem Übergewicht wäre beispielsweise denkbar, dass die betroffenen Personen sich die Aktivität bestimmter Gehirnbereiche als bewegliches Thermometer vorstellen und lernen, ihr Verhalten in vorgegebenen Situationen zu verändern.

Bei Integration dieses therapeutischen Ansatzes in ein ganzheitliches Therapieprogramm, das auch medizinische, ernährungsphysiologische und sportliche Aspekte thematisiert, könnte sich so die Möglichkeit bieten, Übergewicht gezielt und langfristig erfolgreich anzugehen.

Zum Weiterlesen auf www.ernaehrung.de
- Neues "Abnehm-Hormon" entdeckt
- Braunes Fett – (bald) Wunderwaffe gegen Fettleibigkeit und Diabetes?
- Besser Abnehmen durch nur drei Mahlzeiten

Quelle:
Kompetenznetz Adipositas (2012): Das dicke Gehirn. Hirnströme verändern sich mit dem Gewicht. Presseinformation vom 31.01.2012.
Majo Clinic (26.01.2010): Biofeedback
Arte (16.05.2006): Biofeedback – Signale des Körpers erkennen

veröffentlicht am 20.02.2012 auf www.ernaehrung.de

102 Stress macht manche dick

Dicksein als Anpasssung

Dicke Menschen überleben in belastenden Situationen eher, und das, obwohl ein hoher BMI mit einer erhöhten Sterblichkeit verbunden ist. Als „Gewichtsparadox" bezeichnen Forscher diesen Widerspruch. Aber vielleicht ist ein hoher BMI gar keine Ursache, sondern nur eine Folge eines anderen, ursächlichen Faktors für die Sterblichkeit, eventuell sogar eine Maßnahme des Körpers gegen diesen? Der Adipositas-Forscher Achim Peters hat dazu eine Theorie entwickelt. Der Wissenschaftler sieht in einer Gewichtszunahme eine notwendige Anpassung, hinter der das Gehirn als eigentlicher Drahtzieher steckt...

Das selbstsüchtige Gehirn

Das Gehirn ist das Organ mit dem höchsten Energieverbrauch. Um sicherzustellen, dass es ausreichend versorgt ist, bekommt das Gehirn die von ihm benötigte Energie noch vor allen anderen Organen. Die Energie-Bereitstellung ist so eng geregelt, dass das Gehirn als einziges Organ bei länger andauerndem Nahrungsentzug nicht abnimmt. Die benötigte Energie – über 130 g Glukose – fordert es aktiv aus dem Blut an. Das ist sind rund 60 Prozent des im Blut zirkulierenden Zuckers. Nun wird diese Quelle aber auch vom Muskel- und Fettgewebe angezapft. Eine wirkliche Konkurrenz sind die Gewebe aber nicht. Das Gehirn kann der Bauchspeicheldrüse über die Nerven mitteilen, dass sie kein Insulin mehr produzieren soll. Und dadurch übertrumpft es seine Rivalen. Denn ohne Insulin können Muskel- und Fettgewebe aus dem Blut keine Glukose mehr aufnehmen.

Reaktion auf Stress – zwei Typen

In der Regel versorgt sich das Gehirn vor allem aus den Körperspeichern. Benötigt es Energie, kommt das Stresssystem in Gang und übt einen „Zug" aus (von Peters als „Brain-Pull" bezeichnet), der dem Gehirn letztendlich die gewünschte Energie liefert. Übermäßiger Stress, der in Dauerstress ausartet, löst bei den stark gestressten Personen verschiedene Antworten aus. Unterschieden wird zwischen einem Typ A und einem Typ B, je nachdem, ob die Stressantwort hoch- oder niedrig-reaktiv ausfällt.

Typ B: Beim niedrig-reaktivem Typ B sinkt die Reaktivität des Stresssystems. Dadurch erlahme aber auch der Brain-Pull des Gehirns und es könne schlechter auf die Körperspeicher zugreifen, meint Peters. Damit das Gehirn dennoch ausreichend versorgt werde, hole es sich seine Energie aus der Nahrung. Mit der Folge, dass Menschen vom Typ B an Gewicht zulegen würden, sobald ihr

Stresssystem heruntergefahren werde. Vermittelt werde diese Anpassung durch Endocannabinoide, körpereigene Botenstoffe.

Typ A: Menschen vom Typ A hingegen nähmen auch bei Dauerstress nicht zu, da ihr Stresssystem immer auf Hochtouren arbeite. Ihr Brain-Pull funktioniere auch unter diesen Bedingungen einwandfrei. Allerdings erführen sie eher die Folgen des Dauerstresses, für die Typ-B-Menschen aufgrund der Anpassung ihres Stresssystems weniger anfällig seien, sagt Peters. Diese bestünden in stress-vermittelten Störungen wie Depressionen, Muskel- und Knochenabbau, einer beeinträchtigten Gedächtnisleistung und eben auch einer erhöhten Sterblichkeit.

Gemäß der Theorie von Peters wäre Dicksein demnach, abgesehen von wenigen Ausnahmen, bei denen eine unwiderbringliche Schädigung des Brain-Pull-Systems vorläge, eine zumeist wirksame Anpassung an Stress-Belastungen.

Neben dem Gewichts- auch ein Willensparadox

Bei stark Übergewichtigen findet sich häufig ein Willensparadox. Gerade Menschen mit höherem Körpergewicht kontrollieren kognitiv stärker, was sie essen. Diese gezügelten Esser nehmen in der Folge aber trotz des vorhandenen Willens nicht ab, sondern im Gegenteil eher noch zu. Peters sieht eine mögliche Erklärung dafür in einem niedrig-reaktiven Stresssystem, das das Gehirn durch mögliche Engpässe bedrohe. Das unterversorgte Gehirn fordere dann verstärkt, was ihm zustehe.

Den Teufelskreis durchbrechen

Peters schlussfolgert daraus, dass eine Nahrungseinschränkung für Übergewichtige verfehlt wäre. Diese Maßnahme aktiviere und belaste das Stresssystem nur zusätzlich. Besser sei es dagegen, Stress zu verringern. Dazu könnte eine veränderte Wahrnehmung von Menschen mit hohem Körpergewicht durch ihr Umfeld beitragen. Denn eine Diskriminierung von Übergewichtigen sei auch deshalb problematisch, weil sie diese erhöhtem psychosozialen Stress aussetze. Und Stress treibe den Verbrauch des Gehirns weiter an, wodurch ein Abnehmen noch weniger gelingen könne.

Ein guter Ansatz neben Ruhe sei auch körperliches Training, das bei Untrainierten die Reaktivität des Brain-Pull-Systems verstärken könne. Alkohol dagegen solle eher mäßig konsumiert werden, da er den Brain-Pull hemme. Auch Süßstoffe seien eher ungeeignet. Sie täuschten das Gehirn, das Energie erwarte, aber keine bekomme und darauf Hunger signalisiere. Dadurch werde schlussendlich mehr Nahrung aufgenommen. Außerdem könne ausreichend Schlaf nutzen, da während dieser Phase das Stresssystem neu organisiert werde.

Quelle:

Peters A: Das egoistische Gehirn – Wie die menschliche Gewichtsvielfalt entsteht. Ernährungsumschau 2012;4:210-217

veröffentlicht am 04.06.2012 auf www.ernaehrung.de

103 Schwarz-Weiß-Denken fördert Gewichtszunahme

Auf dem Weg zur erfolgreichen Gewichtsreduktion folgt auf die eigentliche Gewichtsabnahme die nächste Herausforderung, nämlich das neue Gewicht zu halten. Eine strikte Einteilung von Lebensmitteln im Sinne von „gut" oder „schlecht" beziehungsweise „erlaubt" oder „verboten" sabotiert den langfristigen Abnahmeerfolg, wie eine niederländische Studie zeigt.

Neben ausreichender körperlicher Bewegung ist die Kontrolle der Nahrungsaufnahme eine grundlegende Voraussetzung sowohl zur Gewichtsabnahme als auch zum Halten des neuen Gewichts (Gewichtskonstanz). Hierbei sind sowohl die Qualität (Lebensmittelauswahl) als auch die Quantität (Portionsgröße, Häufigkeit von Mahlzeiten) von Bedeutung.

Um ihre Ernährung zu kontrollieren, verfolgen Menschen mit Gewichtsabnahmewunsch unterschiedliche Strategien, darunter:

- **die strenge Zurückhaltung:** Lebensmittel werden anhand bestimmter Kriterien in zwei Kategorien eingeteilt, zum Beispiel „gut" oder „schlecht" oder „erlaubt" beziehungsweise „verboten". Werden diese Regeln gebrochen, können selbst minimale Verstöße dazu führen, dass die gesamte Kontrolle aufgegeben wird mit der Folge hemmungsloser Essanfälle (Alles-oder-Nichts-Prinzip).
- **die flexible Zurückhaltung:** Hier sind ungünstige Lebensmittel wie Süßes oder Lebensmittel mit hohem Fettgehalt nicht grundsätzlich verboten, sondern hin und wieder erlaubt. Dies kann Heißhungerattacken mit komplettem Kontrollverlust verhindern.

An der Universität von Wageningen gingen Wissenschaftler nun der Frage nach, ob die Art der Ernährungskontrolle den langfristigen Erfolg der Gewichtsabnahme beeinflusst. Für die Studie füllten insgesamt 241 Menschen im Alter von 15 bis 74 Jahren einen Online-Fragebogen aus. Mit gezielten Fragen wollten die Wissenschaftler herausfinden, ob die Probanden generell und insbesondere in Bezug auf ihre Ernährung zum Schwarz-Weiß-Denken neigten. Außerdem wurden die Probanden gefragt, ob sie während der letzten fünf Jahre abgenommen hatten und gegebenenfalls danach wieder mindestens vier Kilogramm zugenommen hatten.

Zunächst stellten die Wissenschaftler fest, dass Menschen, die generell zum Schwarz-Weiß-Denken neigten, diese Denkweise auch auf ihre Ernährung anwandten. Unabhängig davon, ob sie aktuell eine Reduktionsdiät einhielten, beschränkten sie ihre Nahrungsaufnahme stärker mit dem Ziel ihr Gewicht zu kontrollieren. Interessanterweise waren in dieser Gruppe auch besonders viele Personen vertreten, die nach anfänglicher Gewichtsabnahme wieder zugenommen hatten. Anhand ihrer Auswertungen konnten die Wissenschaftler zeigen, dass der Zusammenhang zwischen einem streng kontrollierten Essverhalten und dem Unvermögen das neue Gewicht zu halten durch das Schwarz-Weiß-Denken der Probanden vermittelt wurde.

Die Wissenschaftler schließen daraus, dass eine vereinfachte Einteilung von Lebensmitteln in „*gute*" oder „*schlechte*" Lebensmittel der Beibehaltung eines gesunden Körpergewichts im Wege stehen kann. Günstiger wäre demnach eine flexiblere Kontrolle ohne pauschale Lebensmittelverbote.

Quellen:
A. Palascha, E. van Kleef, H.C.M. van Trijp (2015): How does thinking in black and white terms relate to eating behavior and weight regain? Journal of Health Psychology, 20(5): Seite 638-648

veröffentlicht am 12.11.2015 auf www.ernaehrung.de

104 Heißhunger auf Chips: Warum man so schwer aufhören kann

Nach einem gemütlichen Fernsehabend fällt der Blick auf die Chipstüte. Typisch, wieder einmal leer. Dabei hat man sich doch fest vorgenommen, nach einer Hand voll aufzuhören. Oder zumindest nach der Hälfte der Packung. Warum klappt das eigentlich nicht?

Diese Frage beschäftigte auch Wissenschaftler der University of California in Irvine (USA). Sie vermuteten, dass nicht mangelnde Selbstdisziplin, sondern physiologische Vorgänge zu dem ungezügelten Konsum von Chips und anderen fettreichen Speisen führen. In einer Tierstudie untersuchten die Forscher die Wirkung des Fettgeschmacks auf den Organismus. Hierfür ließen sie Ratten an einer Maisöl-Emulsion lecken. Währenddessen maßen sie die Konzentration von Endocannabinoiden. Endocannabinoide sind eine Art körpereigene Droge. Sie werden in den Darmzellen gebildet und steigern die Lust auf fettige Speisen.

Das Ergebnis der Untersuchung: Durch den Fettgeschmack stieg die Konzentration von Endocannabinoiden nur im Verdauungstrakt an, im Gehirn und anderen Geweben blieb sie konstant. Die Wissenschaftler gehen davon aus, dass die Endocannabinoide im Darm die Freisetzung von Verdauungssekreten auslösen und so das Hungergefühl fördern. Die Synthese von Endocannabinoiden erfolgt jedoch nur, wenn sich fetthaltige Nahrung ankündigt, beim Verzehr kohlenhydrat- oder eiweißreicher Speisen bleibt sie aus.

Weshalb bevorzugt der Organismus fettreiche Speisen? Die Ursache liegt in der Evolution. Für Tiere ist der Konsum von Fetten unverzichtbar. Fett dient nicht nur als platzsparendes Energiedepot, sondern ist auch für den Aufbau und die Funktion jeder Körperzelle notwendig. Da Fette in der Natur jedoch nur selten vorkommen, greift die Natur zu einem Trick: Die Aufnahme fettreicher Nahrungsmittel wird durch die Ausschüttung einer körpereigenen Droge, den Endocannabinoiden, „belohnt".

In der modernen Zivilisation mit dem Überangebot an Lebensmitteln aller Art ist die Lust auf fetthaltige Speisen eher lästig, begünstigt sie doch die Entstehung von Übergewicht und damit einhergehenden Erkrankungen. Die Ergebnisse dieser und weiterer Untersuchungen über die genauen Vorgänge während des Konsums fettreicher Speise könnten deshalb zur Entwicklung neuer Medikamente beitragen, die einen übermäßigen Fetthunger dämpfen.

Quelle:
DiPatrizio NV, Astarita G, Schwartz G, Li X, Piomelli D: Endocannabinoid signal in the gut controls dietary fat intake. Proc Natl Acad Sci U S A. 2011; 108:12904-12908.

veröffentlicht am 07.09.2011 auf www.ernaehrung.de

105 Entwarnung für Stressesser

Welchen Einfluss haben Stresssituationen im Alltag auf Ihr Essverhalten? Fachleute unterscheiden Stressesser von Stresshungerern. Wurde bislang davon ausgegangen, dass Stressesser gesundheitlich die schlechteren Karten haben, so rückt eine experimentelle Studie Stressessen in ein neues Licht.

Zwischen Stress und dem Essverhalten von Menschen besteht ein Zusammenhang, das ist nicht nur für die Wissenschaftler Dr. Gudrun Sproesser, Prof. Dr. Harald Schupp und Prof. Dr. Britta Renner vom Fachbereich Psychologie an der Universität Konstanz klar. Bisher herrschte die Meinung vor, dass Stressesser, also Menschen, die in Stresssituationen gewohnheitsmäßig mehr Kalorien aufnehmen als üblich, ungesünder leben und zu Übergewicht neigen.

Doch lässt sich diese Annahme stichhaltig belegen? Die Konstanzer Arbeitsgruppe hatte eine andere Vermutung. „Wir haben uns gefragt, ob die Stressesser ihr Essverhalten unter Stress kompensieren, indem sie in positiven Situationen weniger essen. Das würde auch ein ganz neues Licht auf die Stresshungerer werfen, die möglicherweise in positiven Situationen kompensieren, indem sie mehr essen", erläutert Dr. Gudrun Sproesser. Für ihr Experiment luden die

Wissenschaftler 141 Teilnehmer unter dem Vorwand, an einer sensorischen Verkostung von Eiscreme teilzunehmen, ein. Die Probanden, von denen bereits bekannt war, dass sie in Stresssituationen mehr oder weniger als gewöhnlich aßen, wurden in drei Gruppen eingeteilt und erlebten eine stress-behaftete, eine neutrale oder eine positive Situation, bevor sie Eiscreme zum Verkosten erhielten. Dabei wurde betont, dass die Probanden so viel Eis essen könnten, wie sie möchten.

Wie erwartet aßen Stressesser während der stressbehafteten Situation tatsäch-lich mehr als Stresshungerer. Viel interessanter für die Wissenschaftler war jedoch die entgegengesetzte Beobachtung, dass Stresshungerer in positiv erleb-ten Situationen deutlich mehr aßen als Stressesser. *„Das Essmuster der Stressesser und Stresshungerer hat sich hier komplett umgedreht, so dass wir von einem Kompensati-onsmuster sprechen können"*, erklärt Dr. Gudrun Sproesser. In neutraler Stim-mungslage aßen beide Gruppen übrigens vergleichbar viel.

Aufgrund ihrer Ergebnisse warnen die Wissenschaftler davor, Stressessern in stressigen Situationen mehr Selbstdisziplin abzuverlangen. Dies sei nicht nur überflüssig, sondern könnte sogar kontraproduktiv sein. Denn: Wenn die Auf-forderung, weniger zu essen, den Stress verstärkt, könnte dies das Gleichge-wicht zwischen positivem und negativem Stress und dem damit verbundenen Essverhalten stören. *„Das Essverhalten von Stressessern kann dann langfristig zu Über-gewicht führen, wenn der Stress überhandnimmt, ohne dass es Ausgleich durch positive Situationen gibt"*, so Dr. Gudrun Sproesser.

Quellen:
Universität Konstanz (2013): Stressessen in neuem Licht. Pressemitteilung vom 29.10.2013.
G. Sproesser, H. Schupp, B. Renner (2013): The bright side of stress induced eating: Eating more when stressed but less when pleased. Psychological Science, Online-Vorabveröffent-lichung.

veröffentlicht am 02.01.2014 auf www.ernaehrung.de

106 Wenn gesundes Essen hungrig macht – die Psyche isst mit

Ohne die persönliche Überzeugung der Zielpersonen laufen Empfehlungen für eine gesunde Ernährung ins Leere. Selbst im Fall von behutsamen Empfehlungen kann der Erfolg aus-bleiben, insbesondere bei Menschen, die einer gesunden Ernährung nur einen geringen Stel-lenwert beimessen.

So löste nach Finkelstein und Fishbach eine als „gesund" vorgestellte Essens-probe bei den Verköstigten mehr Hunger aus als eine „schmackhafte", obwohl es sich in beiden Fällen um exakt die gleiche Probe handelte. Hierbei könnten logische Schlüsse das Hungergefühl beeinflussen. Die Frage: „Gesund essen oder sich satt essen?" kann laut Finkelstein und Fishbach durchaus einen Konflikt hervorrufen. Dabei scheint es unwichtig zu sein, was da eigentlich genau auf dem Teller liegt – von Bedeutung ist lediglich das Etikett. Und sobald auf diesem „gesund" steht, was für viele gleichbedeutend mit „niedrigkalorisch" zu sein scheint, ringen zwei konkurrierende Ziele um die Oberhand: Gesundheit oder Sättigung – Sättigung oder Gesundheit...?

Diese logischen Schlüsse sehen Finkelstein und Fishbach allerdings nicht als Begründung für ihre Beobachtungen. Denn erstaunlicherweise schien das Hungergefühl nach der „gesunden" Mahlzeit sogar noch das von Personen zu übertreffen, denen man überhaupt nichts zu Essen anbot. Wo könnte also die Ursache liegen? Finkelstein und Fishbach vermuten, dass bei Zwang der Magen rebelliert. Denn nur das als aufgezwungen empfundene, gesunde Essen mache hungrig(er), während die freie Entscheidung dazu, gesund zu essen, den Hunger auch bei einer kleinen Essensprobe nicht ansteigen lasse. Neben der Handlungsoption – „aufgezwungen" oder „freiwillig" - spielt auch der zeitliche Bezug für die Motivation eine wichtige Rolle. So gewinnen kurzfristig ausgerichtete Ziele wie „Sättigung" schnell die Oberhand über langfristige Ziele wie „Gesundheit", wenn letzteren nicht ein Vorrang eingeräumt wird. Deshalb dürften insbesondere jene Menschen schwerlich dauerhaft zu einer gesunden Ernährung finden, die in dieser kein wesentliches Ziel sehen.

Anmerkung der Autorin:
Gesunde Ernährung bedeutet letztendlich eine gezielte, abwechslungsreiche Lebensmittel-Auswahl von guter Qualität und in einer sättigenden Menge. Demnach kann ein Essen durchaus gleichzeitig lecker, sattmachend und gesund sein.

Quelle:
Finkelstein SR, Fishbach A: When Healthy Food Makes You Hungry. J CONSUM RES 2010;37:357-367

veröffentlicht am 17.02.2011 auf www.ernaehrung.de

107   Fasten und Psyche

Mit dem Aschermittwoch hat die 40-tägige Fastenzeit bis Ostern begonnen. Ursprünglich eine religiöse Tradition, liegen die Beweggründe für das Fasten heute in verschiedenen Bereichen. Es geht darum, alte Gewohnheiten zu überdenken, bewusst einen Schlussstrich zu ziehen und Raum für neue Erfahrungen zu gewinnen. Manche wollen auch einfach nur abnehmen.

Jeder zweite Deutsche findet einen bewussten Verzicht auf bestimmte Genussmittel oder Konsumgüter über mehrere Wochen gesundheitlich sinnvoll. Dies ging aus einer vom 06. bis 08. Februar durchgeführten Forsa-Bevölkerungsbefragung im Auftrag von DAK-Gesundheit hervor. Ebenfalls jeder Zweite gab an, schon einmal für mehrere Wochen bewusst auf Genussmittel oder/und Konsumgüter verzichtet zu haben. Auf die Frage, worauf sie am ehesten verzichten könnten, entschieden sich die Befragten folgendermaßen:

Fastenzeit: Worauf würden Sie am ehesten verzichten? (Ergebnisse einer Bevölkerungsbefragung durch Forsa im Auftrag der DAK-Gesundheit, 6. bis 8. Februar 2012, 1.013 Befragte)

Verzicht auf	Anteil [%]
Alkohol	67
Süßigkeiten	60
Fleisch	41
Rauchen	35
Fernsehen	34
Handy	31
Computer/Internet	22
Auto	13

Der Verzicht auf liebgewonnene Gewohnheiten und Laster ist nicht einfach, kann aber auch bereichern. *„Durch den Verzicht entstehen Freiräume, die gefüllt werden müssen"*, erläutert Familientherapeutin Stefanie Arndt. *„Man sollte schon vor der Phase Ideen haben, welche Alternativen die Freiräume füllen können. Und man sollte von vornherein alle Gefühle zulassen, die mit dem Verzicht hochkommen."* Durch den Verzicht werden Erkenntnisprozesse in Gang gesetzt, denen man sich stellen sollte. Fasten bietet die große Chance, sich während einer Phase des Entsagens zu beobachten, gewohnte Wege zu verlassen und andere Problemlösungen zu entwickeln, so die Therapeutin. **„Das kann auch etwas so Banales sein, wie statt der verbotenen Süßigkeiten eine zuckerfreie Belohnung für die angeknackste Stimmung zu entdecken."**

Hat man sein Ziel erreicht und eine Zeitlang bewusst auf bestimmte Versuchungen verzichtet, kann man stolz auf sich und das Erreichte sein. Deshalb findet Prof. Nanette Ströbele von der Universität Hohenheim auch eingeschränktes Fasten, beispielsweise den Verzicht auf bestimmte Nahrungs- oder Genussmittel, psychologisch auf jeden Fall wertvoll. Was hilft beim Durchhalten? *„Wichtig ist, dass ich mir am Anfang klar mache, warum ich faste: Ist es eine innere Überzeugung? So kann zum Beispiel Religion eine sehr starke Bestärkung sein. Oder folge ich nur einem äußeren Druck, zum Beispiel durch meine soziale Umgebung? Im zweiten Fall habe ich schlechtere Karten"*, ist sich Ströbele sicher.

Wer es schafft, komplett auf Nahrung zu verzichten, erlebt nach anfänglichen Schwierigkeiten vielfach ein regelrechtes Fastenhoch: Man fühlt sich emotional klarer, hat mehr Energie und ist positiver eingestellt. Ströbele erklärt dies damit, dass Fastende mit der Zeit die Erfahrung machen, *„wie unwichtig Essen plötzlich werden kann und was sie alles nicht brauchen".* Voraussetzung für dieses bewusste Erleben des Fastens ist eine gute Vorbereitung. Fasten sollte auf keinen Fall ohne medizinische Voruntersuchung und wenn möglich mit medizinischer Begleitung erfolgen.

Fasten ist eine kurzfristig angesetzte Maßnahme und daher zum Abnehmen wenig geeignet. *„Wer dauerhaft abnehmen will, muss seine Ernährung langfristig umstellen und kommt um ein umfangreiches Bewegungsprogramm nicht herum,"* meint Silke Restemeyer von der Deutschen Gesellschaft für Ernährung in Bonn. Als einleitenden Übergang für eine nachfolgende Verhaltensveränderung zieht Restemeyer Fasten jedoch durchaus in Betracht.

Für viele ist Fasten weniger eine Entsagung, sondern vielmehr eine Bereicherung, denn der Verzicht auf alte Rituale schafft Raum für Neues. Hinzu kommt die psychisch-emotionale Belohnung, das Gefühl, etwas für sich geschafft zu haben und die Freude darüber, sich selbst etwas Gutes zu tun.

Quellen:

DAK-Gesundheit (2012): Fastenzeit: Deutsche verzichten auf Alkohol und Süßes – Umfrage der DAK-Gesundheit: Jede dritte Frau lässt ihr Handy aus. Pressemitteilung vom 21.02.2012.

Universität Hohenheim (2012): Ernährungspsychologie: Erfolgreiches Fasten belohnt auch den Kopf. Pressemitteilung vom 21.02.2012.

P. Apfel (2012): Fastenzeit. Artikel vom 14.02.2012 auf focus.de.

veröffentlicht am 14.03.2012 auf www.ernaehrung.de

M Ernährungs- und Lebensstiländerung

Die Ernährung umstellen I

Die Psychologinnen Chapman und Ogden von der University of Surrey, Großbritannien, haben sich intensiver mit den Mechanismen beschäftigt, die dazu führen, dass Menschen ihre Ernährung umstellen. Sie werteten Befragungen aus und fanden gemeinsame Faktoren, die eine Ernährungsumstellung bewirken. Auf dieser Grundlage entwarfen sie ein Modell, das mögliche Auslöser der Veränderungen verdeutlicht und dadurch die Vorgänge bei einer Ernährungsumstellung verständlicher machen kann.

Zunächst unterschieden die Forscherinnen einen aktiven und einen passiven Weg, abhängig davon, ob die Ernährung bewusst oder absichtslos umgestellt wird. Den beiden Wegen wiederum legten die Psychologinnen jeweils zwei Mechanismen zu Grunde. Demnach beinhaltet der aktive Weg das „Anhäufen von Hinweisen" (accumulation of evidence) und den „Handlungsauslöser" (trigger to action). Der passive Weg schließt „aufgezwungene Veränderungen" (imposed change) und „gleitende Veränderungen" (seamless change) ein.

Das Anhäufen von Hinweisen beim aktiven Weg umfasst z. B. ein erhöhtes Gewicht, gesundheitliche Probleme und eine verringerte körperliche Leistungsfähigkeit. Diese bedrohen das persönliche Selbstbild und das Wohlbefinden. Auch das Selbstbewusstsein kann dadurch in Mitleidenschaft gezogen werden. Werden diese Umstände zunehmend unbequem, ist der betroffene Mensch bereit zu handeln. Als Handlungsauslöser wirken z. B. schockierende Reize wie eine Fernseh-Sendung und ein Schrecken durch eine Besorgnis-erregende Arztdiagnose. Auch günstige Ereignisse wie eine Schwangerschaft oder auch eine Elternschaft zählen zu diesem Mechanismus.

Die gleitende Veränderung beim passiven Weg tritt z. B. in Folge des Alterns auf. Weitere denkbare Einfluss-Faktoren sind finanzielle Umstände, der Ernährungszeitgeist und die Bandbreite verfügbarer Lebensmittel. Aufgezwungene Veränderungen kommen durch einen Wechsel des Arbeitsplatzes oder der Schule, durch einen Umzug in ein anderes Land oder auch durch das Zusammenziehen mit einem Partner zu Stande.

Persönliche Aussagen der von Chapman und Ogden befragten Teilnehmer finden Sie im nächsten Beitrag zu diesem Thema.

Quelle:
Chapman K, Ogden J: How Do People Change Their Diet? : An Exploration into Mechanisms of Dietary Change. J HELATH PSYCHOL 2009;14:1229-42

veröffentlicht am 25.10.2010 auf www.ernaehrung.de

109 Die Ernährung umstellen II

Die Psychologinnen Chapman und Ogden befragten Teilnehmer dazu, was sie motiviert ihr Essverhalten zu ändern. Lesen Sie dazu „Die Ernährung umstellen I". Die folgenden Beispiele verdeutlichen die Mechanismen, die Chapman und Ogden beobachteten.

„... ich aß eine Menge Fastfood und dann sagt ich mir 'nein, das solltest Du lassen' weil sich die Pfunde häuften und ich in den Spiegel sah und [dachte] 'oh, ich mag mich nicht'".
→ Paul, 44 Jahre, Flugbegleiter (Beispiel für: Anhäufen von Hinweisen)
→ **Grundaussage: Schrittweise nahm ich wahr, dass ich etwas an meiner Ernährung ändern muss**

„Ich hab im Fernsehen eine Sendung gesehen, die mir gezeigt hat, dass ich mit einer Packung Chips am Tag am Ende des Jahres die gleiche Fettmenge wie mit dem Trinken von fünf Liter Öl aufgenommen habe. So hatte ich das vorher nie betrachtet und ich verbannte Chips; sie sind zu Hause nicht [mehr] erlaubt."
→ Ray, 41 Jahre, Elektriker (Beispiel für: Handlungsauslöser)
→ **Grundaussage: Ich wollte etwas verändern, da etwas Einschneidendes in meinem Leben passierte**

„Als ich jünger war hab' ich mir auf dem Heimweg von der Schule immer eine Flasche Limo und ein paar Süßigkeiten gekauft, aber darüber bin ich hinausgewachsen... manchmal esse ich gern Schokolade, aber die kaufe ich nicht so oft, und das mit dem 'süßen Zahn' von früher hat sich gegeben."
→ Tom, 22 Jahre, Student (Beispiel für: gleitende Veränderung)
→ **Grundaussage: Die Veränderung passierte einfach**

„Ich erinnere mich noch gut daran, dass ich mit 22, 23 Jahren eine Freundin hatte, die Vegetarierin war. Sie mochte kein Gemüse und deshalb war sie so ziemlich der schlimmste Esser auf der Welt, sie mochte die meisten Sachen nicht, na ja Pommes mochte sie... Ich habe zwei bis drei Jahre mit ihr zusammengelebt und dann am Ende nur noch Mist gegessen."
→ Daniel 32 Jahre, Frisör (Beispiel für: aufgezwungene Veränderung)
→ **Grundaussage: Ich musste etwas verändern, ich hatte keine Wahl**

Hinweise:

Die Zitate wurden übersetzt, die Namen entsprechen Pseudonymen. Der von Chapman und Ogden vorgestellte Ansatz ist nur ein Modell und wurde in diesem Rahmen lediglich als gedanklicher Anreiz vorgestellt

Quelle:

Chapman K, Ogden J: How Do People Change Their Diet? : An Exploration into Mechanisms of Dietary Change. J HELATH PSYCHOL 2009;14:1229-42

veröffentlicht am 26.10.2010 auf www.ernaehrung.de

110 Die Ernährung umstellen III

Menschen ändern ihr Ernährungsverhalten aus unterschiedlichen Gründen. Die Forscherinnen Chapman und Odgen erhoben, wie die von ihnen beschriebenen Mechanismen (Die Ernährung umstellen I, Die Ernährung umstellen II) über den Zeitraum von einem Jahr, fünf Jahren bzw. die Lebensspanne das Ernährungsverhalten beeinflussen. Sie befragten dazu 404 Teilnehmer in einem Arzt-Wartezimmer. Die von Chapman und Ogden beschriebenen aktiven und passiven Wege ließen sich den Aussagen der Teilnehmer mit durchschnittlich etwa gleicher Häufigkeit zuordnen. Bei einzelnen Personen überwog oft der eine oder andere Weg.

Gewichtsverluste im vergangenen Jahr schrieben die Befragten überwiegend einer bewussten selbst-initiierten Anstrengung zu. Diese Haltung steigerte ihre Bereitschaft zu einer Ernährungsumstellung. Eine Gewichtszunahme hingegen führten sie v. a. auf äußere Umstände zurück.

Insgesamt veränderten die Teilnehmer ihre Ernährungsgewohnheiten eher in geringem Ausmaß über ihre gesamte Lebensspanne. Jedoch nur vier Teilnehmer gaben an, überhaupt nichts verändert zu haben. Dabei scheint die Veränderung der Ernährungsgewohnheiten bei beiden Geschlechtern unabhängig von ihrem sozioökonomischen oder ethnischen Hintergrund vorzukommen. Teilnehmer über 56 Jahren, mit geringem Einkommen und oder einem niedrigen Bildungsstand zeigten dabei das geringste Bestreben, ihre Ernährungsgewohnheiten umzustellen.

Insbesondere eine „gleitende Veränderung" und am zweithäufigsten das „Anhäufen von Hinweisen" können laut Chapman und Ogden Veränderungen des Essverhaltens auslösen. Eine „gleitende Veränderung" wird von den Forschern dem passiven Weg zugeordnet. Dieser Weg birgt die Möglichkeit einer vergleichsweise mühelosen Veränderung. Da diese unvorbereitet, absichtslos und ohne Kraftaufwendung passiert, kann sie wahrscheinlich leicht beibehalten werden.

Das „Anhäufen von Hinweisen" ergibt sich auch im Rahmen einer Ernährungsberatung. Um die Ernährung dauerhaft erfolgreich umzustellen, sind laut Chapman Interventionstechniken wie z. B. der regelmäßige Kontakt mit Gesundheitsexperten besonders wichtig. Die Ergebnisse weisen auch darauf hin, dass sich die Teilnehmer der aktuellen Ernährungsrichtlinien bewusst sind und versuchen, diese in ihre Ernährung miteinzubeziehen, unabhängig von ihrer Bildung oder ihrem Einkommen. Ohne eine intensive Nachbetreuung werden die Teilnehmer jedoch nach einer gewissen Zeit wieder rückfällig. Chapman hat dazu verschiedene Studien verglichen und kam zu dem Ergebnis, dass die in der Intervention vermittelten Inhalte ca. zwölf Monate lang umgesetzt wurden, bevor sich im Laufe von ungefähr sechs Jahren wieder das Anfangsverhalten einstellte.

Eine mögliche Schwäche der Studie von Chapman und Ogden ist, dass sie auf Selbstauskünften beruht. Verfälschungen können sich hierbei durch Erinnerungslücken und dem Bestreben, in Erwartung sozialer Anerkennung „richtig" zu antworten, ergeben. Durch die große Stichprobe beinhaltet die Studie eine große Vielfalt ethnischer und sozioökonomischer Hintergründe.

Quelle:
Chapman K, Ogden J: The prevalence of mechanisms of dietary change in a community sample. APPETITE (2010), doi: 10.1016/j.appet.2010.08.006
veröffentlicht am 02.11.2010 auf www.ernaehrung.de

111 Alles eine Frage des Lebensstils?

Patienten mit Diabetes haben ein erhöhtes Risiko für Herz-Kreislauf-Erkrankungen. Bisher wurde davon ausgegangen, dass eine Veränderung des Lebensstils sich günstig auf den Verlauf des Diabetes auswirkt und das Risiko für Herzinfarkt, Schlaganfall und Co. sinkt. Aktuelle Studienergebnisse lassen jedoch Zweifel am Nutzen von Lebensstilinterventionen aufkommen.

In der Look AHEAD Studie untersuchten amerikanische Wissenschaftler die Auswirkung einer Lebensstil-Intervention auf die Gesundheit der Probanden. Das Hauptaugenmerk der Studie lag auf dem Auftreten von Erkrankungen des Herz-Kreislauf-Systems. An der Studie konnten übergewichtige, an Typ-2-Diabetes erkrankte Menschen im Alter von 45-75 Jahren teilnehmen. Alle 5145 Probanden wurden zufällig auf zwei Gruppen verteilt. Die Interventionsgruppe unterzog sich einem intensivierten Programm zur Änderung des Lebensstils. Dieses bestand aus einer Anleitung zur Steigerung der körperlichen Aktivität sowie Unterstützung bei der Durchführung von Veränderungen. Außerdem wurden die Probanden dieser Gruppe ausführlich über eine kalorienreduzierte Ernährung informiert. Durch die intensivierte Lebensstiländerung sollten die Teilnehmer der Interventionsgruppe ihr Gewicht um sieben Prozent reduzieren und über 175 Minuten pro Woche körperlich aktiv sein. Die Teilnehmer der Kontrollgruppe nahmen an einer allgemeinen Diabetes-schulung teil. Beide Gruppen wurden medizinisch betreut und in regelmäßigen Abständen nachbeobachtet.

Der Erfolg des Programms zur intensiven Lebensstiländerung kann sich sehen lassen: Nach einem Jahr hatten die Probanden der Interventionsgruppe im Mittel acht Prozent ihres Ausgangsgewichts verloren und auch nach vier Jahren wogen die Probanden etwa fünf Prozent weniger als zum Beginn der Studie. Zum Vergleich: Die Gewichtsabnahme der Kontrollgruppe betrug lediglich ein Prozent. Die Probanden der Interventionsgruppe profitierten auch in anderen Bereichen: Ihr HbA1c-Wert sank leicht, ebenso wie der systolische und diastolische Blutdruck und der Triglyzeridspiegel. Während der „schlechte" LDL-Cholesterin-Spiegel unverändert blieb, stieg die Konzentration des „guten" HDL-Cholesterins an. Außerdem konnte die Dosis von Diabetesmedikamenten reduziert werden, die Probanden litten seltener unter Schlafapnoe, waren körperlich fitter und hatten mehr Freude am Leben.

Allerdings zeigte sich auch nach elf Jahren (noch) kein signifikanter Unterschied zwischen den beiden Gruppen, wenn die Häufigkeit von Herz-Kreislauf-Ereignissen wie Schlaganfall und Herzinfarkt verglichen wurde. Dies führte dazu, dass der Geldgeber der Studie, das amerikanische National Institute of Health, sich entschied, die Finanzierung einzustellen.

Heißt dies nun, dass tiefgreifende Lebensstiländerungen von vorneherein sinnlos sind? Experten warnen vor einem Trugschluss. Für die ausgebliebene Verbesserung der Prognose von Herz-Kreislauf-Erkrankungen haben sie mehrere Erklärungen:

- Die Intervention war nicht intensiv genug. Die Teilnehmer hatten zu Beginn einen mittleren BMI von 36 kg/m2. Selbst nach einer Gewichtsabnahme von fünf Prozent waren sie noch adipös (BMI ca. 32,5 kg/m2).
- Die Lebensstilintervention setzte zu spät an, als die Probanden schon mehrere Jahre Diabetes hatten. Möglicherweise hätten die Ergebnisse bei früherer Initiative anders ausgesehen.
- Die Beobachtungszeit war zu kurz, um Unterschiede aufgrund einer Veränderung des Risikoprofils aufzudecken.

Was wohl die Probanden gesagt hätten, wenn man sie gefragt hätte, was sie vom vorzeitigen Abbruch der Studie halten? Betrachtet man alleine die unmittelbaren gesundheitlichen Auswirkungen, die während der Studiendauer durch eine Veränderung des Bewegungs- und Ernährungsverhaltens erreicht wurden sowie die von den Probanden berichtete Verbesserung der Lebensqualität und ihrer körperlichen Mobilität, hat sich das Programm wahrscheinlich schon gelohnt.

Quelle:

National Institute of Health (2012): Weight loss does not lower heart disease risk from type 2 diabetes. Pressemitteilung vom 19.10.2012.

veröffentlicht am 23.11.2012 auf www.ernaehrung.de

112 Gute Vorsätze haben montags Hochkonjunktur

Seit längerem ist bekannt, dass viele Krankheiten, beispielsweise Schlaganfälle, besonders häufig montags auftreten. Neu ist dagegen, dass auch Gesundheitsvorsätze einen wöchentlichen Rhythmus zu haben scheinen. Damit ergeben sich neue Chancen für gezielte Gesundheitskampagnen.

Montag ist nicht nur der Wochentag, an dem das Aufstehen morgens besonders schwer fällt, sondern auch der Tag, an dem die meisten Menschen weltweit nach Hilfe zum Aufhören des Rauchens suchen. Dies schließen amerikanische Wissenschaftler aus ihrer Auswertung von Google-Suchanfragen. Von 2008 bis 2012 erfassten die Forscher alle Recherchen zum Rauchstopp in sechs verschiedenen Sprachen (Englisch, Französisch, Portugiesisch, Spanisch, Russisch und Mandarin) und zählten sie getrennt nach Wochentagen.

Die Wissenschaftler stellten fest, dass unabhängig von der Sprache montags das größte Interesse zum Aufhören des Rauchens bestand. Zum Beispiel gab es montags elf Prozent mehr englische Rauchstopp-Suchanfragen als mittwochs, 67 Prozent mehr als freitags und sogar 145 Prozent mehr als sonntags. Dabei hatten die Wissenschaftler generelle Unterschiede im Suchverhalten der Internetnutzer bereits berücksichtigt (wenn also unabhängig vom Thema an bestimmten Tagen besonders viel im Internet recherchiert wurde).

Die Ergebnisse dieser Studie sollten für die Planung von Gesundheitskampagnen genutzt werden, empfiehlt der an der Studie beteiligte Morgan Johnson. *„Teure Aufrufe in den Medien sollten gezielt dann erfolgen, wenn sie am effektivsten sind – nämlich dann, wenn Menschen ohnehin übers Aufhören nachdenken, also montags."* *„Wichtig beim Kampf gegen das Laster sei außerdem soziale Unterstützung, also zu wissen, dass man nicht alleine ist bei der Suche nach Information",* so Johnson weiter.

In den USA setzt sich die gemeinnützige Organisation „Monday Campaigns", der Johnson angehört, für die Förderung eines gesunden Lebensstils gezielt zum Wochenbeginn ein. Eine gute Sache, insbesondere wenn nachgewiesen werden kann, dass auch das Interesse an anderen Lebensstilfaktoren wie Ernährung und Bewegung einem Wochenrhythmus folgt.

Quellen:

The Monday Campaigns http://www.mondaycampaigns.org/ J. W. Ayers, B. M. Althouse, M. Johnson, J. E. Cohan (2014): Circaseptan (weekly) rhythms in smoking cessation considerations. JAMA Internal Medicine, Ausgabe 174(1), Seite 146-158

Bild der Wissenschaft (2013): Was der Montag mit dem Rauchen zu tun hat. Artikel vom 28.10.2013

D. F. Moran (2013): Mondays top quit-smoking google searches. Scientific American, Artikel vom 12.11.2013

veröffentlicht am 10. Februar 2014 auf www.ernaehrung.de

113   Gesagt ist oft leichter als getan

Der schwere Weg zur gesunden Ernährung! Auch wenn wir eigentlich wissen, was wir essen sollten, entscheiden wir uns doch häufig für das Falsche. Warum ist das so? Und wie lässt sich dieses Problem leicht lösen?

Die Vermittlung von Informationen allein genügt offenbar nicht für eine nachhaltige Änderung von Ernährungsverhalten und -gewohnheiten. PD Dr. Thomas Ellrott vom Institut für Ernährungspsychologie an der Georg-August-Universität in Göttingen kennt mehrere Barrieren, die einer gesundheitsfördernden Ernährung im Weg stehen können.

1. Der „falsche" Begriff: „Ernährung" vs. „Essen"

Der Begriff „Essen" hat einen hohen Stellenwert. Wie aus Umfragen hervorging sind Essen und Trinken wesentliche Bestandteile unserer Lebensqualität. In der Genusshierarchie erzielte Essen in Deutschland den vierten Rang von 24 abgefragten Positionen (nach Urlaub, Sex und Familie). Der Begriff „Ernährung", der eigentlich synonym mit „Essen" ist, von Fachkräften in der Beratung jedoch bevorzugt verwendet wird, ist in der Bevölkerung hingegen deutlich schlechter angesehen: Während „Essen" mit positiven emotionalen Genusserlebnissen und praktischem Handeln in Verbindung gebracht wird, dominiert bei „Ernährung" die Wissensdimension, die Umsetzung in aktives Handeln ist nebensächlich. Dieser Unterschied wird im Alltag deutlich, z. B. bei „Abendessen", denn von „Abendernährung" spricht eigentlich niemand.

2. Mangelnde Motivation

Im Unterschied zu früher sind Nahrungsmittel heute kein knappes Gut mehr. Zur Auswahl steht ein breites Spektrum an Lebens- und Genussmitteln. Essen unter diesen Bedingungen dient nicht mehr in erster Linie der Energie- und Nährstoffaufnahme oder zur Aufrechterhaltung lebenswichtiger physiologischer Prozesse. Stattdessen bestimmen neue Motive wie Genuss und Geschmack, Bequemlichkeit und auch der Preis die Auswahl an Speisen im Überfluss. Entsprechend der Anordnung verschiedener Motive lassen sich unterschiedliche Esstypen identifizieren:

- Für den Esstyp „gleichgültig/maßlos" (ca. 30 Prozent der Bevölkerung) stehen Preis, Gewohnheit und Geschmack/Genuss im Vordergrund.
- Der Esstyp „gehetzt/multioptional" (ca. 30 Prozent der Bevölkerung) berücksichtigt insbesondere Bequemlichkeit, Gewohnheit, Geschmack und Genuss,
- während beim Esstyp „gesundheitsbewusst" (ca. 40 Prozent der Bevölkerung) Gesundheitsüberlegungen, aber auch Geschmack und Genuss sowie Bio/Nachhaltigkeit im Vordergrund stehen.

Je nach den individuellen Bedürfnissen ist Gesundheit und Aufrechterhaltung der körperlichen Leistungsfähigkeit heute nicht mehr das primäre Kriterium, das über die Lebensmittelauswahl entscheidet. Häufig fehlt der Anreiz oder die Veranlassung zur Änderung von Gewohnheiten. Dies kann sich allerdings schnell ändern, wenn beispielsweise Erkrankungen auftreten oder sich äußere Bedingungen ändern.

3. Zeitliche Verzögerung

Was kümmern heute Probleme, die in Zukunft (vielleicht) auftreten können? Das Problem bei der geringen Übernahme von Ernährungs- und Gesundheitsempfehlungen liegt sicher auch an den unterschiedlichen zeitlichen Bezügen. Gefordert wird heute eine Veränderung von Verhaltensweisen, um damit irgendwann in der Zukunft einen Nutzen zu erzielen – falls überhaupt. Denn vielfach ist nicht sicher, ob ein bestimmtes Ereignis, z. B. eine Erkrankung, auch tatsächlich eintreten wird. Außerdem modulieren weitere Faktoren (Ernährung insgesamt, körperliche Aktivität, Genetik, psychosozialer Stress) das Erkrankungsrisiko, so dass ein einfacher Ursache-Wirkungs-Zusammenhang in der Regel nicht postuliert werden kann. Damit Ernährungsempfehlungen verhaltenswirksam werden, genügt es folglich nicht, Informationen zu vermitteln und Wissen weiterzugeben.

Ausschlaggebend für Veränderungen sind die Art, wie die Informationen vermittelt werden und eine Orientierung an der Zielgruppe. Welche Bedürfnisse haben bestimmte Gruppen? Wie kann man sie erreichen und für Neues begeistern? Das sind wichtige Fragen, die bei der Planung von Gesundheitsinterventionen berücksichtigt werden sollten.

Näheres dazu erfahren Sie im zweiten Teil „Ernährungsbotschaften: Mit Erfolg zum Ziel".

Zum Weiterlesen auf www.ernaehrung.de:

- Ernährungsbotschaften: Mit Erfolg zum Ziel

Quelle:

T. Ellrott: Der schwierige Weg zur gesunden Ernährung. MMW –Fortschritte der Medizin 2011: 39-42.

veröffentlicht am 12.04.2012 auf www.ernaehrung.de

114 Schwer kleinzukriegen: Gewohnheiten

Verhaltensänderung – Routine besiegt Selbstkontrolle

Gute Vorsätze schmeißen wir oft ebenso schnell wieder über Bord, wie wir sie uns vorgenommen haben. Auf Gewohnheiten hingegen ist Verlass, weil sie ganz automatisch ablaufen. Selbst unter Stress funktionieren diese Automatismen – und dann sogar noch verstärkt. Das Erfreuliche daran: Dies gilt nicht nur für schlechte, sondern auch für gute Gewohnheiten.

Unter Stress geben wir ein Stück weit die Kontrolle ab, indem wir überwiegend unbewusst handeln. Dadurch reagieren wir jedoch nicht unbedingt zügellos und genusssüchtig – wie wir in dieser Situation handeln, hängt von der bei uns üblichen Routine ab.

„Wenn wir versuchen, unser Verhalten zu ändern, entwerfen wir eine Strategie für Motivation und Selbstkontrolle", erklärt Wendy Wood, Psychologieprofessorin an der University of Southern California. *„Aber worüber wir stattdessen nachdenken sollten, ist, wie wir neue Gewohnheiten einführen können. Gewohnheiten sind beständig, selbst wenn wir müde sind und nicht die Kraft haben, uns selbst zu kontrollieren."*

Automatisch ablaufendes Verhalten ermöglicht uns jeden Tag einen reibungslosen Ablauf zahlreicher Tätigkeiten. Das fängt morgens schon mit dem Zähneputzen an. Erlerntes Verhalten spielt aber auch für unsere Gesundheit eine große Rolle. Maßvoll essen, sich ausreichend bewegen, nicht rauchen – das Ess- und Bewegungsverhalten und die Gewohnheiten in Bezug auf den Konsum von Suchtmitteln können der Gesundheit zuträglich sein, aber ihr auch schaden.

Zur Prävention von Erkrankungen scheint weniger die Selbstkontrolle von Bedeutung zu sein, sondern vielmehr das Wissen, wie man loslassen kann. *„Jeder hat Stress. Die Kontrolle des Verhaltens alleinig in den Mittelpunkt zu rücken, ist vielleicht nicht der beste Weg, um Leute dabei zu unterstützen, ihre Ziele zu erreichen"*, sagt Wood. *„Nehmen Sie jemanden, der nicht besonders willensstark ist, in diesem Fall sind Gewohnheiten sogar noch wichtiger, wie unsere Studie zeigt."*

Wood und ihr Team führten mehrere Untersuchungen zu diesem Thema durch. In einem Ansatz begleiteten sie Studenten ein Semester lang, auch während der Prüfungen. Sie fanden heraus, dass die Studenten in Phasen des Stresses und des Schlafmangels besonders eisern an ihren alten Gewohnheiten festhielten. Als hätte ihnen die Kraft gefehlt, etwas Neues zu versuchen, meint Wood.

Studenten, die während des Semesters vor allem Ungesundes frühstückten, verzehrten während der Prüfungen sogar noch mehr Junk Food. Für die „Haferflocken-Fraktion" galt jedoch das gleiche: Studenten, die in aller Regel gesund frühstückten, aßen unter Stress besonders gesund. Ähnliches beobachteten die Forscher für den regelmäßigen Besuch eines Fitnessstudios oder die Vorliebe, morgens die Zeitung zu lesen.

Die in der Studie beobachteten Studenten hielten unter Stress – selbst verbunden mit Zeitdruck – verstärkt an diesen Gewohnheiten fest. *„Man könnte annehmen, dass gestresste Studenten unter Zeitmangel gar keine Zeitung mehr lesen würden, aber statt dessen fielen sie in ihre alten Lesegewohnheiten zurück"*, berichtet Wood. Gewohnheiten verlangten weder nach viel Willensstärke noch nach Nachdenken oder Überlegung, meint Psychologieprofessorin Wood. *„Wie lassen sich gesunde, nutzbringende Gewohnheiten ausbilden – sollte also die zentrale Frage bei dem Bestreben, ein Verhalten zu ändern, sein"*, bringt sie es auf den Punkt. Auf diese Weise sei es zum Beispiel wichtig, dass ein Verhalten leicht durchführbar sei, so dass Leute es oft wiederholen und es Teil ihrer täglichen Routine werde.

Quelle:
Wu S (USC News, 27.05.2013): Healthy habits die hard

veröffentlicht am 15.07.2013 auf www.ernaehrung.de

115 Sich satt denken – funktioniert das?

Schon der alleinige Gedanke an Kalorienbomben macht dick? Nicht unbedingt...

Durch das Denken an Speisen seinen Appetit zu kontrollieren, das klingt zunächst einmal paradox. Denn bislang wurde davon ausgegangen, dass der bloße Gedanke an „verbotene" Lebensmittel ähnlich wie deren Anblick, Geruch oder Geschmack zu neuronalen Prozessen führt, die den Appetit steigern und einem förmlich das Wasser im Munde zusammenlaufen lassen.

Dies stimmt allerdings nicht unbedingt, wie Forscher der Carnegie-Mellon-Universität von Pittsburgh herausfanden. Nach ihren Erkenntnissen macht es einen Unterschied, ob man flüchtig an eine Speise denkt oder sich eingehend in Gedanken damit befasst: Je detaillierter die Vorstellung, desto stärker schrumpft der Appetit darauf, so die Forscher. Sie führen den an Patienten beobachteten Effekt auf eine Gewöhnung an den Appetitreiz (Habituierung) zurück. Joachim Vosgerau, ein an der Studie beteiligter Professor für Marketing, erläutert: *„Habituierung ist einer der fundamentalen Prozesse, die bestimmen, wie viel wir konsumieren, wann wir aufhören, und wann wir dazu übergehen, etwas anderes zu konsumieren."* Und weiter: *„Zu einem gewissen Grad ist die reine Vorstellung einer Erfahrung ein Ersatz für die tatsächliche Erfahrung. Der Unterschied zwischen mentaler Vorstellung und tatsächlicher Erfahrung mag sehr viel kleiner sein als bisher angenommen."*

Sich einfach satt denken? Das klingt fast zu schön, um wahr zu sein. Und ganz so mühelos scheint dies auch nicht umsetzbar zu sein, wie der genaue Blick auf das Studiendesign verrät. Die Kenntnisse der Forscher basieren auf einer Reihe von Untersuchungen, in denen Probanden gebeten wurden, sich wiederholt das Essen eines Schokoladen-Erdnuss-Dragees oder das Einwerfen einer Münze auszumalen. Im Voraus wurde außerdem festgelegt, wie häufig sich die Teilnehmer das jeweilige Ereignis vorstellen sollten. Es zeigte sich, dass Probanden, die zuvor 30mal in Gedanken das Schokoladendragee verzehrt haben, später deutlich weniger von der tatsächlich angebotenen Süßigkeit aßen, als Probanden, die nur dreimal daran gedacht hatten, und die Kontrollgruppe ohne Gedanken daran. Auch scheint es nicht zu genügen, nur an das entsprechende Lebensmittel zu denken. Wichtig ist die konkrete Vorstellung des Verzehrs. Probanden, die sich 30-mal gedanklich damit beschäftigten, ein Schokoladendragee in eine Schale zurückzulegen, aßen im Schnitt deutlich mehr als die Vergleichsgruppe, die sich mit dem Verzehr befasst hatte.

Die appetitzügelnde Wirkung der eigenen Gedanken ist offenbar lebensmittelspezifisch, wie die Forscher beobachteten: Der gedankliche Verzehr von Schokoladendragees beispielsweise hatte keinen Einfluss auf den Appetit auf Käse. Mit ihren Ergebnissen wollen die Initiatoren der Studie einen Beitrag zur Entwicklung von Strategien zur Dämpfung des Verlangens nach ungesunden Lebensmitteln, aber auch Drogen und Zigaretten leisten und Menschen bei einer gesunden Essensauswahl unterstützen, so der Hauptautor der Studie, Carey K. Morewedge. Interessant sind die Studienergebnisse sicherlich auch für diejenigen, die gerne abnehmen möchten und denen es schwer fällt, auf bestimmte Lebensmittel wie Schokolade oder Chips zu verzichten.

Quelle:
Morewedge CK, Huh YE, Vosgerau J. Thought for food: imagined consumption reduces actual consumption. Science. 2010; 10: 1530-1533.

veröffentlicht am 08.11.2011 auf www.ernaehrung.de

116 Sitzen statt schwitzen: Zahl der Sportmuffel in Deutschland nimmt zu

Die moderne Dienstleistungsgesellschaft fordert ihren Tribut: Immer weniger Deutsche treiben Sport und die Kluft zwischen Sporttreibenden und Sportmuffeln wird immer größer. Angesichts der aktuellen Ergebnisse der Studie „Beweg' Dich, Deutschland" schlagen die Krankenkassen Alarm. 1003 Personen im Alter ab 18 Jahren wurden kürzlich von Forsa-Mitarbeitern zu ihrem Bewegungsverhalten während der Arbeit und in ihrer Freizeit befragt – mit alarmierenden Ergebnissen:

- Vier von zehn Erwachsenen bewegen sich am Tag weniger als 30 Minuten, jeder sechste sogar unter 15 Minuten. In dieser Zeitspanne sind bereits Arbeitsgänge z. B. zum Kopierer enthalten!
- Im Durchschnitt verbringt jeder Erwachsene hierzulande sieben Stunden am Tag sitzend, jeder dritte Berufstätige sogar neun Stunden und mehr.
- Doch nicht nur auf der Arbeit verbringen die Menschen in Deutschland viel Zeit inaktiv. Nach dem Feierabend sitzen die Befragten an durchschnittlich 3,2 Stunden vor dem Fernseher, Handy, am Laptop oder Tablet. Experten gehen davon aus, dass die tatsächliche Dauer möglicherweise noch länger sein wird. Mehr als ein Drittel der Männer und knapp jede dritte Frau verbringen täglich über vier Stunden vor dem Fernseher oder im Internet.
- Auch kurze Alltagswege werden heute meistens inaktiv bewältigt. Nur vier von zehn Befragten gaben an, alltägliche Wege bewusst zu Fuß oder mit dem Fahrrad zurückzulegen. Die Mehrheit bevorzugt es, schnell ans Ziel zu kommen, am besten mit dem Auto.
- In Bezug auf das Sport-Treiben haben sich die Mehrheitsverhältnisse seit der letzten Umfrage vor sechs Jahren geändert. Damals gaben 56 Prozent, also über die Hälfte der Befragten, an, Sport zu treiben. Heute sind diejenigen, die keinen Sport treiben, mit 54 Prozent in der Mehrheit.
- Das lange Sitzen hat gesundheitliche Konsequenzen: Die Hälfte der Befragten ab Mitte 40 leideten an Beschwerden des Bewegungsapparates. Und jeder Vierte aller Befragten sagt von sich, dass er übergewichtig, schlapp und schlafgestört sei. Insgesamt zeigte sich, dass unter den Bewegungsmuffeln mehr Personen krank sind als unter den Aktiven.

Anlässlich der aktuellen Daten warnt der Chef der Techniker Krankenkasse Jens Baas vor gesundheitlichen Konsequenzen: *„Das Leben vieler Menschen in Deutschland ist weitestgehend bewegungslos"*. Übergewicht, Herz-Kreislauf-Erkrankungen, Rückenschmerzen und weitere Beschwerden des Bewegungsapparats seien mögliche Konsequenzen. *„Der Bewegungsapparat des Menschen ist nicht für das Sitzen gebaut, sondern für die Bewegung und das Stehen"*, so der Krankenkassenchef weiter. Besonders bedenklich ist für Baas, dass sich *„eine ganze Bevölkerungsgruppe immer weiter von Bewegung abzukoppeln scheint"*. Was bei der Freizeitgestaltung zu beobachten ist, spiegele sich auch beim Zurücklegen von kurzen Wegstrecken und der Urlaubsgestaltung wider. *„Bewegung wird für immer mehr Menschen zum Fremdwort"*, klagt Baar.

Und dennoch: Die Situation ist nicht hoffnungslos. Denn *„Zwei Drittel der Vielsitzer bedauern den Bewegungsmangel und hätten gerne einen bewegteren Joballtag"*, weist Forsa-Geschäftsführer Professor Manfred Güllner auf einen Lösungsansatz für mehr Bewegung im Alltag hin. Bleibt *„nur"* noch die Frage, ob und wie sich mehr Bewegung im beruflichen Alltag dauerhaft etablieren lässt.

Quellen:

T. Szent-Ivanyi (2013): Deutschland sitzt sich krank. Mitteldeutsche Zeitung, Artikel vom 31.07.2013.

S. Langemak (2013): Deutschland sitzt sich krank. Die Welt, Artikel vom 30.07.2013.

Ärztezeitung (2013): Deutschland sitzt sich krank. Artikel vom 31.07.2013.

veröffentlicht am 23.09.2013 auf www.ernaehrung.de

117   Fünf Minuten, die sich lohnen

„Dieses Jahr will ich mir ganz bestimmt mehr Zeit für meine Gesundheit nehmen und regelmäßig mindestens eine halbe Stunde Sport treiben!" So oder so ähnlich lauten viele gute Vorsätze für das beginnende Jahr. Doch allzu schnell verfliegt die Euphorie und der Alltag, Arbeitsstress, Erledigungen und Termine sabotieren die guten Vorsätze. Eine halbe Stunde und mehr pro Tag lassen sich schwer freimachen, aber schon 5-10 Minuten können die Lebenserwartung erhöhen.

Zur Erhaltung der Gesundheit empfiehlt die Weltgesundheitsorganisation WHO, sich insgesamt jede Woche mindestens 2,5 Stunden bei mäßiger Intensität zu bewegen oder 1,25 Stunden intensiv die Ausdauer zu trainieren. Vor diesem hohen Anspruch kapitulieren viele im Voraus. *„Fehlende Zeit ist eines der größten Hindernisse für die Leute, sich regelmäßig zu bewegen"*, weiß Duch-Chul Lee von der Iowa State University. Gemeinsam mit Kollegen hat er deshalb untersucht, wie viel Bewegungszeit wir mindestens investieren müssen, um gesundheitlich zu profitieren.

55.136 Erwachsene im Alter von 18 bis 100 Jahren nahmen an der Studie teil, wobei Männer deutlich in der Mehrheit waren (74 Prozent). Zu Beginn der Studie wurden alle Probanden befragt, wie häufig sie liefen oder joggten, wie lange, wie schnell und welche Entfernung sie dabei zurücklegten. In den folgenden 15 Jahren wurden alle Todesfälle in der Studienpopulation dokumentiert, wobei Todesfälle aufgrund von Herz-Kreislauf-Problemen besonders gekennzeichnet wurden.

Im Vergleich zu Nichtläufern hatten Läufer im Untersuchungszeitraum ein um 30 Prozent geringeres allgemeines Sterberisiko und sogar ein 45 Prozent geringeres Risiko, an Herz-Kreislauf-Problemen zu versterben. Außerdem war ihre Lebenserwartung drei Jahre länger. Im nächsten Schritt untersuchten die Wissenschaftler den Einfluss der Dauer des Trainings auf die Lebenserwartung – mit verblüffendem Ergebnis: Selbst wer nur 35 bis 50 Minuten pro Woche seine Ausdauer trainierte, mit einem Tempo von unter 10 Kilometern pro Stunde joggte oder nur kurze Strecken zurücklegte, profitierte gesundheitlich.

Auch beim Laufen zahlt sich Durchhaltevermögen aus: Auf 10 Todesfälle unter den Nichtläufern kamen in der Gruppe der Probanden, die etwa sechs Jahre lang trainiert hatten, lediglich drei bis fünf Todesfälle. Das allgemeine und Herz-Kreislauf-bedingte Sterberisiko sank also um 29 bis 50 Prozent.

Diese und weitere Studienergebnisse lassen die Wissenschaftler folgern, dass ein fünf- bis zehnminütiges Lauftraining für gesunde Bewegungsmuffel womöglich die bessere Bewegungsvariante ist statt fünfzehn- bis zwanzigminütiges zügiges Gehen. Im Hinblick auf die Verlängerung der Lebenserwartung ist das kurze Lauftraining längeren, aber weniger intensiven Bewegungsformen mindestens ebenbürtig. Jetzt hoffen Lee und seine Kollegen, dass ihre Studienergebnisse *„ein paar Menschen motivieren, mit Sport zu beginnen, weil diese gesundheitlichen Ziele locker erreicht werden können."*

Quellen:
W. Bartens (2014): Mal kurz das Leben verlängern. Süddeutsche Zeitung, Artikel vom 29.07.2014
American College of Cardiology (2014): Study shows benefits of leisure pace running. Cardiology Magazine, Artikel vom 28.07.2014
derStandard (2014): Kurzes Laufen ist ebenso günstig wie langes Joggen. Artikel vom 29.07.2014

veröffentlicht am 09.09.2014 auf www.ernaehrung.de

118 Geheimtipp für Ausdauersportler

Für die Regeneration von Muskeln sind keine Nahrungsergänzungsmittel notwendig. Wissenschaftler der Sporthochschule in Köln raten gesundheitsorientierten Breitensportlern stattdessen nach dem Sport öfter zum Käsebrot zu greifen.

Wie aus neuesten trainingswissenschaftlichen Studien hervorgeht, stimuliert die gemein-same Aufnahme von Kohlenhydrat- und Proteindrinks nach dem Ausdauersport die Muskelerholung bei leistungsorientierten Athleten. Der Breitensportler, bei dem anstelle von Leistungszielen der Gesundheitsgedanke im Vordergrund steht, stellt sich nun womöglich Fragen wie: *„Ist es auch für mich* *sinnvoll, meine Muskelregeneration gezielt zu unterstützen? Muss ich hierfür in (zumeist teure) Nahrungsergänzungsmittel für Sportler investieren oder gibt es Alternativen aus dem normalen Lebensmittelangebot?"*

Antworten auf diese Frage gibt eine neue Studie der Deutschen Sporthochschule in Köln, die im Auftrag einer Käserei durchgeführt wurde. Unter der Leitung von Prof. Dr. Patrick Diel wurde an nicht spezifisch trainierten Studenten der Sporthochschule untersucht, ob sich die in den bisherigen Studien erzielte Muskelregeneration und der Schutz vor Folgeschäden an Muskeln auch durch natürliche Lebensmitteln erzielen lassen, und ob auch weniger intensiv trainierte Sportler von einer Ernährungsumstellung profitieren.

Über mehrere Monate hinweg legten die durchweg männlichen Probanden eine Laufstrecke von 10 Kilometern zurück, wobei verschiedene ausdauerrelevante Werte untersucht und festgehalten wurden. Jeder Proband durchlief drei verschiedene Durchgänge: Einmal wurde ohne Einnahme von Nahrungsmitteln nach dem Lauf getestet, einmal nachdem die Probanden vier Scheiben Weißbrot als Kohlenhydratquelle gegessen hatten und einmal nach dem Verzehr von zwei Scheiben Weißbrot und 30 Gramm proteinreichem Sauermilchkäse.

Durch die Messung der Kreatinkinasekonzentration (CK) konnten die Wissenschaftler das Ausmaß der Muskelschädigung infolge des Laufs quantifizieren und objektivieren. Sie stellten fest, dass der Wert und damit auch die Muskelschädigung tendenziell am geringsten war, wenn nach dem Lauf Sauermilchkäsebrote verzehrt wurden. Am ungünstigsten waren die Werte, wenn nach dem Lauf nichts gegessen wurde. Demnach kann die Muskelregeneration auch mit „normalen" Lebensmitteln unterstützt werden. Sauermilchkäsebrote stehen dabei wahrscheinlich nur exemplarisch für viele andere Kombinationsmöglichkeiten von kohlenhydrat- und eiweißreichen Lebensmitteln. Dementsprechend beschränkt sich das Fazit von Diel zur Bedeutung der Studie für Breitensportler nicht nur auf die untersuchten Lebensmittel: *„Unsere Daten bestätigen Daten aus der Literatur, zeigen jedoch darüber hinaus, dass die Zufuhr von Kohlenhydraten und Eiweiß mit der normalen Nahrung erfolgen kann, und keine spezifischen Supplemente oder Nahrungsergänzungsmittel nötig sind."*

Quelle:
Deutsche Sporthochschule Köln (2014): Sauermilchkäse fördert die Muskelregeneration. „Nahrungsergänzungsmittel sind nicht nötig." Presseinformation vom 11.07.14

veröffentlicht am 04.09.2014 auf www.ernaehrung.de

N Risikofaktoren und Prävention

Ganz ohne Risiken und Nebenwirkungen ist das Rezept, das New Yorker Ärzte ihren minderjährigen Patienten ausstellen. Mit reichlich Obst und Gemüse, Ernährungsberatung und regelmäßiger Gewichtskontrolle soll überflüssigen Pfunden zu Leibe gerückt werden.

Die Ursachen für die große Verbreitung von Übergewicht und Adipositas sind zwar längst bekannt (mangelnde Bewegung und falsche bzw. zu reichliche Ernährung), trotzdem hat sich die Situation nicht gebessert: In Deutschland ist mittlerweile fast jedes dritte Kind im Alter von drei bis 17 Jahren übergewichtig (15 Prozent), sechs Prozent der Kinder sind bereits fettleibig. In den USA gilt sogar eines von zehn Kindern (neuneinhalb Prozent) als fettleibig. Und gerade Kinder aus weniger gut situierten Familien sind häufig von Übergewicht betroffen.

Um zu vermeiden, dass übergewichtige Kinder zu übergewichtigen, oftmals kranken Erwachsenen heranwachsen, besteht dringend Handlungsbedarf. Bisher gibt es kein Patentrezept zur Gewichtsabnahme und –stabilisation. Medikamentöse Therapien sind sicher keine gute Lösung bei Kindern, nicht nur wegen möglicher Nebenwirkungen, sondern auch wegen des ausbleibenden Lerneffekts. Genau an dieser Stelle knüpfen Ärzte aus zwei New Yorker Krankenhäusern mit ihrem vier Monate dauernden Pilotprojekt an. Sie verschreiben ihren übergewichtigen Patienten Rezepte für Obst und Gemüse. Einlösen können die 140 teilnehmenden Familien ihre Rezepte, eigentlich eher eine Art Gutschein, in Lebensmittelgeschäften mit regionalen Erzeugnissen. Pro Familienmitglied und Tag steht ein Budget von einem Dollar zur Verfügung.

„Auf lange Sicht können wir so viel mehr Krankheiten verhindern als mit den ganzen Medikamenten, die wir sonst verschreiben", erläutert der New Yorker Gesundheitsbeauftragte Dr. Thomas Farley dem Sender CBS New York. Dem Projekt werden gute Chancen eingeräumt, denn viele New Yorker essen nur wenig Obst und Gemüse: Bei Umfragen gab dort jeder zehnte Befragte an, an einem bestimmten, abgefragten Tag überhaupt kein Obst oder Gemüse gegessen zu haben, in den Bronx ist es sogar jeder zweite. Durch die finanzielle Unterstützung können sich auch finanziell schlechter gestellte Familien gesund ernähren.

Die teilnehmenden Familien erhalten jedoch nicht nur materielle Unterstüt-zung. Mindestens genauso wichtig ist eine Beratung in Ernährungsfragen. Und zur Messung des Erfolgs werden die Kinder einmal monatlich im Krankenhaus gewogen.

Bleibt zu hoffen, dass das Projekt Erfolg hat, und Eltern und Kinder während der Laufzeit so sehr auf den Geschmack von Obst und Gemüse kommen, dass sie diese Lebensmittel auch ohne ärztliche Verordnungen zukünftig einkaufen werden. Das Projekt kann aber nur ein Baustein für ein gesünderes Heran-wachsen von Kindern sein, eine weitere, ebenso wichtige Komponente ist sicherlich eine Steigerung der körperlichen Aktivität.

Quellen:
Süddeutsche.de (2013): Gemüse auf Rezept. Artikel vom 25.07.2013.
L. O'Neil: Doctors prescribe fruit, vegetables to obese patients in NYC. CBCnews, Artikel vom 24.07.2013

veröffentlicht am 19.08.2013 auf www.ernaehrung.de

120   An apple a day...

... keeps the doctor away. Diese Redewendung ist auch im deutschsprachigen Raum geläufig. Wissenschaftler der Florida State University haben nun festgestellt, dass der tägliche Konsum getrockneter Äpfel das Herz-Kreislauf-System schützen kann.

Für ihre Studie verteilten die Forscher 160 Frauen im Alter von 45-65 Jahren zufällig auf zwei Gruppen. Die eine Gruppe verzehrte für ein Jahr zusätzlich zu ihrer üblichen Ernährung 75 g getrocknete Äpfel, die andere stattdessen 75 g getrocknete Pflaumen. Zu Beginn der Studie sowie nach drei, sechs, neun und zwölf Monaten wurde jeweils eine Blutprobe entnommen und analysiert.

Das Ergebnis verblüffte selbst die Forscher: Bereits nach sechs Monaten hatten sich die Blutfettwerte der Probandinnen aus der ersten Gruppe deutlich verbes-sert: Das ungünstige LDL-Cholesterin und die Triglyzeride sanken um 24 bzw. 13 Prozent, während das gute HDL-Cholesterin um vier Prozent anstieg. Auch die Werte der untersuchten Entzündungsmarker gingen deutlich zurück.

Erstaunlich war auch die Auswirkung des täglichen Apfelkonsums auf das Kör-pergewicht der Teilnehmerinnen: Obwohl die getrockneten Äpfel zusätzlich ca. 240 kcal pro Tag lieferten, und die Frauen angeblich nichts an ihrer üblichen Ernährung änderten, nahmen sie im Mittel 1,5 kg ab. Die Wissenschaftler erklären sich diese positive Wirkung durch den hohen Pektingehalt der Äpfel.

Alles in allem scheint der regelmäßige Konsum von getrockneten Äpfeln mehrfach positiv auf die Gesundheit von Herz und Kreislauf zu wirken. Die Blutfettwerte verbessern sich und Entzündungsmarker werden vermindert. Ein geringeres Körpergewicht senkt zusätzlich das Risiko für Herz-Kreislauf-Erkrankungen.

Noch ist unklar, auf welche Inhaltsstoffe der Herzschutz zurückzuführen ist. Neben dem bereits erwähnten Pektin sind möglicherweise auch sekundäre Pflanzenstoffe (Polyphenole) daran beteiligt. Die Ergebnisse dieser ersten Studie sollten in weiteren Studien überprüft werden. Die Wissenschaftler sind jedoch bereits jetzt optimistisch. Ein Apfel pro Tag ist gut. Dr. Bahram H. Arjmandi meint, dass zwei Äpfel täglich noch besser sein könnten.

Quelle:
Chai SC, Hooshmand S, Saadat RL, Arjmandi BH (2011): Daily apple consumption promotes cardiovascular health in postmenopausal women. Experimental Biology meeting abstracts, Abstract #971.10 (Stand Mai 2011)

veröffentlicht am 24.05.2011 auf www.ernaehrung.de

121 Präventiv und akzeptiert – rundum gelungene Schulverpflegung hat ihren Preis

Mehr und mehr Schulen in Deutschland werden zu Ganztagsschulen. Mit der längeren Aufenthaltsdauer rückt das Thema Schulverpflegung, insbesondere das Mittagessen, stärker in den Fokus. Für schätzungsweise zwei Millionen Schüler muss eine entsprechende Verpflegung angeboten werden. Doch vielseitige Ansprüche können die Schulen vor eine große Herausforderung stellen.

Gesund, lecker, abwechslungsreich, an den Erwartungen orientiert, materiell erschwinglich, aber auch finanzierbar, darüber hinaus wenn möglich auch verstärkt saisonal, regional und ökologisch. Vielschichtige Anforderungen treffen bei dem Projekt „Schulverpflegung" zusammen. Zunächst Tim Mälzer (Küchen für Deutschlands Schulen) und nun Johann Lafer (Food@ucation; Pilotprojekt mit der Hochschule Fulda) - an Prominenz fehlt es bei der Umsetzung dieses Vorhabens nicht, wohl aber an großflächig verzeichneten Erfolgen.

Denn bislang sieht es eher weniger rosig aus. Die Verpflegung an 180 von 200 Schulen, die von einer Arbeitsgruppe der Hochschule Niederrhein untersucht wurden, erfüllte die Qualitätskriterien für ein gesundes Essen nicht. Ob Caterer, die warmgehaltene Speisen liefern oder die behelfsmäßige Lösung der selber kochenden Eltern, *„die bisherigen Versuche, in Deutschland die Situation zu verbessern, schlugen leider fehl. Dies liegt am falschen Optimierungsansatz"*, meint Prof. Dr. Volker Peinelt, der die AG Schulverpflegung der Hochschule Niederrhein lei-

209

tet. Statt langer Warmhaltezeiten bzw. fehlendem Know-how setzt Peinelt auf erfahrene Dienstleister und Cook & Chill – Kochen und Kühlen – ein Temperatur-entkoppelten Herstellungsverfahren. Peinelt sieht außerdem in einer verpflichtenden Zertifizierung für Schulen und Zulieferer einen wichtigen Schritt hin zu einer guten Essensqualität.

Das Thema Schulverpflegung erlangt in Deutschland zunehmende Brisanz: Ende 2011 fand dazu erstmals eine öffentliche Anhörung durch einen Ausschuss des deutschen Bundestags statt. Bei der Anhörung stellten mehrere Experten, die sich mit diesem Bereich beschäftigen, ihre Ansicht dar. Neben Vertretern der Deutschen Gesellschaft für Ernährung (DGE), des Deutschen Netzwerk Schulverpflegung e. V., der Hochschule Fulda, des Ministeriums für Klimaschutz, Umwelt, Landwirtschaft, Natur- und Verbraucherschutz des Landes Nordrhein-Westfalen und der Plattform Ernährung und Bewegung e. V. nahmen drei Einzelsachverständige an der Anhörung teil.

Die Möglichkeit zur Gesundheitsförderung und Ernährungsbildung in der Schule sollte nach Ansicht der Experten nicht außen vor gelassen werden. Hier biete sich eine wichtige Gelegenheit zur Prävention. Bisher wurde ein Heranführen an eine gesunde Ernährung allerdings weder als ein grundlegender Aspekt der Schulbildung noch der Schulverpflegung betrachtet.

In den USA erst kürzlich gescheitert, in England durchgesetzt: Vorgaben zu einer gesunden Schulernährung sind in England gesetzlich verankert, seit 2008 für staatliche Grundschulen, seit 2009 für weiterführende Schulen. Weniger fettige, süße, salzige Speisen, dafür mehr Obst und Gemüse stehen nunmehr auf dem Speiseplan der Schüler. Süßigkeiten, Chips und Softdrinks dagegen wurden restlos gestrichen. Trotz anfänglicher Widerstände und Meutereien unter Schülern und Eltern scheint sich das Konzept weitgehend etabliert zu haben.

Sollte auch Deutschland gesetzliche Vorgaben machen? Die DGE meint „ja". Denn bisher seien die eigens für Schulen konzipierten DGE-Qualitätsstandards noch kein fester Bestandteil der Schulgesetze der Länder, eine Einhaltung erfolge auf rein freiwilliger Basis, beklagt sie. Auch Frau Schulz-Greve von der Schulvernetzungsstelle Berlin e. V., die als Einzelsachverständige angehört wurde, spricht sich dafür aus, eine Überprüfung der ernährungsphysiologischen Speisenqualität gesetzlich zu verankern.

Doch nicht nur eine etwaige Wissensvermittlung und die Umsetzung einer gesunden Ernährung, auch weitere Aspekte der Schulverpflegung könnten sich schwierig gestalten. Dazu äußert sich u. a. Professor Koscielny von der Hochschule Fulda in seiner schriftlichen Stellungnahme. So sei laut ihm für eine gute Wirtschaftlichkeit eine hohe Teilnehmerzahl unumgänglich. Diese sei jedoch nicht so leicht zu erreichen. Es scheitere bisweilen am Preis, vor allem aber an mangelnder Atmosphäre, fehlender Mitbestimmung (Schüler bzw. Eltern) und oftmals auch am schlechten Geschmack der Speisen. Dass die Schüler eine heterogene Zielgruppe seien, erschwere das Vorhaben seiner Meinung nach ebenfalls. Während die jüngeren noch bereit seien, sich in einen strukturierten Alltag einzufügen und Vorgaben hinzunehmen, seien die älteren Schüler sehr auf ihre Eigenständigkeit bedacht. Ein Mitspracherecht und eine flexible Essensgestaltung z. B. durch Take-aways könnten diesem Bestreben entgegen kommen.

Gerade die Kostendeckung ist ein kritischer Aspekt. In Ostdeutschland stehen den Caterern nach Aussagen der DGE teilweise oft nur zwei Euro pro Essen zur Verfügung. Zieht man die Betriebs- und Personalkosten von ca. 60 Prozent und den Mehrwertsteuersatz ab (19 Prozent) dann bleiben davon nur 65 Cent für Lebensmittel. Das reicht natürlich kaum aus. Da die Eltern nicht alle das notwendige Geld für einen adäquaten Verkaufspreis aufbringen können, scheint eine Förderung unumgänglich, wenn auf gute Qualität nicht verzichtet werden soll. Die Bildungspolitik und damit auch die Schulverpflegung obliegt zwar den Ländern, womit die Gemeinden, Städte und Landkreise für die Finanzierung der Schulverpflegung verantwortlich sind. Dennoch gehen die steuerlichen Einnahmen überwiegend an den Staat. Da dieser also stärker profitiere, biete sich auch staatliche Förderung an, schlussfolgert Dr. Dohmen vom Forschungsinstitut für Bildungs- und Sozialökonomie.

Nicht gerade förderlich ist nach Meinung einiger Experten auch die Mehrwertsteuer von bis zu 19 Prozent, die auf die Schulverpflegung erhoben wird, denn diese erschwere attraktive Angebote. Zumal auf das konkurrierende Fast-Food-Angebot nur ein Mehrwertsteuersatz von sieben Prozent komme. Und sogar auf Hundefutter würden nur sieben Prozent erhoben, kritisiert Dr. Polster vom Deutschen Netzwerk Schulverpflegung e. V.

Eine rundum gelungene Schulverpflegung ist unter dem Strich keine ganz leichte Aufgabe. Neben der Finanzierungsfrage bereitet sicher auch die konkrete Umsetzung manche Probleme. Unterstützung bei der Einführung einer vollwertigen Ernährung können Schulen u. a. bei den extra zu diesem Zweck eingerichteten „Vernetzungsstellen Schulverpflegung" der Länder finden.

Zu den Anforderungen an eine gesunde und abwechslungsreiche Ernährung liefert die DGE in ihren DGE-Qualitätsstandards zahlreiche Hinweise.

- Stellungnahmen der Experten
- Hochschule Fulda, Wissenschaftliches Zentrum für Catering, Management und Kulinaristik (Prof. Dr. habil. Georg Koscielny)
- Deutsche Gesellschaft für Ernährung (Dr. Margit Bölts)

- Deutsches Netzwerk Schulverpflegung e. V. (Dr. Michael Polster)
- Einzelsachverständiger (Dr. Dieter Dohmen) Forschungsinstitut für Bildungs- und Sozialökonomie Institute for Education and Socio-Economic Research FiBS Consulting GbR
- Plattform Ernährung und Bewegung e. V. (Dr. Andrea Lambeck)
- Einzelsachverständiger (Prof. Dr. med. Berthold Koletzko) Haunersches Kinderspital Klinikum der Universität München
- Ministerium für Klimaschutz, Umwelt, Landwirtschaft, Natur- und Verbraucherschutz des Landes Nordrhein-Westfalen (Sabine Lauxen)
- Einzelsachverständiger (Sabine Schulz-Greve) Schulvernetzungsstelle Berlin e. V.

Quellen:

Spiegel.online (7.11.2006): Mission eines Starkochs. Britische Schüler flüchten vor gesundem Essen

Janssen S (Stuttgarter Zeitung, 21.11.2011): Trickserei beim Schulessen Pizza ist und bleibt Gemüse

Hochschule Niederrhein (13.01.2012): Mangelhaftes Essen in der Schule: Oecotrophologen legen Ergebnisse vor

Süddeusche.de (13.01.2012): Schulmensen mit gravierenden Defiziten Essen: mangelhaft

Klaubert D (faz, 4.02.2012): Schulkantinen. Das Kind muss essen

veröffentlicht am 21.03.2012 auf www.ernaehrung.de

122 (Sehr) dicke Kinder, weniger gewichtige Erwachsene – sinkendes Herzinfarktrisiko

Die Gefahr, einen Herzinfarkt zu erleiden, erhöht sich für stark übergewichtige Menschen gleich um ein Vielfaches. Oft sind sie bereits als Kinder übergewichtig oder fettleibig. Was kann dazu führen, dass Kinder zu viele Kilos auf die Waage bringen?

Raucht die Mutter in der Schwangerschaft, ist sie oder der Vater übergewichtig, dann steigt die Wahrscheinlichkeit, dass das Kind ebenfalls übergewichtig ist. Übergewicht der Eltern ist gleich zweifach von Bedeutung – nicht nur wegen einer Weitergabe der Gene, sondern auch wegen des Essverhaltens, das diese an den Tag legen. Ein Kind, das mit einem hohen Gewicht zur Welt kommt, wird künftig eher übergewichtig sein als eines, das durchschnittlich viel wiegt. Später kommt dann zusätzlich das Verhalten des Kindes selbst hinzu: Bewegt es sich ausreichend oder sitzt es überwiegend und spielt höchstens am Computer? Isst es ausgewogen und seinem Energiebedarf entsprechend oder mampft es wahllos in sich hinein und nascht, wann immer sich die Gelegenheit dazu bietet? Auch ausreichend Schlaf könnte von Bedeutung sein, in diesem Punkt jedoch gehen die Meinungen von Experten auseinander ...

Die Tendenz ist gut bekannt und offensichtlich: Übergewicht und Adipositas nehmen zu. Laut der Internationalen Gesellschaft zur Untersuchung der Adipositas (IASO) und der Internationalen Adipositas-Arbeitsgruppe (IOTF) sind weltweit ca. 200 Millionen Kinder im Schulalter übergewichtig, 40-50 Millionen adipös. In Europa allein betrifft Übergewicht mehr als 20 Prozent der Schulkinder (> 12 Millionen) Und für Deutschland ergab die dreijährige KIGGs-Studie (2003-2006), dass ca. 15 Prozent der Kinder übergewichtig sind, darunter 6,3 Prozent adipös. Dabei steigt der Anteil übergewichtiger und adipöser Kinder mit zunehmendem Alter. Unter den Erwachsenen werden in Deutschland schließlich fast 20 Prozent als fettleibig (BMI > 30) eingestuft.

Dicke Kinder, die als Erwachsene fettleibig sind, entwickeln im Vergleich zu Menschen, die nie stark übergewichtig waren (1):

- mehr als fünfmal so oft Diabetes mellitus
- fast dreimal so häufig Bluthochdruck und erhöhte Triglyceridwerte im Blut
- in doppelt so vielen Fällen gesundheitlich nachteilige Blutfettwerte (mehr LDL-, weniger HDL-Cholesterin) und eine Arterienverkalkung im Bereich der Halsschlagader

Das sind alles Bedingungen, die einen Herzinfarkt in größere Nähe rücken lassen. Fünfmal mehr, dreimal oder doppelt so häufig – die Zahlen klingen ziemlich aufrüttelnd. Offenbar sind adipöse Menschen stark benachteiligt, was das Schicksal Herzinfarkt angeht. Umso wichtiger ist es also, dieser Entwicklung vorzubeugen. Die Erfolgsaussichten dafür sind gut. Denn selbst wenn Kinder bereits adipös sind, ist es noch nicht zu spät: Erreichen übergewichtige oder fettleibige Kinder bis zum Erwachsenenalter ein Gewicht, dass nicht als adipös eingestuft wird, haben sie das gleiche Risikoprofil für Herz und Gefäße wie Menschen, die nie adipös waren.

Kinder wiederum, die nicht adipös waren, erwerben durch diese Bedingung keinen Schutz für später. Was zählt, ist der aktuelle Stand: Sind Erwachsene adipös, egal, ob sie als Kinder schon mehr gewogen haben oder nicht, dann vervielfacht sich dadurch ihr Risiko für Herzinfarkt-bedeutsame Faktoren wie Typ 2-Diabetes. Sind Erwachsene nicht adipös, haben sie auch ein entsprechend günstigeres Risikoprofil.

Juonala et al.: Adipositas in der Kindheit, Adipositas im Erwachsenenalter und kardiovaskuläre Risikofaktoren

Studiendesign
– Daten aus vier prospektiven Kohortenstudien in den USA, Australien und Finnland
– 6328 Teilnehmer: Zusammenhang zwischen starkem Übergewicht und Herzinfarkt-Risikofaktoren (Diabetes, Hypertonie, Dyslipidämie, Intima-Media-Dicke der Carotis), zwei Untersuchungszeitpunkte: Kindheit (Durchschnitt: 11,4 Jahre) und ca. 23 Jahre später, als Erwachsene

Gewichtseinstufung:
– Kinder: internationale alters- und geschlechtsspezifische BMI-Grenzwerte
– Erwachsene: Adipositas bei BMI >30
– 274 Teilnehmer als Erwachsene nicht adipös

einschränkend:
– Risikofaktoren, keine harten Endpunkte (hier: Herzinfarkt) untersucht
– geringe Fallzahl betrachtet, da vergleichsweise wenige Teilnehmer als Erwachsene nicht adipös waren

(1) die Angaben beziehen sich auf Ergebnisse aus der Studie von Juonala et al.

Zum Weiterlesen auf www.ernaehrung.de
- Adipositas – schlägt die Botschaft fehl?

Quellen:

Juonala M, Magnussen CG, Berenson GS, Venn A, Burns TL, Sabin MA, Srinivasan SR, Daniels SR, Davis PH, Chen W, Sun C, Cheung M, Viikari JSA, Dwyer T, Raitakari OT: Childhood Adiposity, Adult Adiposity, and Cardiovascular Risk Factors. N Engl J Med 2011; 365:1876-1885

Rosenbaum L (16.11.2011): Childhood Adiposity and Cardiovascular Risk.

Kurth BM, Schaffrath Rosario A: Die Verbreitung von Adipositas bei Kindern und Jugendlichen in Deutschland. Ergebnisse des bundesweiten Kinder- und Jugendgesundheitssurveys KiGGS

RKI (Hrsg.); Benecke A, Vogel H: Gesundheitsberichterstattung des Bundes Heft 16: Übergewicht und Adipositas

veröffentlicht am 9.12.2011 auf www.ernaehrung.de

123   Risiko Schichtarbeit

Sie arbeiten, wenn andere schlafen: Schichtarbeiter. Etwa jeder fünfte Berufstätige in Europa arbeitet im Schichtdienst. Schichtarbeit ist körperlich anstrengend und birgt ein erhöhtes Erkrankungsrisiko. Deshalb sollten Beschäftigte im Schichtdienst spezielle Ernährungsempfehlungen berücksichtigen.

Es lässt sich leicht nachvollziehen, dass sich die Ernährung und damit auch die Energieaufnahme im Tagesverlauf von Schichtarbeitern und Personen mit einem üblichen 8-Stunden-Tag unterscheiden. Schichtarbeiter essen oft alleine, bevorzugen häufiger Snacks anstelle vollständiger Mahlzeiten, essen unregelmäßiger und nehmen sich weniger Zeit für ihre Nahrungsaufnahme.

Verglichen mit Personen mit normalen Arbeitszeiten erkranken Schichtarbeiter öfter an Adipositas, Typ 2-Diabetes, Herz-Kreislauf-Erkrankungen und Depressionen und leiden häufiger an Schlafstörungen und Verdauungsproblemen. Schuld daran sind unter anderem die veränderte Lebensweise und unregelmäßige Ernährungsmuster. Hinzu kommen physiologische Schwankungen durch Störungen der „inneren Uhr", die durch die Schichtarbeit hervorgerufen werden. Der menschliche Körper folgt einem 24-Stunden-Rhythmus, der durch Licht- und Temperaturveränderungen gesteuert wird. Störungen dieses Schemas und dauerhafter Schlafmangel können zu einer Senkung des Grundumsatzes sowie einer Erhöhung des Blutzuckerspiegels führen und damit die Entstehung von Übergewicht und Diabetes begünstigen.

Zur Erhaltung ihrer Arbeitsleistung und zum Schutz der eigenen Gesundheit sollten Schichtarbeiter besonders auf einen gesunden Lebensstil achten. Neben den Empfehlungen für eine gesunde Ernährung, die auch für die Allgemeinbevölkerung gelten, und den Richtlinien für den Umgang mit chronischer Müdigkeit gibt es **Empfehlungen** für Essen und Trinken während und zwischen den Schichten **speziell für Schichtarbeiter:**

- **Arbeitsstätte:** Arbeitnehmer im Schichtdienst sollten die Möglichkeit haben, Mahlzeiten und Getränke in entspannter Atmosphäre einnehmen zu können.
- **Zeit:** Zwischen den Schichten sollte ausreichend Zeit sein, um eine gesunde Lebensweise mit ausreichend Schlaf, regelmäßigen Mahlzeiten und körperlicher Bewegung aufrechterhalten zu können.
- **Richtig trinken:** Regelmäßiges Trinken verhindert eine Dehydratation, welche die Müdigkeit verstärken kann. Wer meint, koffeinhaltige Getränke zum Wachbleiben zu benötigen, sollte diese möglichst zu Beginn der Schicht zu sich nehmen und mit fortschreitender Schicht auf koffeinfreie Getränke übergehen, um Einschlafprobleme nach der Schicht zu verhindern. Alkohol sollte nicht als Einschlafhilfe nach der Schicht verwendet werden (Suchtgefahr).
- **Mahlzeiten:** Auch Schichtarbeiter sollten versuchen, den Tag-Nacht-Rhythmus der Nahrungsaufnahme einzuhalten. Dies bedeutet, dass Personen, die am Nachmittag mit der Arbeit beginnen, ihre Hauptmahlzeit möglichst mittags einnehmen sollten und nicht in der Mitte der Schicht. Die Hauptmahlzeit von Nachtarbeitern sollte idealerweise zur üblichen Abendessenszeit stattfinden. In den frühen Morgenstunden zwischen Mitter-

215

nacht und sechs Uhr sollte möglichst nichts gegessen werden. Mit einem kleinen Frühstück vor dem Tagesschlaf kann vorzeitiges Aufwachen durch Hunger verhindert werden. Hier sollte darauf geachtet werden, dass die Essensmenge nicht zu groß ausfällt, da große Nahrungsmengen vor dem Einschlafen den Körper belasten und Schlafprobleme verursachen können.

Wer diese Ratschläge berücksichtigt, tut sich und seiner Gesundheit Gutes und schafft optimale Voraussetzungen für ein gesundes Arbeitsleben – trotz Schichtarbeit.

Quellen:

R. Eberly R, H. Feldman (2010): Obesity and shift work in the general population. Internet J Allied Health Sci Prac 8(3).

L. C. Antunes et al. (2010): Obesity and shift work: chronobiological aspects. Nutr Res Rev 23, S.155–68.

Lowden et al. (2010). Eating and shift work – effects on habits, metabolism and performance. Scand J Work Health 36 (2), S.150–62.

Thomas C & Power C. (2010). Shift work and risk factors for cardiovascular disease: a study at age 45 years in the 1958 British birth cohort. Eur J Epidemiol 25(5), S.305–14.

G. Atkinson et al. (2008). Exercise, energy balance and the shift worker. Sports Med 38(8), S.671–85.

O.M. Buxton et al. (2012). Adverse metabolic consequences in humans of prolonged sleep restriction combined with circadian disruption. Sci Transl Med 4(129), S.129ra43.

Dietitians of Canada (2010): Fact Sheet – Are there special nutritional considerations for shift workers? Canadian Health Network.

veröffentlicht am 23.10.2012 auf www.ernaehrung.de

124   Preis für Zigarettenentwöhnung: Gewichtszunahme

Rauchen hat seinen Preis, sowohl aus ökonomischer als auch aus gesundheitlicher Perspektive. Doch wer sich und seinem Körper etwas Gutes tun möchte und fortan Zigaretten entsagt, hat womöglich bald mit einem neuen Laster zu kämpfen.

Wissenschaftler eines französisch-britischen Forschungsprojekts untersuchten die Entwicklung des Körpergewichts von ehemaligen Rauchern für ein Jahr ab dem Beginn des Zigarettenverzichts. Für ihre Analyse werteten sie die Daten von 62 einzelnen Studien gemeinsam aus. Die Gewichtszunahme der Probanden wurde nach einem, zwei und drei Monaten, einem halben Jahr und einem Jahr analysiert. Außerdem wurde ermittelt, ob es Unterschiede in der Gewichtsentwicklung von Probanden gab, die ihren Zigarettenverzicht ohne Hilfsmittel bewältigten und solchen, die eine Nikotinersatztherapie oder andere pharmakologische Mittel zur Erreichung ihres Zieles einsetzten.

Die Ergebnisse fielen für Exraucher nicht gut aus. Zwar haben sie die Chance, von Folgeerkrankungen, die auf das Rauchen zurückzuführen sind, verschont zu bleiben. Dafür nahmen allerdings fünf von sechs Probanden spürbar an Gewicht zu: Gut ein Drittel der Probanden wog nach einem Jahr bis zu fünf Kilogramm mehr, bei einem weiteren Drittel waren es sogar fünf bis zehn Kilogramm. Der Anteil derjenigen, die nach dem Zigarettenverzicht über zehn Kilogramm zunahmen, war geringer. Etwas mehr als jeder Zehnte (13 Prozent) war davon betroffen. Vergleichbar viele (16 Prozent) waren sozusagen die Gewinner der Studie: Sie schafften es, auf Zigaretten zu verzichten und gleichzeitig abzunehmen.

Hinsichtlich der Gewichtszunahme bestand kein Unterschied zwischen Personen mit und ohne Einsatz von pharmakologischen Mitteln zur Erleichterung der Zigarettenentwöhnung. Am meisten Gewicht (im Mittel 2,85 Kilogramm) wurde in den ersten zwei bis drei Monaten zugenommen, danach stieg das Gewicht der Probanden langsamer an. Außerdem konnte gezeigt werden, dass die Gewichtszunahme gleichermaßen Leute betraf, die zuvor damit gerechnet hatten (also sozusagen vorgewarnt waren) und solche, auf die das nicht zutraf.

Welche Schlüsse lassen sich aus dieser Analyse ziehen? Unverbesserliche Raucher haben damit ein Argument mehr, ihrem Laster treu zu bleiben. Doch dies ist sicherlich nicht Sinn und Zweck einer solch aufwendigen Berechnung. Noch sind keine Ursachen dafür bekannt, weshalb die meisten Menschen nach Beendung des Rauchens zunehmen, manche davon allerdings verschont bleiben. Die Studie kann als Wegbereiter für zukünftige Studien gesehen werden, die durch den Vergleich von Probandengruppen mit und ohne Gewichtszunahme Ursachen und Mechanismen der Gewichtszunahme entdecken können. Es ist denkbar, dass damit Wege gefunden werden, diese Gewichtszunahme künftig zu vermeiden.

Die hier vorgestellte Studie zeigt auch, dass die Gewichtszunahme durch den Zigarettenverzicht sich über einen längeren Zeitraum erstreckt. Wer für die Problematik sensibilisiert ist und einen schleichenden Gewichtsanstieg bei sich bemerkt, hat die Chance, durch Selbstbeobachtung (gegebenenfalls mit medizinischer Unterstützung) seine individuelle Ursache/n zu finden (zum Beispiel Süßigkeiten, Knabbereien als Ersatz, Veränderung von Lebensgewohnheiten) und gezielt gegenzusteuern.

Quelle:
H. Aubin, A. Farley, D. Lycett, P. Lahmek, P. Aveyard (2012): Weight gain in smokers after quitting cigarettes: meta-analysis. BMJ 345:e4439 (Online-Vorabveröffentichung)
veröffentlicht am 29.10.2012 auf www.ernaehrung.de

125   Länger leben durch Sport

Wer länger leben möchte, sollte regelmäßig Sport treiben, zum Beispiel joggen gehen. Laut bislang unveröffentlichten Studienergebnissen soll regelmäßiges Joggen die Lebenserwartung um 5,6 Jahre bei Frauen und um 6,2 Jahre bei Männern verlängern.

In der „Copenhagen City Heart"-Studie werden seit 1976 Daten zum Lebensstil und zur Gesundheit von rund 20.000 dänischen Männern und Frauen im Alter von 20-93 Jahren erfasst und ausgewertet. Hierfür wurden die Probanden nach der Aufnahme in die Studie mehrfach befragt (Erstbefragung 1976-1978, Folgebefragungen 1981-1983, 1991-1994, 2001-2003). Ursprünglich sollten mit der Studie neue Erkenntnisse zur Prävention kardiovaskulärer Erkrankungen und Schlaganfälle gewonnen werden, inzwischen liefert die Studie auch wichtige Informationen zur Entstehungsgeschichte vieler anderer Erkrankungen, beispielsweise Herzversagen, Lungenerkrankungen, Allergien, Epilepsie, Demenz und Schlaf-Apnoe. In einer kürzlich durchgeführten Analyse wurde außerdem untersucht, ob ein Zusammenhang zwischen der körperlichen Aktivität (hier Joggen) und der Lebenserwartung der Probanden besteht. Hierfür hatten die Teilnehmer im Vorfeld Fragen zum Joggen, der Dauer und Intensität, mit der sie die Sportart betreiben, beantwortet.

Es zeigte sich, dass Männer und Frauen, die regelmäßig joggen, ein 44 Prozent niedrigeres Sterberisiko aufweisen als Nicht-Jogger (die Ergebnisse wurden um Altersunterschiede zwischen Joggern und Nicht-Joggern korrigiert). Umgerechnet auf die dazugewonnenen Lebensjahre bedeutet dies, dass joggende Frauen im Mittel 5,6 Jahre länger leben, joggende Männer sogar 6,2 Jahre.

Als mögliche Ursachen für diesen Zugewinn an Lebensjahren sehen die Wissenschaftler viele Vorteile, die regelmäßiges Sporttreiben mit sich bringt: Sport verbessert die Sauerstoffaufnahme und die Blutfettwerte (Erhöhung des HDL-Cholesterins, Senkung von LDL-Cholesterin und Triglyceriden), er senkt den Blutdruck, verhindert Entzündungsreaktionen, erhöht die Knochendichte, verbessert die Herzfunktion und beugt der Entstehung von Übergewicht vor. Und nicht zuletzt wirkt sich das Sporttreiben positiv auf die Psyche aus.

Interessant waren auch die Ergebnisse zur Intensität des Joggens. Sie war von den Teilnehmern selbst als „langsam", „mittelschnell" oder „schnell" eingestuft worden. Hier zeigte sich ein U-förmiger Zusammenhang zwischen der Zeit, die für den Sport verwendet wurde und der Lebenserwartung. Bewegungsmuffel, aber auch extrem sportliche Menschen hatten eine geringere Lebenserwartung als Jogger mit einem moderaten wöchentlichen Laufpensum. Optimal sei es, so die Erkenntnis der Wissenschaftler, pro Woche insgesamt ein bis zweieinhalb Stunden zu joggen und diese Zeit auf zwei bis drei Trainingseinheiten zu verteilen.

Bezüglich der richtigen Intensität rät Dr. Peter Schnohr, der an der Studie beteiligt war, auf den eigenen Körper zu achten. Die richtige Geschwindigkeit liegt dort, wo man sich etwas angestrengt/atemlos fühlt, aber nicht zu sehr.

Quelle:
ESC Pressestelle (2012): Regular jogging shows dramativ increase in life expectancy. Pressemitteilung vom 03.05.2012.

veröffentlicht am 12.06.2012 auf www.ernaehrung.de

126 Sport als Therapie – auch chronisch Kranke profitieren!

Dass Sport (in richtiger Dosierung) zur Erhaltung der Gesundheit beiträgt, ist allgemein bekannt. Aber: Kann ein gezieltes Training auch Medikamente ersetzen, insbesondere bei chronisch kranken Menschen? Diese Frage möchte die Techniker Krankenkasse mit ihrer Langezeitstudie „Sport als Therapie" beantworten.

Die Studie der Techniker Krankenkasse nimmt aus mehreren Gründen eine Sonderstellung ein. Zum einen weil erstmals in einer Versorgungsstudie untersucht wurde, wie sich ein speziell für chronisch Kranke entwickeltes Training unter Alltagsbedingungen auf die Gesundheit der Probanden auswirkt. Zum anderen versuchte die Techniker Krankenkasse gezielt, diejenigen unter den chronisch Erkrankten zu erreichen, deren Gesundheit besonders gefährdet war und die nicht aus eigenem Antrieb an einem Präventionsprogramm teilnahmen. Diese sogenannten Risikopatienten wurden anhand ihrer Daten in den Chronikerprogrammen (DMPs) Diabetes oder Herz-Kreislauf-Erkrankungen identifiziert und telefonisch zur Teilnahme an der Sportstudie eingeladen.

Der hohe Zuspruch erstaunte sogar die Techniker Krankenkasse: Von den 1352 Menschen mit Diabetes und/oder Herz-Kreislauferkrankungen, denen eine Kombination aus Ausdauer- und Krafttraining angeboten wurde, war knapp die Hälfte (48 Prozent) an einer Teilnahme interessiert, 379 Patienten unterzogen sich der Eingangsuntersuchung und ein Viertel der ursprünglich kontaktierten Personen (318) nahm tatsächlich an dem Trainingsprogramm teil. Die Teilnehmer waren überwiegend männlich (81,5 Prozent) und im Mittel knapp 66 Jahre alt.

In den darauffolgenden sechs Monaten trainierten die Teilnehmer unter sportmedizinischer Begleitung zunächst ihre Ausdauer, später kam ein Krafttraining hinzu. Das Training erfolgte mit zunehmender Intensität, da nur unter dieser Voraussetzung gesundheitliche Effekte zu erwarten sind, betonte Professor Martin Halle, der das Trainingsprogramm für die chronisch kranken Studienteilnehmer entwickelt hatte und die Studie sportmedizinisch begleitete.

Nach sechs Wochen hatte sich der Gesundheitszustand der Teilnehmer deutlich verbessert: Sie hatten rund 2 Kilogramm abgenommen, ihr Körperfettanteil war um ein Prozent zurückgegangen und ihr Bauchumfang hatte sich um 3 Zentimeter reduziert. Außerdem hatten sich die Cholesterinwerte verbessert, ebenso wie der Langzeitblutzuckerwert (HbA1c). Angestiegen waren auch die Sauerstoffaufnahme der Probanden und ihre körperliche Leistungsfähigkeit. Insulinpflichtige Patienten mit Diabetes konnten durch die gesteigerte körperliche Aktivität ihre Insulindosis fast um die Hälfte senken (46 Prozent), die Herzfrequenz der Teilnehmer verlangsamte sich so, als hätten sie ein entsprechendes Medikament eingenommen.

„Durch unsere Studie können wir jetzt erstmals auf der Patienten-Versorgungsebene bestätigen, dass Sport signifikant die Leistungsfähigkeit und das kardiovaskuläre Risikoprofil bei Herz-Kreislauf-Patienten und Diabetikern verbessert", freut sich Professor Halle. Dr. Jens Baas, Vorstandsvorsitzender der Techniker Krankenkasse, erläutert: *„Es ging uns darum, ein alltagsfähiges Programm zu entwickeln, das auf Eigenverantwortung setzt und den Menschen dabei hilft, ihren Alltag besser meistern zu können. Und die Ergebnisse zeigen, dass wir mit einer Mischung aus sportmedizinischer Betreuung, aktiver Trainingshilfe und motivierendem Coaching auf dem richtigen Weg sind."*

Ob sich das Programm auch in finanzieller Hinsicht für die Techniker Krankenkasse lohnt, werden die Ergebnisse der gesundheitsökonomischen Evaluation im nächsten Jahr zeigen. Bereits jetzt kündigte die Techniker Krankenkasse an, ab Herbst ein ähnliches Programm für Menschen mit Krebserkrankungen anzubieten.

Quellen:

Techniker Krankenkasse (2015): Langzeitstudie der TK zeigt: Sport ist auch bei schweren Erkrankungen eine gute Therapie. Pressemitteilung vom 18.02.2015.

J. Baas (2015): Statement zur Vorstellung der TK-Langzeitstudie „Sport als Therapie".

K. Rupp (2015): Evaluation „Sport als Therapie". Zwischenanalyse des Integrierten Versorgungsvertrags. Vortrag vom 18.02.2015.

M. Halle (2015): Evaluation IGV-"Sport als Therapie" Zwischenanalyse. Vortrag vom 18.02.2015.

veröffentlicht am 24.03.2015 auf www.ernaehrung.de

127 Low Carb, low GI – oder nichts davon?

Wir wissen, dass die Kohlenhydrate verschiedener Lebensmittel den Blutzuckerspiegel unterschiedlich stark ansteigen lassen. Außerdem wird vermutet, dass eine Ernährung, die den Blutzuckerspiegel niedrig hält, das Risiko für Diabetes und Herz-Kreislauf-Erkrankungen reduziert. In einer vor kurzem publizierten Studie wurden die Zusammenhänge genauer untersucht.

Grundlage für die Studie sind Erkenntnisse zum glykämischen Index. Der glykämische Index (GI) gibt an, wie stark der Blutzuckerspiegel in den zwei Stunden nach dem Verzehr einer Portion eines bestimmten Lebensmittels ansteigt, die genau 50 Gramm Kohlenhydrate enthält. Als Bezugsgröße dient der Blutzuckeranstieg nach dem Verzehr von 50 Gramm reiner Glukose, der auf den Wert 100 gesetzt wurde. Auf diese Weise ist es möglich, die Blutzuckerwirksamkeit verschiedener Lebensmittel zu vergleichen. Beispielsweise hat eine Banane mit einem Wert von 70 einen beinahe doppelt so hohen GI wie ein Apfel (GI 40).

Da eine Mahlzeit sich meist aus verschiedenen Lebensmitteln zusammensetzt und auch die Zubereitung von Lebensmitteln den GI beeinflusst, ist es in der Praxis schwierig, den GI ganzer Mahlzeiten zu bestimmen geschweige denn in Studien den Effekt einer Ernährung mit niedrigem oder hohem GI auf gesundheitliche Parameter zu vergleichen. Um sicherzustellen, dass alle Probanden dieselbe Menge an Kohlenhydraten mit demselben GI aufnehmen, bleibt nur eine Möglichkeit: Alle Probanden erhalten während der Studienphase besondere, für sie zusammengestellte und vorgefertigte Mahlzeiten. Dies war in der hier beschriebenen Studie der Fall.

Zur Studie: Insgesamt 163 Probanden, verteilt auf zwei Studienzentren in Baltimore und Boston, nahmen an der Studie teil. Alle Probanden waren mindestens 30 Jahre alt und übergewichtig (BMI über 25 kg/m2). Mit einem systolischen Blutdruck zwischen 120-159 mm Hg und einem diastolischen Blutdruck zwischen 70-99 mm Hg lagen die Teilnehmer im normalen bis leicht erhöhten Bereich.

Alle Teilnehmer erhielten jeweils für fünf Wochen Mahlzeiten, die auf den Empfehlungen für eine blutdrucksenkende Ernährungsweise (sog. DASH-Diät) basierten und sich in der Art und Menge der enthaltenen Kohlenhydraten unterschieden:

- High GI, High Carb Ernährung: hoher GI (mindestens 65) und hoher Kohlenhydratgehalt (mindestens 58 Prozent der täglichen Energieaufnahme)
- Low GI, High Carb Ernährung: niedriger GI (maximal 40), aber hoher Kohlenhydratgehalt (mindestens 58 Prozent der täglichen Energieaufnahme)
- High GI, Low Carb Ernährung: hoher GI (mindestens 65), aber niedriger Kohlenhydratgehalt (40 Prozent der täglichen Energieaufnahme)
- Low GI, Low Carb Ernährung: niedriger GI (maximal 40) und niedriger Kohlenhydratgehalt (40 Prozent der täglichen Energieaufnahme)

Die Reihenfolge, in der die Probanden die verschiedenen Testdiäten erhielten, variierte. Während jeder Studienphase wurde mehrfach der Blutdruck der Probanden gemessen und Blut abgenommen. Mit Hilfe eines Glukosetoleranztests war es zudem möglich, die Insulinsensitivität der Probanden bei der jeweiligen Kostform zu bestimmen. Auf jede Studienphase folgte eine zweiwöchige Pause (sogenannte Auswaschphase), dann folgte die nächste Testdiät.

Das Ergebnis der Studie war erstaunlich: Entgegen der weitverbreiteten Annahme, nahm bei einer kohlenhydratreichen Ernährung mit einem niedrigen GI die Insulinsensitivität um 20 Prozent ab und die LDL-Cholesterin-Konzentration stieg um 6 Prozent an – jeweils im Vergleich zu einer Ernährung mit hohem GI. Beide Veränderungen sind aus medizinischer Sicht als unerwünscht einzustufen. Wurde dagegen bei einer kohlenhydratarmen Ernährungsweise der GI reduziert, veränderte sich erfreulicherweise der Triglyzeridspiegel (Reduktion um 5 Prozent). Der Übergang von einer Extremdiät mit hohem GI und hohem Kohlenhydratgehalt auf die Minimalversion mit niedrigem GI und niedrigem Kohlenhydratgehalt resultierte ebenfalls in einer immerhin 23-prozentigen Senkung des Triglyzeridspiegels. Insulinsensitivität, systolischer Blutdruck, LDL- und HDL-Cholesterin änderten sich dagegen kaum.

Die Ergebnisse lassen darauf schließen, dass eine Bevorzugung von Lebensmitteln mit geringem GI im Hinblick auf die Prävention von Diabetes und Herz-Kreislauf-Erkrankungen nicht sinnvoll ist – zumindest dann nicht, wenn bereits die Empfehlungen für eine allgemein blutdrucksenkende Ernährungsweise beachtet werden. Hierzu zählen ein reichlicher Verzehr von Obst und Gemüse, die Bevorzugung fettarmer Lebensmittel und Lebensmittel mit geringem Gehalt an gesättigten Fettsäuren sowie eine Einschränkung der Kochsalzaufnahme.

Quellen:

F. M. Sacks, V. J. Carey, C. A. M. Anderson, E. R. Miller, T. Copeland, J. Charleston, B. J. Harshfield, N. Laranjo, P. McCarron, J. Swain, K. White, K. Yee, L. J. Appel (2014): Effects of High vs LowGlycemic Index of Dietary Carbohydrate on Cardiovascular Disease Risk Factors and Insulin Sensitivity. The OmniCarb Randomized Clinical Trial. JAMA 312: Seite 2531-2541

veröffentlicht am 17.02.2015 auf www.ernaehrung.de

0 Gewichtsreduktion

128 **Was (nicht) beim Abnehmen hilft**

Wer einen nahestehenden Menschen beim Abnehmen unterstützen möchte, braucht vor allen Dingen eines: Fingerspitzengefühl. Viel wichtiger als Kritik und gute Ratschläge sind Signale der Akzeptanz.

Menschen mit Übergewicht machen sich zwar häufig Sorgen um ihre Gesundheit, dennoch fällt es ihnen schwer abzunehmen. In einer kanadischen Studie wurde nun untersucht, wie enge Bezugspersonen – dazu zählten Eltern, Freunde und Partner – Studentinnen mit Übergewicht beim Abnehmen unterstützen können.

Zu Beginn der Studie wurden alle Teilnehmerinnen gewogen und aus Körpergröße und Körpergewicht der Body Mass Index (BMI) bestimmt. Der BMI aller Studentinnen lag zwar noch im normalen Bereich, allerdings kurz unterhalb der Grenze zur Adipositas. Da sich viele der Frauen Sorgen wegen ihres Übergewichts machten, lag die Vermutung nahe, dass sie darüber mit nahestehenden Personen sprachen. Fünf Monate nach dem Beginn der Studie wurden daher alle Probandinnen gefragt, wie häufig und auf welche Weise über dieses Thema gesprochen wurde. Drei Monate später wurden die Probandinnen erneut gewogen und die Veränderung des Gewichts bestimmt.

Die Ergebnisse sprechen für sich: Frauen, die häufig wegen ihres Körpergewichts kritisiert wurden und viele gute bzw. gut gemeinte Ratschläge zum Abnehmen erhielten, dafür aber nur selten Signale von Akzeptanz empfingen (zum Beispiel ein „Ich mag dich, wie du bist!"), hatten nicht abgenommen, sondern sogar durchschnittlich zwei Kilogramm zugenommen. Andere, die Komplimente für ihr gutes Aussehen erhalten hatten, machten sich weniger Sorgen um ihr Gewicht als zu Studienbeginn und hatten sogar ein halbes Kilogramm abgenommen.

„Wir alle kennen Leute, die uns auf eine Gewichtszunahme aufmerksam machen oder anbieten, uns beim Abnehmen zu helfen. Unsere Ergebnisse zeigen, dass diese Kommentare unangebracht sind", meint die an der Studie beteiligte Assistenzprofessorin Christine Logel von der Universität Waterloo. Die Studie sei ein gutes Beispiel dafür, so Logel weiter,tiert zu werden, die Gesundheit fördern kann. Logel und ihre

Kollegen gehen davon aus, dass psychischer Druck den ohnehin besorgten Frauen nicht hilft. Stattdessen wird eine Gewichtsabnahme gefördert, wenn sie sich um ihr Gewicht weniger Sorgen machen und sich von Anderen akzeptiert fühlen. Man kann vermuten, dass diese Frauen häufiger körperlich aktiv sind, sich gesundheitsbewusster ernähren, weniger (Gewichts-)Stress haben und daher ihr Körpergewicht besser kontrollieren können.

Quellen:

C. Logel, D. A. Stinson, G. R. Gunn, J.V. Wood, J. G. Holmes, J. J. Cameron (2014): A little acceptance is good for your health: Interpersonal messages and weight change over time. Personal Relationships 21: Seite 583-598

J. Czichos (2014): Zu viel Kritik und gute Ratschläge helfen nicht beim Abnehmen. Wissenschaft aktuell, Online-Artikel vom 23.12.2014

veröffentlicht am 02.04.2015 auf www.ernaehrung.de

129   Ganz einfach gesund ernähren und abnehmen

Sich gesund zu ernähren und abzunehmen kann ganz schön kompliziert sein: weniger Kalorien aufnehmen, mehr Obst und Gemüse essen, vorrangig Vollkornprodukte verzehren, rotes Fleisch gegen Geflügel austauschen, mehr Fisch, weniger Zucker, gesättigte Fette und Alkohol... Geht es auch einfacher? Ja, belegen Wissenschaftler der University of Massachusetts mit ihren aktuell publizierten Studienergebnissen.

Angesichts der Vielzahl von Ernährungsempfehlungen kapitulieren manche, die eigentlich den Vorsatz hatten, sich gesünder zu ernähren, schnell. Dies gilt insbesondere für die Menschen, die gleichzeitig an mehreren Krankheiten leiden, für deren Behandlung verschiedene oder gar widersprüchliche Ernährungsempfehlungen gegeben werden. In so einem Fall ließe sich mit einer einfachen, universell anwendbaren Ernährungsempfehlung möglicherweise ein besseres Ergebnis erzielen als bei dem Versuch, die gesamte Ernährung zu optimieren.

Dies war der Ausgangspunkt für den Versuch von Sherry L. Pagoto und ihren Kollegen an der University of Massachusetts. Sie verteilten 240 Probanden im Alter von 21 bis 70 Jahren mit einem metabolischen Syndrom nach dem Zufallsprinzip auf zwei Gruppen. Eine Gruppe sollte für ein Jahr die Ernährungsempfehlungen der American Heart Association (AHA) verfolgen, also mehr Obst und Gemüse, Vollkornprodukte und andere ballaststoffreichen Lebensmittel verzehren, zusätzlich zweimal pro Woche Fisch, fettarme tierische Produkte, weniger Zucker und zuckerhaltige Getränke konsumieren und täglich zwischen 500 und 1000 Kalorien einsparen, mit dem Ziel abzunehmen. Die andere Gruppe bekam nur eine Empfehlung mit auf den Weg, nämlich mindestens 30 Gramm Ballaststoffe täglich zu verzehren. Beide Gruppen trafen sich danach wiederholt unter Anleitung.

Nach 12 Monaten hatte die Ballaststoffgruppe durchschnittlich 2,1 Kilogramm abgenommen, während die AHA-Gruppe ihr Gewicht sogar um 2,7 Kilogramm reduziert hatte. Dieses Ergebnis stimmt gut mit den eingesparten Kalorien der Probanden überein: Pro Tag nahmen die Teilnehmer der Ballaststoffgruppe durchschnittlich 465 Kalorien weniger zu sich, in der Ballaststoffgruppe waren es immerhin 200 Kalorien. Erwartungsgemäß steigerten die Teilnehmer der Ballaststoffgruppe ihre Aufnahme an löslichen und unlöslichen Ballaststoffen stärker als die Teilnehmer der AHA-Gruppe. In beiden Gruppen verbesserte sich der Blutdruck der Teilnehmer. Marker für den Blutzucker- und Fettstoffwechsel sowie Entzündungsmarker unterschieden sich nicht zwischen den Gruppen. Interessant war auch die Abbruchrate: Fast jeder zehnte Teilnehmer der Ballaststoffgruppe (9,9 Prozent) und jeder achte Teilnehmer der AHA-Gruppe (12,6 Prozent) hatte die Studie vorzeitig beendet.

Das Fazit der Studie: Obwohl sich mit einer umfassenden Ernährungsumstellung eine höhere Gewichtsabnahme realisieren ließ, wirkte sich auch die einfache Empfehlung, sich ballaststoffreich zu ernähren, positiv auf das Gewicht der Probanden aus. Für Menschen, denen die Befolgung komplexer Ernährungsempfehlungen zu schwierig erscheint, besteht hier eine Alternative, die sich mit weniger Aufwand und doch zufriedenstellendem Ergebnis umsetzen lässt.

Quelle:

Y. Ma, B. C. Olendzki, J. Wang, G. M. Persuitte, W. Li, H. Fang, P. A. Merriam, N. M. Wedick, I. S. Ockene, A. L. Culver, K. L. Schneider, G. Olendzki, J. Carmody, T. Ge, Z. Zhang, S. L. Pagoto (2015): Single-component versus multicomponent dietary goals for the metabolic syndrome. Annals of Internal Medicine 162: Seite 248-257

veröffentlicht am 11.03.2015 auf www.ernaehrung.de

130 Sport und Bewegung: zwei Verbündete im Kampf gegen überflüssige Pfunde

Wer kennt das nicht? Nach den vielen Feiertagen und der geringeren körperlichen Aktivität, die der Winter häufig mit sich bringt, hat sich ganz unbemerkt das ein oder andere Kilo zu viel auf die Waage „geschlichen". Nicht ohne Grund sind Diäten nun Thema Nummer eins in vielen Zeitschriften, und die Werbung für die neuesten Schlankheitskapseln und Abnehmpülverchen ist kaum zu übersehen. Schließlich möchten alle bis zum Sommer wieder eine attraktive Strandfigur machen – oder zumindest ein paar Kilos abnehmen.

Viele haben aber auch schon die Erfahrung gemacht, dass der Erfolg von Ananasdiät und Co. - wenn überhaupt – nur von sehr kurzer Dauer ist. Meist folgt auf eine kurze Gewichtsabnahme der gefürchtete „Jojo-Effekt": das Gewicht einige Monate nach der Diät liegt höher als vorher. Kritisch ist insbesondere der Zeitpunkt, an dem die Umstellung von der Diätkost auf die übliche Ernährung erfolgt.

Wissenschaftler haben nun untersucht, mit welchen Strategien man erfolgreich abnehmen und sein neues Gewicht möglichst auch halten kann. Für die Studien wurden Teilnehmer, die lediglich den Energiegehalt ihrer Ernährung reduzierten mit solchen verglichen, die zusätzlich mehr Sport trieben. Die Forscher beobachteten, dass die sportlich aktiven Probanden nicht nur durchschnittlich 30 Prozent mehr Gewicht abnahmen, sondern auch nach einem Jahr noch weniger wogen als die Kontrollgruppe, die lediglich eine Reduktionskost erhalten hatte. Allerdings hatten beide Gruppen (körperlich Aktive und nicht-Aktive) wieder die Hälfte des ursprünglichen Gewichtsverlustes zugenommen.

Dies ist einmal mehr ein Zeichen dafür, dass es nicht genügt, durch eine kurzfristige Änderung der Ernährung und ein ggf. erhöhtes Sportpensum sein Gewicht zu reduzieren. Für eine langfristig erfolgreiche Gewichtsabnahme ist es vielmehr erforderlich, alte Gewohnheiten wie das Essen vor dem Fernseher, das dritte Bier beim Frühschoppen oder das zweite Stückchen Kuchen beim Sonntagskaffee kritisch zu überdenken. Auch beim Sport gilt es auf der Hut zu sein: natürlich ist es schön, wenn Sie nun einmal wöchentlich walken oder joggen gehen und daran sollten Sie unbedingt auch nach der strengen Phase der Gewichtsabnahme festhalten. Dies alleine wird aber nicht reichen. Versuchen Sie zusätzlich, Bewegung in Ihren Alltag zu integrieren: verzichten Sie wenn möglich auf den Aufzug und gehen Sie die Treppen zu Fuß, steigen Sie auf dem Weg zur Arbeit oder nach Hause eine Haltestelle früher aus und gönnen Sie Ihrem Auto am Wochenende eine Ruhepause: den Weg zum Bäcker schaffen Sie auch zu Fuß. Dies sind nur einige Beispiele. Sicher fällt auch Ihnen noch die eine oder andere Möglichkeit ein, wie Sie Ihren Alltag aktiver gestalten können. Ihr Körper wird es Ihnen danken...

veröffentlicht am 16.02.2011 auf www.ernaehrung.de

131   Diäten: Sicherer langsam zum Ziel

Sehr niedrig kalorische Diäten erhöhen Gallensteinrisiko! Mit einer extrem energiearmen Diät in sehr kurzer Zeit möglichst viel Abnehmen – das ist eine oft gewählte Alternative zur bariatrischen Chirurgie für viele Menschen mit Adipositas. Angebote hierzu gibt es zum Beispiel von kommerziellen Zentren zur Gewichtsabnahme, so auch in Schweden. Doch wie sicher ist eine solche Gewichtsabnahme?

Dr. Kari Johansson und Dr. Martin Neovius vom schwedischen Karolinska Institutet untersuchten in diesem Zusammenhang speziell das Risiko für Gallenstein-Beschwerden, die einen Krankenhausaufenthalt notwendig machen. Eine Risikoerhöhung durch eine extrem niedrig kalorische Diät liegt ihrer Ansicht nach nahe. Wenn schnell viel Gewicht verloren würde, wirke sich das auf den Cholesterin-Gehalt der Gallensäure aus, ebenso auf das Entleeren der Gallenblase, was beides zur Bildung von Gallensteinen beitragen könne, erklärt Dr. Kari Johanson.

Im Rahmen ihrer Studie überprüften Johansson und ihr Team diese Vermutung. Sie untersuchten dazu Daten von 6.640 Teilnehmern an 28 Zentren des schwedischen Unternehmens „Intrim", das Gewichtsverlustprogramme anbietet. Die Hälfte der Teilnehmer folgte einer sehr niedrig kalorischen Formula-Diät, die 500 Kilokalorien am Tag vorsah. Nach sechs bis zehn Wochen begannen sie nach und nach wieder mit einer normalen Ernährung. Die andere Hälfte der Teilnehmer schränkte ihre Kalorienzufuhr mäßiger ein. Sie nahmen für die Dauer von drei Monaten 1.200 bis 1.500 Kilokalorien am Tag über zwei normale und zwei Formula-Mahlzeiten ein. Beide Gruppen ergänzten die dreimonatige Abnehmphase um eine neunmonatige Gewichtserhaltungsphase, in der sie regelmäßig Sport machten und sich gesund ernährten.

Teilnehmer der extrem energiearmen Diät nahmen in den ersten drei Monaten knapp 13 Kilogramm ab, Teilnehmer der leicht energiereduzierten Gruppe acht Kilogramm. Nach einem Jahr waren es in der extrem energiearmen Gruppe noch durchschnittlich elf Kilogramm, die leicht energiereduzierte Gruppe konnte ihr Gewicht im Mittel halten.

Ein deutlicher Unterschied zeigte sich im Auftreten von schmerzhaften Gallensteinen. Während 48 Probanden der extrem niedrig kalorischen Diät-Gruppe aus diesem Grund ins Krankenhaus kamen und bei 29 die Gallenblase entfernt wurde, waren es 14 bzw. neun Teilnehmer der mäßig reduzierten Diät-Gruppe. Auch wenn es als niedrig einzustufen ist, war das Risiko, nach einem Jahr Gallenstein-Beschwerden zu entwickeln oder die Gallenblase entfernt zu bekommen, in der extrem niedrig kalorischen Diätgruppe somit näherungsweise dreimal höher als in der Vergleichsgruppe.

Den exakten Grund für das häufigere Auftreten von Gallensteinen in der extrem niedrig kalorischen Gruppe konnten die Forscher nicht ausfindig machen. *„Ein Faktor, der dazu führte, war, dass sie [die Teilnehmer] während der Nachverfolgung mehr Gewicht verloren ... ein anderer könnte sein, dass sie vielleicht weniger Fett verzehrt haben"*, sagt Johansson der Nachrichtenagentur Reuters Health.

„Ob die Vorteile einer zusätzlichen Gewichtsabnahme in der sehr niedrig kalorischen Diätgruppe das zusätzliche Risiko für Gallensteine und eine Gallenblasenentfernung wert sind,

hängt möglicherweise von der Erkrankung der Patienten ab und dem Status ihrer Risiko-faktoren ebenso wie von ihren Präferenzen", schreiben die schwedischen Forscher.

Quellen:

Grens LK (08.06.2013): Crash diet tied to increased gallstone risk.

Johansson K, Sundström J, Marcus C, Hemmingsson E, Neovius M: Risk of symptomatic gall-stones and cholecystectomy after a very-low-calorie diet or low-calorie diet in a commercial weight loss program: 1-year matched cohort study. International Journal of Obesity 2013, 1–6

veröffentlicht am 27.06.2013 auf www.ernaehrung.de

132 „Low Fat" auch ohne Diät erfolgreich

Lässt sich allgemein sagen, dass eine reduzierte Fettzufuhr zu einer Gewichtsreduktion führt? Um diese Frage zu beantworten hat eine internationale Forschergruppe die Initiative ergriffen und alle verfügbaren Studien zur Auswirkung der Fettaufnahme auf das Körpergewicht, den Body Mass Index und den Taillenumfang bei gesunden Menschen zusammengetragen und gemeinsam analysiert.

Dreiunddreißig randomisiert-kontrollierte Studien sowie zehn Kohortenstudien mit Daten von über 180.000 Probanden wurden in die Analyse eingeschlossen. In jeder Interventionsstudie wurden Probanden verglichen, die bei Studienbeginn Informationen zur Verminderung der Fettaufnahme erhalten hatten (Interventionsgruppe) oder ihre übliche Ernährung beibehalten sollten (Kontrollgruppe). Alle Probanden waren körperlich gesund, lebten in Industrieländern und wurden mindestens sechs Monate beobachtet.

Obwohl die Ergebnisse zwischen den Studien variierten, zeichnete sich ein übergeordneter Effekt ab: Die Probanden der Interventionsgruppe nahmen im Studienverlauf durchschnittlich 1,6 Kilogramm ab, hatten einen um 0,5 Einheiten geringeren BMI und ihr Taillenumfang war etwas geringer (0,3 Zentimeter). Dabei galt, dass die Probanden, die ihre Fettaufnahme am meisten reduzierten, auch am meisten abnahmen. Zu den Personen mit der prozentual größten Gewichtsabnahme zählten außerdem diejenigen, die schon vor Studienbeginn wenig Fett verzehrt hatten.

Die Wissenschaftler untersuchten auch den Zusammenhang zwischen der Gesamtfettaufnahme und dem Körpergewicht von Kindern. Obwohl hierzu nur wenige Studien existieren (eine randomisiert-kontrollierte Studie sowie drei Kohortenstudien wurden in die Analyse eingeschlossen), sprechen diese Ergebnisse ebenfalls für einen Zusammenhang zwischen der Fettaufnahme und dem Körpergewicht der Kinder.

Welche gesundheitspolitischen Schlussfolgerungen lassen sich aus der Übersichtsstudie ziehen? Die Wissenschaftler empfehlen den Verantwortlichen in den Industrienationen, Maßnahmen zu ergreifen, um die Fettaufnahme der Bevölkerung auf unter 30 Prozent der Gesamtenergieaufname zu beschränken bzw. diesen Wert nicht zu überschreiten. So könnten Übergewicht und Adipositas verhindert werden. Weitere, qualitativ hochwertige Studien werden benötigt, um festzustellen, ob diese Empfehlungen auch auf Kinder und Jugendliche in Industrieländern und Menschen in Entwicklungs- und Schwellenländern ausgeweitet werden sollten.

Quelle:

L. Hooper, A. Abdelhamid, H.J. Moore, W. Douthwaite, C.M. Skeaff, C.D. Summerbell (2012): Effect of reducing total fat intake on body weight: systematic review and meta-analysis of randomised controlled trials and cohort studies. British Medical Journal, Online-Vorabveröffentlichung.

veröffentlicht am 16.04.2013 auf www.ernaehrung.de

133   Wundermittel im Kampf gegen überflüssige Pfunde?

Der Weg zur eigenen Wunschfigur ist mühsam. Hilfe beim Abnehmen versprechen diverse Pulver und Kapseln aus dem Handel. Doch was ist dran an den Werbeversprechen?

Auch harmlosere Schlankheitsmittel wie Trinkmahlzeiten, Sattmacherprodukte, Kohlenhydrat- und Fettbremsen sowie den Stoffwechsel anregende Produkte oder Abführ- bzw. Entwässerungsmittel können es in sich haben. Sie zählen hauptsächlich zur Gruppe der Nahrungsergänzungsmittel und Medizinprodukte. Im Unterschied zu Arzneimitteln müssen Medizinprodukte lediglich vor dem Inverkehrbringen beim Bundesinstitut für Arzneimittel und Medizinprodukte angemeldet werden, eine klinische Prüfung ist nicht erforderlich. Auch bei Nahrungsergänzungsmitteln muss die Wirksamkeit und Sicherheit in der Regel nicht nachgewiesen werden.

Mit Trinkmahlzeiten abnehmen

Viele Wege führen nach Rom. Und so ist der Ansatz, der dem Verbraucher den teilweise teuer erkauften Gewichtsverlust bescheren soll, durchaus verschieden. Bei Trinkmahlzeiten ersetzen fertig abgepackte oder selbst angerührte Diätdrinks feste Mahlzeiten. Damit soll der Einstieg ins Abnehmen erleichtert werden. Bei länger dauernden Abnehmkuren sind sie jedoch sehr monoton, außerdem bleibt der Lerneffekt im Hinblick auf eine gesündere Ernährung aus. Wird nach der Diät genauso weitergegessen wie zuvor, so sind evtl. abgenommene Pfunde schnell wieder auf den Rippen, der gefürchtete Jojoeffekt tritt auf.

Aus der Natur abgeschaut

Sogenannte **Sattmacher** enthalten Quellstoffe, die ihr Volumen ähnlich wie Ballaststoffe im Magen vergrößern und damit das Sättigungsgefühl verstärken sollen. Im Angebot sind Produkte mit Fruchtfasern, Kollagen sowie chemisch veränderte Zellulose und Algen. In einem Test der Zeitschrift Ökotest wurde die propagierte Wirkungsweise der Produkte zwar theoretisch für möglich gehalten, es liegen jedoch kaum Studien vor, die beweisen, dass die Probanden durch die Einnahme entsprechender Mittel in der Praxis tatsächlich weniger aßen. Auch die langfristigen Erfolgsaussichten bei der Einnahme solcher Präparate sind unklar. Sicherlich ist eine Umstellung der Ernährung mit reichlichem Verzehr natürlicher Ballaststoffe erfolgversprechender.

Eine verbesserte Sättigung versprechen auch Produkte, die körpereigene Botenstoffe enthalten. Normalerweise werden diese Botenstoffe im Körper nach einer Mahlzeit freigesetzt und signalisieren dann dem Gehirn, dass Energie aufgenommen wurde. Das eigentliche Gefühl der Sättigung entsteht erst im Gehirn. Bislang konnte indes nicht ausreichend belegt werden, dass derartige Kapseln tatsächlich wirken.

Nährstoffbremsen

Auf dem Markt sind außerdem pflanzliche Produkte, die die Absorption von Nährstoffen (Fett, Kohlenhydrate) hemmen sollen. Kohlenhydrate sollen so nicht mehr zu Körperfett umgewandelt werden. Auf diese Weise könnten Pasta, Reis, Brot und andere stärkereiche Produkte in beliebigen Mengen verzehrt werden, ohne in die Kalorienbilanz einbezogen werden zu müssen. Die tatsächliche Wirkung solcher Mittel wurde noch nicht ausreichend belegt, Experten haben starke Zweifel.

Andere Präparate sollen Fette bereits im Verdauungstrakt binden und ungenutzt wieder aus dem Körper ausschleusen. Laut Ökotest-Berater Prof. Manfred Schubert-Zsilavecz entbehrt deren Wirkungsprinzip jeglicher wissenschaftlicher Grundlage, die Cochrane Collaboration (1) bezweifelt die klinische Relevanz der Produkte. Durch den Zusatz von Stoffen aus dem Panzer von Schalen- und Krustentieren können Fetthemmer zudem für Allergiker problematisch werden.

Stoffwechsel in Aktion

Das Ziel von Stoffwechsel anregenden Mitteln ist die Steigerung des Energieumsatzes des Körpers. Wenn mehr Energie verbraucht wird, als mit der Nahrung aufgenommen wurde, resultiert daraus eine Gewichtsabnahme. Um tatsächlich abzunehmen, sind allerdings gesundheitlich bedenkliche Dosierungen erforderlich. Die auf diese Weise möglicherweise künstlich erzeugte Funktionssteigerung von Schilddrüse oder adrenergem Nervensystem kann mit Zittern, Schweißausbrüchen, Schlafstörungen und sogar Herzrhythmusstörungen einhergehen.

Abführ- und Entwässerungsmittel

Zu den Klassikern der Schlankheitsmittel zählen leider immer noch Abführ- und Entwässerungsmittel. Dabei sind diese Mittel bezüglich der Reduktion der Fettmasse nicht nur wirkungslos, sondern auch gefährlich. Bei regelmäßiger Einnahme besteht ein erhöhtes Risiko für einen Kalium- oder Magnesiummangel. Dieser kann nicht nur zu Verstopfung, sondern auch zu ernsthaften Komplikationen wie Herzrhythmusstörungen und Herzmuskelschwäche führen. Hinzu kommt, dass der durch Abführ- und Entwässerungsmittel herbeigeführte Gewichtsverlust lediglich auf der Ausscheidung von Wasser beruht, das Körperfett bleibt unangetastet.

Wer ohne Risiken dauerhaft abnehmen will, dem bleibt in erster Linie eine Umstellung des Lebensstils: weitgehender Verzicht auf fett- und energiereiche Lebensmittel, Bevorzugung energiearmer, ballaststoffreicher Produkte wie Gemüse, Obst und Vollkornprodukte bei gleichzeitiger regelmäßiger, körperlicher Betätigung – dies ist das Rezept, mit dem man nicht nur sich und seiner Gesundheit viel Gutes tun kann, sondern gleichzeitig auch noch den Geldbeutel schont.

(1) internationaler Zusammenschluss von Wissenschaftlern und Ärzten mit dem Ziel, medizinische Therapien zu bewerten

veröffentlicht am 11.05.2011 auf www.ernaehrung.de

134   Erfolgreich abnehmen

Menschen mit dem Wunsch zur Gewichtsabnahme sollten verstärkt über realistische Ziele informiert werden. Denn zu hohe Erwartungen können Frustrationen hervorrufen und dazu führen, dass die Teilnahme an Gewichtsreduktionsprogrammen schnell aufgegeben wird.

Steffi Dierks und Prof. Dr. Martin Schellhorn vom Institut für Ernährungswirtschaft und Verbrauchslehre an der Kieler Christian-Albrechts-Universität befragten in ihrer Studie Teilnehmer eines Online-Gewichtsprogramms zu ihrem Abnehmziel. Welchen Gewichtsverlust wollten sie erreichen und aus welchem Grund?

Üblicherweise wird ein Gewichtsverlust in Höhe von fünf bis zehn Prozent des Ausgangsgewichts als realistisch angesehen. Die Erwartungen der 472 Teilnehmer lagen dagegen deutlich höher: Im Mittel wollten sie eine Gewichtsabnahme von 16 Prozent erreichen. Mehr als neun von zehn Teilnehmern (93 Prozent) starteten mit übersteigerten Erwartungen. Hier könnte eine Erklärung für die hohe Abbruchquote von Online-Gewichtsprogrammen liegen. Im Vorfeld wurde von einer Abbruchrate von bis zu 80 Prozent berichtet. Demnach erreicht nur jeder fünfte Teilnehmer sein angestrebtes Ziel.

Dierks und Schellhorn stellten fest, dass vor allem Frauen und jüngere Probanden mit Abnehmwunsch ihre Möglichkeiten überschätzen. Außerdem fiel ihnen auf, dass Menschen mit unrealistisch hohen Erwartungen vor allem abnehmen wollten, um ihr Aussehen zu verändern / zu verbessern, während bei Abnehmwilligen mit realistischen Erwartungen gesundheitliche Motive dominierten.

Um Frustrationen infolge von überzogenen Abnahmeerwartungen zu vermeiden, empfehlen die Kieler Wissenschaftler deshalb, Menschen mit Gewichtsabnahmewunsch bereits im Vorfeld über realistische Ziele aufzuklären.

Quelle:
U. Scherper (2014): Abnehmen online: Enttäuschung vorprogrammiert? aid Infodienst, Online-Artikel vom 19.02.2014.

veröffentlicht am 10.04.2014 auf www.ernaehrung.de

135 Dem Jojo-Effekt Paroli bieten

Hormonelle Veränderungen während der Gewichtsabnahme, die auch darüber hinaus bestehen bleiben, können den Abnehmerfolg gefährden. Damit sich die Zeit der Entbehrungen auf lange Sicht lohnt und der Jojo-Effekt vermieden wird, sollten folgende Tipps beherzigt werden.

Langsam abnehmen

Auch wenn man lieber gestern als heute wieder in die Lieblingshose passen würde, ist langsames Abnehmen gesünder und langfristig erfolgreicher. Denn eine allzu abrupte Umstellung der Ernährung suggeriert dem Körper, dass aktuell eine Hungersnot besteht. Die Folge? Der Organismus schaltet um auf Sparflamme, der Stoffwechsel wird zurückgefahren (bekanntes Zeichen: kalte Hände) und aufgenommene Nährstoffe werden besser ausgenutzt. In echten Hungerzeiten sind diese natürlichen Vorgänge ideal um zu überleben, heute – in Zeiten des Nahrungsüberflusses – dagegen eher lästig, insbesondere wenn der Körper auch nach Beendung der Abnehmphase im Spar-Modus bleibt.
Um maximal 500 Kalorien sollte die tägliche Energieaufnahme vermindert werden, dadurch werden allzu drastische körperliche Anpassungsvorgänge und

der unerwünschte Abbau von Muskulatur vermieden. Die Gewichtsabnahme erfolgt dann zwar langsamer, dafür aber effektiver und nachhaltiger. Und schließlich sind die überflüssigen Pfunde auch nicht über Nacht hinzugekommen.

Sport treiben

Wer bereits während der Abnehmphase für ausreichend Bewegung sorgt, kann mehrfach profitieren: Zum einen steigt dadurch der Energieumsatz und die Gewichtsabnahme wird beschleunigt. Außerdem wird dann die vorhandene Muskulatur beim Abnehmen verschont, der Körper weicht lieber auf Energiedepots aus, die nicht so dringend benötigt werden.

Da die Muskelmasse den Grundumsatz (1) mitbestimmt, ist das Aufrechterhalten der Muskelmasse während des Abnehmens mitentscheidend dafür, wie viel Energie nach der Gewichtsreduktion aufgenommen werden kann ohne wieder zuzunehmen. Ideal ist hierbei, während der Abnehmphase nicht nur die vorhandene Muskelmasse zu behalten, sondern auch neue Muskulatur aufzubauen. Deshalb sollte neben Ausdauer- auch Krafttraining betrieben werden. Wer während der Woche wenig Zeit zum Sport treiben hat, kann auch die Alltagsaktivität erhöhen, beispielsweise durch Treppensteigen anstelle der Nutzung des Aufzugs oder durch früheres Aussteigen aus Bus und Bahn.

Powerstoff Eiweiß

Wichtig zur Aufrechterhaltung und zum Aufbau neuer Muskulatur ist eine ausreichende Aufnahme von Eiweiß – auch während der Gewichtsreduktion. Gute Eiweißquellen sind Fleisch und Fisch, Eier, Milchprodukte und Käse sowie pflanzliche Lebensmittel wie Tofu, Hülsenfrüchte und Getreide. Dabei sollten fettarme Varianten und Zubereitungsweisen gewählt werden.

Fokus Ernährung

So schade es ist: Ohne dauerhafte Ernährungsumstellung ist eine erfolgreiche Gewichtsabnahme nicht möglich. Denn: Wer weniger wiegt, hat auch einen geringeren Grund- und Gesamtenergieumsatz. Um beispielsweise eine Gewichtsreduktion von 10 Kilogramm langfristig halten zu können, müssen täglich (dauerhaft!) 500 Kalorien eingespart werden! Dabei gilt: Wer sich regelmäßig bewegt, kann Ernährungssünden besser ausgleichen als Bewegungsmuffel.

Um langfristig „durchzuhalten" wird empfohlen, keine Lebensmittelverbote einzuführen, sondern kalorienhaltige Lebensmittel wie Schokolade oder Kuchen bewusst und in kleinen Mengen zu verzehren. Häufig merken wir gar nicht, dass bzw. wie viel wir gegessen haben, weil wir abgelenkt sind, etwa

233

beim Knabbern vor dem Fernsehen oder während des Lesens. Hier lassen sich gut Kalorien einsparen, ohne hungern zu müssen. Manchen hilft auch das Einführen von Ritualen (z. B. das Essen einer Schale Müsli oder einer Scheibe Brot mit fettarmem Belag zum Frühstück, kein Nachschöpfen beim Mittagessen).

Das Geheimnis des Rezepts für eine erfolgreiche Gewichtsabnahme liegt wohl in der Kombination der einzelnen Zutaten. Nicht vergessen werden darf der Koch, das heißt, was Sie selbst daraus machen, und – um im Speisenjargon zu bleiben – das Ambiente. Gemeint ist damit Ihr persönliches Umfeld. Finden Sie Unterstützung in Ihrer Umgebung oder/und Gleichgesinnte, hilft dies nicht nur beim Abnehmen, sondern auch beim Einfinden in die Phase danach.

(1) Der Grundumsatz entspricht der Energiemenge, die der Körper zur Aufrechterhaltung aller lebenswichtigen Funktionen benötigt. Der Grundumsatz bildet mit dem Leistungsumsatz den größten Anteil am Gesamt-Energiebedarf.

veröffentlicht am 24.11.2011 auf www.ernaehrung.de

136 Ernährungstagebuch hilft bei Gewichtsabnahme

(Zeit-)Aufwändig, aber erfolgreich: Wissenschaftler des Fred Hutchinson Cancer Research Centers (Seattle) entwickelten eine Abnehmstrategie, deren Kernstück das exakte Führen eines Ernährungstagebuchs, eine Veränderung der Ernährungsgewohnheiten sowie die regelmäßige Selbstkontrolle des Gewichts ist.

In einer Studie mit 123 übergewichtigen, zum Teil adipösen Frauen im Alter von 50-75 Jahren verglichen die amerikanischen Wissenschaftler die Gewichtsabnahme innerhalb eines Jahres in Abhängigkeit von verschiedenen Rahmenbedingungen. Allen Studienteilnehmerinnen wurde zu Studienbeginn empfohlen, während der gesamten Abnahmephase möglichst ehrlich, vollständig und detailliert ihre Ernährung in einem Ernährungstagebuch zu protokollieren. Hierzu Anne McTiernan vom Fred Hutchinson Cancer Research Center: *„Es ist sehr schwierig, die Zusammensetzung einer Diät zu verändern, wenn man nicht exakt darauf achtet, welche Nahrungsmittel man zu sich nimmt."* Nach derzeitigem Kenntnisstand der Wissenschaft ist weniger die Art der Nahrungszusammensetzung, sondern vielmehr die Menge der insgesamt zugeführten Energie bzw. die Energiereduktion ausschlaggebend für eine erfolgreiche Gewichtsabnahme. Durch das fortdauernde und vor allem ehrliche Führen eines Ernährungstagebuchs können die eigene Nahrungsaufnahme reflektiert, individuelle Schwächen aufgedeckt und Kalorieneinsparungsziele leichter erreicht werden.

Dies belegen auch die Ergebnisse der Studie: Durch kontinuierliches Selbstmonitoring, eine Veränderung des Ernährungs- und teilweise auch des Bewegungsverhaltens konnten die Frauen während des Studienzeitraums (ein Jahr) durchschnittlich ein Zehntel ihres Gewichts zu Studienbeginn abnehmen. Besonders jene Frauen, die konsequent Ernährungstagebuch führten, regelmäßig ihre Mahlzeiten einnahmen und selten auswärts aßen, profitierten: Das genaue Führen des Ernährungstagebuchs wurde mit einer zusätzlichen Gewichtsabnahme von im Mittel drei Kilogramm belohnt. Wer regelmäßig Mahlzeiten ausließ, hatte es dagegen schwerer bei der Gewichtsabnahme. Unter dem Strich fiel die Gewichtsabnahme bei unregelmäßig essenden Frauen vier Kilogramm geringer aus als bei regelmäßig essenden. Frauen, die einmal wöchentlich oder häufiger im Restaurant aßen, verloren ebenfalls weniger Gewicht (durchschnittlich zweieinhalb Kilogramm) als Frauen, die seltener auswärts aßen.

Die Ergebnisse der Studie geben Anhaltspunkte für eine erfolgreiche Gewichtsabnahme. Eine genaue, umfassende und vollständige Dokumentation aller gegessenen und getrunkenen Lebensmittel ist die Grundlage zur Reflektion und Änderung des Ernährungsverhaltens. Die Form, in der das Ernährungstagebuch geführt wird, scheint indessen keine Auswirkungen auf den Abnehmerfolg zu haben. Hier entscheiden eigene Vorlieben über klassisch-schriftliche Dokumentation auf Papier oder die modern-mobile Variante per Smartphone, Tablet oder ähnliches. Abnehmwillige sollten jedoch darauf achten, in regelmäßigen Abständen zu essen und keine Mahlzeiten auszulassen. *„Wir gehen (weiterhin) davon aus, dass das Überspringen von Mahlzeiten häufig mit weiteren negativen Faktoren zusammenhängt, wie zum Beispiel erhöhtem* Zeitmangel", so McTiernan. Regelmäßiges Restaurantessen kann der Gewichtsabnahme im Wege stehen, da die Kontrolle von Zutaten, Zubereitungsmethoden und Portionsgrößen dort geringer ist. Dieser Zusammenhang scheint insbesondere für häufigere Restaurantbesuche zur Mittagszeit zu gelten.

McTiernan ist von dem Erfolg ihrer Abnehmstrategie auch außerhalb kontrollierter Studien überzeugt: *„Wir sind der Meinung, dass die Studienergebnisse vielversprechend sind, da sie beweisen, dass unsere gesammelten Strategien simple Abnehmmethoden für postmenopausale Frauen sind – eine Personengruppe mit einem generell sehr hohen Risiko zum Übergewicht."*

Die Ergebnisse der Studie wurden online im Journal of the Academy of Nutrition and Dietetics veröffentlicht.

Quelle:
A. Kong, S. Beresford, C. Alfano, K. Foster-Schubert, M. Neuhouser, D. JohnsonC. Duggan, C. Wang, L. Xiao, R. Jeffery, C. Bain, A. McTiernan (2012): Self-monitoring and eating-related behaviors are associated with 12-month weight loss in postmenopausal overweight-to-obese women. Journal of the Academy of Nutrition and Dietetics.

veröffentlicht am 30.10.2012 auf www.ernaehrung.de

137   Abnehmen: Hormone vermitteln Krankheitsschutz

Epidemiologen vermuten, dass hinter chronischen Erkrankungen oft starkes Übergewicht und Bewegungsmangel stehen. Doch ein ungünstiger Lebensstil ist keine Einbahnstraße: Wer es schafft abzunehmen, senkt gleichzeitig sein Risiko für chronische Erkrankungen wie Diabetes mellitus und Krebs. Mögliche Mittler der Wirkung sind Botenstoffe des Fettgewebes.

Forscher vom Deutschen Krebsforschungszentrum in Heidelberg und vom Fred Hutchinson Cancer Research Center in Seattle, USA, fanden heraus, dass die Höhe des Körpergewichts und die Produktion bestimmter Hormone im Fettgewebe wechselwirken. Mit sinkendem Gewicht bildet sich im Fettgewebe weniger von dem Hormon Leptin, dafür aber mehr von dem Hormon Adiponektin. Diese Änderung bleibt wahrscheinlich nicht ohne Folgen auf die Gesundheit.

So könnte ein Mehr an Adiponektin die Gesundheit fördern, denn der Botenstoff wirkt entzündungshemmend und trägt dadurch zum Schutz vor chronischen Erkrankungen bei. Des Weiteren verbessert Adiponektin die Wirkung des Hormons Insulin, dessen Wirkverlust bei der Entstehung von Diabetes mellitus Typ 2 eine wichtige Rolle spielt. Leptin hingegen gilt in hohen Konzentrationen als ungünstig, da es das Wachstum von Tumorzellen begünstigt. Sinkende Leptin-Spiegel im Zuge einer Gewichtsreduktion könnten demnach protektiv wirken.

Die Forscher untersuchten den Einfluss von Körpergewicht und Bewegung auf die Bildung der Botenstoffe Adiponektin und Leptin im Fettgewebe an 439 übergewichtigen und adipösen Frauen jenseits der Wechseljahre. Diese verteilten sie zufällig auf vier Gruppen. Drei Gruppen änderten ein Jahr lang ihren Lebensstil – entweder nahmen sie weniger Kalorien auf oder sie machten mehr Sport oder beides. Die vierte Gruppe behielt ihre Gewohnheiten bei und diente als Kontrolle.

Egal ob mehr Sport oder eine kalorienreduzierte Ernährung: Beide Umstellungen führten dazu, dass die Probandinnen weniger Leptin produzierten. In der Sport-und-Ernährungs-Gruppe sank Leptin am stärksten. Den größten Anstieg des Hormons Adiponektin erzielten Frauen der Gruppe, die ihre Ernährung umstellte.

Auffällig war, dass sich durch eine größere Gewichtsabnahme durchgängig bei allen Teilnehmerinnen stärkere Effekte einstellten. „Die größten Veränderungen beobachteten wir bei Frauen, die zehn Prozent ihres Ausgangsgewichts verloren hatten", informiert Clare Abbenhardt, Erstautorin der Studie. Bei diesen Frauen fanden die Forscher teilweise um bis zu 20 Prozent mehr Adiponektin und einen Abfall des Hormons Leptins um bis zu 50 Prozent. Auslöser für das Sinken der Leptin-Konzentration war auch eine veränderte Körperzusammensetzung. Auf diese Weise erreichte die Sport-Gruppe allein durch eine Zunahme der Muskelmasse niedrigere Leptin-Werte, ohne dass gleichzeitig Gewicht reduziert wurde.

Die bisher ausgesprochenen Empfehlungen, ein gesundes Körpergewicht zu halten und sich ausreichend zu bewegen, würden durch die neuen Erkenntnisse untermauert, sagt Cornelia Ulrich, die im Bereich „Präventive Onkologie" forscht und ebenfalls an der Untersuchung beteiligt war.

Quelle:
Seltmann S (05.03.2013): „Gesündere Hormone" durch Ernährung und Sport. Pressemitteilung des Deutschen Krebsforschungszentrums
veröffentlicht am 20.03.2013 auf www.ernaehrung.de

138 Traumfigur auf Bestellung – Zu Risiken und Nebenwirkungen...

Laut der Nationalen Verzehrsstudie II sind inzwischen zwei Drittel der deutschen Männer und gut die Hälfte der deutschen Frauen übergewichtig. Sicher sind viele dieser Menschen unzufrieden mit ihrer Figur und würden gerne abnehmen. Doch wer es schon einmal selbst versucht hat, weiß, wie hartnäckig sich die überflüssigen Pfunde halten können. Umso verlockender klingen Werbeversprechen aus dem Fernsehen, aus Zeitschriften und dem Internet. **„Weniger Fett, mehr Figur" - Wer hätte das nicht gerne?**

Des Einen Leid ist des Anderen Freud – und Geschäft. So in etwa lässt sich die Lage von Schlankheitsmittel-Herstellern beschreiben. **Der Markt für Schlankheitsmittel aller Art boomt.** Gut 113 Millionen Euro Umsatz machten ortsansässige Apotheken und Versandapotheken im Jahr 2009 mit rezeptfreien Abnehmpräparaten, **ein Plus von 23 Prozent verglichen mit dem Vorjahr.** Die meisten Produkte werden jedoch nicht über Apotheken vertrieben und so dürfte das Gewinnpotential in diesem Bereich noch viel höher liegen. **Der Nutzen solcher Produkte ist umstritten, zumal die Einnahme mit Nebenwirkungen einhergehen kann.**

Verbraucherschutzorganisationen und Behörden, z. B. das Regierungspräsidium Darmstadt und das Chemische und Veterinäruntersuchungsamt Karlsruhe warnen immer wieder vor Medikamenten zum Abnehmen. Die darin enthaltenen Substanzen sind in der Regel bestenfalls wirkungslos, häufig ist die Einnahme jedoch mit Nebenwirkungen verbunden, beispielsweise erhöhtem Blutdruck und gesteigerter Herzfrequenz, Übelkeit, Mundtrockenheit, Schlaflosigkeit, Schwindel und Schweißausbrüchen. Gerade Patienten mit Vorerkran-

237

kungen des Herzens sollten deshalb sehr vorsichtig mit der Einnahme derartiger Medikamente sein.

Nicht ohne Grund sind Schlankheitsmittel in Tablettenform in Deutschland oft verschreibungspflichtig. Es gibt aber immer wieder Internetanbieter, die dies geschickt umgehen. **Hinzu kommt, dass die Inhaltsstoffe vieler Produkte nicht korrekt auf der Verpackung oder dem Beipackzettel angegeben sind.** In Kontrolluntersuchungen fielen mehrfach Schlankheitsmittel aus Indonesien und China auf, die damit beworben wurden, ausschließlich aus einer Mischung ausgesuchter Kräuter aus ökologischem Anbau zu bestehen. Bei der Laboranalyse wurde allerdings die pharmakologisch wirksame Substanz Sibutramin festgestellt und zwar teilweise in doppelt so hoher als der sonst üblichen Dosierung. Dementsprechend klagten Patienten, die in einem Krankenhaus in Hongkong eingeliefert wurden, nach der Einnahme über Herzrasen, Schwindel, Schlaflosigkeit und Zittern. 66 der 81 Patienten hatten sich mit den Medikamenten vergiftet, bei einem Patient endete die Abnehmkur sogar tödlich.

Die Einnahme Appetit-hemmender Medikamente kann außerdem ernsthafte psychiatrische Nebenwirkungen zur Folge haben. Beispielsweise sollen Medikamente mit der Wirksubstanz Rimonabant (z. B. „Acomplia") mit einem erhöhten Suizidrisiko verbunden sein. Diese Medikamente sind zwar in der EU verboten, im Internet kann man sie aber immer noch erwerben. Was viele Internetbesteller nicht wissen: In den Allgemeinen Geschäftsbedingungen von Internethändlern, die Schlankheitsmittel anbieten, steht oft ein Hinweis, dass die Kunden sich selbst vergewissern müssen, ob das jeweilige Produkt in ihrem Land für den freien Verkauf zugelassen ist. Damit sind die Verkäufer gegebenenfalls aus der Verantwortung, die Käufer aber nicht; denn wer ein Mittel bestellt, das nicht zugelassen ist, macht sich strafbar.

Was lässt sich daraus folgern?

Eine Traumfigur auf Bestellung gibt es nicht. Verzichten Sie daher lieber auf überteuerte, nebenwirkungsreiche Schlankheitspillen und ändern Sie Ihr Ernährungs- und Bewegungsverhalten.

Zum Weiterlesen auf www.ernaehrung.de
- Abnehmen für die Arterien
- Sport und Bewegung: zwei Verbündete im Kampf gegen überflüssige Pfunde

veröffentlicht am 10.05.2011 auf www.ernaehrung.de

139 Jojo-Effekt: Liegt es an den Hormonen?

Nach den Anstrengungen der Abnehmphase geht der Kampf gegen die Pfunde weiter: Denn nun droht der sogenannte JoJo-Effekt. Eine neuere Studie zeigt, dass dieser wahrscheinlich weniger durch mangelnde Disziplin bedingt wird als durch langfristige hormonelle Veränderungen, die mit der Gewichtsreduktion einhergehen.

Abnehmen ist nicht leicht und mancher, der es geschafft hat, frohlockt zu früh. Denn nach der eigentlichen Abnehmphase folgt der Kampf gegen die Wiederzunahme. Schuld an dem sog. Jojo-Effekt kann mangelnde Disziplin sein. Schließlich ist es nicht einfach, dauerhaft auf lieb gewonnene Gewohnheiten zu verzichten. So können das wieder aufgenommene Knabbern vor dem Fernseher oder Computerbildschirm, das zweite oder dritte Bier in geselliger Runde und andere „Diätsünden" den anfänglichen Erfolg schmälern. Der Jojo-Effekt kann aber auch auf hormonelle Veränderungen während des Gewichtsverlusts zurückzuführen sein, wie eine Studie, die kürzlich im New England Journal of Medicine veröffentlicht wurde, zeigt.

Eine Gruppe von Wissenschaftlern der Universität von Melbourne untersuchte physiologische Vorgänge vor, während und nach dem Abnehmen bei insgesamt fünfzig übergewichtigen und adipösen Probanden. Von Interesse war unter anderem die Veränderung der Konzentration von Hormonen, die im Magen-Darm-Trakt, der Bauchspeicheldrüse und dem Fettgewebe freigesetzt werden und die an der Regulation von Hunger, Appetit und Sättigung und dem Körpergewicht beteiligt sind.

Wie erwartet, reagierte der Organismus schnell auf die stark eingeschränkte Energieaufnahme der Probanden: Die Spiegel appetithemmender Hormone (Leptin, Peptid YY, Cholecystokinin, Amylin, Insulin) fielen während der zehnwöchigen Abnehmphase ab, dagegen nahmen die Konzentrationen der appetitstimulierenden Hormone Ghrelin, pankreatisches Polypeptid und gastroinhibitorisches Peptid (GIP) zu.

Diese Veränderungen wurden bereits in früheren Studien beobachtet. Neu war allerdings die Erkenntnis, wie lange die kompensatorischen Vorgänge anhalten. Zum Leidwesen der Abnehmenden blieben die hormonellen Veränderungen auch nach der Abnehmphase bestehen. Ein Jahr nach dem Ende der Abnehmphase hatte sich die Regulation von Appetit und Sättigung zwar etwas normalisiert, das Ausgangsniveau vor Beginn der Studie wurde jedoch nicht erreicht. Gemäß der vorhandenen Hormonkonstellation war der Körper demnach weiterhin auf Hunger und Gewichtszunahme programmiert. Und dies, obwohl die Probanden in der Nachbeobachtungsphase bereits an Gewicht zugenommen hatten!

Auch die Probanden selbst berichteten noch ein Jahr nach ihrer Gewichtsabnahme von verstärkten Hungergefühlen und Essensgelüsten. Ihre subjektiven Aussagen deckten sich demnach mit den Untersuchungsergebnissen der Wissenschaftler.

Und das Fazit? Probleme nach der Gewichtsabnahme sind nicht unbedingt nur auf mangelnde Disziplin zurückzuführen. Für eine langfristig erfolgreiche Gewichtsabnahme wäre es vorteilhaft, wenn auch das Hormonprofil berücksichtigt würde. Wie dies sicher und möglichst ohne Nebenwirkungen gelingen kann, bleibt bislang ungeklärt.

Zum Weiterlesen auf www.ernaehrung.de
- Besser Abnehmen durch nur drei Mahlzeiten

Quelle:
Sumitrhran P, Prendergast LA, Delbridge E, et al. (2011): Long-term perstistence of hormonal adaptations to weight loss. N Engl J Med 2011; 365: 1597-604

veröffentlicht am 17.11.2011 auf www.ernaehrung.de

140   Mit Eiweißbrot zur Strandfigur?

Nachdem Kohlenhydrate als Dickmacher in Verruf geraten sind, erobert ein neuer Trend das Brotregal: Eiweißbrot, also Brot mit einem erhöhten Eiweißgehalt. Doch helfen solche Brote tatsächlich beim Abnehmen?

Mit der Entwicklung von Eiweißbrot reagieren Bäckereien auf den „Low Carb"- und „Schlank im Schlaf"-Trend, bei dem ein weitgehender Verzicht auf Kohlenhydrate als Energielieferant propagiert wird. Versprochen wird ein „leichtes, bekömmliches Brot", das für den Verzehr abends gedacht ist und das „das Wohlbefinden steigern" und einen gesunden Lebenswandel unterstützen soll.

Die Zusammensetzung

Eiweißbrot wird aus einer Mischung aus Weizeneiweiß (Gluten), Soja- und Lupineneiweiß sowie Sojaschrot, Leinsaat, Sonnenblumenkernen, Obst- und Gemüsefasern hergestellt. Es enthält lediglich ein Siebtel der Kohlenhydratmenge von herkömmlichem Brot (sechs Prozent; zum Vergleich: ein Weizenmischbrot besteht zu 44 Prozent aus Kohlenhydraten). Dafür ist der Eiweißgehalt deutlich erhöht: 21 Prozent anstatt fünf Prozent bei einem Weizenmischbrot. Was Verbrauchern allerdings in der Regel nicht bekannt ist: Verglichen mit normalen Broten ist der Fettanteil von Eiweißbroten drei- bis zehnmal höher. Dies hat auch Auswirkungen auf den Energiegehalt des Brotes: er ist etwa ein Zehntel höher als bei normalem Brot.

Der Preis

Eiweißbrot ist vergleichsweise teuer: Ein Brot mit 400-500 Gramm kostet ungefähr drei Euro. Dies ist zum einen auf die spezielle Zusammensetzung des Brotes zurückzuführen, zum anderen ist darin auch Marktkalkül erkennbar: Es wird davon ausgegangen, dass Abnehmwillige freiwillig mehr Geld für ein Brot ausgeben, das eine Gewichtsreduktion unterstützen soll.

Das Prinzip

Es wird angenommen, dass der erhöhte Eiweißgehalt in Eiweißbrot das Sättigungsgefühl verlängert. Außerdem soll die erhöhte Eiweißaufnahme die Freisetzung von Insulin hemmen. Das körpereigene Hormon Insulin verhindert normalerweise den Abbau von Fettreserven. Wird es weniger ausgeschüttet, führt dies zu einer Steigerung der Fettverbrennung, so die Theorie. In der Praxis ist der Nutzen von Eiweißbrot zur Gewichtsreduktion umstritten. Kritiker beanstanden den vergleichsweise hohen Fett- und Energiegehalt des Brotes. Ob die aufwendigere Verstoffwechselung von Eiweißbrot dieses Plus an Energie wettmacht, ist ebenfalls umstritten. Außerdem wird argumentiert, dass nicht ein einziges Lebensmittel wie Brot verantwortlich für die Gewichtszunahme ist, sondern die Energiemenge, die insgesamt über den Tag verteilt aufgenommen wird (Tagesbilanz). Außerdem wird vor möglichen gesundheitlichen Konsequenzen einer vermehrten Eiweißaufnahme gewarnt.

Die Alternative

Isabelle Keller von der Deutschen Gesellschaft für Ernährung (DGE) empfiehlt als Rezept zur Gewichtsabnahme nach wie vor auf Bewegung zu setzen. Wer den Fettabbau über Nacht ankurbeln möchte, kann dies auch ohne Eiweißbrot erreichen, indem abends gegen 18 oder 19 Uhr ein normales Abendbrot gegessen und danach nichts mehr verzehrt wird. Dann ist der Insulinspiegel nach ca. zwei Stunden wieder abgesunken und das Körperfett kann wieder abgebaut werden.

Quellen:
Mitteldeutscher Rundfunk (2012): Schlank mit Eiweißbrot? Beitrag vom 04.05.2012.
WAZ (2012): Eiweißbrot – ein umstrittener Diättrend erobert die Bäckereien. Artikel vom 21.05.2012.
Tanja Wessendorf (2012): Eiweißbrot zum Abendessen. Artikel in der Kölnischen Rundschau vom 12,03.2012.

Heidrund Schubert (2012): Eiweißbrot allein macht noch nicht schlank. Artikel im Münchner Merkur vom 13.06.2012.

veröffentlicht am 26.06.2012 auf www.ernaehrung.de

141 Abnehmen im Alter nicht ohne Sport

Eine Gewichtsabnahme in Kombination mit verstärkter Bewegung verhindert bei stark übergewichtigen Senioren am ehesten den Abbau der körperlichen Leistungsfähigkeit. Zu diesem Schluss kam eine amerikanische Studie, die im New England Journal of Medicine veröffentlicht wurde.

Die Reduktion des Körpergewichts bei älteren adipösen Menschen birgt einen gewissen Zwiespalt. Einerseits kann starkes Übergewicht, das mit einer geringeren Muskelmasse einhergeht, im Alter zu einer höheren Gebrechlichkeit beitragen. Andererseits ergeben sich durch sehr rigorose Diäten bei älteren Menschen schnell Nährstoffdefizite und es kommt zum Abbau von Muskelmasse. Wissenschaftler um Villareal untersuchten vor diesem Hintergrund, wie sich eine Diät bzw. eine Bewegungssteigerung auf die körperliche Leistungsfähigkeit auswirkt, und welche Vorteile aus einer Kombination dieser beiden Interventionsstrategien entstehen könnten.

Dazu begleiteten die Forscher ein Jahr lang 107 adipöse Über-65-jährige, die entweder einer Diätgruppe, einer Bewegungsgruppe, einer Diät- und Bewegungsgruppe oder der Kontrollgruppe zugeordnet wurden. Neben der Muskel- und der Fettmasse wurde auch die Knochendichte bestimmt. Alle Teilnehmer bekamen Vitamin D und Calcium.

Die Diätgruppe erhielt weniger Energie (-500 bis -750 kcal/Tag), wobei gleichzeitig auf eine ausreichende Eiweißzufuhr geachtet wurde (1 g/kg KG/Tag). Wöchentliche Ernährungsberatungen ergänzten die Diät-Maßnahmen. Darüber hinaus führten die Teilnehmer ein Ernährungstagebuch. Die Bewegungsgruppe trainierte dreimal pro Woche 90 Minuten lang ihre Kraft, Ausdauer, Flexibilität und das Gleichgewicht. Die Diät- und Bewegungsgruppe setzte die Maßnahmen dieser beiden Gruppen um. Teilnehmer der Kontrollgruppe hingegen nahmen explizit weder an einem Diät- noch an einem Bewegungsprogramm teil.

Mit Hilfe der Ernährungsintervention nahm die Diätgruppe durchschnittlich zehn Prozent ihres Ausgangsgewichts ab. Die Diät- und Bewegungsgruppe dagegen konnte ihr Gewicht immerhin um neun Prozent des Ausgangsgewichts senken. Eine Verringerung der Körperfettmasse stellte sich bei allen drei Interventionsgruppen ein. Eine Zunahme der Muskelmasse hingegen verzeichnete ausschließlich die Bewegungsgruppe. Im Vergleich zur Diätgruppe fiel der

Verlust von Muskelmasse in der Diät- und Bewegungsgruppe geringer aus. Die körperliche Leistungsfähigkeit stieg sowohl in der Diätgruppe (zwölf Prozent) als auch in der Bewegungsgruppe (15 Prozent), am meisten aber in der Diät- und Bewegungsgruppe (21 Prozent) an. Die Knochendichte veränderte sich während des betrachteten Zeitraums in keiner Gruppe in bedeutsamen Ausmaß.

Durch eine Kombination von Diät und Bewegung kann der Muskelabbau demnach z. T. abgefangen, das Gewicht dennoch reduziert werden. Auch zeigten sich insbesondere durch die Verbindung von Diät und Bewegung sehr gute Ergebnisse für die Verbesserung bzw. den Erhalt der körperlichen Leistungsfähigkeit.

Zum Weiterlesen auf www.ernaehrung.de
- Sport und Bewegung: zwei Verbündete im Kampf gegen überflüssige Pfunde
- Übergewicht schützt im Alter
- Übergewicht schützt im Alter II
- Junge Alte sind aktiv

Quelle:
Villareal DT, Chode S,Parimi N, Sinacore DR, Hilton T, Armamento-Villareal R, Napoli N, Qualls C, Shah K: Weight Loss, Exercise, or Both and Physical Function in Obese Older Adults. N ENGL J MED 2011;364:1218-29.

veröffentlicht am 23.02.2012 auf www.ernaehrung.de

142 Abnehm-Mythen: Wissenschaftler decken auf

Tipps zum Abnehmen gibt es wie Sand am Meer. Doch längst nicht jeder Rat bringt den erwünschten Erfolg. Zahlreiche Wissenschaftler haben sich zusammengeschlossen und Informationsmaterial darüber gesammelt, was nachweislich im Kampf gegen die lästigen Pfunde hilft.

Für ihre Studie durchforsteten die Wissenschaftler das Internet, Massenmedien und Fachzeitschriften nach Aussagen zur Entstehung von Adipositas und Tipps zur Gewichtsreduktion. Im nächsten Schritt wurden diese Aussagen wissenschaftlich überprüft.

Nicht alle Abnehmtipps hielten dieser Überprüfung stand. Ins Land der Mythen verbannten die Experten den Glauben, dass kleine Kürzungen der Energieaufnahme langfristig zu einer großen Gewichtsabnahme führen. Die Behauptung, dass Menschen, die in kurzer Zeit viel abnehmen, langfristig weniger erfolgreich sind als Menschen mit langsamerer Gewichtsabnahme, ließ sich ebenfalls nicht belegen. Ebenso wenig wie die Aussage, dass ehemals gestillte Kinder seltener übergewichtig werden. Wer glaubt, dass Schulsport ausreicht zum Schutz vor Übergewicht, irrt. Und auch die Vorstellung, beim Liebesspiel viele Kalorien verbrennen zu können, ist ein Irrtum.

Als wissenschaftlich erwiesen gelten dagegen folgende Aussagen:

- Gene alleine machen nicht dick: Es gibt zwar Menschen mit einer Veranlagung für Übergewicht und Adipositas, letztlich entscheidet aber der eigene Lebensstil über die tatsächlichen Körpermaße.
- Diäten führen zwar kurzfristig zu einem Gewichtsverlust, lassen sich auf Dauer aber kaum durchhalten.
- Körperliche Aktivität hilft, eine erfolgreiche Gewichtsabnahme aufrechtzuerhalten.
- Weitermachen: Der Lebensstil, mit dem ein Abnahmeerfolg erzielt wurde, sollte auch in der Phase der Gewichtsstabilisierung beibehalten werden.
- Übergewichtige Kinder: Kinder nehmen besser ab, wenn ihre Eltern sie unterstützen und das Umfeld, in dem sie leben, mit einbezogen wird.
- Arzneimittel können eine Gewichtsabnahme unterstützen, bis die erforderlichen Maßnahmen zur Umstellung des Lebensstils verinnerlicht wurden.

Die von den Wissenschaftlern untersuchten Aussagen sind nur ein Ausschnitt gängiger Annahmen und Vermutungen. Sie zeigen einmal mehr, dass kritisches Hinterfragen sinnvoll und wichtig ist. Wo der einzelne an seine Grenzen stößt, können Wissenschaftler zur Aufklärung der Bevölkerung beitragen. Sie sollten auch populärwissenschaftliche Aussagen auf ihren Wahrheitsgehalt überprüfen und die Öffentlichkeit über ihre Ergebnisse informieren.

Quelle:
K. Casazza, K.R. Fontaine, A.Astrup et al. (2013): Myths. presumption, and facts about obesity. The New England Journal of Medicine, Online-Vorabveröffentlichung
veröffentlicht am 25.03.2013 auf www.ernaehrung.de

Ernährungsmedizin

P Übergewicht und Adipositas bei Erwachsenen

143 Abnehmen für die Arterien

Die Folgen einer Fettsucht belasten oftmals die Blutgefäße. Zu hohe Blutfettwerte stehen mit kleinen Verletzungen der Gefäßinnenwände in Verbindung. Dadurch können sich kalkhaltige Substanzen in die Arterien einlagern. Verkalkte Arterien begünstigen wiederum lebensbedrohliche Herzinfarkte.

Wenn stark übergewichtige Frauen ihre Ernährung umstellen, können sie auf diese Weise nicht nur ihr Gewicht reduzieren, sondern auch ihre Gefäße entlasten, so das Ergebnis von Mavri et al. Zu drei verschiedenen Zeitpunkten untersuchten sie dazu die Gefäßdehnbarkeit von 40 adipösen Frauen (BMI 34,9 ± 4,88 kg/m). Bereits nach einer Woche kalorienreduzierter Ernährung nahm bei den übergewichtigen Frauen die Elastizität der Blutgefäße deutlich zu. Auch Botenstoffe, die im Zuge einer Entzündung freigesetzt werden, zirkulierten nach der ersten Woche in geringeren Mengen. Diese Botenstoffe treten bei einer Fettsucht oftmals gehäuft auf und können die Gefahr für eine Arterienverkalkung verstärken.

Nach fünf Monaten nahmen noch 22 der ursprünglich 40 Frauen an der Untersuchung teil, die ihr Gewicht bis zu diesem Zeitpunkt weiter verringern konnten. Insgesamt verbesserte sich bei den 22 Teilnehmerinnen die Dehnbarkeit der Gefäße in einem Ausmaß, das diese mit der Gefäßfunktion normalgewichtiger Frauen vergleichbar machte.

Quelle:
Mavri A, Poredos P, Suran D, Gaborit B, Juhan-Vague I, Poredos P: Effect of diet-induced weight loss on endothelial dysfunction: early improvement after the first week of dieting. Heart Vessels Received: 22 March 2009 / Accepted: 12 January 2010

veröffentlicht am 04.01.2011 auf www.ernaehrung.de

144 Schlafmangel begünstigt Übergewicht und Diabetes

Wer schläft, sündigt nicht. Dies ist aber nicht der einzige Grund, weshalb Schlaf gut ist für die schlanke Linie. Laut einer US-amerikanischen Studie führt Schlafmangel zu einer Störung der Empfindlichkeit der Fettzellen für Insulin. Dies kann das Hungergefühl verstärken und zur Entstehung von Übergewicht, Diabetes und anderen Erkrankungen beitragen.

Schon länger steht Schlafmangel im Verdacht, krank zu machen. Wissenschaftler der Universität Chicago untersuchten nun an sieben jungen, gesunden und normalgewichtigen Frauen und Männern die Auswirkungen von Schlafmangel auf den Körper. Das achttägige Experiment fand unter kontrollierten Bedingungen statt, das heißt es gab keine Unterschiede hinsichtlich Verpflegung und körperlicher Betätigung der Probanden während der beiden aufeinanderfolgenden Versuchsphasen.

Während der ersten vier Nächte durften die Probanden jeweils achteinhalb Stunden schlafen. Danach wurde die Schlafzeit auf viereinhalb Stunden pro Nacht verkürzt. Nach der ersten und der zweiten Untersuchungsphase wurde jeweils die Insulinempfindlichkeit der Probanden gemessen (intravenöser Glucosetoleranztest). Außerdem wurden von jedem Teilnehmer zwei kleine Proben Bauchfettgewebe zur Bestimmung von Insulinsignalwegen im Fettgewebe entnommen.

Anhand der Blut- und Fettgewebeproben ermittelten die Forscher, dass die Probanden nach vier Tagen Schlafmangel signifikant schlechter auf Insulin reagierten. Besonders schlecht reagierten die Fettzellen: Ihre Empfindlichkeit für das wichtige stoffwechselregulierende und blutzuckersenkende Hormon war sogar 30 Prozent reduziert verglichen mit den Messungen nach achteinhalb Stunden Schlaf. Damit glich die Stoffwechselsituation dieser eigentlich gesunden Probanden nach vier Tagen Schlafentzug Personen mit Übergewicht und/oder Typ 2-Diabetes.

Die Studienergebnisse lassen darauf schließen, dass ein Zusammenhang zwischen Schlafmangel einerseits und Störungen im Fettgewebe und in der Blutzuckerregulation anderseits besteht. Wenn Fettzellen infolge von Schlafmangel nicht mehr angemessen auf Insulin reagieren, kann dies die Entstehung von Übergewicht und Diabetes begünstigen. Da Insulin- und Leptinsignalwege interagieren, ist auch eine durch Schlafmangel indirekt verursachte Störung der Produktion von Leptin im Fettgewebe denkbar. Das Sättigungshormon Leptin zügelt normalerweise den Appetit, eine Störung seiner Ausschüttung führt zur Verstärkung von Hungergefühlen und fördert durch eine vermehrte Nahrungsaufnahme ebenfalls die Entstehung von Übergewicht.

Die Ergebnisse wurden in den Annals of Internal Medicine veröffentlicht. Laut den Autoren konnte damit erstmals ein direkter Zusammenhang zwischen Schlafmangel und Stoffwechselveränderungen auf molekularer Ebene im menschlichen Gewebe nachgewiesen werden. Die Autoren empfehlen die Durchführung von weiteren, auf ihren Ergebnissen aufbauenden Studien. Eine Optimierung der Schlafdauer könnte möglicherweise die Entstehung der hier beschriebenen Stoffwechselveränderungen bei Personen mit einem erhöhten Diabetesrisiko verzögern oder in ihrem Ausmaß vermindern. Lässt sich dies bestätigen, sollten zur Vorbeugung von Fettleibigkeit und Typ 2-Diabetes neben Empfehlungen für eine gesunde Ernährung und ausreichend Bewegung auch Empfehlungen für genügend Schlaf ausgesprochen werden, so die Schlussfolgerung der Autoren.

Quelle:

J. L. Broussard, D. A. Ehrmann, E. Van Cauter, E. Tasali, M. J. Brady (2012): Impaired insulin signaling in human adipocytes after experimental sleep restriction. A randomized, crossover study. Ann Intern Med. 157: S.549-557.

veröffentlicht am 07.11.2011 auf www.ernaehrung.de

145 Macht Alkohol dick?

Alkohol wird schon seit Urzeiten von Menschen getrunken. Besonders geschätzt wird das Getränk wegen seiner anregenden, psychoaktiven Wirkung, denn Alkohol stimuliert das Belohnungsempfinden. Ein übermäßiger Genuss kann jedoch bei längerer Dauer süchtig machen, Krebs, v. a. im Bereich des Verdauungstrakts, provozieren und die Leber schädigen. Vor diesem Hintergrund ist der regelmäßige Verzehr von Alkohol nicht empfehlenswert.

Alkohol und Energieaufnahme

Alkohol liefert reichlich Energie – immerhin 7 kcal/g, nur Fett liegt höher (9 kcal/g). Doch Alkohol sättigt nicht, ähnlich wie dies auch gesüßte Getränke nicht tun. Ganz im Gegenteil kann der Verzehr von Alkohol das Hungergefühl sogar noch stimulieren, wodurch Alkohol auch indirekt dazu führt, das mehr Kalorien zugeführt werden. Die Appetit-steigernde Wirkung tritt jedoch erst mit Beginn der Nahrungsaufnahme auf. Dabei verstärkt der Alkohol vermutlich die Wahrnehmung von Lebensmittel-Schlüsselreizen und fördert dadurch den Appetit.

Wie wirkt sich das Plus an Energie aus? Werden große Mengen Alkohol durch einen häufigen Verzehr, evtl. in Form von „Binge-drinking"(1) aufgenommen, so begünstigt dies Übergewicht (2). Gleichwohl scheint Alkohol auf lange Sicht keine erhöhte Nahrungsaufnahme auszulösen, da der Überkonsum wahrscheinlich durch nachfolgende, kleiner ausfallende Mahlzeiten ausgeglichen wird.

249

Die Aussage „Alkohol fördert Übergewicht" ist zu pauschal

Hin und wieder mäßig Alkohol zu trinken scheint Übergewicht sogar vorzubeugen, was sich insbesondere bei Frauen nachweisen ließ. In diesem Punkt ist vermutlich die Wahl des Getränks ausschlaggebend: Männer trinken eher Bier als Frauen, die oft Wein bevorzugen (3). Bier enthält zusätzlich zu dem Alkohol viele Kohlenhydrate, wodurch das Getränk pro Alkoholeinheit mehr Energie liefert. Auch trinken Männern mehr und häufiger Alkohol als Frauen, was eine Gewichtszunahme begünstigt. Unklar bleibt allerdings, warum ein maßvoller Alkoholgenuss – trotz der zusätzlichen Energie – vorteilhaft für das Gewicht sein könnte. Eine Studie liefert dafür eine mögliche Erklärung: Menschen, die mäßig Alkohol trinken, sind sehr oft auch sportlich aktiv. Und Sport wiederum steigert den Energieverbrauch und fördert dadurch ein niedrigeres Gewicht. Demnach wäre keineswegs der Alkohol, sondern vielmehr das Bewegungsverhalten für das geringere Gewicht verantwortlich.

Hingegen setzen Menschen, die gar keinen Alkohol trinken, und solche, die viel davon trinken, eher Gewicht an. Letzteres scheint wegen der vielen zusätzlichen Kalorien nachvollziehbar, doch warum mündet auch ein völliger Alkohol-Verzicht oft in einer Gewichtszunahme? Alkohol-Enthaltsame nehmen anstelle des Alkohols oft hochkalorische Getränke zu sich, so die Vermutung.

Empfehlung

Um das Gewicht zu halten bzw. zu optimieren ist also kein kompletter Alkoholverzicht nötig. Ab und an mäßig Alkohol zu trinken kann auch vor gesundheitlichem Hintergrund vertretbar sein (4). Der Weltkrebsforschungs-Fundus empfiehlt Frauen nicht mehr als einen Drink à 10-15 g Alkohol und Männern nicht mehr als zwei Drinks (entsprechend 20-30 g Alkohol) zu trinken. Wegen extrem nachteiliger Konsequenzen (s. o.) sollte der Alkohol-Verzehr dennoch nicht zur Regel werden, sondern besonderen Gelegenheiten vorbehalten bleiben.

Getränk	20 g Alkohol pro (l)
Bier	0,5
Wein	0,25
Weinbrand	0,06

(1) Binge drinking: Verzehr übermäßig großer Alkoholmengen (Rausch-/Komatrinken). Wahrscheinlich führen weniger die im Zuge des Binge-drinking aufgenommenen Alkoholmengen zu Übergewicht, sondern vielmehr ein allgemein gestörtes Sucht-ähnliches Verhalten (Binge-drinking kombiniert mit Binge-eating und Impulsivität).

(2) Ausnahme: Alkoholiker. Hier stellt sich der Stoffwechsel, wegen des fortwährenden Alkohol-Konsums, auf Alkohol als Hauptenergiequelle um.

(3) In Deutschland ist bei den Frauen das Verhältnis Bierkonsum:Weinkonsum ca. 1:1 (Quelle: NVS II)

(4) Komplett auf Alkohol verzichten sollten: Kinder, Jugendliche, Suchtgefährdete, Schwangere und Stillende sowie Menschen, die Medikamente einnehmen.

Zum Weiterlesen auf www.ernaehrung.de
- Präferenzen bei der Auswahl alkoholischer Getränke in Zusammenhang mit Ernährungs- und Gesundheitsgewohnheiten
- Jugend und Alkohol
- Alkohol schützt vor Schlaganfall
- Suchtverlangen durch alkoholische Duftreize

Quellen:

Martin R. Yeomans: Alcohol, appetite and energy balance: Is alcohol intake a risk factor for obesity? Physiology & Behavior 100 (2010) 82–89

Kasper H: Ernährungsmedizin und Diätetik Urban und Schwarzenberg, München, Wien, Baltimore, 1996

DGE: DGE-Beratungs-Standards, Bonn, 2009

Max-Rubner-Institut (2008): Nationale Verzehrsstudie II, Ergebnisbericht, Teil 2

veröffentlicht am 18.05.2011 auf www.ernaehrung.de

146 Gefährliche Kalorienbeschau: Macht bereits der Anblick dick?

So mancher ist fest davon überzeugt: Bereits der Anblick kalorienreicher Speisen macht dick! Diesen Verdacht konnten Wissenschaftler zwar nicht bestätigen. Neue Forschungsergebnisse sprechen allerdings dafür, dass der Anblick verlockender Speisen den Appetit anregt und vermehrte Essensgelüste sich durchaus als überflüssige Pfunde um Bauch und Hüfte bemerkbar machen können.

Bereits in früheren Studien berichteten Menschen nach einer Gabe des Stoffwechselhormons Ghrelin von erhöhtem Appetit und sahen vermehrt ihre Lieblingsspeisen vor ihrem „inneren Auge". Außerdem nahm nach der Ghrelingabe die Energieaufnahme zu. Ghrelin gilt als Hauptregulator der Nahrungsaufnahme. Es steuert unser Essverhalten ebenso wie die körperlichen Prozesse der Nahrungsverwertung. In Hungerphasen steigt der Ghrelin-Spiegel im Blut an, nach Mahlzeiten sinkt er ab. Bislang war allerdings unklar, inwieweit äußere Einflüsse wie der Anblick oder Geruch bestimmter Speisen die Ausschüttung von körpereigenem Ghrelin beeinflussen können.

Dem gingen Wissenschaftler des Max-Planck-Instituts für Psychiatrie auf den Grund. Sie zeigten acht gesunden, jungen Männern, die zuvor gut gefrühstückt hatten, in zwei Sitzungen 50 Bilder und nahmen während des gesamten Vormittags in Abständen von 10-15 Minuten Blutproben. Die beiden Untersuchungstage unterschieden sich durch die Art der Bilder, die die Teilnehmer betrachteten. An einem Tag wurden ausschließlich Bilder von Speisen gezeigt, am anderen Tag waren es sogenannte „neutrale Bilder". Anhand des abgenommenen Blutes bestimmten die Forscher die Konzentration bestimmter am Energiestoffwechsel beteiligter Hormone, z. B. Insulin, Leptin und Ghrelin. Wie erwartet, stieg der Ghrelinspiegel der Probanden vor dem Frühstück und zur Mittagessenszeit an und zwar unabhängig von der Art der Bilder, die sie zwei Stunden zuvor betrachtet hatten. Es gab allerdings auch einen deutlichen Unterschied zwischen den beiden Untersuchungstagen: Im Anschluss an die Betrachtung der Speisebilder war die Ghrelinkonzentration im Blut deutlich höher als an dem „neutralen" Tag. Die Konzentration der anderen untersuchten Stoffwechselhormone veränderte sich dagegen nicht.

Was dem Laien vielleicht schon längst klar war, ist damit auch wissenschaftlich belegbar: Bereits die Betrachtung von Bildern in einem Kochbuch oder im Fernsehen kann Lust auf essen machen. Hierzu Dr. Petra Schüssler, Wissenschaftlerin am Max-Planck-Institut: *„Unsere Studienergebnisse zeigen erstmalig, dass die Ausschüttung von Ghrelin ins Blut zur Regulation der Nahrungsaufnahme auch durch äußere Faktoren gesteuert wird. Unser Gehirn verarbeitet also diese optischen Reize und ohne willentliche Kontrolle werden die körperlichen Prozesse gestartet, die unser Appetitempfinden steuern. Ein Mechanismus, der uns dazu verleiten könnte, bereits zwei Stunden nach dem Frühstück ein Stück Kuchen zu verzehren."*

Die Forscher vermuten, dass die ständige Gegenwart von appetitanregenden Lebensmitteln und deren Bildern in unserem Alltag zur Entstehung von Übergewicht beitragen kann. Entsprechend lautet ihr Tipp für Menschen mit Gewichtsproblemen: Vermeiden Sie möglichst den Anblick von Bildern appetitlicher Lebensmittel – Sie werden sonst hungrig.

Zum Weiterlesen auf www.ernaehrung.de
* In punkto gesunder Lebensstil – Vorbilder helfen

Quellen:

Max-Planck-Institut für Psychiatrie (2012): Bilder von Nahrungsmitteln erzeugen Hunger. Pressemitteilung vom 13.01.2012.

P. Schüssler, M. Kluge, A. Yassouridis, M. Dresler, M. Uhr, A. Steiger (2012): Ghrelin Levels increase after pictures showing food. Obesity (Online-Vorabveröffentlichung)

veröffentlicht am 13.02.2012 auf www.ernaehrung.de

147 Übergewicht: „Multi-Kulti" in den Genen

Knapp 100 Gene sind mit dem Auftreten von Übergewicht und Adipositas assoziiert. Die Beteiligung einiger dieser Gene wurde erst aktuell im Rahmen einer groß angelegten internationalen Studie festgestellt. Außerdem mehren sich Hinweise auf eine Verbindung zwischen den Übergewichtsgenen und dem zentralen Nervensystem.

Wissenschaftler des internationalen GIANT-Konsortiums (Genetic Investigation of Anthropometric Traits) erforschten Zusammenhängen zwischen bestimmten Genen und einem erhöhten Körpergewicht. Hierfür werteten sie das Erbgut von 339.224 Menschen aus. Zu der nach eigenen Angaben bislang größten Gen-Assoziations-Studie steuerten auch Probanden der deutschen KORA-Studie (Kooperative Gesundheitsforschung in der Region Augsburg) Proben bei.

Für die Auswertung der Daten benötigten die Wissenschaftler viel Durchhaltevermögen, galt es doch, 2,5 Millionen Stellen des Erbguts aller Probanden miteinander zu vergleichen. Dies sind die Stellen, an denen Genvarianten (SNP) auftreten können. Die Forscher fanden insgesamt 97 Gene, die den Body Mass Index (BMI) beeinflussen können. Bei mehr als der Hälfte dieser Gene war dieser Zusammenhang bislang nicht bekannt. Einige der auffälligen Gene weisen auf die Beteiligung des zentralen Nervensystems an der Entstehung von Übergewicht hin, beispielsweise durch Veränderungen der Regulation des Appetits oder des Energieverbrauchs. Genvarianten wurden außerdem bei Genen entdeckt, die an der Entwicklung des Gehirns, der Insulinsekretion, im Lipidstoffwechsel oder beim Aufbau des Fettgewebes beteiligt sind und sogar im Bereich der unspezifischen Immunabwehr.

Dennoch scheinen die Wissenschaftler mit ihren Ergebnissen nur an der Spitze des Eisbergs zu kratzen: Allgemeinen Schätzungen zufolge soll mehr als ein Fünftel der Variation des BMI genetisch determiniert sein. Die in der aktuellen Studie identifizierten Genvariationen erklären jedoch nur circa ein Zehntel davon (2,7 Prozent). Daher besteht nach wie vor Forschungsbedarf, auch in Bezug auf die Bedeutung und Funktion der einzelnen Gene bei der Entstehung von Übergewicht und Adipositas.

Quellen:
A. E. Locke, B. Kahali, S.I. Berndt, A. E. Justice, T. H. Pers, F. R. Day et al. (2015): Genetic studies of body mass index yield new insights for obesity biology. Nature 518: 197-206

veröffentlicht am 19.03.2015 auf www.ernaehrung.de

148 Actionfilme als Figurkiller

Beim Ansehen von Actionfilmen sind nicht nur die Darsteller „in action". Das abwechs-lungsreiche, fesselnde Geschehen auf dem Bildschirm animiert auch die Zuschauer, häufiger bei Snacks zuzugreifen. Ganz nebenbei werden so deutlich mehr Kalorien aufgenommen als eigentlich gewollt.

Was wäre ein Actionfilm ohne Nervennahrung? Während der Filmheld zahlreiche Herausforderungen meistert und Abenteuer besteht, schauen wir gebannt zu – und ganz nebenbei schrumpft die bereitgestellte Nervennahrung. Am Ende des Films fragt sich wohl so mancher, wer die ganzen Knabbereien gegessen hat. Interessant wäre auch zu wissen, ob verschiedene Fernsehgenres sich unterschiedlich auf die Verzehrsmenge auswirken.

Dieser Frage gingen Wissenschaftler der Cornell University (New York) und der Vanderbilt University (Tennessee) nach. Für ihr Experiment luden die Wissenschaftler 57 weibliche und 37 männliche Studenten zum Filmschauen ein. Was die Probanden ansahen, bestimmte das Zufallsprinzip: In Gruppen von bis zu 20 Teilnehmern sahen sie entweder einen Ausschnitt aus dem Hollywood-Actionfilm „The Island", denselben Actionfilmausschnitt nur ohne Ton oder einen Teil einer Talkshow. Dabei wurden jedem Teilnehmer reichliche Mengen verschiedener Snacks (schokolierte Erdnussdragees, Kekse, Karotten und Weintrauben) angeboten. Am Ende der Filmsequenzen wurde für jeden Teilnehmer berechnet, welche Mengen der verschiedenen Snacks er verzehrt hatte und das Ergebnis auf Gruppenbasis ausgewertet.

Bereits in den 20-minütigen Filmsequenzen zeigten sich deutliche Unterschiede in der Menge der verzehrten Snacks zwischen den verschiedenen Gruppen. Am meisten knabberten die Teilnehmer, die den Actionfilm mit Ton sahen: Sie aßen beinahe doppelt so viel wie die Talkshow-Zuschauer (+98 Prozent). Selbst wenn die tonlose Version des Films angesehen wurde, verzehrten die Probanden nebenbei noch deutlich größere Mengen als die Talkshow-Zuschauer (+36 Prozent). Dieser Mehr-Konsum machte sich auch bei der Anzahl der aufgenommenen Kalorien bemerkbar: Die Actionfilm-Zuschauer mit Ton verzehrten während der kurzen Filmsequenz 354 Kalorien, bei der tonlosen Variante waren es noch 314 Kalorien, während bei der Talkshow mit 215 Kalorien deutlich weniger Kalorien aufgenommen wurden.

Die Wissenschaftler führen diesen Effekt auf die starke Ablenkung durch Actionfilme zurück: *„Actionlastige Programme sind abwechslungsreich, schnell geschnit-ten, bannen unsere Aufmerksamkeit und lenken uns dadurch davon ab, was und wie viel wir essen"*, erklärt der an der Studie beteiligte Wissenschaftler Aner Tal von der Cornell University. Es scheint so, als würden wir bei stärker ablenkenden Programmen dazu neigen, mehr zu essen – ohne dies überhaupt zu merken.

Eigentlich schade, dass im Rahmen dieser Studie nicht auch das Konsumverhalten während Sportsendungen, bei denen Spannung auf Gruppendynamik trifft, untersucht wurde...

Im Interesse der eigenen Figur raten die Wissenschaftler Actionfilmfreunden kalorienreiche Snacks vorzuportionieren – oder ganz auf gesündere, kalorienärmere Snacks umzusteigen. Wenn anstelle von Chips und Schokolade Obst oder Gemüse verzehrt werden, lässt sich die Ablenkung zum eigenen Vorteil nutzen, rät der Seniorautor der Studie, Brian Wansink.

Quellen:
Tal (2014): Watch what you eat: snacking while watching action movies leads to overeating.
Tal, S. Zuckerman, B. Wansink. (2014): Watch what you eat: TV content influences consumption. Journal of the American Medical Association: Internal Medicine, 174: Seite 1942-1843

veröffentlicht am 05.02.2015 auf www.ernaehrung.de

149   Vater werden macht schwer

Vater werden ist nicht nur manchmal schwer, sondern macht offenbar auch schwer – so lautet jedenfalls das Ergebnis einer groß angelegten US-amerikanischen Studie.

Für die Studie wurden insgesamt 10.253 Jungen und junge Männer der repräsentativen National Longitudinal Study of Adolescent Health (Langzeitstudie zur Gesundheit Jugendlicher) seit 1994 über einen Zeitraum von bis zu 20 Jahren begleitet. Während der Studienperiode wurden wiederholt die Größe und das Gewicht aller Teilnehmer bestimmt und daraus der BMI (Body Mass Index, Körpermasseindex) der Teilnehmer berechnet. Außerdem wurden weitere Daten, darunter Angaben zum Familienstand, dem Einkommen und der Herkunft der Probanden, erhoben.

Entsprechend der allgemeinen Erwartung nahmen BMI und Gewicht der Probanden mit zunehmendem Alter leicht zu. Überraschend war jedoch der deutliche Effekt, den die Geburt des ersten Kindes auf das Gewicht seines Vaters zu haben scheint. Beispielsweise nahm ein 1,80 Meter großer Mann nach der Geburt seines Sohnes oder seiner Tochter im Mittel 3,5 bis 4,5 Pfund zu. Besonders groß war die Gewichtszunahme von Vätern, die zusammen mit ihren Kindern wohnten. Aber auch Väter, die in einer separaten Wohnung lebten, legten an Gewicht zu. Im Gegensatz dazu nahmen kinderlose Männer desselben Alters sogar ab.

Wie lässt sich die Gewichtszunahme der Väter nach dem Familienzuwachs erklären? Neben Veränderungen in den Ernährungsgewohnheiten könnte insbesondere die geringere Zeit, die jungen Vätern für sportliche Aktivitäten bleibt, ihre Spuren hinterlassen. Aus früheren Studien ist bereits bekannt, dass verheiratete Männer häufig mehr wiegen als unverheiratete Männer – ein Effekt, der auch in dieser Studie beobachtet wurde. So schön die Geburt eines Kindes auch ist, eines ist ganz klar: Das Leben der jungen Familie ändert sich damit grundlegend. Überforderung und depressive Stimmungen gerade zu Beginn des neuen Lebens zu dritt könnten damit auch Anteil haben an der Gewichtszunahme der jungen Väter.

Aufgrund der gesundheitlichen Risiken, die mit einem erhöhten Gewicht verbunden sind, raten die Wissenschaftler, bereits in jungen Jahren zielgerichtete Präventionsmaßnahmen zur Vermeidung von Übergewicht zu initiieren. Wichtig sei dabei, die besonderen, altersspezifisch wechselnden Bedürfnisse der heranwachsenden Generation zu berücksichtigen und die Jugendlichen und jungen Erwachsenen möglichst fortlaufend zu begleiten.

Quelle:
C. F. Garfield, G. Duncan, A. Gutina, J. Rutsohn, T. W. McDade, E. K. Adam, R. L. Coley, P. L. Chase-Landsdale (2015): Longitudinal study of body mass index in young males and the transition to fatherhood. American Journal of Men's Health, Online-Vorabveröffentlichung
veröffentlicht am 06.10.2015 auf www.ernaehrung.de

150   Kein Gesundheitsplus von Alkohol bei Übergewicht

Ein regelmäßiger moderater Alkoholkonsum soll vor Herz-Kreislauf-Erkrankungen schützen. Ob dieses Ergebnis aus Studien der 1980er Jahre allerdings eins zu eins auf heutige Bedingungen übertragbar ist, ist fraglich.

In Studien aus den 1980er Jahren wurde über einen J-förmigen Zusammenhang zwischen Alkoholkonsum und dem Auftreten von Herz-Kreislauf-Erkrankungen berichtet: Das Risiko sank bis zu einer bestimmten Alkoholmenge. Wurde mehr getrunken, stieg es steil an. Daraus wurde abgeleitet, dass ein regelmäßiger, aber mäßiger Alkoholkonsum vor Herz-Kreislauf-Erkrankungen schützen kann.

Heute empfiehlt die Weltgesundheitsorganisation (WHO) einen risikoarmen Alkoholkonsum:
- Frauen sollten pro Tag maximal zwei kleine Gläser (je 0,2 Liter) Bier oder ein kleines Glas (1/8 Liter) Wein trinken.
- Männer sollten pro Tag maximal drei kleine Gläser (je 0,2 Liter) Bier oder 0,2 Liter Wein trinken.
- An mindestens zwei bis drei Tagen pro Woche sollte als Schutz vor einer Gewöhnung kein Alkohol getrunken werden.

Seit den 1980er Jahren haben sich Lebensstil und Bevölkerungsstruktur in westlichen Ländern deutlich geändert. Deshalb fragten sich Wissenschaftler, ob sich die damals ermittelten Zusammenhänge über eine gesundheitsfördernde Wirkung von Alkohol auf heutige Lebensbedingungen übertragen lassen. Deutlich verändert hat sich insbesondere die Häufigkeit von Übergewicht in der Bevölkerung.

Für einen Teil der Studien von damals liegen Angaben zum Body Mass Index (BMI) der Teilnehmer vor. Diese Daten werteten die Wissenschaftler nochmals aus, wobei sie im Unterschied zu früher Übergewicht als Einflussfaktor mit berücksichtigten. Alte Daten von 2603 Personen konnten so in die Analyse eingeschlossen werden.

In den neuen Auswertungen wurde der J-förmige Zusammenhang zwischen Alkoholmenge und dem Auftreten von Herz-Kreislauf-Erkrankungen erneut bestätigt – allerdings nur für normalgewichtige Personen. Ab einem BMI von 27,5 konnte keine präventive Wirkung von moderatem Alkoholgenuss nachgewiesen werden. Möglicherweise profitieren übergewichtige Menschen demnach nicht von einem mäßigen Alkoholkonsum. Die Wissenschaftler weisen jedoch ausdrücklich darauf hin, dass weitere Untersuchungen ihre Beobachtungen bestätigen sollten. Nach heutigen Kenntnissen sei generell fraglich, inwieweit Alkoholkonsum noch als vorteilhaft für die Gesundheit proklamiert werden kann. Einem möglicherweise geringeren Risiko für Herz-Kreislauf-Erkrankungen stehen dosisabhängige negative Auswirkungen auf die Häufigkeit von Krebs und Diabetes gegenüber. Unterm Strich würde sich wahrscheinlich niemand durch regelmäßiges Trinken etwas Gutes tun, und Übergewichtige erst recht nicht, folgern die Wissenschaftler.

Quelle:
T. Lobstein, M. Daube (2012): Alcohol: No cardioprotective benefit for overweight adults? Australian and New Zealnd Journal of Public Health 36, Seite 582

veröffentlicht am 28.01.2013 auf www.ernaehrung.de

151   Figurfalle: Lebensmittel nicht hungrig einkaufen

Leerer Magen verführt zu kalorienhaltigen Einkäufen
Wissenschaftler der amerikanischen Cornell-Universität warnen: Wer auf seine Figur achten möchten, sollte nicht hungrig einkaufen gehen. Denn bei leerem Magen landen schnell ungesunde Kalorienbomben im Einkaufswagen.

In einer Reihe von Studien untersuchten die Wissenschaftler den Zusammenhang zwischen Sättigungsgrad und dem Einkaufsverhalten von Männern und Frauen. Das erste Experiment fand unter Laborbedingungen statt: Nach einer fünfstündigen Nahrungskarenz erhielten 34 Probanden Weizencracker bis zur Sättigung, die anderen Probanden musste weiterhin fasten. Anschließend kauften alle Teilnehmer in einem virtuellen Onlineshop Lebensmittel ein. Im Angebot waren kalorienreiche und kalorienarme Nahrungsmittel. Zu jedem kalorienreichen Lebensmittel war eine gesündere Alternative verfügbar. Um eine Beeinflussung durch Preise auszuschließen, wurden diese nicht genannt.

Bei der Auswertung dieses Experiments zeigte sich, dass die Teilnehmer beider Gruppen ungefähr gleich viele Lebensmittel ausgewählt hatten. Allerdings gab es deutliche Unterschiede bei der Art der Lebensmittel, die virtuell eingekauft wurden: Die gut gesättigten Einkäufer entschieden sich überwiegend für Obst und Gemüse sowie Hühnchenfleisch. Dagegen enthielten die Warenkörbe der hungrigen Probanden deutlich mehr Süßigkeiten, salzige Snacks und rotes Fleisch.

Gelten diese Ergebnisse auch für die reale Welt? Um diese Frage zu klären, wechselten die Wissenschaftler für ihr nächstes Experiment vom Labor in ein reales Lebensmittelgeschäft und untersuchten die Einkaufskörbe von „echten" Kunden. Aus einer früheren Studie ist bekannt, dass Kunden, die zwischen 13 und 16 Uhr Lebensmittel einkaufen, meist relativ gut gesättigt sind, während der Hunger zwischen 16 und 19 Uhr zunimmt. Von dieser Beobachtung ausgehend verglichen die Wissenschaftler die Lebensmitteleinkäufe von Menschen, die am frühen oder späten Nachmittag einkauften.

82 Lebensmitteleinkäufe wurden auf diese Weise analysiert. Das Ergebnis bestätigte die Beobachtungen des Laborversuchs: Die Kunden, die am frühen Nachmittag Lebensmittel einkauften und damit als satt eingestuft wurden, kauften weniger kalorienreiche Produkte als diejenigen, die am Spätnachmittag ihre Einkäufe erledigten: Am frühen Nachmittag betrug das Verhältnis zwischen niedrig- und hochkalorischen Lebensmitteln 4:1, d.h. jedes fünfte eingekaufte Lebensmittel war hochkalorisch. Später am Nachmittag stieg das Verhältnis auf 2,5:1.

Die Wissenschaftler vermuten, dass die Beeinflussbarkeit der Lebensmittelauswahl evolutionär erklärbar ist. In früheren Zeiten war es überlebensnotwendig, nach einer längeren Fastenperiode kalorienreiche Nahrungsmittel aufzunehmen. Dementsprechend steigt in Hungerphasen die Aktivität des Belohnungszentrums im Gehirn. Dies gilt insbesondere dann, wenn kalorienreiche Lebensmittel ins Blickfeld geraten. Ähnliche Ergebnisse wurden bereits letztes Jahr veröffentlicht, allerdings war die Fastenzeit der Probanden mit 18 Stunden damals mehr als dreimal so lange wie in der hier beschriebenen Studie.
Um den Verlockungen im Supermarkt und dessen Folgen zu entgehen, wird daher empfohlen, vor dem Supermarktbesuch ggf. eine Kleinigkeit zu essen und im Vorfeld einen Einkaufszettel zu erstellen.

Quelle:

P. Wansink, A. Tal (2013: Fattening Fasting: Hungry Grocery Shoppers Buy More Calories, Not More Food. JAMA Internal Medicine, Online-Vorabveröffentlichung.

veröffentlicht am 18.07.2013 auf www.ernaehrung.de

152   Übergewicht schützt im Alter II

Übergewicht ist ein Risikofaktor für Menschen im mittleren Alter, weniger für Über-65-Jährige. Menschen im stark fortgeschrittenen Alter vom Abnehmen überzeugen zu wollen, um ihre Lebensdauer zu verlängern, wäre demnach nicht sinnvoll.

Menschen unter 65 Jahren sollten weder zu viel noch zu wenig wiegen, während Ältere wahrscheinlich nur durch ein zu niedriges Gewicht ihr Sterberisiko erhöhen, so Bouillanne et al. Über-65-Jährige scheinen bei einem BMI von 25-30 kg/m das geringste Sterberisiko zu haben. Als unbedeutend erweise sich ein höherer BMI, ein niedrigerer hingegen sei nachteilig.

Folglich verzögert ein BMI von 25-30 kg/m bei älteren Menschen den Tod. Zwei Ausnahmen allerdings gibt es, denn Krebs und Herzkreislauf-Erkrankungen treten bei Werten in diesem BMI-Bereich häufiger als bei Normalgewichtigen auf.

Die Fettmasse setzt sich aus dem viszeralem Fett (Bauchfett) und dem subkutanem Fett (Unterhaut-Fett) zusammen. Diese beiden Arten des Fettgewebes funktionieren und wirken verschieden. Viszerales Fett gibt Botenstoffe ab, die Entzündungen begünstigen und subkutanes Fettgewebe dient vor allem als Energiespeicher. So erhöht viszerales Fett das Risiko für Herz-Kreislauf-Erkrankungen stark, nicht jedoch das subkutane Fett. Das subkutane Fett hingegen liefert Energie und sichert so wahrscheinlich nicht nur bei Energie-zehrenden Erkrankungen das Überleben.

Auch nach einem Herzanfall wirkt Übergewicht lebensverlängernd. Was zunächst paradox erscheint, erklärt sich vermutlich dadurch, dass der kurzfristige Vorteil des Energievorrats das langfristige Risiko durch eine erhöhte Fettmasse überwiegt.

Quelle:

Bouillanne O, Dupont-Belmont C, Hay P, Hamon-Vilcot B, Cynober L, Aussel C: Fat mass protects hospitalized elderly persons against morbidity and mortality. Am J Clin Nutr 2009;90:505-10

veröffentlicht am 14.10.2010 auf www.ernaehrung.de

Q Übergewicht und Adipositas bei Kindern

153 WHO: Mindestens 41 Millionen Kinder unter fünf Jahren weltweit haben Übergewicht oder Adipositas

Nach Angaben der Kommission für die Beseitigung der Adipositas im Kindesalter (ECHO) waren bereits im Jahr 2014 41 Millionen Kinder unter fünf Jahren übergewichtig oder adipös. Zur Prävention und Bekämpfung von Übergewicht im Kindesalter empfiehlt die Kommission daher umfassende Maßnahmen auf politischer Ebene.

Nach zweijähriger Arbeit stellte die Kommission der WHO Ende Januar in Genf ihren Abschlussbericht zur globalen Verbreitung von Übergewicht und Adipositas (Fettleibigkeit) im Kindesalter vor. Demnach ist der Anteil der Kinder und Jugendlichen mit Übergewicht und Adipositas in den letzten 25 Jahren weltweit fast um die Hälfte gestiegen (von 4,8 Prozent 1990 auf 6,1 Prozent 2014).

Neben dieser alarmierenden Entwicklung gibt insbesondere die Verbreitung des gewichtigen Problems Anlass zur Sorge. Übergewicht ist längst kein Phänomen mehr, das sich auf die reichen westlichen Länder und sozioökonomisch besser gestellten Menschen in Entwicklungs- und Schwellenländern beschränkt. Vielmehr ist die Zunahme der Anzahl übergewichtiger und adipöser Kinder im Alter unter fünf Jahren in Ländern mit niedrigem oder mittlerem Einkommen am größten gewesen. Im Jahr 2014 lebten knapp die Hälfte (48 Prozent) der unter fünfjährigen Kinder mit Übergewicht oder Adipositas in Asien und ein weiteres Viertel (25 Prozent) in Afrika. Dort hat sich die Anzahl der betroffenen Kinder dieser Altersgruppe seit 1990 von 5,4 Millionen Kindern auf 10,3 Millionen Kinder verdoppelt.

Höchste Zeit also zur Bekämpfung des weltweiten Problems auf politischer Ebene, meinen die ECHO-Experten der WHO. Sie empfehlen

- die Förderung einer gesunden Ernährung und Verringerung der Aufnahme ungesunder Lebensmittel und mit Zucker gesüßter Getränke beispielsweise durch Besteuerung ungesunder Lebensmittel oder Werbebeschränkungen;
- die Förderung von Bewegung durch Bewegungsprogramme;
- die Prävention der Entstehung späterer Erkrankungen durch Begleitung von Paaren mit Kinderwunsch und werdenden Eltern (Bekämpfung von Übergewicht im Kindesalter durch Kontrolle des Geburtsgewichts);

- die Unterstützung einer gesunden Ernährung und Bewegung von Geburt an;
- die Implementation von umfassenden Programmen zur Förderung der Gesundheit, Ernährung und körperlicher Aktivität von Kindern im schulpflichtigen Alter:
- die Unterstützung eines umfassenden Gewichtsmanagements von Kindern und jungen Erwachsenen mit Adipositas.

Quellen:

WHO (2016): Ending childhood obesity. Abschlussbericht der Kommission für die Beseitigung der Adipositas im Kindesalter (ECHO)

The Commission on Ending Childhood Obesity (ECHO): Commission presents its final report, calling for high-level action to address major health challenge. Pressemitteilung vom 25.01.2016.

veröffentlicht am 25.02.2016 auf www.ernaehrung.de

154 Was macht Kinder übergewichtig?

Wenn ein Kind übergewichtig ist, hat dies meist mehrere Ursachen, allen voran einen ungünstigen Lebensstil mit hoher Energieaufnahme bei zu wenig körperlicher Aktivität. Häufig wird auch mit einer erblichen Vorbelastung argumentiert. Eine aktuelle Studie zeigt allerdings, dass die Bedeutung der Gene bei der Entstehung von Übergewicht häufig überschätzt wird.

Übergewichtige Eltern haben häufig auch Kinder mit Übergewicht. Dies gilt insbesondere dann, wenn sowohl die Mutter als auch der Vater übergewichtig sind. Bislang war nicht bekannt, ob die genetische Veranlagung oder von den Eltern übernommene Lebensstilfaktoren für diesen Zusammenhang verantwortlich sind. In einer großen englischen Studie, an der beinahe 14.000 Kinder und deren Eltern beziehungsweise Adoptiveltern teilgenommen haben, sind Wissenschaftlern der Antwort auf diese Frage näher gekommen.

Unter Verwendung von Studiendaten aus den Jahren 1997 bis 2009 des Health Surveys for England (HSE) untersuchten die Wissenschaftler den Zusammenhang zwischen dem Körpergewicht der Kinder und ihrer Eltern. Hierfür wurden die Familien in zwei Gruppen eingeteilt: Zum einen Familien mit Kindern, die bei ihren biologischen Eltern lebten, zum anderen Familien, bei denen das Kind adoptiert worden war. Auf diese Weise war es möglich, zwischen dem Einfluss von Lebensstilfaktoren (Ernährung, Bewegung), der in beiden Gruppen vorhanden ist, und genetischen Ursachen von Übergewicht (nur bei Kindern mit biologischen Eltern) zu unterscheiden. Als Störgrößen wurden die ethnische Zugehörigkeit, Bildung der Eltern, Einkommen, Wohnungseigentum und Passivrauchen berücksichtigt.

Waren beide Elternteile übergewichtig, so war die Wahrscheinlichkeit, ebenfalls übergewichtig zu sein, für Kinder, die bei ihren biologischen Eltern lebten, 27 Prozent höher. Bei adoptierten Kindern war die Wahrscheinlichkeit für Übergewicht dagegen nur 21 Prozent höher. Die Wissenschaftler schließen daraus, dass der genetische Einfluss auf die Entstehung von Übergewicht eher gering ist (Differenz zwischen beiden Gruppen: 6 Prozent). War lediglich die Mutter übergewichtig, bestand eine um 13 Prozent höhere Wahrscheinlichkeit für Übergewicht bei den Kindern, die bei ihren biologischen Eltern lebten, jedoch nicht bei Adoptivkindern. Dagegen war väterliches Übergewicht in beiden Gruppen mit einer höheren Wahrscheinlichkeit für Übergewicht assoziiert (Erhöhung um 12 Prozent bei Kindern mit biologischen Eltern versus 24 Prozent bei adoptierten Kindern). Ein ähnlicher, jedoch weniger stark ausgeprägter Zusammenhang wurde auch bei adipösen Kindern festgestellt. Interessanterweise hatte die Berufstätigkeit der Mutter keinen Einfluss auf den Zusammenhang zwischen elterlichem und kindlichem Übergewicht bis hin zur Adipositas.

„Die gute Nachricht unserer Studie ist, dass wir gegen die Gewichtsprobleme von Kindern etwas tun können", unterstreicht die an der Studie beteiligte Professorin für Wirtschaftswissenschaften Mireia Jofre-Bonet. *„Obwohl auf Schulen und Kinder selbst ausgerichtete Initiativen löblich sind, weisen unsere Ergebnisse darauf hin, dass es wichtiger ist, die Eltern darin zu bestärken, einen gesünderen Lebensstil anzunehmen und durch eine gesündere Ernährung und sportliche Aktivitäten zu besseren Vorbildern zu werden."*

Quellen:

City University London (2015): 'Nurture' more important than 'nature' for overweight children. Pressemitteilung vom 13.02.2015.

J. Costa-Font, M. Jofre-Bonet, J. Le Grand (2015): Vertical transmission of overweigt: Evidence from English adoptees. Center für Economic Performance, CEP Discussion Paper No 1234.

veröffentlicht am 15.05.2015 auf www.ernaehrung.de

155 Ein Burger kommt selten allein

Kinder, die häufig Fast Food essen, neigen zu Übergewicht: Der Zusammenhang liegt auf der Hand. Doch die schnell verzehrten Kalorienbomben zwischendurch sind wahrscheinlich nicht die alleinige Ursache für den etwas zu guten Ernährungszustand von Heranwachsenden, wie eine US-amerikanische Studie zeigte.

Im Rahmen der Nationalen Gesundheits- und Ernährungsstudie der USA (NHANES), wurden 4466 Kinder und Jugendliche im Alter von zwei bis achtzehn Jahren (bzw. stellvertretend ihre Eltern) zu ihrer Ernährung befragt. Neben Art und Menge jedes verzehrten Lebensmittels wurde auch der Ort festgehalten, an dem die Probanden die jeweiligen Mahlzeiten einnahmen. Für die Auswertung wurden die Probanden dann anhand ihres Verzehrs an Fast Food außer Haus drei Gruppen zugeordnet:

- Fast Food-Vielverzehrer: Sie deckten über 30 Prozent ihres täglichen Energiebedarfs aus Fast Food.
- Fast Food-Gelegenheitsverzehrer: Diese Gruppe nahm 0,1 bis 30 Prozent ihres täglichen Energiebedarfs in Form von Fast Food zu sich.
- Fast Food-Abstinenzler gaben an, während des Beobachtungszeitraums überhaupt kein Fast Food verzehrt zu haben.

Betreiber von Fast Food Ketten können sich freuen: die Hälfte der jungen Probanden hatte dort im Erhebungszeitraum Fast Food verzehrt, jedes fünfte Kind davon zählte sogar zu den Vielverzehrern. Doch der Verzehr außer Haus war nicht das einzige Ernährungsmerkmal, das die Gruppen unterschied: Kinder und Jugendliche, die außer Haus Fast Food verzehrten, ernährten sich auch Zuhause ungesünder. Sie aßen mehr Süßigkeiten und salzreiche Snacks, mehr fettreiche Sandwiches sowie Pommes Frites und tranken häufiger gezuckerte Getränke als Fast Food-Abstinenzler. Dies galt insbesondere für Vielverzehrer von Fast Food. Der Unterschied zwischen den Gruppen war aber auch für Gelegenheitsverzehrer signifikant. Die Wissenschaftler mutmaßen, dass Eltern von Kindern, die häufig außer Haus Fast Food verzehren, nicht die Zeit, die finanziellen Mittel oder/und die notwendigen Kenntnisse besitzen, zuhause ein gesundes Essen zuzubereiten. Hier stellt sich allerdings die Frage, ob wiederholte Besuche von Fast Food-Restaurants tatsächlich billiger sind als selbst zu kochen.

Interessanterweise konnten die Wissenschaftler keinen direkten Zusammenhang zwischen dem Fast Food-Verzehr außer Haus und einem zu hohen Körpergewicht der Kinder feststellen, dafür aber einen deutlichen Zusammenhang zwischen der restlichen Ernährung der Probanden und deren Körperfülle. Folglich warnen die Wissenschaftler dieser Studie davor, die Ursachen von kindlichem Übergewicht alleine auf außer Haus verzehrtes Fast Food zurückzuführen.

Daraus ergibt sich für Eltern: Kinder und Jugendliche lieben die ungezwungene Atmosphäre in Fast Food-Restaurants. Solange das schnelle Essen außer Haus die Ausnahme bleibt und uuhause eine abwechslungsreiche Kost mit vielen frischen Lebensmitteln verzehrt wird, dürfen auch mal Pommes frites, Pizza oder Hamburger auf dem Speiseplan stehen. Weitere Informationen zur Prävention von Übergewicht im Kindes- und Jugendalter finden Sie hier.

Quelle:
J. M. Poti, K. J. Duffey, B. M. Popkin (2013): The association of fast food consumption with poor dietary outcomes and obesity among children: is it the fast food or the remainder of the diet? American Journal of Clinical Nutrition 99: S. 162-171

veröffentlicht am 18.03.2014 auf www.ernaehrung.de

156 Kampf gegen die süße Versuchung: Kinder mit Übergewicht profitieren mehrfach vom Zuckerverzicht

Kalorie ist nicht gleich Kalorie – wichtig ist auch ihre Herkunft. Durch den Verzicht auf Zucker verbessern sich innerhalb von wenigen Tagen Blutdruck, Cholesterinwerte, Blutzucker, Insulinspiegel und Leberfunktion von Kindern mit einem metabolischen Syndrom.

Schon Kinder sind von Fettleibigkeit (Adipositas) betroffen. Häufig gesellen sich weitere gesundheitliche Risikofaktoren wie Bluthochdruck, hohe Cholesterinwerte und hohe Blutzuckerwerte oder/und eine Insulinresistenz hinzu. Treten drei dieser vier Parameter gleichzeitig auf, wird dies als metabolisches Syndrom bezeichnet. Bei Menschen mit einem metabolischen Syndrom ist die Gefahr für Herz-Kreislauf-Erkrankungen besonders hoch.

Generell wird davon ausgegangen, dass sich durch eine Gewichtsabnahme auch die anderen Komponenten des metabolischen Syndroms zum Positiven verändern. Allerdings ist eine Gewichtsabnahme auch für Kinder alles andere als ein Zuckerschlecken. Wissenschaftler der Universität von Kalifornien haben daher untersucht, wie sich eine alleinige Ernährungsumstellung auf den Blutdruck, die Cholesterinwerte und den Blutzuckerstoffwechsel von 43 neun- bis 18-jährigen Kindern und Jugendlichen mit einem metabolischen Syndrom auswirkt. Während der Studienphase wurden die Probanden instruiert, einen Großteil ihrer Aufnahme an zuckerhaltigen Lebensmitteln durch stärkehaltige Lebensmittel ersetzen. Um eine Verfälschung der Ergebnisse durch eine Gewichtsabnahme auszuschließen, sollten die Probanden weiterhin ebenso viel Energie zu sich nehmen wie vor Beginn der Studienphase, allerdings bei veränderter Lebensmittelauswahl. Konkret bedeutet dies, dass zuckerreiche Snacks, süßes Gebäck und Süßigkeiten gemieden werden sollten. Bei Kindern beliebte Speisen wie Pizza, Hot Dogs oder auch Chips waren dahingegen weiterhin erlaubt. Obst durften die Kinder, trotz des darin enthaltenen Fruchtzuckers, unverändert essen.

Trotz der kurzen Interventionsphase von lediglich neun Tagen zeigte die Ernährungsumstellung deutliche Wirkungen, wie der an der Studie beteiligte Professor Jean-Marc Schwarz berichtet: „Nachdem wir den Zucker beseitigt hatten, begannen die Kinder, auf ihr Sättigungsgefühl zu reagieren. Sie sagten, es fühlte sich nach viel mehr Essen an, obwohl sie dieselbe Menge an Kalorien aufnahmen, nur mit deutlich weniger Zucker." Zugleich sank der diastolische Blutdruck der Teilnehmer um durchschnittlich 5 mmHg und das LDL-Cholesterin um 0,3 mmol/Liter. Außerdem verbesserten sich der Glukosestoffwechsel und die Leberfunktion der Probanden. Obwohl eigentlich vorgesehen war, dass die Probanden während der Studie nicht an Gewicht abnahmen, hatten sie im Mittel knapp ein Kilogramm abgenommen. Daher werteten die

Wissenschaftler die Daten der zehn Probanden, die nicht abgenommen hatten, noch einmal getrennt aus – mit konsistentem Ergebnis.

Allerdings war die Anzahl der Probanden in dieser Studie verhältnismäßig gering und nur die kurzfristigen Effekte der Zuckerreduktion (von 28 Prozent der Gesamtenergie auf 10 Prozent) wurden untersucht. Dennoch sind die an der Studien beteiligten Forscher davon überzeugt: *„Eine Kalorie ist nicht gleich eine Kalorie.“* Koautor Dr. Robert Lustig vom Benioff Children's Hospital San Francisco erläutert: *„Woher die Kalorien kommen, bestimmt, wohin im Körper sie gehen.“* Zuckerkalorien sind seiner Meinung nach am schlimmsten, weil sie in der Leber in Fett umgesetzt werden und dann das Risiko fur Diabetes, Herz-Kreislauf- und Leberkrankheiten steigern. Ginge es nach den Vorstellungen der Wissenschaftler, sollte die Lebensmittelindustrie dies stärker berücksichtigen. Außerdem sehen sie die Eltern in der Pflicht, darüber nachzudenken, was sie ihren Kindern zu essen geben.

Quellen:

Scinexx (2015): Zucker: Kalorie ist nicht gleich Kalorie. Zuckerarme Ernährung bei gleicher Kalorienmenge verbessert Stoffwechsel übergewichtiger Kinder. Online-Artikel vom 28.10.2015

R. H. Lustig, K. Mulligan, S. M. Noworolski, V. W. Tai, M. J. Wen, A. Erkin-Cakmak, A. Gugliucci, J.-M. Schwarz. Isocaloric fructose restriction and metabolic improvement in children with obesity and metabolic syndrome. Pediatric Obesity, Online-Vorabveröffentlichung

veröffentlicht am 26.11.2015 auf www.ernaehrung.de

157 Sollten Eltern Kinder auf ihr Gewicht ansprechen?

Ist es für Eltern ratsam, ihre Kinder auf ihr Gewicht anzusprechen? Immerhin erkranken stark übergewichtige Kinder häufiger an Herz-Kreislauf-Erkrankungen und Prädiabetes. Sie haben häufiger Knochen- und Gelenkprobleme. Sie leiden eventuell unter einer Schlafapnoe. Und sie könnten wegen ihres Übergewichts schnell zum Außenseiter werden. Grund zur Besorgnis ist also vorhanden. Um ihre Kinder jedoch tatsächlich zu unterstützen, sollten sich Eltern mit Kritik zurückhalten.

Heranwachsende haben häufig Probleme, die mit dem Gewicht in Verbindung stehen. In dieser Lebensphase nehmen sie schnell viel an Gewicht zu. Ihr Körper verändert sich ständig, und diese Veränderung verlangt nach einer permanenten Anpassung ihres Selbstbilds und forciert eine Identitätssuche, keine ganz leichte Aufgabe. Manche Kinder und Jugendliche setzen eine Diät als Strategie ein, um dieser Veränderung zu entgehen. Von einer Diät zu einer Essstörung ist der Weg jedoch oft nicht weit.

Essstörungen gehören zu den häufigsten chronischen Erkrankungen von Kindern und Jugendlichen. Es sind vor allem Mädchen, die eine Essstörung entwickeln. Für Mädchen bedeutet eine Essstörung, dass sie über diese anerkannte Werte und Ideal erfüllen können: sie erbringen Leistung, zeigen Selbstdisziplin und bekommen dafür Anerkennung. *„Essens-, Figur-, Gewichts- oder Schönheitsprobleme sind 'lediglich' Symptome, deren Ursache ein Identitätsproblem ist"*, meint der Sportsoziologe Robert Gugutzer, der einen ausführlichen Artikel zu diesem Thema geschrieben hat. Wie können Eltern nun ihre Bedenken über das Gewicht ihrer Kinder ansprechen, ohne die Problematik einer Identitätskrise zu verschärfen oder sie vielleicht gar erst einzuleiten?

Die Themen „Diät" und „Abnehmen" sollten Eltern am besten gänzlich außen vor lassen, meinen Wissenschaftler um Jerica Berge von der University of Minnesota Medical School in Minneapolis. Die Forscher haben sich mit den Auswirkungen von elterlichen Gesprächen über Gewicht und eine gesunde Ernährung in einer Studie auseinander gesetzt. In Familien, in denen die Jugendlichen darauf angesprochen wurden, abzunehmen, machten diese vergleichsweise häufiger Diätversuche und setzen ungesunde Methoden zur Gewichtskontrolle ein. Ob diese Gespräche über Abnehmen und Körpergewicht allerdings tatsächlich zu einer Essstörung führten, konnte anhand der Studie nicht belegt werden, auch wenn beides gehäuft in Kombination auftrat.

Stattdessen sollten die Eltern, im günstigsten Fall beide, mit ihren Kindern darüber sprechen, wie man sich gesund ernährt. Dadurch verringere sich die Gefahr, dass die Kinder eine Essstörung entwickeln, und diese werden in einem gesunden Essverhalten unterstützt. *„Es ist wichtig, dass sich Gespräche auf eine gesunde Ernährung als Ursache für einen gesunden Körper und starke Knochen konzentrieren und weniger auf eine gesunde Ernährung als Ursache für das Körpergewicht und den -umfang"*, sagt Jerica Berge dazu der Nachrichtenagentur Reuters Health. Ganz wichtig sei auch die Bereitschaft des Kindes, ein solches Gespräch zu führen, gibt Alison Field laut Reuters Health zu Bedenken. Die Kinderärztin forscht am Bostoner Kinderkrankenhaus zu Gewicht, Essstörungen und gesunder Ernährung.

Quellen:

Berge JM, Maclehose R, Loth KA, Eisenberg M, Bucchianeri MM, Neumark-Sztainer D: Parent Conversations About Healthful Eating and Weight: Associations With Adolescent Disordered Eating Behaviors.JAMA Pediatr. 2013;167(8):746-753. doi:10.1001/jamapediatrics.2013.78.

Pittman G (Reuters Health, 25.06.2013): Family weight talks tied to dieting, laxative use

Castillo M (CBSNEWS, 25.06.2013): Talking weight loss with kids may increase their unhealthy eating behavior

Gugutzer R: Essstörungen, Sport und Schule. Soziosomatische Aspekte einer jugendspezifischen Form der Selbstthematisierung. Schulpädagogik heute, Heft 6 (2012), 3. Jahrgang

veröffentlicht am 14.08.2013 auf www.ernaehrung.de

158 Übergewicht kann Lernerfolg von Kindern trüben

Übergewicht kann für Kinder sehr belastend sein. Hänseleien und der Spott Gleichaltriger beeinträchtigen das Selbstbewusstsein. Schnell gerät ein Kind mit Übergewicht in der Schule in eine Außenseiterrolle. Dies kann Auswirkungen auf den Lernerfolg haben. Schneiden Kinder mit Übergewicht schlechter in Schulfächern, zum Beispiel Mathematik ab?

Mit Hilfe von Daten aus der „Early Childhood Longitudinal Study" untersuchten Wissenschaftler um Professorin Sara Gable von der Universität von Missouri in Columbia, ob fortdauerndes Übergewicht im Kindesalter Auswirkungen auf die Mathematikkenntnisse von Schülern bis zur fünften Klasse hat. Hierfür wurden 6.250 Kinder vom Kindergartenalter bis zur fünften Klasse begleitet. Zur Bestimmung des BMI im Zeitverlauf wurden fünfmal Größe und Gewicht der Kinder bestimmt. Anhand des BMI wurden die Kinder in drei Gruppen eingeteilt: niemals übergewichtig (80 Prozent der Kinder), beständig übergewichtig (12 Prozent der Kinder), Entwicklung von Übergewicht im Studienverlauf (8 Prozent der Kinder).

Eltern und Lehrer der teilnehmenden Kinder wurden zu jedem Messzeitpunkt gebeten, ausführliche Fragebögen über das Kind, seine zwischenmenschlichen Beziehungen und Verhaltensweisen zu beantworten. Außerdem unterzogen sich die Kinder jeweils einem standardisierten Mathetest.

Es zeigte sich, dass Kinder, die durchgehend ab dem Kindergartenalter Übergewicht hatten, schlechter in den Mathetests abschnitten als Gleichaltrige ohne Übergewicht. Die Unterschiede waren bereits in der ersten Klasse sichtbar und blieben bis zum fünften Schuljahr bestehen. Hierzu Sara Gable, außerordentliche Professorin und Spezialistin für Ernährung und Sportphysiologie: *„Diese Kinder sind nicht unbedingt weniger intelligent, aber sie zeigen schlechtere Leistungen."* Probleme bei zwischenmenschlichen Beziehungen und internalisierendes Verhalten der Kinder (hierzu zählen Angst, Sorge, Traurigkeit, Einsamkeit) können vermittelnde Faktoren zwischen Übergewicht und Schulerfolg sein. Hinzu kommen bei Übergewicht evtl. vermehrte Schulfehlzeiten und durch starkes Übergewicht bedingte gesundheitliche Probleme wie Schlafapnoe, die die Aufmerksamkeit während des Schulunterrichts beeinträchtigen können.

Gable resümiert, dass Eltern ihre Kinder so lange wie nur irgend möglich vor einer Fettsucht schützen sollten. Dies kann durch die Etablierung eines gesunden Lebensstils geschehen. Sobald jemand fettsüchtig ist, ist es wirklich schwer, dies zu ändern, so Gable. Ist ein Kind bereits übergewichtig, ist es wichtig, so Gable, es dabei zu unterstützen, seine ungesunden Gewohnheiten zu korrigieren. Ebenso wichtig ist es aber auch, dass das Kind lernt, sich nicht über sein Gewicht zu definieren. Das Gewicht ist nicht maßgeblich für den Wert eines Menschen. Im Interesse des Kindes sollte die gesamte Familie an einem Strang ziehen und gemeinsam versuchen, Ernährungs- und Bewegungsroutinen zu verändern. Nancy Copperman, eine Kollegin Gables unterstreicht: *„Es ist niemals zu spät, sein Kind auf dem Weg zu einer gesunden Lebensweise zu begleiten."*

Die Ergebnisse dieser Studie werden in der Juli/August-Ausgabe der Zeitschrift Child Development veröffentlicht.

Quelle:

MedlinePlus (2012): Overweight kids may do worse in math: study. Veröffentlichung vom 14.06.2012.

veröffentlicht am 13.07.2012 auf www.ernaehrung.de

R Diabetes

159 Typ-2-Diabetes: Drei Untergruppen entdeckt

Dass die Diabeteserkrankung bei verschiedenen Menschen unterschiedlich verläuft, ist bekannt. Wissenschaftler konnten nun durch genetische Analysen drei verschiedene DiabetesUntergruppen identifizieren, die sich in ihren klinischen Charakteristika unterscheiden. Ihre Erkenntnisse können zur Entwicklung individueller Therapiestrategien beitragen.

In New York untersuchte ein Forschungsteam um Prof. Li die medizinischen Daten und das genetische Profil von insgesamt 11.210 Menschen. Jeder vierte Proband (2.551 Personen) war an Typ-2-Diabetes erkrankt. Das Ziel der Wissenschaftler bestand darin, die Patienten mit Typ-2-Diabetes in verschiedene Gruppen einzuteilen, die sich durch ihr genetisches Profil unterscheiden und zugleich ein anderes Risiko für Diabetes-bedingte Folgeerkrankungen tragen.

Tatsächlich konnten mit Hilfe der genetischen Daten drei solche Untergruppen identifiziert werden, die sich jeweils in mehreren hundert Genen unterscheiden:

- Menschen mit Typ-2-Diabetesder ersten Gruppe hatten einen hohen BMI (Körpermasseindex), schlechtere Blutzuckerwerte und ein erhöhtes Risiko für typische Diabetes-bedingte Erkrankungen der Augen (Retinopathie) oder der Nieren (Nephropathie).
- Bei Menschen der zweiten Gruppe traten Herz- und Gefäßerkrankungen sowie Tumore besonders häufig auf.
- In der dritten Gruppe waren häufiger Erkrankungen vertreten, die nicht typischerweise mit Diabetes in Verbindung gebracht werden, beispielsweise Allergien, neurologische Erkrankungen oder HIV-Infektionen.

Die Wissenschaftler hoffen, dass ihre Ergebnisse dazu beitragen, Menschen mit Typ-2-Diabetes schneller eine individuell an ihre Bedürfnisse angepasste Therapie anbieten zu können. Sie betonen allerdings auch, dass sich die Einteilung von Patienten anhand ihres genetischen Profils erst in der Praxis bewähren muss. Schließlich bringt jeder Mensch mit Typ-2-Diabetes abgesehen von genetischen Charakteristika auch eine eigene Krankheitsgeschichte mit.

Quelle:

L. Li, W.Y. Cheng, B.S. Glicksberg, O. Gottesman, R. Tamler, R. Chen, E.P. Bottinger, J. T. Dudley (2015): Identification of type 2 diabetes subgroups through topological analysis of patient similarity. Science Translational Medicine, Online-Vorabveröffentlichung

veröffentlicht am 03.12.2015 auf www.ernaehrung.de

160 Paardiagnose Diabetes

Ehe- und Lebenspartner teilen häufig viel mehr als nur Tisch und Bett. Eine zusammenfassende Auswertung von Studienergebnissen rund um den Globus zeigte, dass jeder vierte Partner im Laufe der Zeit ebenfalls an Typ-2-Diabetes erkrankt. Trotz methodischer Mängel der zugrunde liegenden Studien spricht vieles dafür, bei Präventions- und Behandlungsstrategien die Lebenspartner mit einzubeziehen.

Haben Ehepartner von Menschen mit Diabetes ein erhöhtes Risiko, ebenfalls an Diabetes zu erkranken? Diese Frage beschäftigte die Wissenschaftler des kanadischen McGill University Health Care Centers (Montreal). Sie suchten in der Fachliteratur nach entsprechenden Studien und wurden fündig: Fünf Studien mit Daten aus Großbritannien, Schweden, den USA, Afrika und Asien befassten sich mit diesem Thema. Durch die gemeinsame Auswertung aller Daten – ein in der Statistik gängiges Verfahren – konnten die Wissenschaftler in ihre zusammenfassende Studie 75.000 Paare einschließen, von denen mindestens ein Partner Typ-2-Diabetes hatte.

Es zeigte sich, dass die Ehepartner von Menschen mit Diabetes ein 1,26-fach erhöhtes Risiko haben, ebenfalls von der Stoffwechselkrankheit betroffen zu sein. Dieser Effekt war lediglich zum Teil auf das Übergewicht der Teilnehmer zurückzuführen, denn auch als der Einfluss des Body-Mass-Index herausgerechnet wurde, hatten die Partner immer noch ein 1,18fach Risiko).

Über das genaue Ausmaß der Risikoerhöhung lässt sich diskutieren, da sich die Studien methodisch stark unterschieden und die Probanden aus ganz verschiedenen Kulturkreisen stammten. Dies ist wahrscheinlich auch die Ursache dafür, dass das ermittelte Risiko zwischen den Studien beträchtlich variierte: In einer Studie aus Shanghai war das Risiko des Partners lediglich um 10 Prozent erhöht, in einer britischen Studie um 70 Prozent und in einer anderen Studie aus Großbritannien sogar um 132 Prozent, wobei in der letzten Studie Diabetes und die Vorstufe Prädiabetes zusammengefasst wurden.

Eines wurde jedoch aus allen Studien deutlich: Hat der Partner Typ-2-Diabetes, steigt auch das eigene Diabetesrisiko und diese Risikoerhöhung lässt sich nur zum Teil durch das eigene Gewicht erklären. Die Forscher gehen davon aus, dass sich im Laufe einer festen Beziehung viele Gewohnheiten angleichen.

Dazu zählen auch Gewohnheiten, die die Erkrankung an Diabetes begünstigen (unabhängig von der genetischen Veranlagung), beispielsweise eine fett- und kalorienreiche Ernährung, wenig Bewegung, regelmäßiger Alkohol- oder Tabakwarenkonsum.

Aufgrund ihrer Ergebnisse empfehlen die Wissenschaftler, Ehepartner von Menschen mit Diabetes gezielt zu Früherkennungsuntersuchungen einzuladen und bei der Diabetesprävention verstärkt auf paarbezogene Strategien zu setzen. Eine Veränderung des Ernährungs- und Bewegungsverhalten fällt zudem leichter, wenn beide Partner sich gegenseitig unterstützen und käme zugleich auch den gemeinsamen Kindern zugute.

Quelle:
A. Leong, E. Rahme, K. Dasgupta (2014): Spousal diabetes as a diabetes risk factor: A systematic review and meta-analysis. BMC Medicine 12: Seite 12ff

veröffentlicht am 03.04.2014 auf www.ernaehrung.de

161 Erholsamer Urlaub – auch mit Diabetes

Damit der Urlaub zur schönsten Zeit des Jahres wird, sollten Menschen mit Diabetes sich gut vorbereiten und vorausschauend handeln. Auf der Internetseite der Deutschen Diabetes Gesellschaft finden Reiselustige wertvolle Tipps.

Nur Koffer packen und Wohnungsversorgen als Reisevorbereitung reichen bei Patienten mit Diabetes nicht aus. Der Präsident der Deutschen Diabetes Gesellschaft (DDG), Privatdozent Dr. med. Erhard Siegel, rät Diabetikern, frühzeitig in Erfahrung zu bringen, ob bei einer Auslandsreise am Reiseziel alle notwendigen Medikamente verfügbar sind. Außerdem rät die DDG ...

Die Vorbereitung
- den zwei- bis dreifachen Bedarf an Insulin, Pens, Pumpenzubehör, Spritzen, Testreifen und blutzuckersenkenden Medikamenten mitzunehmen,
- einen mehrsprachigen Diabetikerausweis mitzuführen, in dem alle benötigten Medikamente aufgelistet werden. So lässt sich Ärger mit dem Zoll vermeiden. Patienten, die Insulinspritzen verwenden, sollten sich außerdem von einem Arzt bescheinigen lassen, dass für sie das Mitführen von Insulinspritzen notwendig ist.

Auf der Reise
- während der Fahrt oder dem Flug Traubenzucker und Glukosespritze immer griffbereit zu haben. Es wird empfohlen, alle drei Stunden den Blutzucker zu messen und regelmäßig zu trinken.

271

- bei der Reise in eine andere Zeitzone mit einer Verschiebung des biologischen Rhythmus zu rechnen. Dies betrifft insbesondere insulinpflichtige Patienten mit Diabetes. Regelmäßige Blutzuckermessungen sind in diesen Fällen das A und O. Wer nach Westen reist, hat einen längeren Tag vor sich und sollte die Zeit bis zum Abendessen oder Schlafengehen am Zielort mit zusätzlichen Mahlzeiten überbrücken. Bei einer Reise nach Osten verkürzt sich der Tag. Mitunter kann die Mischinsulindosis zum Abendessen oder das Langzeitinsulin für die Nacht leicht reduziert werden, da die Injektionen durch die Zeitverschiebung in einem kürzeren Abstand erfolgen. Es empfiehlt sich, bereits im Vorfeld mit dem behandelnden Arzt abzusprechen, wie die Tabletten- und Insulindosis am besten angepasst werden kann.

Am Urlaubsort

- auch während des Urlaubs den Blutzuckerspiegel regelmäßig ggf. noch häufiger zu kontrollieren. Denn bei starker Hitze und Sonneneinstrahlung wirkt Insulin schneller, Unterzuckerungen können die Folge sein. Zwar steigt der Blutzuckerspiegel nach Mahlzeiten häufig wieder rasant an, dennoch warnt die DDG: Insbesondere in der ersten Nacht am Urlaubsort ist die Gefahr für Unterzuckerungen sehr groß. Deshalb sollte unbedingt vor dem Schlafengehen noch einmal der Blutzuckerwert bestimmt werden.
- Medikamente, Blutzuckerteststreifen und Blutzuckermessgeräte kühl aufzubewahren und vor direkter Sonneneinstrahlung zu schützen. Bei hohen Temperaturen (über 40° C) kann Insulin seine Wirksamkeit verlieren, bei Glukagon verkürzt sich die Haltbarkeit. Bei direkter Sonneneinstrahlung droht der komplette Funktionsverlust von Blutzuckermessgeräten.

Wer die Ratschläge der DDG berücksichtigt, hat gute Chancen auf einen erholsamen Urlaub ohne gesundheitliche Krisen.

Quelle:
Deutsche Diabetes Gesellschaft (2013): Gesund durch den Urlaub: Reisetipps für Diabetespatienten. Pressemitteilung vom 19.07.2013.

veröffentlicht am 15.08.2013 auf www.ernaehrung.de

162 Typ 2-Diabetes: Erhöhtes Unfallrisiko auch bei oraler Diabetestherapie

Menschen mit Typ 2-Diabetes und einer Neigung zu Hypoglykämien haben häufiger Verkehrsunfälle als Personen ohne Hypoglykämien. Anders als bisher angenommen gilt dies jedoch nicht nur für insulinpflichtige Diabetes-Patienten, sondern auch für Patienten, die orale Antidiabetika einnehmen.

In einer amerikanischen Studie untersuchten Forscher, ob ein Zusammenhang zwischen Hypoglykämien bei Patienten mit Typ 2-Diabetes und ihrer Sicherheit im Verkehr besteht. Anhand von Unfallstatistiken der Jahre 1998 bis 2010 und weiteren Kennzahlen wurden 5582 Patienten mit Typ 2.Diabetes und Unterzuckerungsepisoden mit 27.910 Patienten ohne Hypoglykämien verglichen. Die Diabetestherapie beider Gruppen war vergleichbar. Um eine Verfälschung der Ergebnisse durch Unterschiede in der Alters- und Geschlechtsverteilung, verschiedene Begleiterkrankungen, Medikamente und weitere Faktoren zu vermeiden, wurden die Ergebnisse um diese Einflussfaktoren bereinigt.

Im Vergleich zu Patienten ohne Hypoglykämien hatten Patienten mit Unterzuckerungsepisoden eine um 39 Prozent erhöhte Unfallrate. Sie hatten fast doppelt so viele Autounfälle (82 Prozent mehr Autounfälle) und stürzten deutlich häufiger als die Vergleichsgruppe (36 Prozent mehr Stürze). Bei einem Unfall mussten sie außerdem deutlich häufiger stationär behandelt werden als die Vergleichsgruppe (5,5 Prozent vs. 2,8 Prozent).

Interessanterweise nahm das Unfallrisiko der Patienten mit Hypoglykämien mit zunehmendem Alter ab: Während Patienten unter 65 Jahren mit Hypoglykämien 2,3fach häufiger in Verkehrsunfälle verwickelt waren als Gleichaltrige ohne Unterzuckerungen, war das Risiko bei den über 65-Jährigen nur noch 1,5fach erhöht. Die Forscher gehen davon aus, dass ältere Diabetiker umsichtiger Auto fahren und ihre Fahrweise an ihre Einschränkungen anpassen. Aus früheren Studien ist beispielsweise bekannt, dass ältere insulinpflichtige Diabetiker keine langen Strecken mehr mit dem Auto zurücklegen, seltener bei Dunkelheit Auto fahren und bei schlechter Witterung lieber auf öffentliche Verkehrsmittel umsteigen.

Demnach sollten sowohl Patienten unter Insulintherapie, als auch Patienten, die orale Antidiabetika einnehmen, über die Risiken von Hypoglykämien aufgeklärt werden. Dies gilt insbesondere für Patienten, die Sulfonylharnstoffe einnehmen oder eine Kombination aus Sulfonylharnstoffen und Glitazonen. Die Autoren der Studie empfehlen, Patienten über die Symptome einer Unterzuckerung aufzuklären und Vorsorgemaßnahmen zu vermitteln, wie sie Verkehrsunfälle und Stürze vermeiden können.

Quelle:
Originalartikel: J. E. Signorovich, D. Macaulay, M. Diener, Y. Yan, E. Q. Wu, J.-B. Gruenberger, B. M. Frier (2013): Hypoglycaemia and accident risk in people with type 2 diabetes mellitus treated with non-insulin antidiabetes drugs. Diabetes, Obesity and Metabolism 15: Seite 335-341

veröffentlicht am 11.04.2013 auf www.ernaehrung.de

163 Helau und Alaaf – auch mit Diabetes (Teil 1)

Wichtige Tipps für Diabetiker in Feierlaune! Vergleichsweise spät, dafür aber mit umso mehr Vorfreude erwartet, nähern sich die tollen Tage. Als Diabetiker müssen Sie auf den Spaß nicht verzichten. Was sollten Sie beachten, um möglichst unbeschwert und ohne böses Erwachen feiern zu können?

Die allgemeine Heiterkeit und das tage- und nächtelange ausgelassene Feiern während der närrischen Zeit geht mit dem Konsum deftiger, häufig auch fett- und zuckerreicher Speisen sowie reichlichem Zuspruch bei alkoholischen Getränken einher. Verglichen mit dem Alltag stellt beides auch für gesunde Menschen eine Herausforderung dar, bei Menschen mit Diabetes können sich durch Stoffwechselentgleisungen darüber hinaus lebensbedrohliche Situationen ergeben.

Um allzu starke Blutzuckerschwankungen zu vermeiden, sollten gerade süße Mehlspeisen wie Berliner (Kreppel, Krapfen) nur in Maßen genossen werden. Wer vorhat, ganze Nächte durchzumachen, sollte außerdem darauf achten, regelmäßig Mahlzeiten auch zu sonst ungewohnten Zeiten einzunehmen. Vorteilhaft sind hier insbesondere Lebensmittel, die reich an langsam verstoffwechselbaren Kohlenhydraten sind (beispielsweise belegte Vollkornbrötchen).

Der Alkohol in Getränken führt zunächst zu einem raschen Anstieg des Blutzuckers, bevor dieser wieder rapide absinkt – ohne Gegensteuern sogar unter das Ausgangsniveau. Die Ursache hierfür ist, dass die Leber außer für die kurzfristige Bereitstellung von Zucker (gemeinsam mit der Muskulatur) auch für die Entgiftung von Fremdstoffen zuständig ist. Nach der Aufnahme alkoholischer Getränke hat diese Aufgabe Vorrang. Die Bereitstellung von Zucker für Gehirn und Muskulatur wird gehemmt, sodass gefährliche Unterzuckerungen bis hin zu Krampfanfällen oder Bewusstlosigkeit auftreten können. Die Hemmung der Zuckerfreisetzung aus der Leber geschieht bereits bei einem Blutalkoholspiegel von 0,45 Promille.

Um das Ausmaß der Blutzuckerschwankungen möglichst gering zu halten, sollten alkoholische Getränke nie auf leeren Magen, sondern stets in Verbindung mit oder nach der Aufnahme kohlenhydratreicher Mahlzeiten konsumiert werden. Auch die Art des Getränks ist von Bedeutung: Zuckerreiche Getränke wie liebliche Weine, Liköre, Cocktails oder Bier sollten nur in kleinen Mengen getrunken werden. Dies gilt übrigens auch für alkoholfreies Bier, da es sehr reich an Malzzucker ist und außerdem einen Restalkoholgehalt von bis zu 0,5 Prozent haben kann. In der Praxis hat sich die „Zwei-Gläser-Regel" bewährt: Männer sollten nicht mehr als zwei Gläser Bier (je 0,2 l), Wein (je 0,1 l) oder Schnaps (je 0,2 cl) trinken, Frauen aufgrund der geringeren Entgiftungskapazität der Leber lediglich die Hälfte. Diabetikern mit einer bestehenden

Polyneuropathie oder Lebererkrankungen wird vom Alkoholkonsum generell abgeraten.

Aufgrund der blutzuckersenkenden Wirkung von Alkohol wird außerdem empfohlen, vor dem Trinken alkoholischer Getränke kein Insulin zu spritzen oder die Insulin-Dosis zu reduzieren. Dies sollte aber im Vorhinein mit dem behandelnden Arzt abgesprochen werden.

veröffentlicht am 25.02.2011 auf www.ernaehrung.de

164 Helau und Alaaf – auch mit Diabetes (Teil 2)

Weitere Tipps für unbeschwertes Feiern! Bei gut durchdachter Vorbereitung und umsichtigem Umgang mit Versuchungen aller Art steht karnevalistischen Freuden auch für Diabetiker nichts im Wege.

In Situationen, die stark vom Alltag abweichen und in denen zahlreiche Faktoren den Blutzuckerspiegel auf unterschiedliche Weise beeinflussen können, ist es besonders wichtig, regelmäßig den Blutzuckerspiegel zu messen. Nur so kann ggf. rechtzeitig reagiert und gegengesteuert werden. Während zuckerhaltige Speisen den Blutzucker ansteigen lassen, können der Genuss alkoholischer Getränke, viel Bewegung z. B. beim Tanzen und langes Wachbleiben einen Abfall des Blutzuckerwerts begünstigen. Gerade bei Symptomen wie Schwindel und beginnendem Unwohlsein sollte der Blutzuckerwert umgehend überprüft werden.

Um später unbeschwert feiern zu können, empfiehlt es sich außerdem, im Voraus bereits einige Vorkehrungen zu treffen. Denken Sie immer daran, neben dem Blutzuckermessgerät auch Traubenzucker, Insulin/Tabletten und ggf. ein Glukagon-Notfallset mitzunehmen. Diese Utensilien sollten Sie stets griffbereit haben. Vorteilhaft ist es außerdem, wenn Sie vorher Ihre Begleitung informieren, wie im Falle einer Stoffwechselentgleisung zu reagieren ist. Sorgen Sie dafür, dass Sie auch von Rettungskräften sofort als Diabetiker erkannt werden (durch einen entsprechenden Ausweis, ihre Begleitung, ...). Gerade in der Karnevalszeit können Symptome einer Über- oder Unterzuckerung auch von medizinischem Fachpersonal leicht irrtümlich als Betrunkenheit interpretiert und behandelt werden.

Ein alkoholbedingtes Absinken des Blutzuckerspiegels kann auch noch bis zu zwölf Stunden nach dem Alkoholkonsum auftreten. Deshalb sollte unbedingt vor dem Zubettgehen noch einmal der Blutzuckerspiegel überprüft werden. Liegt der Wert unter 150-180 mg/dl, sollte vorsichtshalber noch eine kohlenhydrathaltige Spätmahlzeit eingenommen werden. Gerade zu Beginn der Erkrankung und bei noch geringer Erfahrung mit Diabetes in außergewöhnli-

chen Situationen schafft es Sicherheit, den Wecker zu stellen und zusätzlich noch einmal nach drei bis vier Stunden Schlaf den Blutzuckerwert zu messen.
veröffentlicht am 28.02.2011 auf www.ernaehrung.de

165 Diabetiker: Schnellere Zuckeraufnahme im Darm

Süßgeschmack-Rezeptoren bei Diabetes fehlgeregelt

Rezeptoren sind spezialisierte Zellen, die Reize aufnehmen und in Erregungen umwandeln können. In Form von Geschmacksknospen sitzen sie auf der Zunge und teilen dem Gehirn mit, wie das Verzehrte schmeckt: süß, sauer, salzig, bitter oder umami. Rezeptoren für Süßgeschmack gibt es aber nicht nur auf der Zunge, sondern auch im Darm. Hier erfüllen sie offenbar eine ganz spezielle Funktion, die bei Typ 2-Diabetikern gestört abläuft.

„Wenn wir über süßen Geschmack sprechen, denken die meisten Leute an den Geschmack von süßem Essen auf unsere Zunge. Wissenschaftler haben allerdings entdeckt, dass Rezeptoren für den Süßgeschmack in etlichen Körperbereichen vorkommen", sagt Dr. Richard Young von der Universität von Adelaide. Neben der Zunge sei dies zum Beispiel auch der menschliche Darm. „Wir fangen gerade erst an zu verstehen, welche Bedeutung die Rezeptoren für den Süßgeschmack im Darm haben, und was dies für Menschen mit Typ 2-Diabetes bedeutet."

Die Glukose-Aufnahme im Darm könnte über die Süßgeschmack-Rezeptoren gesteuert werden, vermutet der Wissenschaftler, und diese scheinen bei Typ 2-Diabetikern abweichend geregelt zu werden. Young und Kollegen prüften diese Zusammenhänge, indem sie die Rezeptoren von 14 gesunden Erwachsenen mit denen von 13 Typ 2-Diabetikern verglichen. Beide bekamen eine Glukoselösung und bei beiden wurden vor und 30 Minuten nach der Verabreichung dieser Lösung die im Darmgewebe enthaltenen Rezeptoren für Süßgeschmack untersucht. Gewebeproben wurde durch eine Biopsie gewonnen.

Diabetiker wiesen im Vergleich zu den Nicht-Diabetikern mehr von einer speziellen Untergruppe der Süßgeschmack-Rezeptoren auf, was nicht folgenlos blieb: Während Gesunde die Glukose wirksam reguliert aufnahmen, erfolgte der Übergang in die darmnahen Blutgefäße bei den Diabetikern wesentlich schneller, wodurch diese einen schnelleren und ausgeprägteren Blutzuckeranstieg aufzeigten.

„Wenn Rezeptoren für Süßgeschmack im Darm 'Glukose' feststellen, leiten sie eine Antwort ein, die die Glukose-Aufnahme aus dem Darm steuern könnte. Unsere Studien zeigen, dass Diabetiker die Glukose schneller und in größeren Mengen aufnehmen als gesunde Erwachsene", so Young.

Damit käme bei einem Diabetes neben dem Pankreas und dem dort gebildeten Insulin auch dem Darm eine bedeutsame Rolle zu. In zukünftigen Studien sollte die Glukose-Aufnahme während der gesamten Verdauung beobachtet werden. Weiter sollte untersucht werden, wie der Körper auf künstliche Süßstoffe im Vergleich zur Glukose reagiere, meint Young.

Quellen:

Benita M (Science World Report, 24.08.2013): Gut Taste Mechanism Defective in Type 2 Diabetes Patients

The University of Adelaide (23.08.2013): Gut taste mechanisms are abnormal in diabetes sufferers

Young RL, Chia B, Isaacs NJ, Ma J, Khoo J, Wu T, Horowitz M, Rayner CK: Disordered control of intestinal sweet taste receptor expression and glucose absorption in type 2 diabetes. Diabetes. 2013 Jun 12. [Epub ahead of print]

veröffentlicht am 15.11.2013 auf www.ernaehrung.de

166   Süßstoff und Diabetes – eine Verbindung mit Hindernissen

Süßstoff in hohen Dosen kann den Glukosestoffwechsel stören und das Diabetesrisiko erhöhen. Auch wenn noch viele Fragen unbeantwortet sind, dürften die Ergebnisse, die Wissenschaftler des Weizman-Instituts in Rehovot (Israel) kürzlich in der renommierten Fachzeitschrift Nature veröffentlichten, die Diskussion um den Einsatz von Süßstoff bei Diabetes anheizen.

Wenn Menschen mit Übergewicht, Diabetes oder beidem zu Süßstoff und mit Süßstoff gesüßten Lebensmitteln greifen, erhoffen sie sich davon meist auch gesundheitliche Vorteile, insbesondere eine Gewichtsabnahme durch das Einsparen von Kalorien und eine Verbesserung des Blutzuckerwerts. Doch sind diese Hoffnungen berechtigt? Anlass zum Zweifel geben zum einen die zunehmende Prävalenz von Diabetes und Adipositas in der Bevölkerung bei gleichzeitigem Siegeszugs von Süßstoff in den letzten Jahren (zum Beispiel in gesüßten Getränken) und zum anderen die Beobachtung, dass es viele Menschen trotz einer (süßstoffhaltigen) Reduktionskost nicht schaffen, abzunehmen und ihren Glukosestoffwechsel zu verbessern. Kann es also sein, dass Süßstoff keinen positiven Effekt auf Menschen mit Übergewicht und Diabetes hat oder gar kontraindiziert ist?

Beobachtungsstudien unter realen Bedingungen sind geeignet, um Hypothesen zu generieren. Wenn jedoch Ursache-Wirkungs-Zusammenhänge untersucht werden sollen (in diesem Fall die Auswirkungen der Süßstoffaufnahme auf den Glukosestoffwechsel), sind kontrollierte Experimente notwendig. Hierdurch kann ausgeschlossen werden, dass Begleitfaktoren die Ergebnisse verfälschen. Mit Hilfe einer Versuchsreihe versuchten die Wissenschaftler, den Zusammenhang zwischen der Süßstoffaufnahme und dem Glukosestoffwechsel zu ergründen. Die ersten Versuche erfolgten mit Mäusen, deren Stoffwechsel dem der Menschen ähnlich ist, später nahmen Menschen an den Untersuchungen teil.

Die Wissenschaftler stellten fest,

- dass Mäuse, die leicht mit Süßstoff gesüßtes Trinkwasser erhielten, nach elf Wochen eine ausgeprägte Glukoseintoleranz aufwiesen, Glukose also deutlich schlechter verstoffwechseln konnten als Tiere, die stattdessen normales Wasser oder Zuckerwasser zu trinken bekommen hatten. Besonders ausgeprägt war der Effekt bei Mäusen, die den Süßstoff Saccharin erhalten hatten.
- dass Mäuse, die eine stark fetthaltige Kost erhielten (analog zu der Ernährung adipöser Menschen) und dazu mit Saccharin in hoher Konzentration gesüßtes Trinkwasser, nach fünf Wochen eine Glukoseintoleranz entwickelt hatten, während dies nicht der Fall war, wenn die Tiere zur fetthaltigen Kost Zuckerwasser tranken.

Da Süßstoffe aufgrund ihrer Molekülstruktur kaum verstoffwechselt werden und stattdessen weitgehend unverändert nach der Passage des Magen-Darm-Trakts ausgeschieden werden, war dieses Ergebnis zunächst einmal verblüffend für die Forscher. Dann keimte ein Verdacht auf: Bei ihrem Weg durch den Magen-Darm-Trakt kommen Süßstoffe auch in Kontakt mit Darmbakterien. Sind diese vielleicht an der Entstehung der Glukoseintoleranz beteiligt?

Weitere Experimente bestätigten diesen Verdacht.

- Mäuse, die zusätzlich zur Süßstoff- oder Saccharin-Diät Breitbandantibiotika erhielten, hatten eine normale Glukosetoleranz, wohingegen keimfrei aufgezogene Mäuse, die in Kontakt mit Darmbakterien ihrer Artgenossen kamen, glukoseintolerant wurden.
- Weitere Versuche (unter anderem an Zellkulturen) zeigten, dass Saccharin das Gleichgewicht der Darmflora zugunsten von Bakterien des Stammes Bacterioides verschiebt. Ähnliches wurde bereits früher bei Menschen mit Adipositas beobachtet.
- In einer laufenden Ernährungsstudie zeigte sich außerdem, dass Menschen ohne Diabetes und mit einem vergleichbaren BMI in den vorherigen Monaten stärker an Gewicht zugenommen hatten, wenn sie viel Süßstoff gegessen hatten. Außerdem hatten die Süßstoffkonsumenten schlechtere Nüchternblutzuckerwerte, eine schlechtere Glukosetoleranz und eine andere Zusammensetzung der Darmflora als die Menschen ohne hohen Süßstoffkonsum und Gewichtszunahme während der letzten Monate. Las-

sen sich also die Ergebnisse aus den Mausexperimenten auf den Menschen übertragen?

- Dies scheint der Fall zu sein. Denn auch vier gesunde Menschen, die zuvor keinen Süßstoff zu sich genommen hatten, hatten innerhalb von einer Woche eine deutlich verschlechterte Glukosetoleranz, nachdem sie Saccharin in hohen Konzentrationen zu sich genommen hatten. Dies galt jedoch nur für diesen Teil der Probanden, bei den übrigen drei Versuchsteilnehmern blieb der Glukosestoffwechsel weitgehend unverändert. Ebenso zeigten sich Veränderungen der Darmflora lediglich bei den Teilnehmern mit einer geringeren Glukosetoleranz.

„Unsere Ergebnisse legen nahe, dass Süßstoffe sowohl bei Mäusen als auch bei Menschen eine Glukoseintoleranz begünstigen und diese durch Veränderungen der Darmflora vermittelt wird", folgern die Autoren der Studie. Bislang sind jedoch noch viele Fragen offen. Unklar ist unter anderem, ob auch geringere Süßstoffmengen die Glukosetoleranz verschlechtern, auf welche Weise Süßstoffe die Darmflora beeinflussen, und weshalb dies zu einer geringeren Glukosetoleranz führt.

Quellen:
J. Suez, T. Korem, D. Zeevi, G. Zilberman-Schapira, C. A. Thaiss, O. Maza, et al. (2014): Artificial sweeteners induce glucose intolerance by altering the gut microbiota. Nature, Online-Vorabveröffentlichung

veröffentlicht am 09.10.2014 auf www.ernaehrung.de

167 Möglicher Sieg der Umwelt gegen die Gene: Fünf gegen Diabetes

Trotz familiär bedingt erhöhten Risikos können fünf Lebensstilfaktoren entscheidend dazu beitragen, Menschen vor einem Diabetes zu bewahren. Zu diesem Ergebnis kamen Forscher um Dr. Jared Reis, Epidemiologe am NIH, dem amerikanischen Nationalen Gesundheitsinstitut.

Die Wissenschaftler begleiteten im Rahmen einer prospektiven Studie 200 000 Menschen (1) im Alter von 50 bis 71 Jahren über einen Zeitraum von elf Jahren hinweg. Bei den untersuchten und als wirksam nachgewiesenen Faktoren handelt es sich um ein Gewicht im Normalbereich, eine gesunde Ernährung, ausreichend Bewegung, den Verzicht auf Rauchen und einen mäßigen Alkoholverzehr (Frauen nicht mehr als einen Drink pro Tag, Männer nicht mehr als zwei).

Jeder einzelne Faktor kann das Diabetes Risiko um rund 30 Prozent senken. Doch vor allem kombiniert sind sie wirksam. Wenn all die genannten Faktoren Bestandteil des Lebensstils sind, sinkt das Risiko für einen Diabetes nach den Ergebnissen der Studie sogar um rund 80 Prozent. Dabei biete es den besten

Schutz, nicht übergewichtig oder adipös zu sein, gibt Reis kund. Aber auch Übergewichtige und Adipöse können von den weiteren oben aufgeführten Verhaltensweisen profitieren.

Der Epidemiologe betont, dass eine Umstellung des Lebensstils zur Vorbeugung einer Diabeteserkrankung immer Sinn macht, egal in welchem Alter damit begonnen wird.

(1) Die Teilnehmer waren zu Beginn der Untersuchung frei von Herzerkrankungen, Krebs und Diabetes.

Quellen:

Reis JP, Loria CM, Sorlie PD, Park Y, Hollenbeck A, Schatzkin A: Lifestyle factors and risk for new-onset diabetes: a population-based cohort study. Ann Intern Med. 2011 Sep 6;155(5):292-9.

Balintfy J (Radiobeitrag des NIH, August 2011): Combination of five lifestyle factors linked to lower diabetes risk

NIH (September 2011): Five lifestyle factors lower diabetes risk

veröffentlicht am 28.02.2011 auf www.ernaehrung.de

S Bluthochdruck, Herz- und sonstige Erkrankungen

Mangel an blutdrucksenkendem Hormon macht Adipöse empfindlicher für Herz-Kreislauf-Erkrankungen

Bluthochdruck ist ein Haupt-Risikofaktor für Herz-Kreislauf-Erkrankungen, eine der weltweit häufigsten Todesursachen. Wissenschaftler am Deutschen Institut für Ernährungsforschung (DifE) haben jetzt eine mögliche Erklärung für den Zusammenhang zwischen starkem Übergewicht und Bluthochdruck gefunden.

Stark Übergewichtige weisen einen erhöhten Körperfettanteil auf, der oftmals mit einer Insulinresistenz einhergeht. Als Folge davon kann der Blutzucker nicht mehr ausreichend in die Körperzellen transportiert werden und steigt an. Um dies zu kompensieren, schüttet der Körper zu Beginn vermehrt Insulin aus. Wenn der Insulinspiegel dauerhaft erhöht ist, bewirkt dies unter anderem auch einen vermehrten Einbau von ANP-Abbau-Rezeptoren im Fettgewebe, fanden die Wissenschaftler heraus. ANP steht für „atriales natriuretisches Peptid" und ist ein im Herzen gebildeter Botenstoff.

Ist ANP in ausreichender Menge vorhanden, senkt es über drei Mechanismen den Blutdruck. Zum einen verringert es über ein sinkendes Durstgefühl und eine vermehrte Harnausscheidung das Blutvolumen. Und zum anderen entspannt es die Gefäßmuskeln, wodurch sich die Gefäße erweitern. Ist nun weniger ANP verfügbar, weil dauerhaft erhöhte Insulinspiegel den ANP-Abbau verstärken, lässt die Wirkung des Hormons nach. Der Blutdruck steigt und dadurch auch das Risiko für Herz-Kreislauf-Erkrankungen.

Die Kenntnis dieses Zusammenhangs könnte auch bei der Wahl der Medikation von Typ-2-Diabetikern bedeutsam sein, meinen die Wissenschaftler. Schließlich sind viele Typ-2-Diabetiker übergewichtig und haben eine Insulinresistenz. Die Forscher folgern daher, dass Medikamente, die über Insulinunabhängige Mechanismen wirken, zur Vermeidung von Herz-Kreislauf-Erkrankungen bei Typ-2-Diabetikern von Vorteil sein könnten.

Quelle

DifE (26.03.2012): Neu entdeckter Mechanismus erklärt, warum Übergewicht das Herz-Kreislauf-Erkrankungsrisiko erhöht.

veröffentlicht am 16.05.2012 auf www.ernaehrung.de

169   Einfach gesund: Sieben Tipps schützen vor Herzerkrankungen und Krebs

Das Risiko, an Krebs zu erkranken oder einen Herzinfarkt zu erleiden, lässt sich nicht vollständig beseitigen. Ein gesunder Lebensstil kann das Erkrankungsrisiko jedoch im Idealfall halbieren. So lautet das Fazit einer amerikanischen Langzeitstudie, in der die Wirksamkeit von sieben Empfehlungen untersucht wurde.

Diese gehen auf die Amerikanische Herzgesellschaft zurück und lauten:

1. regelmäßige körperliche Aktivität
    (das heißt mindestens 75 Minuten Sport pro Woche),
2. ein normales Körpergewicht,
3. eine ausgewogene Ernährung
    (zum Beispiel nach den 10 Regeln der Deutschen Gesellschaft für Ernährung, Anm. d. Redaktion),
4. nicht rauchen,
5.-7. Cholesterin- und Blutzuckerspiegel sowie Blutdruck im normalen Bereich halten.

Wissenschaftler untersuchten nun, ob die Befolgung dieser Empfehlungen, die eigentlich zur Vorbeugung von Herz-Kreislauf-Erkrankungen formuliert wurden, auch vor Krebserkrankungen schützt. In der Studie wurden 13.253 Menschen im Alter von 45 bis 64 Jahren zu ihrem Lebensstil und ihren Ernährungsgewohnheiten befragt und während der nächsten 17 bis 19 Jahre in regelmäßigen Abständen medizinisch untersucht.

Nur drei von 100 Probanden erfüllten mindestens sechs der sieben Empfehlungen der Amerikanischen Herzgesellschaft. Sie hatten dadurch ein um die Hälfte vermindertes Risiko für Krebserkrankungen verglichen mit Probanden, die keinen der Ratschläge befolgten. Aber auch diejenigen, die eine geringere Anzahl an Kriterien einhalten konnten, profitierten: Bei Berücksichtigung von vier empfehlenswerten Verhaltensweisen sank das Krebsrisiko um ein Drittel. Wer ein bis zwei der Empfehlungen befolgte, hatte immerhin ein um 21 Prozent geringeres Risiko als Probanden, die keine einzige Empfehlung berücksichtigten.

Herz-Kreislauf-Erkrankungen und Krebs zählen zu den häufigsten Todesursachen in Industrienationen. Die aktuellen Ergebnisse sprechen dafür, den eigenen Lebensstil zu überdenken, denn das Umsetzen jeder zusätzlichen Empfehlung senkt das Risiko weiter, sowohl für Herz-Kreislauf-Erkrankungen als auch für Krebs.

Quellen:

L.J. Rasmussen-Torvik, C.M. Shay, J.G. Abramson, C.A. Friedrich, J.A. Nettleton, A.E. Prizment, A.R. Folson (2013): Ideal cardiovascular health is inversely associated with incident cancer: The Ateroslerosis Risk in Communities Study. Circulation, Online-Vorabveröffentlichung

Ärzteblatt (2013): Sieben Lebensstilregeln gegen Herzerkrankungen und Krebs. Online-Artikel vom 20.03.2013

veröffentlicht am 17.04.2013 auf www.ernaehrung.de

170 Obst und Gemüse bieten Schutz vor Herzinfarkt und Schlaganfall

Gesunde Gefäße durch pflanzliche Lebensmittel

Ein reichlicher Verzehr von Obst und Gemüse unterstützt einen gesunden Blutdruck durch die in ihnen enthaltenen Ballaststoffe und den Mineralstoff Kalium. Die Ballaststoffe wirken sich außerdem günstig auf die Blutfettwerte aus. Obst und Gemüse liefern aber auch wichtige Vitamine und sekundäre Pflanzenstoffe. Unter den sekundären Pflanzenstoffen scheinen vor allem Antioxidantien für einen Gefäßschutz von Bedeutung sein, wozu viele farbgebende Komponenten in Pflanzen gehören.

Schutz vor Herzinfarkt und Schlaganfall – der Beitrag von Obst und Gemüse

Wie gut können Obst und Gemüse vor Herzinfarkt und Schlaganfall schützen? Dieser Frage gingen niederländische Forscher nach. Sie untersuchten über einen Zeitraum von zehn Jahren die Wirkung von rohem und gekochtem Obst und Gemüse auf das Herzinfarkt- und Schlaganfallrisiko an mehr als 20 000 Personen im Alter von 20 bis 65 Jahren. Die Ergebnisse fielen für die beiden Erkrankungen recht unterschiedlich aus. So scheint im Vergleich zur Prophylaxe gegen einen Schlaganfall eine fast doppelt so große Portion Obst und Gemüse (> 475 g/d) notwendig zu sein, um einen ähnlichen Schutz (ca. 30 Prozent weniger Fälle im Vergleich zu der Teilnehmergruppe mit einem geringen Verzehr (1)) vor einem Herzinfarkt zu erreichen. Was den Herzschutz betrifft, ist der Zubereitungszustand der Früchte offenbar eher nebensächlich: Egal ob roh oder gekocht, Obst und Gemüse entfalten stets eine protektive Wirkung. Anders sieht es mit der krankheitsverhütenden Wirkung bei einem Schlaganfall aus. Hier erweist sich Rohkost klar als überlegen, verarbeitetes Gemüse entfaltet nach den niederländischen Studienergebnissen hingegen keine bedeutsame Wirkung.

283

Roh oder gekocht, gekocht oder roh …

Warum könnte der Zubereitungszustand, roh oder gekocht, einen Unterschied machen? Durch das Kochen verändert sich die chemische Zusammensetzung von Lebensmitteln. Die Nährwerte werden beeinflusst, der Wassergehalt und ebenso die Bioverfügbarkeit von sekundären Pflanzenstoffen variieren abhängig vom Zubereitungszustand. Gekochtes Gemüse enthält weniger Ballaststoffe, dafür aber meist hinzugefügtes Salz, was sich eher nachteilig auf das Erkrankungsrisiko auswirkt. Während Hitze-empfindliche Bestandteile wie manche Vitamine (z. B. Vitamin C) durch die Hitze unwirksam werden, verbessert sich im Gegensatz dazu die Verfügbarkeit von Lycopin (in Tomaten), Carotinoiden (in Karotten u. a.) und evtl. ebenso von Folat (in grünem Gemüse). Diese Substanzen könnten wiederum eine Risikosenkung begünstigen.

Auch die Farbe scheint einen Unterschied zu machen

Neben der unterschiedlichen Risikosenkung bei den untersuchten Erkrankungen, machten die Forscher noch eine weitere interessante Entdeckung. Sie fanden heraus, dass vor allem weißfleischige Früchte wie Äpfel, Birnen, Bananen und Blumenkohl einem Schlaganfall vorbeugen können. Warum hierbei gerade weiße pflanzliche Lebensmittel schützend wirken, bleibt erst einmal unklar. Heißt es nun also, verstärkt weißes Obst und Gemüse zu essen? Bereits der tägliche Apfel oder die Birne erhöhen auf einfache Weise den Anteil an weißem Obst oder Gemüse in der Ernährung, äußert Linda Oude Gripe, Forschungsleiterin der Studie. Die niederländischen Wissenschaftler empfehlen jedoch nach wie vor beim Obst- und Gemüseverzehr farblich abzuwechseln, da jegliches Obst und Gemüse gesundheitliche Vorteile birgt und Bestandteil einer ausgewogenen Ernährung sein sollte.

(1) „Geringer Verzehr" bezog sich bei Schlaganfall auf eine Vergleichsgröße von 92 g oder weniger, bei Herzinfarkt auf 241 g oder weniger.

Hinweise

- Bei gekochtem Gemüse wird oft Salz hinzugefügt, was günstige Wirkungen des Gemüses abschwächen könnte.
- Auch wenn die Forscher viele Faktoren geprüft und berücksichtigt haben, lässt sich ein Einfluss des Lebensstils auf das Ergebnis nicht komplett ausschließen.
- Die von den Teilnehmern verzehrte Rohkost umfasste vor allem Obst in Form von Äpfeln und Orangen, an rohem Gemüse wurden überwiegend Gurken und Tomaten gegessen. Bei den verarbeiteten pflanzlichen Lebensmitteln handelte es sich wiederum vor allem um Obst, das in Form von Saft

(Zitrone und Apfel) zugeführt wurde. Verarbeitetes Gemüse bestand hauptsächlich aus Kohlgemüse und Schnittbohnen.

- Laut Nationaler Verzehrsstudie II nehmen deutsche Frauen durchschnittlich 270 g Obst und 129 g Gemüse am Tag zu sich (in der Summe knapp 400 g) und Männer essen täglich 222 g Obst und 112 g Gemüse (summiert ca. 330 g). Bei Männern treten Schlaganfälle laut statistischem Bundesamt etwas häufiger auf (200/ 100 000) als bei Frauen (170/100 000) (altersstandardisierte Inzidenz, Statistisches Bundesamt, Stand 2006).

Quellen:

Oude Griep LM, Geleijnse JM, Kromhout D, Ocké MC, Verschuren WMM, 2010 Raw and Processed Fruit and Vegetable Consumption and 10-Year Coronary Heart Disease Incidence in a Population-Based Cohort Study in the Netherlands. PLoS ONE 5(10): e13609. doi:10.1371/journal.pone.0013609

Oude Griep, LM, Verschuren WMM, Kromhout D, Ocké MC, Geleijnse JM :Raw and processed fruit and vegetable consumption and 10-year stroke incidence in a population-based cohort study in the Netherlands European Journal of Clinical Nutrition 65 (2011)7. - ISSN 0954-3007 - p. 791 - 799.

BBC News (Sept. 2011): An apple or pear a day keeps strokes at bay.

Max-Rubner-Institut (2008): Nationale Verzehrsstudie II, Ergebnisbericht, Teil 2

Gesundheitsberichterstattung des Bundes: Schlaganfall Kapitel 1.2.2.2 [Gesundheit in Deutschland, 2006]

veröffentlicht am 29.09.2011 auf www.ernaehrung.de

171   Rauchstopp lohnt sich

Trotz Gewichtszunahme bessere Herzgesundheit

Raucher nehmen in der Entwöhnungsphase häufig an Gewicht zu. Macht sich der Verzicht auf Zigaretten und Co. - speziell für die Herzgesundheit – dann überhaupt bezahlt? Dieser Frage ging eine Gruppe von Wissenschaftlern um Carol Clair von der Universität Lausanne nach.

Wenn Raucher mit dem Rauchen aufhören, setzen sie häufig Gewicht an. So auch die Teilnehmer in der amerikanischen Framingham Offspring-Studie, die den Lausanner Forschern die Daten lieferte. In dieser Studie werden die Probanden seit den 1970er-Jahren in Vierjahresintervallen medizinisch untersucht und zu ihren Lebensgewohnheiten befragt. Nach einem Rauchstopp nahmen die Ex-Raucher durchschnittlich 2,7 Kilogramm zu. In anderen Studien betrug die Gewichtszunahme ehemaliger Raucher sogar bis zu sechs Kilogramm.

Nun neigen Übergewichtige zu einem höheren Blutdruck. Bluthochdruck wiederum gilt als der zentrale Risikofaktor für Herz-Kreislauf-Erkrankungen. Steigt also durch einen Rauchstopp das Risiko für diese Erkrankungen?

Diesen Zusammenhang konnten die Lausanner Forscher in ihrer Analyse nicht bestätigen. Trotz Gewichtszunahme halbierte sich das Risiko für Herz-Kreislauf-Erkrankungen (1) bei den Ex-Rauchern verglichen mit den Weiterrauchenden. Wer länger als vier Jahre erfolgreich abstinent blieb, profitierte in gleicher Weise (Rückgang des Risikos um 54 Prozent). Auch Diabetiker wiesen nach einem Rauchverzicht eine bessere Herzgesundheit auf. Aufgrund der geringeren Anzahl an Probanden mit Diabetes war das Ergebnis dieses Vergleichs jedoch nicht statistisch signifikant.

Fazit: Der Verzicht auf Tabakwaren lohnt sich. Selbst wenn ehemalige Raucher dadurch zunehmen sollten, macht sich der Rauchstopp gesundheitlich ganz sicher bezahlt. Zumal der Verzicht nicht nur vor Herz-Kreislauf-Erkrankungen schützt, sondern auch vor Krebserkrankungen.

(1) untersucht wurde das Auftreten von Herzinfarkten, Schlaganfällen, peripheren Verschlusskrankheiten und Herzinsuffizienzen

Quellen:

Clair, N.A. Rigotti, B. Porneala, C.S. Fox, R. B. D'Agostino, M.J. Pencina, J.B. Meigs (2013): Association of smoking cessation and weight change with cardiovascular disease among adults with and without diabetes. Journal oft he American Medical Association 309, Seite 1014-1021.

Ärzteblatt (2013): Rauchstopp senkt Herz-Kreislauf-Risiko trotz Gewichtszunahme. Online-Artikel

veröffentlicht am 03.04.2013 auf www.ernaehrung.de

172   Herzschutz für Diabetiker – Omega-3-Fettsäuren keine Unterstützung

Fettstoffwechselstörungen sind ein wesentlicher Faktor für die Entstehung von Herz-Kreislauf-Erkrankungen. Aus früheren Studien ergeben sich Hinweise darauf, dass ein hoher Gehalt an Omega-3-Fettsäuren in der Nahrung durch eine Senkung der Triglyceride Fettstoffwechselstörungen positiv beeinflussen könnten. Diabetiker haben ein besonders hohes Risiko für die Entstehung von Herz-Kreislauf-Erkrankungen. Gerade sie könnten daher von der zusätzlichen Gabe von Omega-3-Fettsäuren profitieren. Dies war der gedankliche Ansatz, der hinter der kanadischen ORIGIN-Studie stand.

Wissenschaftler testeten in dieser Studie, ob ein Gramm Omega-3-Fettsäuren in Form von Fischöl, täglich über sechs Jahre hinweg eingenommen, kardiovaskulären Ereignissen (Herzinfarkt, Schlaganfall) vorbeugen kann. Zwar sanken in dieser Studie die Triglyceride der Probanden durch Fischöl-Präparate um durchschnittlich 14,5 mg/dl. Jedoch wiesen diese Teilnehmer vergleichbar viele Herzrhythmusstörungen, Herz-Kreislauf-Erkrankungen sowie dadurch bedingte Todesfälle und auch Gesamttodesfälle auf wie die Kontroll-Gruppe, die ein Placebo erhielt.

Fischöl-Kapseln scheinen somit Diabetikern oder Prädiabetikern keinen verbesserten Herzschutz zu bieten. Dies ist nicht nur das Ergebnis der ORIGIN-Studie, sondern auch Fazit einer aktuellen Metaanalyse, in der Omega-3-Fettsäuren-Supplemente Menschen mit einem erhöhtem Risiko für kardiovaskuläre Ereignisse nicht vor diesen Erkrankungen bewahren konnten.

Quellen:
Kwak SM, Myung SK, Lee YJ, Seo HG; for the Korean Meta-analysis Study Group: Efficacy of Omega-3 Fatty Acid Supplements (Eicosapentaenoic Acid and Docosahexaenoic Acid) in the Secondary Prevention of Cardiovascular Disease: A Meta-analysis of Randomized, Double-blind, Placebo-Controlled Trials.Arch Intern Med. 2012 Apr 9. [Epub ahead of print]
The ORIGIN Trial Investigators: n–3 Fatty Acids and Cardiovascular Outcomes in Patients with Dysglycemia. N Engl J Med 2012.

veröffentlicht am 18.09.2012 auf www.ernaehrung.de

173 Max-Rubner-Institut: Deutsche essen zu viel Salz

Speisesalz ist aus der Küche nicht wegzudenken. Ein anhaltend hoher Konsum kann Bluthochdruck und Herz-Kreislauf-Erkrankungen verursachen. Deshalb empfiehlt die Deutsche Gesellschaft für Ernährung (DGE), täglich höchstens sechs Gramm Speisesalz aufzunehmen. Laut einer aktuellen Untersuchung des Max Rubner-Instituts essen allerdings mehr als die Hälfte der Frauen und vier von fünf Männern zu viel Salz.

Für die Studie wurden 15.371 Probanden im Alter von 14 bis 80 Jahren zu ihren Ernährungsgewohnheiten während der letzten vier Wochen befragt. Mit Hilfe einer Software zur Berechnung des Nährstoffgehaltes wurde die Natriumaufnahme der Probanden ermittelt. Da Natrium in Lebensmitteln hauptsächlich in Form von Kochsalz (Natriumchlorid) vorkommt, konnte über die Natriumaufnahme auch die Speisesalzaufnahme der Probanden geschätzt werden.

Demnach nehmen Männer über die Nahrung ca. 9 Gramm Salz pro Tag auf, bei Frauen sind es ca. 6,5 Gramm. Junge Männer im Alter von 19 bis 24 Jahren essen mit durchschnittlich 9,4 Gramm pro Tag besonders viel Salz. Bei Frauen steigt die mittlere Salzaufnahme auf 6,7 Gramm pro Tag bei 35-50-Jährigen an. Wahrscheinlich liegen die tatsächlichen Werte noch etwas höher, da das Nachsalzen am Tisch nicht berücksichtigt wurde.

Vier von fünf Männern (86 Prozent) und über die Hälfte der Frauen (58 Prozent) überschreiten mit ihrer Salzaufnahme den Grenzwert der DGE. Fast ein

Drittel des aufgenommenen Natriums stammt aus Brot oder Brötchen, ein Fünftel (Männer) bis ein Sechstel (Frauen) aus Fleisch und Wurstwaren und ein Zehntel des Natriums wird über Milchprodukte und Käse aufgenommen.

Mit ein paar Tricks kann die Salzaufnahme deutlich reduziert werden:
- Verzichten Sie auf das Nachsalzen von Speisen am Tisch.
- Verwenden Sie zum Würzen anstelle von reinem Speisesalz besser Kräuter und salzarme Würzmischungen.
- Käse und Wurst sollten nur in kleinen Mengen verzehrt werden. Besonders gepökelte Lebensmittel enthalten viel Salz.
- Vorsicht bei Fertiggerichten. Hier kann sich viel Salz verstecken.
- Handelsübliches Brot enthält ebenfalls viel Salz. Beim Frühstück kann es durch Müsli ersetzt werden. Wer sein Brot selbst backt, kann selbst bestimmen, wie viel Salz er zufügt. Bei Brotbackmischungen lohnt sich ein Blick auf das Zutatenverzeichnis.

Quellen:
Max Rubner-Institut (2013): Kochsalzzufuhr der deutschen Bevölkerung. Online-Artikel
H. Kreutz (2013): Deutsche essen zu viel Salz – vor allem junge Männer. Aid infodienst, Artikel vom 10.04.2013.

veröffentlicht am 22.04.2013 auf www.ernaehrung.de

174   Der Streit um's Frühstücksei

Es ist bekannt, dass durch hohe LDL-Cholesterinspiegel im Blut das Risiko für Herz-Kreislauf-Erkrankungen steigt. Lange Zeit stand das Frühstücksei aufgrund seines hohen Choleringehalts im Verdacht, zu einer hohen Cholesterinkonzentration im Blut wesentlich beizutragen. Neue Studien entlasten Eier: Gesunde Menschen, die täglich ein Ei essen, haben kein erhöhtes Risiko für Herz-Kreislauf-Erkrankungen.

In einer Metaanalyse werteten amerikanische und chinesische Wissenschaftler gemeinsam die Ergebnisse von acht Studien mit über 260.000 Probanden aus. Die Forscher wollten ermitteln, ob ein Dosis-Wirkungs-Zusammenhang zwischen der Menge an Eiern, die verzehrt werden, und dem Auftreten von Herz-Kreislauf-Erkrankungen sowie Schlaganfällen besteht.

Die Ergebnisse der Studie dürften insbesondere Ei-Liebhaber freuen: Die Forscher konnten keinen signifikanten Zusammenhang zwischen der Menge an Eiern, die von gesunden Menschen verzehrt wurden, und dem Auftreten von Herz-Kreislauf-Erkrankungen und Schlaganfällen feststellen. Probanden mit Diabetes und einem vergleichsweise hohem Eikonsum hatten allerdings ein eineinhalbfach höheres Risiko für Herz-Kreislauf-Erkrankungen als Diabetiker, die weniger Eier aßen. Da die Anzahl von Diabetiker-Studien in dieser

Metaanalyse insgesamt gering war, sollte dieses Ergebnis in weiteren Studien überprüft werden, raten die Autoren.

Experten warnen allerdings davor, die Ergebnisse der Metaanalyse als Freibrief für einen ungehemmten Konsum von Eiern zu sehen. Cholesterin in Nahrungsmitteln erhöht die Anfälligkeit von gesundheitsschädlichem LDL-Cholesterin für Oxidationsvorgänge. Und oxidiertes LDL-Cholesterin kann die Entstehung von Arteriosklerose begünstigen. Bestehende Grunderkrankungen und das Stadium der Erkrankung sollten beim eigenen Eikonsum mit berücksichtigt werden. Hierzu Professor Helmut Gohlke, Vorstandsmitglied der Deutschen Herzstiftung *„Wenn Sie keine koronare Herzerkrankung oder Gefäß-Arteriosklerose haben, ist der Konsum von Eiern weniger bedenklich, als wenn sie bereits deutliche arteriosklerotische Veränderungen an den Herzkranzgefäßen oder zum Beispiel den Halsgefäßen haben."*

In Fachkreisen wird inzwischen davon ausgegangen, dass gesättigte Fettsäuren, die reichlich in fettem Fleisch, Käse, Butter und tierischen Fetten vorkommen, einen größeren Einfluss auf den Blutcholesterinspiegel haben als Eier. Laut Gohlke kommt es immer auf das Gesamtkonzept der Ernährung an. Ei hin oder her, am sinnvollsten sei eine Ernährung im Sinne der mediterranen Küche mit Schwerpunkt auf Gemüse, Salat, Obst und Ölen mit reichlich ungesättigten Fettsäuren.

Quellen:
Rong et al. (2013): Egg consumption and risk of coronary heart disease and stroke: dose-response meta-analysis of prospective cohort studies. British Medical Journal, Online-Vorabveröffentlichung.
Infarkte: Metaanalyse entlastet Frühstücksei. Online-Artikel in der Ärztezeitung vom 31.01.2013.

veröffentlicht am 18.02.2013 auf www.ernaehrung.de

175 Ostermöhren statt Ostereier? Cholesterinwerte im Griff behalten

Sie zählen schon fast zu den Volksleiden Nr. 1, ca. jeder Dritte der Bevölkerung zwischen 18 und 79 Jahren ist davon betroffen, viele haben die Veranlagung dazu bereits von ihren Eltern und Großeltern geerbt. Die Rede ist von erhöhten Cholesterinwerten. Ein richtiges „Leiden" sind erhöhte Cholesterinwerte zunächst einmal nicht, denn ähnlich wie Bluthochdruck ist das Vorliegen eines erhöhten Cholesterinspiegels nicht unmittelbar mit Beschwerden oder direkten gesundheitlichen Auswirkungen verbunden. Erhöhte Werte können die Entstehung von Herz-Kreislauf-Erkrankungen begünstigen, insbesondere wenn weitere Risikofaktoren wie Übergewicht, Rauchen, wenig Bewegung, Bluthochdruck oder Diabetes hinzukommen.

Wie kann man erhöhte Cholesterinwerte in den Griff bekommen? Wer sich nicht (nur) auf Medikamente verlassen möchte, befolgt häufig denn Rat, cholesterinhaltige tierische Nahrungsmittel zu meiden, also z. B. auf Eier möglichst zu verzichten und Butter durch Margarine zu ersetzen. Das Angebot an industriell hergestellten Ersatzprodukten in diesem Segment ist groß. Weniger bekannt ist: Nur etwa die Hälfte der Menschen sind Cholesterinresponder. Bei ihnen führt eine cholesterinarme Diät auch tatsächlich zu einer Senkung des Cholesterinspiegels im Blut. Die anderen (Nonresponder) können davon nicht profitieren. Deshalb empfiehlt es sich, zu Beginn einer cholesterinarmen Diät, regelmäßig die Blutwerte überprüfen zu lassen und zu kontrollieren, ob überhaupt eine Veränderung eintritt.

Inzwischen hat sich auch herausgestellt, dass nicht unbedingt Nahrungscholesterin, sondern vielmehr die Art und Menge des verzehrten Fetts zu einer Erhöhung des Cholesterinspiegels beitragen kann. Von folgenden Tipps können Nonresponder und Responder gleichermaßen profitieren:

- fettarme/fettreduzierte Lebensmittel bevorzugen: Viele tierischen Lebensmittel sind reich an gesättigten Fettsäuren. Diese können den Cholesterinspiegel erhöhen. Deshalb sollte bei tierischen Lebensmitteln wie Fleisch, Milch und Käse fettarmen Varianten der Vorrang gegeben werden. Butter, Sahne, Crème Fraîche etc. sollten lediglich in kleinen Mengen zum Verfeinern von Speisen eingesetzt werden. Vorsichtig vor versteckten Fetten in verarbeiteten Lebensmitteln! Ein Blick auf das Zutatenverzeichnis und die Nährwertangaben auf der Verpackung verrät, wo besonders viel Fett enthalten ist.
- Ersatz von tierischen Fetten durch pflanzliche Fette und Öle: Die meisten pflanzlichen Fette und Öle sind reich an einfach und mehrfach ungesättigten Fettsäuren (1). Sie besitzen eine cholesterinsenkende Wirkung. Die Deutsche Gesellschaft für Ernährung empfiehlt insbesondere Fette und Öle mit einem hohen Gehalt an Omega-3-Fettsäuren, beispielsweise Raps-, Walnuss- oder Leinöl sowie Pflanzenmargarine mit hohem Rapsölanteil. Übrigens: Pflanzliche Lebensmittel sind generell cholesterinfrei. Ein entsprechender Hinweis auf der Packung sollte deshalb kein Motiv für den Einkauf darstellen.
- Regelmäßig Seefisch verzehren: Im Gegensatz zu anderen tierischen Lebensmittel enthält gerade fettreicher Seefisch viele mehrfach ungesättigte Fettsäuren, die sich günstig auf den Cholesterinspiegel auswirken und die Blutgefäße vor Ablagerungen schützen können. Deshalb sollten ein bis zweimal wöchentlich Seefische wie Lachs, Makrele oder Hering verzehrt werden. Der Einsatz von Fischölkapseln sollte dagegen nur in Absprache mit dem Arzt erfolgen.
- eine Handvoll Nüsse täglich: Für Menschen, die keinen Fisch mögen, sind Nüsse eine gute Alternative. Sie sind reich an einfach und mehrfach unge-

sättigten Fettsäuren. Aufgrund des hohen Energiegehalts sollte es aber bei einer Handvoll möglichst unverarbeiteter Nüsse bleiben.

- cholesterinhaltige Lebensmittel sparsam einsetzen: Auch wenn nicht alle Menschen Cholesterinresponder sind, empfiehlt die Deutsche Gesellschaft für Ernährung, den Verzehr von besonders cholesterinhaltigen Lebensmitteln einzuschränken. Hierzu zählen Innereien, Meeresfrüchte, Aal/Räucherfisch sowie die Haut von Fisch und Geflügel. Aber keine Sorge: Auf ein Frühstücksei am Sonntag muss man nicht verzichten. Insgesamt sollten aber nicht mehr als zwei bis drei Eier wöchentlich auf dem Speiseplan stehen. Achten Sie auch auf versteckte Eier in Frischeinudeln, Fertiggerichten, Kuchen und Gebäck.
- pflanzliche Lebensmittel zum Sattessen: Brot, Nudeln, Kartoffeln und Reis, Haferflocken, Hülsenfrüchte, Gemüse, Salate und Obst sind fettarm und cholesterinfrei. Außerdem enthalten Gemüse und Obst sekundäre Pflanzeninhaltsstoffe, die cholesterinsenkende, antioxidative und antientzündliche Wirkungen haben und damit die Blutgefäße schützen.

Es ist jedoch nicht nur die Ernährung, die den Cholesterinspiegel und damit das Risiko für Herz-Kreislauf-Erkrankungen senken kann. Regelmäßige Bewegung, die Aufgabe des Rauchens und eine Einschränkung des Alkoholkonsums tragen das Ihrige dazu bei. Deshalb sollten gerade an Feiertagen, an denen der Speiseplan traditionell etwas reichhaltiger ist, immer wieder Pausen für Spaziergänge und Bewegung an der frischen Luft genutzt werden.

(1) Im Gegensatz zu den meisten anderen pflanzlichen Ölen und Fetten sind Kokos- und Palmfett reich an gesättigten Fettsäuren. Sie sollten deshalb ebenso sparsam eingesetzt werden wie tierische Produkte mit hohem Fettgehalt.

Quellen:

Deutsche Gesellschaft für Ernährung (2010): Cholesterinwerte im Griff.Presseinformation vom 17. 06.2010.

Deutsche Gesellschaft für Ernährung (2006): Evidenzbasierte Leitlinie: Fettkonsum und Prävention ausgewählter ernährungsmitbedingter Erkrankungen. Fettkonsum und Prävention der Dyslipoproteinämie.

Homepage der Deutschen Gesellschaft zur Bekämpfung von Fettstoffwechselstörungen und ihren Folgeerkrankungen DGFF (Lipid-Liga) e.V.

veröffentlicht am 20.04.2011 auf www.ernaehrung.de

176 Fleischinhaltsstoff L-Carnitin schädigt Blutgefäße

Vermeintlicher Fatburner L-Carnitin erweist sich als ungesund

Bei Ausdauersportlern ist Carnitin als Fatburner bekannt. Es transportiert langkettige Fett-säuren in die Zelle, wo diese zu Energie umgesetzt werden. Während die leistungssteigernde Wirkung von Carnitin umstritten ist, zeigt eine aktuelle Studie, dass Carnitin, das natürli-cherweise in rotem Fleisch enthalten ist, die Blutgefäße schädigen und Herz-Kreislauf-Erkrankungen auslösen kann.

Vegetarier und Veganer leiden seltener an Gefäßerkrankungen als Menschen, die Fleisch essen. Dieses Phänomen ist seit längerem bekannt, die Ursache hier-für konnte aber bis heute noch nicht vollständig aufgeklärt werden. Viele Vege-tarier und Veganer haben einen gesünderen Lebensstil, bewegen sich mehr und rauchen seltener. Aber genügt dies als Erklärung für das unterschiedliche Erkrankungsrisiko? Welche Rolle spielt der Verzicht auf Fleisch?

In früheren Studien standen vor allem gesättigte Fettsäuren und Cholesterin im Verdacht, gefäßschädigend zu wirken. Die Ergebnisse aus verschiedenen Studi-en waren allerdings widersprüchlich. Aufgrund der strukturellen Ähnlichkeit von Carnitin und TMAO (Trimetyhlamin-N-Oxid), welches Arteriosklerose fördern kann, kamen US-amerikanische Forscher auf die Idee, eine Versuchs-reihe zur Wirkung von Carnitin durchzuführen.

Mit dem Ergebnis jeder einzelnen dabei entstandenen Studie verstanden die Forscher mehr über die Wirkungsweise von Carnitin und den Mechanismus, der Gefäßschäden hervorrufen kann.

- In der ersten Studie wurde nachgewiesen, dass L-Carnitin im Körper zu TMAO umgesetzt wird. Fünf Probanden schluckten markiertes L-Carnitin und hatten im Anschluss erhöhte Konzentrationen von TMAO in ihrem Blut und Urin.
- Wie wird L-Carnitin zu TMAO umgesetzt? Um den Beitrag der Darmflo-ra zu untersuchen, erhielten fünf Probanden eine Woche lang ein Antibio-tikum, das ihre Darmflora weitestgehend abtötete. Bei einem weiteren L-Carnitin-Test wurde so gut wie kein TMAO mehr nachgewiesen. Dem-nach bauen bestimmte Bakterien der Darmflora L-Carnitin zu TMAO um.
- Gibt es Unterschiede zwischen Menschen, die Fleisch verzehren und Vege-tariern bzw. Veganern, die auf Fleisch verzichten? Bei einem weiteren L-Carnitin-Test zeigte sich, dass bei Fleischessern der TMAO-Wert nach der Aufnahme von L-Carnitin deutlich anstieg, Vegetarier und Veganer dage-gen hatten auch nach mehreren Stunden kaum TMAO im Blut. Ein Ver-gleich der Darmflora zeigte, dass Menschen mit regelmäßigem Fleischkon-

sum höhere Konzentrationen der Darmbakterien haben, die L-Carnitin zu dem gefäßschädigenden TMAO umsetzen.

„Unsere Ergebnisse enthüllen einen neuen Weg, über den rotes Fleisch Arteriosklerose und anderen Gefäßerkrankungen fördern könnte", schließen die beteiligten Wissenschaftler. Bislang habe man dafür gesättigte Fette oder Cholesterin im Verdacht gehabt, es aber nicht unstrittig belegen können. Jetzt zeige sich, dass L-Carnitin und dessen Abbau durch die Darmflora den Zusammenhang zwischen Fleisch und Krankheit schlüssig erklären könne.

Außerdem warnen die Forscher vor der Verwendung von isoliertem L-Carnitin zur Fettverbrennung oder Leistungssteigerung: *„Die Sicherheit einer oralen Dauereinnahme sollte dringend untersucht werden, denn sie könnte die Vermehrung von Darmmikroben fördern, die besonders viel TMAO erzeugen und damit das Arteriosklerose-Risiko stark erhöhen."*

Weitere Studien sollen den Zusammenhang zwischen Carnitin, TMAO und Arteriosklerose untersuchen. Beispielsweise ist bekannt, dass Seefisch relativ hohe Konzentrationen TMAO enthält. Bisher wurde der regelmäßige Verzehr von Fisch jedoch als gefäßschützend angesehen.

Quellen:
R.A. Koeth, Z. Wang, B.S. Levison, et al. (2013): Intestinal microbiota metabolism of L-carnitine, a nutrient in red meat, promotes atherosclerosis. Nature Medicine, Online-Vorabveröffentlichung
Spiegel online (2013): Carnitin könnte den Gefäßen schaden. Online-Artikel vom 08.04.2013.
Scinexx (2013): Vermeintlicher Fatburner macht rotes Fleisch ungesund. Online-Artikel vom 08.04.2013.
Wissenschaft.de (2013): Fatburner im Zwielicht. Online-Artikel vom 07.04.2013.
veröffentlicht am 10.05.2013 auf www.ernaehrung.de

177 Vorsicht bei Gicht mit Fisch, Fleisch und Wurst

Risiko für spontane Anfälle steigt beträchtlich

Statt Sardellen-Thunfisch-Pizza auf die mit Gemüsebelag zurückzugreifen, das rückt die Wahrscheinlichkeit für einen Gichtanfall in weitere Ferne. Denn reichlich tierische Lebensmittel mit hohem Puringehalt können bei Menschen mit Neigung zu Hyperurikämie prompte Wirkung zeigen, fanden Forscher. Bis zu fünfmal höher sei das Risiko für einen spontanen Gichtanfall, wenn verstärkt purinlastige Lebensmittel wie Fleisch, Fisch oder Wurst auf dem Teller liegen.

Menschen mit einer Hyperurikämie sollen nur wenig Purin-reiche Lebensmittel essen, lautet die Empfehlung. Purine werden im Körper zu Harnsäure abgebaut, die dann in hohen Blutkonzentrationen Probleme bereiten kann. Die Harnsäure kann unter diesen Umständen nicht mehr im Blut gelöst werden. Sie fällt dann in den Gelenken in Form von Kristallen aus, die dort eine Entzündung verursachen können.

Vom Hörensagen schon bekannt, wissenschaftlich bisher jedoch noch nicht gesichert, war, dass bestimmte Lebensmittel einen spontanen Gichtanfall auslösen können. Um diesen Zusammenhang zu prüfen, unternahmen Forscher im amerikanischen Bundesstaat Massachusetts eine prospektive Studie.

663 Menschen, im Mittel 54 Jahre alt, mit rezidivierenden Gichtanfällen, darunter überwiegend Männer, machten den Forschern ein Jahr lang Angaben dazu, was sie zwei Tage vor einem Gicht-Anfall gegessen haben. Zum Vergleich berichteten sie vierteljährlich darüber, was sie an zwei Tagen ohne darauffolgende Beschwerden zu sich nahmen.

Bei den Teilnehmern traten insgesamt 1247 Gichtanfälle auf. Meist war dies der „typische Gichtanfall" mit einer Entzündung des Großzehengrundgelenks. Kurz vor den Anfällen nahmen die Teilnehmer mit 2,03 Gramm mehr Purin auf als an den Tagen ohne nachfolgende Beschwerden (circa 1,66 Gramm). Vor allem Fleisch, Fisch und Wurst schienen eine spontane Reaktion zu begünstigen. Ein möglicher Einfluss des Alters, des Geschlechts, der Alkoholaufnahme und der Medikamenteneinnahme wurde von den Forschern bei der Auswertung der Studie berücksichtigt.

Mehr zum Thema Gicht und Hyperuricämie auf www.ernaehrung.de

Quelle
BMJ Group: Purine rich foods quintuple risk of gout flare-ups Aufgerufen am 12.07.2012
veröffentlicht am 21.09.2012 auf www.ernaehrung.de

T Lebensmittelallergien und -unverträglichkeiten

178 **Du siehst, was du isst? – Ernährung und Haut I: Neurodermitis**

Bei einigen Hauterkrankungen taucht immer wieder die Frage auf, ob Lebensmittel die Beschwerden auslösen oder beeinflussen können. Drei Erkrankungen, die in diese Gruppe fallen, sind Neurodermitis, Akne und Psoriasis (Schuppenflechte). Was kann die Ernährung nach aktuellem Wissen hier tatsächlich bewirken?

Atopisches Ekzem (Neurodermitis)

Ein atopisches Ekzem kann auftreten, wenn die Talg- und Schweißdrüsen in der Haut nur unzureichend arbeiten. Die Haut wird dadurch trocken und glanzlos. In der Folge juckt sie, schuppt sich, nässt und verkrustet vielleicht. In dieser Weise verändert sich bei Betroffenen die Haut häufig an der Innenseite von Gelenken, aber auch andere Stellen wie Kopf und Hals kann es treffen. Die Veranlagung für ein atopisches Ekzem wird vererbt. Einen Ausbruch können z. B. Stress und Allergene oder ein gestörter Fettstoffwechsel der Haut hervorrufen. Meist lassen die Beschwerden mit zunehmendem Alter nach.

Spielen Lebensmittel als mögliche Auslöser für ein atopisches Ekzem eine Rolle? Hier gehen die Meinungen der Fachleute auseinander. Viele Kinderärzte und Allergologen sehen in Nahrungsmitteln durchaus mögliche Auslöser für ein atopisches Ekzem. Befürworter eines Zusammenhangs nehmen an, dass Allergien gegen Lebensmittel das Ekzem auslösen können (s. Tabelle). Sie machen Nahrungsbestandteile für die Beschwerden verantwortlich. Diese könnten nach der Nahrungsaufnahme durch die Darmwand ins Blutgefäßsystem gelangen und von dort aus weitere Organe, so auch die Haut, erreichen, wo sie Beschwerden verursachen können.

Dass eine Lebensmittelallergie ein atopisches Ekzem hervorruft, scheint manchmal, wenn auch eher selten, der Fall zu sein. Bei kleinen Kindern tritt diese Verbindung etwas häufiger auf. So ist bei 20 Prozent der Kinder unter vier Jahren mit atopischem Ekzem eine Lebensmittelallergie nachweisbar. Eine direkte Auswirkung von Lebensmitteln auf die Schwere des Ekzems lässt sich bei Kindern mit gleichzeitig nachgewiesener Lebensmittelallergie in 40 Pro-

Einfluss der Ernährung auf ein atopisches Ekzem

Pro	Contra
Für einen Zusammenhang sprechen Entzündungsbotenstoffe im Darm bei Menschen, die an einem atopischen Ekzem erkrankt sind.	Trotz entzündlicher Botenstoffe im Darm treten in der Regel keine Magen-Darm-Beschwerden auf.
In vielen Fällen gelingt der Nachweis von Antikörpern bzw. es zeigen sich Hautreaktionen, die auf eine Lebensmittelallergie hinweisen (RAST, Pricktest).	Die entsprechenden Tests können fehlschlagen. Außerdem muss eine Lebensmittelallergie nicht mit einem atopischen Ekzem zusammenhängen.
Einige Lebensmittel können die Beschwerden verbessern (nach Weglassen) bzw. diese bedingen (nach Verzehr).	In manchen Fällen hilft es nicht, nachweislich allergen wirkende Lebensmittel wegzulassen.
Eine veränderte Ernährung kann einer Allergie-Erkrankung Neugeborener vorbeugen.	Eine umgestellte Ernährung verzögert bei Neugeborenen mit Risiko für ein atopisches Ekzem einen Ausbruch, kann diesen jedoch nicht verhindern.

zent der Fälle feststellen. Bei diesen kann es helfen, das betreffende Lebensmittel wegzulassen. Die sechs häufigsten Allergieauslöser unter den Lebensmitteln sind Weizen, Milch, Soja, Fisch, Eier und Erdnüsse. Diese lösen Lebensmittelallergien vom Soforttyp aus, daneben sind auch Allergene, die zu Pseudoallergien führen, denkbar. Auf keinen Fall sollten jedoch Lebensmittel aufs Geratewohl gemieden werden. Erst nach einem Allergietest sollte über einen Verzicht auf das nachweislich Allergie auslösende Lebensmittel entschieden werden. Da bei Kindern die allergischen Reaktionen meist nach einiger Zeit nachlassen, ist es sinnvoll, die Tests nach zwei Jahren zu wiederholen.

Auf Milch und Ei als mögliche Auslöser einer Lebensmittelallergie zu verzichten, scheint das atopische Ekzem im Allgemeinen nicht zu beeinflussen und ist demnach – vorbeugend eingesetzt – unnötig. Stichhaltige Hinweise dafür, dass eine spezielle Ernährung der Mutter in der Schwangerschaft das Erkrankungsrisiko des Kindes senkt, fehlen. Auch für probiotische Lebensmittel steht eine schützende Wirkung nicht eindeutig fest.

Eine besondere Ernährung, die nach einer (nachgewiesenen) Lebensmittelallergie ausgerichtet ist, kann in einigen Fällen zu einer Besserung des atopischen Ekzems beitragen.

In Teil II und Teil III erfahren Sie Näheres zu dem Einfluss, den die Ernährung auf die Hauterkrankungen Akne und Psoriasis haben kann.

Quellen:

Bader K et al.: Psychrembl Klinisches Wörterbuch. de Gruyter, Berlin, New York 2002, 259.
   Auflage

BDI aktuell: Gastroenterologie. Probiotika – aktueller Stand. 2010;4: 10-12

Deutsche Gesellschaft für Ernährung e.V.: DGE Beratungs-Standards, Bonn, 2009

Kaimal S, Thappa DM: Diet in dermatology: Revisited. Indian J Dermatol Venereol Leprol,
   2010;76:103-115

veröffentlicht am 12.08.2011 auf www.ernaehrung.de

179 Du siehst, was du isst? – Ernährung und Haut II: Akne

Bei einer Akne finden sich in den Talgdrüsen der Haut übermäßig viele horn-
bildende Zellen, die fertigen Hornzellen trennen sich nur unzureichend voneinander. Dadurch verstopfen die Drüsen leicht, sie bilden vermehrt Talg, und
Komedonen (Mitesser) entstehen. Wenn sich die Komedonen entzünden, entwickeln sich die typischen Hautausschläge. Mögliche Ursachen einer Entzündung sind Propionibakterien, aber auch Immunreaktionen auf entzündliche
Reize sowie hormonelle Einflüsse kommen in Frage. Letztere führen dazu,
dass Akne verstärkt in der Pubertät auftritt. So findet sich bei schätzungsweise
über drei Viertel der Jugendlichen Akne auf talgdrüsenreichen Hautgebieten
wie Gesicht, Nacken, Brust und Rücken. Oft beeinflusst die Erkrankung das
Selbstwertgefühl und die Lebensqualität nachteilig.

Die Idee einer möglichen Beziehung Akne – Ernährung ist schon etwas älter.
Ein wichtiges amerikanisches Dermatologie-Lehrbuch, das in den 50er Jahren
gängig war, enthielt entsprechende Empfehlungen. Betroffenen wurde vom
Verzehr von Schokolade, Fett, Süßigkeiten und gezuckerten Getränken abgeraten. Auch wenn aktuell von Hautärzten die Krankheitsentstehung überhaupt
nicht mehr mit der Ernährung in Verbindung gebracht wird, hält sich bei vielen
Betroffenen der Glaube an einen möglichen Zusammenhang.

Einige neuere Studien haben das Thema wieder aufgegriffen. Forscher stellten
dabei fest, dass laut Berichten bei Volksgruppen mit nicht-westlichem Ernäh-
rungs- und Lebensstil (z. B. Inuit, Okinawa-Insulaner u. a.) Akne völlig fehlt.
Diese Beobachtung spricht für den Einfluss von Umwelt-Faktoren, die zu der
feststehenden erblichen Veranlagung hinzukommen könnten. Zu den möglichen Umweltfaktoren zählt unter anderen auch die Ernährung. Diese könnte
eine Akne-Entwicklung in drei möglichen Punkten beeinflussen:

Teilung der hornbildenden Zellen und Hornzell-Abschilferung

Menschen, die lange Zeit Kohlenhydrate über Lebensmittel mit hoher glykämischer Last (1) zu sich nehmen, schütten vermehrt Insulin aus. Insulin regt

297

wiederum die Freisetzung von Wachstumsfaktoren an und verstärkt deren Wirkung. Dadurch wird das Wachstum der hornbildenden Zellen beschleunigt und die Abschilferung der Hornzellen erhöht, wodurch die Akne-Erkrankung begünstigt werden könnte. Vor diesem Hintergrund könnten Lebensmittel mit niedriger glykämischer Last für Akne-Betroffene vorteilhaft sein.

Hormon-vermittelte Talgproduktion

Sowohl Insulin als auch durch Insulin vermehrt freigesetzte Wachstumsfaktoren veranlassen den Körper, mehr Androgene (Sexualhormone) herzustellen und machen diese besser verfügbar. Zusätzlich steigern Insulin und die Wachstumsfaktoren die Talgproduktion.

Entzündung

Omega-6-Fettsäuren wirken im Körper entzündungsfördernd im Gegensatz zu den entzündungshemmenden Omega-3-Fettsäuren. Deshalb ist es wichtig, Omega-6- und Omega-3-Fettsäuren in einem günstigen Verhältnis zueinander aufzunehmen. Die typische westliche Ernährung liefert hier zu viele Omega-6-Fettsäuren (10:1) im Gegensatz zu nicht-westlichen Diäten (3:1 oder 2:1) (2). Für eine Akne fördernde Wirkung der Omega-6-Fettsäuren sprechen auch die Ergebnisse einer amerikanischen Studie, denn bei Betroffenen, die LTB4-Blocker (3) einnahmen, ging nach drei Monaten die Akne stark zurück.

Die dargestellten Zusammenhänge unterstützen die Vermutung, dass Akne-Beschwerden über die Ernährung beeinflusst werden könnten. Viele Schlussfolgerungen decken sich mit den allgemeinen Empfehlungen für eine gesunde Ernährung. Ob und inwiefern diese für eine Akne-Therapie bedeutsam sind, bleibt weiter zu untersuchen.

(1) Die glykämische Last beschreibt die Auswirkung eines Lebensmittelverzehrs auf den Blutzucker. Im Gegensatz zum glykämischen Index wird dabei der Gesamtgehalt an Kohlenhydraten eines Lebensmittels berücksichtigt. Je höher der Wert für die glykämische Last ist, desto stärker steigt der Blutzucker nach dem Verzehr des Lebensmittels an.

(2) Die „nicht-westliche" Ernährung ist frei von verarbeiteten Lebensmitteln, Getreidekörnern, Milchprodukten, raffiniertem Zucker und raffinierten Ölen und besteht vor allem aus frischem Obst und Gemüse, magerem Fleisch, Fisch und Meerestieren. Von einem Verzicht auf Getreide- und Milchprodukte sollte wegen eines möglichen Calcium-Mangels und der starken Einschränkungen, die damit einhergehen, abgesehen werden, zumal ein Zusammenhang in der Praxis noch nicht ausreichend belegt ist.

(3) LTB4-Blocker hemmen den entzündlichen Botenstoff Leukotrien- B4, der aus Omega-6-Fettsäuren gebildet werden kann.

Quellen:

Bader K et al.: Psychrembl Klinisches Wörterbuch. de Gruyter, Berlin, New York 2002, 259. Auflage

Dunn LK, O'Neill JL, Feldman SR: Acne in adolescents: quality of life, self-esteem, mood, and psychological disorders. Dermatol Online, 2011;17(1):1.

Kaimal S, Thappa DM: Diet in dermatology: Revisited. Indian J Dermatol Venereol Leprol, 2010;76:103-115

Kurokawa I, Danby FW, Ju Q, Wang X, Xiang LF, Xia L, Chen W, Nagy I, Picardo M, Suh DH, Ganceviciene R, Schagen S, Tsatsou F, ZouboulisCC: New developments in our understanding of acne pathogenesis and treatment. Experimental Dermatology 2009; 18: 821–832.

veröffentlicht am 19.08.2011 auf www.ernaehrung.de

180   Du siehst, was du isst? – Ernährung und Haut III: Psoriasis

Psoriasis

Psoriasis – auch als Schuppenflechte bekannt – ist eine vererbbare Hauterkrankung, die in der Regel in Schüben verläuft. Neben Stress und Entzündungen kommen als Auslöser eines Schubs auch Reizungen der Haut oder Arzneimittel in Frage. Infolge der beschleunigten Neubildung von Hautzellen treten scharf begrenzte Hautrötungen mit weißlichen Schuppen und Juckreiz auf. Neben entspannungsfördernden Maßnahmen kann wahrscheinlich auch die Ernährung einen Beitrag zur Vermeidung eines Schubs leisten.

Energie-Aufnahme

Je höher das Körpergewicht ist, desto ausgeprägter sind meist die Beschwerden. Dies wird auch dadurch bestätigt, dass insbesondere Übergewichtige starke Psoriasis-Symptome entwickeln. Essen die Betroffenen weniger, erleichtert dies die Beschwerden meist. Deshalb kann eine niedrig-kalorische Ernährung vorteilhaft sein.

Starkes Übergewicht verstärkt nicht nur die Schuppenflechte, es hat mit dieser auch eine entscheidende Gemeinsamkeit. Bei beiden Zuständen kommen bestimmte Zytokine (entzündliche Botenstoffe) im Blut und im Gewebe vermehrt vor. Diese Botenstoffe bewirken Entzündungen im gesamten Körper, ein Phänomen, das auch beim sogenannten „Metabolischen Syndrom" beobachtet wird. Typisch für das Metabolische Syndrom sind krankhaftes Übergewicht (Adipositas), Bluthochdruck, eine Fettstoffwechselstörung und eine Insulin-

299

Resistenz bzw. eine Diabeteserkrankung. Bereits junge Menschen, die schwer an Psoriasis erkrankt sind, scheinen eine große Anfälligkeit für das Metabolische Syndrom und dadurch bedingt ein hohes Herzinfarkt-Risiko zu haben.

Alkohol

Alkohol regt die Freisetzung des entzündlichen Botenstoffs Histamin an und kann daher Hautausschläge verstärken. Deshalb sollte der Genuss von Alkohol bei einer Psoriasis eingeschränkt werden.

Mehrfach ungesättigte Fettsäuren

Einige, wenn auch nicht-kontrollierte Studien konnten die vorteilhafte Wirkung von Fisch und Fischöl-Supplementen auf die Schuppenflechte und die mit dieser Hauterkrankung oft einhergehenden entzündlichen Gelenkerkrankungen nachweisen. Verantwortlich sind wahrscheinlich Bestandteile des Fischöls, die 3-Fettsäuren Eicosapentaensäure und Docosahexaensäure, die entzündungshemmend wirken können.

Gluten

Manche Psoriasis-Betroffene haben vermehrt Antikörper gegen Gliadine (Weizengluten) im Blut, was für eine gleichzeitig bestehende Zöliakie-Erkrankung sprechen könnte. Für den Fall, dass Antikörper vorliegen, ergab eine Studie, dass eine Gluten-freie Ernährung auch die Beschwerden durch die Schuppenflechte verbessern kann.

Oxidativer Stress und Antioxidantien

Sogenannte „freie Radikale" können Entzündungen und damit einen Psoriasis-Schub fördern. Durch den Verzehr von frischen Früchten und Gemüse wie Karotten und Tomaten werden Antioxidantien aufgenommen, die freie Radikale ungefährlich machen und dadurch das Risiko für Entzündungen senken können.

Gewisse Faktoren in der Ernährung können dazu beitragen, Psoriasis-Beschwerden zu verringern. Die Erkrankung muss jedoch vorrangig medikamentös therapiert werden.

Quellen:

Bader K et al.: Psychrembl Klinisches Wörterbuch. de Gruyter, Berlin, New York 2002, 259. Auflage

Bisalski HK, Fürst P, Kasper H, Kluthe R, Pölert W, Puchstein C, Stähelin HB: Ernährungsmedizin. Thieme, Stuttgart, New York, 1999, 2. Auflage

Kaimal S, Thappa DM: Diet in dermatology: Revisited. Indian J Dermatol Venereol Leprol, 2010;76:103-115

veröffentlicht am 26.08.2011 auf www.ernaehrung.de

181 Stadtkinder häufiger von Lebensmittelallergien betroffen als Landkinder

Immer mehr Menschen und insbesondere Kinder leiden an Allergien. In den USA hat inzwischen eines von dreizehn Kindern eine Lebensmittelallergie mit potentiell lebensbedrohlichen Symptomen (Blutdruckabfall, Atemnot, Schwellung des Rachens). Die rasche Zunahme von Allergien legt die Vermutung nahe, dass moderne Lebensgewohnheiten die Entstehung von Allergien begünstigen.

Amerikanische Wissenschaftler der Northwestern-Universität untersuchten nach eigenen Angaben erstmals, welchen Einfluss die Bevölkerungsdichte auf die Entstehung von Lebensmittelallergien hat. Die Ergebnisse werden in der Juliausgabe der Zeitschrift Clinical Pediatrics veröffentlicht.

Für die Studie wurden Eltern von 38.465 Kindern im Alter von bis zu 18 Jahren (Durchschnitt acht bis neun Jahre) gefragt, welche allergischen Reaktionen bisher bei ihren Kindern aufgetreten sind. Anhand der Postleitzahl des Wohnorts der Familie konnte die Bevölkerungsdichte im Wohnumfeld des Kindes ermittelt und zugeordnet werden. Um Verzerrungen zu vermeiden, wurden die Ergebnisse um den Einfluss von Störfaktoren (Haushaltseinkommen, Rasse, Ethnie, Geschlecht und Alter) korrigiert.

Die Wissenschaftler stellten einen deutlichen Zusammenhang zwischen der Bevölkerungsdichte und dem Auftreten von Lebensmittelallergien fest. Die Ergebnisse im Detail:

- In Ballungsgebieten hat jedes zehnte Kind (9,8 Prozent) eine **Lebensmittelallergie**, im ländlichen Raum ist es lediglich eines von 16 (6,2 Prozent).
- **Erdnussallergien** kommen bei Stadtkindern doppelt so häufig vor wie bei Landkindern (2,8 Prozent vs. 1,3 Prozent). Noch deutlicher ist der Unterschied bei **Allergien gegen Krebstiere**: In dicht besiedelten Gebieten leiden dreimal mehr Kinder (2,4 Prozent) an einer solchen Allergie als auf dem Land (0,8 Prozent).
- Dagegen existiert **kein Unterschied in der Häufigkeit von Lebensmittelunverträglichkeiten für Soja oder Milch.**
- Zwar sind Stadtkinder insgesamt häufiger von Lebensmittelallergien betroffen, der **Schweregrad der jeweiligen allergischen Reaktion** (Hautrötung, Übelkeit, Erbrechen bis hin zu Kreislaufbeschwerden und anaphylaktischem Schock) ist jedoch **nicht gravierender** als bei Kindern aus geringer besiedelten Gebieten.

In anderen Studien wurden ähnliche Zusammenhänge für Asthma, Ekzeme, allergische Rhinitis (1) und Bindehautentzündungen gefunden. Die Ursache für das gehäufte Auftreten von Lebensmittelallergien in dichter besiedelten städtischen Gebieten soll in weiteren Studien untersucht werden. Es wird vermutet, dass Kinder aus ländlichen Regionen früh in ihrem Leben mit bestimmten Bakterien in Kontakt kommen, die sie vor der Entstehung von Allergien schützen. Außerdem könnten Umweltschadstoffe, die in Städten gehäuft vorkommen, an der Entstehung von Allergien beteiligt sein.

(1) allergischer Schnupfen: hierzu zählen Heuschnupfen und Neurodermitis

Quelle:
EurekAlert (2012): City kids more likely to have food allergies than rural ones. First study to map food allergies across US finds population density is key factor. Presseerklärung vom 07.06.2012.

veröffentlicht am 25.06.2012 auf www.ernaehrung.de

182 Wann sind Nahrungsmittelallergie-Tests bei Kindern sinnvoll?

Werden Nahrungsmittelallergien bei Kindern auf Basis der Ergebnisse eines Serum-IgE-Tests diagnostiziert, ist das Risiko einer Fehldiagnose hoch. So lautete das Ergebnis einer Überprüfung der Erstbefunde von 284 jungen Patienten in einem US-amerikanischen Allergiezentrum. Zur Verbesserung der Diagnosestellung sollten Allergietests bei Kindern nur unter bestimmten Bedingungen durchgeführt werden.

Bei immer mehr Menschen wird eine Nahrungsmittelallergie diagnostiziert, darunter sind auch viele Kinder. Mit der Häufigkeit der Diagnose steigt die Sensibilität für die Erkrankung in der Bevölkerung. Inzwischen glauben viele Menschen, allergisch auf bestimmte Lebensmittel zu reagieren und meiden diese daher vorsorglich. Häufig ohne Grund, wie sich mit einem Allergietest nachweisen ließe. Doch auch ein Serum-IgE-Test, der zumindest als erste Stufe in der Allergiediagnostik üblich ist, bringt keine Sicherheit.

In den USA wurden 274 Kinder, die aufgrund eines auffälligen IgE-Tests an ein Allergiezentrum überwiesen wurden, eingehend untersucht. Nach weiteren Untersuchungen (Anamnese, wiederholter spezifischer Serum-IgE-Test, Prick-Test, Lebensmittelprovokationen) bestätigte sich der Allergieverdacht bei lediglich jedem dritten Patienten (34 Prozent).

Trotz der noch ausstehenden Diagnosesicherung hatten viele Familien bereits Empfehlungen erhalten, bestimmte Lebensmittel zu meiden. Von den 126 Kindern, die diese Ratschläge befolgt hatten, bestand bei 72 Kindern (57 Prozent) nach Ansicht der Experten überhaupt keine Notwendigkeit, die entsprechenden Lebensmittel zu meiden. Die verbliebenen 54 Kinder hatten zwar eine Nahrungsmittelallergie, die meisten von ihnen verzichteten aber auf mehr Lebensmittel als eigentlich erforderlich gewesen wäre.

Die Wissenschaftler führen die Diskrepanz der Ergebnisse auf die mangelnde Aussagekraft verschiedener Testverfahren zurück. Bei Verwendung eines IgE-Tests lasse sich nicht unterscheiden, ob ein Kind lediglich sensibilisiert für ein bestimmtes Allergen ist oder tatsächlich allergisch (mit klinischen Symptomen) reagiert. Daher sollten solche Ergebnisse immer im Kontext der Krankenge-schichte betrachtet werden und gegebenenfalls durch eine gezielte, ärztlich begleitete Nahrungsmittelprovokation abgesichert werden.

Um die Zahl der Fehldiagnosen zu reduzieren und unnötige Einschränkungen in der Lebensmittelauswahl zu vermeiden, sollten IgE-Tests nach Ansicht der Allergieexperten nur bei Patienten durchgeführt werden, die innerhalb von Minuten bis Stunden nach der Aufnahme eines Lebensmittels mit allergischen Symptomen bis hin zur Anaphylaxie reagiert haben oder an einer mittelgradig bis stark ausgeprägten atopischen Dermatits (Neurodermitis) erkrankt sind. Häufig werden jedoch auch Kinder mit geringer ausgeprägter atopischer Der-matits, allergischem Schnupfen oder Urtikaria (Nesselsucht) unbekannter Ursache auf Nahrungsmittelallergien getestet. In der aktuellen Studie bestätigte sich der Allergieverdacht nur bei 4 der 184 Kinder dieser Gruppe (2,2 Prozent).

Quelle:
J. A. Bird. M. Crain, P. Varshney (2015): Food allergen panel testing often results in misdiag-nosis of food allergy. The Journal of Pediatrics 166: Seite 97-100
veröffentlicht am 09.04.2015 auf www.ernaehrung.de

183   Bei einer Apfelallergie kommt es auf die Sorte an

Menschen mit einer Apfelallergie vertragen alte Apfelsorten wie Berlepsch, Goldparmäne, Gravensteiner oder Boskoop häufig besser als neue Züchtungen. In einem Projekt des Bundes für Umwelt und Naturschutz (BUND) sammelt die Ortsgruppe Lemgo Rückmeldun-gen von Allergikern zur Verträglichkeit verschiedener Apfelsorten und bietet eine Übersicht über Bezugsquellen im Internet.

Immer mehr Menschen haben eine Lebensmittelallergie. Etwa ein Viertel der Betroffenen reagieren allergisch auf Äpfel. Damit zählt die Apfelallergie zu den häufigsten Lebensmittelallergien. Doch Apfel ist nicht gleich Apfel: Wissen-schaftler haben herausgefunden, dass die in Supermärkten überwiegend erhält-lichen neueren Apfelzüchtungen eine höhere Allergenität besitzen. Ältere Sor-ten können von vielen Allergikern dagegen symptomfrei verzehrt werden.

Schlüsselrolle für die bessere Verträglichkeit der Traditionssorten ist ihr hoher Gehalt an sekundären Pflanzenstoffen, den sogenannten Polyphenolen. Diese Farb- und Geschmacksstoffe blockieren die Aufnahme des Apfelallergens. Deshalb können viele Apfelallergiker alte Apfelsorten wie Boskoop, Berlepsch und Goldparmäne auch roh verzehren. Aufgrund des säuerlichen Geschmacks der alten, polyphenolreichen Apfelsorten und der schnelleren Bräunung nach dem Anschnitt wurden neue Sorten gezüchtet, die den Vorlieben der Verbraucher besser entsprechen. Mit ihrem geringeren Polyphenolgehalt sind diese Neuzüchtungen jedoch roh weniger verträglich für Allergiker. Unabhängig von der Sorte werden gekochte Äpfel (zum Beispiel in Form von Apfelmus) in der Regel von Allergikern gut vertragen, da die Allergene durch das Kochen ihre Wirksamkeit verlieren.

Apfelsorte	Polyphenolgehalt (in mg/kg)
Roter Boskoop	938
Roter Eiserapfel	1030
Goldparmäne	909
Braeburn	414
Golden Delicious	402
Granny Smith	193

Quelle: Hochschule OWL – Institut für Lebensmitteltechnologie NRW

Allergiker helfen Allergikern: Die Ortsgruppe des BUND in Lemgo sammelt Hinweise von Allergikern zur Verträglichkeit bzw. Unverträglichkeit verschiedener Apfelsorten. Wer sich beteiligen möchte, kann die Meldeliste des BUND ausfüllen und an die Ortsgruppe schicken. Der BUND-Lemgo bittet, nur unbehandelte Äpfel zu testen, da z.B. Spritzmittel die Ergebnisse verfälschen könnten. Leider sind insbesondere unbehandelte alte Apfelsorten kaum in Supermärkten erhältlich. Deshalb hat der BUND-Lemgo eine Liste mit Bezugsquellen für alte Obstsorten zusammengestellt.

Abschließend noch ein **wichtiger Hinweis für hochgradig sensibilisierte Apfelallergiker:** Bitte testen Sie alte Apfelsorten nur mit Zustimmung und Betreuung ihres Facharztes, da die Eigenexposition zu starken allergischen Symptomen bis hin zum allergischen Schock führen kann.

Quellen:

Internetseite des BUND-Lemgo

Bund (2007): BUND-Projekt zur Apfelallergie. Pressemitteilung vom 18.05.2007.

G. Meier-Drawe (2011): Apfelallergie – unsere Region hat die Lösung.Braunschweig-Spiegel, Artikel vom 10.02.2011

Ebert (2010): Äpfel allergiefrei genießen. Kraut & Rüben 10/2010

veröffentlicht am 28.01.2014 auf www.ernaehrung.de

184 Glutensensitivität: nur Einbildung?

Nocebo-Effekt dürfte vielfach eine Rolle spielen

Die Zahl der von Glutensensitivität betroffenen Menschen soll wesentlich größer sein als die der Zöliakiekranken. Dieser Eindruck entsteht jedenfalls leicht, wenn man die Meldungen in der Öffentlichkeit verfolgt. Glutensensitive leiden unter Durchfall, Bauchschmerzen, Flatulenz und Kopfschmerzen, jedoch ohne spezifische Zöliakie-typische Beschwerden zu haben (veränderte Dünndarmschleimhaut, erhöhte Konzentration von Antikörpern gegen Transglutaminase und Endomysium).

In den USA sollen 17 Millionen Menschen von einer Glutensensitivität, auch als „Glutenunverträglichkeit ohne Zöliakie" bezeichnet, betroffen sein. Es wird geschätzt, dass 15-25 Prozent der amerikanischen Konsumenten glutenfreie Produkte konsumieren möchten. Ungewissheit schafft hier Nachfrage: Zahlreiche Foren, Patientenseiten und Hersteller von glutenfreien Produkten informieren über die – eher nebulöse – Erkrankung. Wohl nicht ganz ohne Eigennutz, denn das Geschäft mit glutenfreien Produkten verspricht große Gewinne. Eine Notwendigkeit zum Verzehr dieser Produkte sei allerdings bei vielen dahingestellt.

Diagnose und das Krankheitsbild einer Glutensensitivität sind alles andere als gesichert und die wissenschaftliche Evidenz ist mangelhaft. Lediglich in einer im Jahr 2011 veröffentlichten Studie führte die erneute Glutenaufnahme bei Patienten ohne Zöliakie zu einer Verschlechterung funktioneller Beschwerden. Die Mediziner A. Sabatino und G. Corazza setzen sich daher in einem Artikel, der in der Zeitschrift Annals of Internal Medicine erschienen ist, kritisch mit dem Krankheitsbild „Glutensensitivität" auseinander.

Die Erklärungsansätze für den Zusammenhang zwischen der Glutenaufnahme und den Symptomen körperlichen Unwohlseins sind bislang rein spekulativ. Es wird vermutet, dass eine Aktivierung der angeborenen Stressantwort die Symptome auslösen kann. Im Gespräch sind außerdem eine zusätzliche Stärkemalabsorption, veränderte Darmpassagezeiten sowie entzündliche Prozesse im Darm, die durch die Glutenaufnahme gefördert werden. In vielen Fällen könnte aber auch ein sogenannter Nocebo-Effekt vorliegen: Menschen, die davon überzeugt sind, ein bestimmtes Lebensmittel nicht zu vertragen, leiden nach einer offenen Provokation unter bestimmten Symptomen. Ein solcher Nocebo-Effekt wurde bereits bei anderen (vermeintlichen) Lebensmittelunverträglichkeiten durch Doppelblindstudien nachgewiesen.

Sabatino und Corazza raten, nicht zuletzt wegen der Alltagsbeeinträchtigungen und finanziellen Belastungen, die eine falsch-positive Glutensensitivitäts-Diagnose mit sich bringt, zu „mehr Vernunft und weniger Gefühl" bei der Diagnosestellung. Ideal sei eine doppelblinde, plazebokontrollierte orale Provokation. Da dieser Goldstandard sich im klinischen und ärztlichen Alltag kaum etablieren lässt, empfehlen die Ärzte alternativ eine offene oder einfach verblindete Glutenprovokation je nach Art der geschilderten Symptome.

Quelle:
A. Di Sabatino, G. R. Corazza (2012): Nonceliac gluten sensitivity: sense or sensibility? Annals of Internal Medicine 156: 309-311

veröffentlicht am 15.05.2012 auf www.ernaehrung.de

185 Weihnachtsgebäck „ohne"

Was wären Weihnachten ohne Lebkuchen, Ausstecherle und anderes Weihnachtsgebäck? Wenn die süßen Köstlichkeiten von allen Seiten locken, fällt es Menschen mit einer Mehl-, Ei- oder Nussallergie oder einer Zöliakie mitunter schwer zu widerstehen. In der eigenen Küche lassen sich viele Klassiker jedoch an die eigene Verträglichkeit anpassen.

Menschen mit einer **Nussallergie** reagieren vor allem auf Haselnüsse, gefolgt von Wal- und Paranüssen. Meist genügen schon kleinste Mengen des Allergens, um allergische Reaktionen auszulösen. Dies gilt auch für Erdnüsse, wobei diese botanisch gesehen nicht zu den Nüssen, sondern zu den Hülsenfrüchten zählen. Dagegen werden Kokosraspeln, Pekanüsse und Mandeln häufig gut vertragen. Alternativ können auch Amaranth oder gerösteter Sesam die allergieauslösenden (Erd-)Nüsse ersetzen.

Ei lässt sich durch eine Mischung aus einem Esslöffel Pflanzenöl, zwei Esslöffeln Wasser und einem halben Teelöffel Backpulver austauschen. Wird außerdem etwas Safran zugegeben, bekommt der Teig eine schöne „eiergelbe" Farbe. Auch **Milch** lässt sich problemlos durch Wasser, Soja- oder Reisdrink ersetzen.

Etwas komplizierter wird es bei einer **Weizenmehlallergie** oder einer **Zöliakie**, also einer Unverträglichkeit auf das Weizenprotein Gluten (Klebereiweiß). Anstelle von Weizenmehl kann dann auf Mais-, Buchweizen-, Kartoffel- oder Kastanienmehl ausgewichen werden. Da diese Mehle andere Backeigenschaften als herkömmliches Mehl haben, muss mehr Flüssigkeit zugegeben werden, und der fehlende Kleberanteil durch ein Verdickungsmittel ersetzt werden. Hier eignen sich insbesondere Johannisbrotkernmehl oder Guarkernmehl (1 Gramm Johannisbrotkern-/Guarkernmehl auf 100 Gramm glutenfreies Mehl). Für ein gutes Backergebnis empfiehlt es sich außerdem, verschiedene Mehlsorten zu mischen. Backtriebmittel ist (abhängig vom Rezept/Gebäck) zusätzlich erforderlich. Ist der Teig direkt nach der Zubereitung zu klebrig, empfiehlt es sich, ihn einige Stunden zu kühlen und zwischen Frischhaltefolie oder Backpapier auszurollen.

Menschen mit einer **Zöliakie** sollten vor der Verwendung von Gewürzzubereitungen aufmerksam das Zutatenverzeichnis studieren. Denn fertige Gewürzzubereitungen wie Lebkuchengewürz, Vanillezucker oder Vanillinaroma können, im Gegensatz zu reinen Gewürzen wie Zimt, Vanille oder Nelken, glutenhaltige Zusatzstoffe (Trennmittel) enthalten.

Wer Weihnachtsplätzchen lieber fertig kaufen möchte statt selbst zu backen, sollte sowohl bei einer Lebensmittelallergie als auch bei einer Zöliakie gründlich die Verpackung studieren. Während glutenfreie Produkte normalerweise speziell **gekennzeichnet** sind, empfiehlt sich insbesondere für Allergiker ein Blick auf das **Zutatenverzeichnis** (oder die Nachfrage in der Bäckerei etc. vor Ort). Denn gerade bei industriell hergestelltem Weihnachtsgebäck werden häufig zusätzliche Zutaten verwendet, die nicht im Originalrezept vorkommen.

Übrigens: Glühwein wird von den meisten Allergikern (in Maßen) gut vertragen – es sei denn, es liegt eine Allergie auf Zimt oder Anis vor...

Eine Rezeptsammlung mit glutenfreien Rezepten zu Weihnachten hat die Deutsche Zöliakiegesellschaft bereitgestellt.

veröffentlicht am 17.12.2014 auf www.ernaehrung.de

U Gastroenterologische Erkrankungen

186 Schützen oder schaden Kräuter und Gewürze dem Magen?

Sie verbessern den Geschmack und runden das Aroma ab: Kräuter und Gewürze geben einer Speise den letzten Schliff.

Darüber hinaus haben Kräuter, Gewürze und ihre Extrakte als Heilmittel eine lange Tradition. Schon in alten Zeiten war bekannt, dass sie Krankheiten lindern.

Die Aromaträger können auf unterschiedlichen Wegen die Gesundheit fördern. Beispielsweise wirken Zwiebeln, Knoblauch, Ingwer, Pfeffer und Senf antimikrobiell. Bakterien, aber auch Pilze und Würmer, werden durch besondere Inhaltsstoffe dieser Pflanzen abgewehrt. Ingwer und Nelken können Entzündungen hemmen und rheumatische Beschwerden erträglicher machen und Ingwer kann darüber hinaus die Blutfette senken.

Umstrittene Wirkung auf den Magen

Kräuter und Gewürze sind reich an sekundären Pflanzenstoffen. Von den Pflanzen zur Fraßabwehr gebildet, fordern sie meist das Immunsystem. Der Forscher Mofleh ist der Frage nachgegangen, wie diese Stoffe auf den menschlichen Magen wirken. In einem Review hat er analysiert, ob Kräuter und Gewürze den Magen vor Krankheiten schützen oder ihm vielmehr schaden. Mofleh weist darauf hin, dass bestimmte Gewürze Magengeschwüren entgegen wirken können, was durch zahlreiche Untersuchungen im lebenden Organismus und durch klinische Studien nachgewiesen wurde (siehe Tabelle).

Folglich müsste der Verzehr von Kräutern und Gewürzen Magengeschwüren vorbeugen oder diese mildern. Die Wirkung hängt allerdings von der verzehrten Menge ab. Eine hohe Aufnahme führt zu nachteiligen Effekten.

Ob bei Magengeschwüren die heilsame oder die schädliche Wirkung der pflanzlichen Inhaltsstoffe in Gewürzen und Kräutern überwiegt, muss im Einzelnen noch weiter untersucht werden, ebenso wie die therapeutisch sinnvolle Dosis.

Pflanze	Medizinische Wirkung	Grund für den Magenschutz
Chili	antisekretorisch	weniger Magensäure gebildet; schützt Schleimhaut
Nelken, Zimt, Oregano, schwarzer Pfeffer, Kurkuma, Ingwer	antioxidativ	oxidative Schäden an kleinen Kapillaren sinken
Kurkuma, Kreuzkümmel, Ingwer, Chili, Borretsch, Oregano, schwarzer Kümmel, Süßholz, Zimt, Nelken	hemmen das Bakterium Helicobacter pylori	Helicobacter pylori kann Magengeschwüre auslösen
Zimt, Rosmarin, Estragon, Oregano, Basilikum, Majoran, Piment, Thymian, Chili	hemmen Botenstoffe	weniger Gewebeschäden, weniger unkon

Ähnliche Themen auf www.ernaehrung.de
- Zimt: Vom Heil und Unheil einer Gewürzpflanze
- Gewürze im Burger senken schädliches Malondialdehyd
- Salz – Zuviel macht krank

Quelle:

Mofleh IAA: Spices, herbal xenobiotics and the stomach: Friends or foes? (Review) World J Gastroenterol 2010;16(22): 2710-2719

veröffentlicht am 22.09.2010 auf www.ernaehrung.de

V Essstörungen:
Anorexie, Binge Eating, Bulimie

187 Essstörung: Wehret den Anfängen...

Mehr als eine von zehn dreizehnjährigen Mädchen hat Angst davor, dick zu werden. Werden diese Ängste rechtzeitig erkannt und ernst genommen, können spätere voll ausgeprägte Essstörungen abgewendet und sogar Übergewicht vermieden werden.

Essstörungen werden zwar meist erst ab einem Alter von circa 15 Jahren diagnostiziert, die Wurzeln reichen aber häufig weit zurück. Gibt es bestimmte Anzeichen, die auf ein erhöhtes Risiko für voll ausgeprägte Essstörungen hinweisen?

Nadia Micali und ihre Kollegen von der Universität in London befragten im Rahmen der „Avon Longitudinal Study of Parents and Children" 7082 Eltern von meist dreizehnjährigen Jugendlichen zu essstörungsrelevanten Gedanken und Verhaltensweisen. Die Eltern gaben beispielsweise an, ob sich ihr Kind Sorgen um sein Gewicht macht, fettreiche Lebensmittel meidet, Diät hält oder Sport treibt um abzunehmen. Die Forscher interessierten sich auch für Beeinträchtigungen und familiäre Belastungen, die mit diesen Essstörungsanzeichen einhergehen, sowie emotionale Störungen und Verhaltensauffälligkeiten. Außerdem wurden Größe und Gewicht der Kinder gemessen und daraus der BMI bestimmt. Die Erhebung wurde nach zwei Jahren wiederholt.

Schon mit 13 Jahren war die Angst, dick zu werden, weit verbreitet und stark ausgeprägt: Knapp zwölf Prozent der Mädchen und fünf Prozent der Jungen fürchteten sich sehr davor, zuzunehmen oder dick zu werden. Weitere 52 Prozent der Mädchen und 35 Prozent der Jungen hatten „etwas Angst" davor. Fünf Prozent der Mädchen und halb so viele Jungen waren sehr besorgt über ihre Figur oder ihr Gewicht. Zwar traten starke Heißhungeranfälle nach Angaben der Eltern in dieser Altersgruppe recht selten auf, dafür trieben über ein Viertel der Mädchen Sport um abzunehmen. Oft traten mehrere Faktoren gleichzeitig auf: Versuchten Kinder mit Heißhungeranfällen, ihre Gewichtsängste durch Fasten zu bekämpfen? Oder waren Gewichtsängste und das Fasten Auslöser für Heißhungeranfälle? Die Zusammenhänge scheinen sehr komplex zu sein.

Beobachtet wurde außerdem, dass diese Kinder häufiger Verhaltensstörungen und emotionale Probleme hatten, was sich auch auf ihr Umfeld auswirkte.

Im Alter von dreizehn Jahren zeigten die Jugendlichen mit stark ausgeprägten Gewichts- und Figurängsten (noch) keine übermäßigen Verhaltensstörungen und emotionalen Auffälligkeiten, ihre Eltern waren jedoch stark besorgt um das Befinden ihrer Kinder.

Nach zwei Jahren hatten die Jugendlichen am meisten zugenommen, deren Sorgen um ihr Gewicht und ihr Aussehen schon mit dreizehn Jahren am stärksten ausgeprägt waren. Interessant war auch die Gruppe der Jugendlichen, die schon im Alter von 13 Jahren Diätversuche unternommen hatten: Innerhalb der zweijährigen Beobachtungsphase sank ihr alterskorrigierter BMI, wobei sich ein deutlicher Geschlechtsunterschied zeigte: Unter den Jungen hatten vor allen Dingen diejenigen ihren BMI reduziert, die zuvor tatsächlich übergewichtig waren, die dünner gewordenen Mädchen waren zuvor jedoch meist nicht zu dick, möglicherweise waren dies somit vielleicht Symptome einer beginnenden Anorexie (Magersucht).

Die Wissenschaftler hoffen, mit ihren Beobachtungen zur Entwicklung von Präventionsstrategien beitragen zu können. Gelingt es Eltern, Ärzten und anderen Personen aus dem Umfeld der jungen Generation Anzeichen einer Essstörung, insbesondere ausgeprägte Sorgen in Zusammenhang mit Figur und Gewicht, früh zu erkennen, könnten voll ausgeprägte Essstörungen vermieden werden und zugleich ein wichtiger Beitrag zur Prävention von Übergewicht im Kindes- und Jugendalter geleistet werden.

Quelle:
N. Micali, G. Ploubidis, B. De Stavola, E. Simonoff, J. Treasure (2013): Frequency and patterns of eating disorder symptoms in early adolescence.

veröffentlicht am 06.02.2014 auf www.ernaehrung.de

188 Essstörungen: Akzeptanz von Fehlern fördern

Unvollkommen, unzufrieden – essgestört? Menschen, die besonders perfekt sein wollen, scheinen auch mit ihrem Körper unzufriedener zu sein. Zu diesem Ergebnis kamen australische Forscher, die Daten von über 1000 Frauen mittleren Alters und unterschiedlichen Gewichts auswerteten. Perfektionismus kann Essstörungen aufrecht erhalten, doch verstärkt er auch Risikofaktoren für diese?

Menschen, die mit dem eigenen Körper sehr unzufrieden sind, entwickeln eher eine Essstörung. Das gilt als nahezu sicher. In die Körperzufriedenheit wiederum scheint das Streben nach Perfektion hineinzuspielen. Wenn nun bekannt ist, welche Aspekte des Perfektionismus mit der Körperunzufriedenheit zusammenhängen, könnte sich ein Ansatz auftun, einem bedeutsamen Risikofaktor für Essstörungen entgegenzuwirken.

„Ich habe extrem hohe Ziele." „Wenn ich teilweise scheitere, ist das genauso schlimm, als wäre es ein komplettes Versagen." „Meine Eltern stellen sehr hohe Ansprüche an mich." Das sind drei der 35 Aussagen, zu denen die Studienteilnehmerinnen Stellung bezogen haben. Der Fragenkatalog entspricht der mehrdimensionalen Perfektionismus-Skala nach Frost. Die Befragung sollte zeigen, ob und in welcher Hinsicht die Frauen „perfekt" sein möchten.

Psychologen betrachten Perfektionismus als ein mehrdimensionales Konstrukt. Die einfachste Variante fußt auf nur zwei Dimensionen: perfektionistisches Streben, bei dem die Person zum Beispiel hohe eigene Ansprüche hat und großen Wert auf Organisiertheit legt und perfektionistische Besorgnis, die durch die Sorge um Fehler sowie Ansprüche und Kritik durch Eltern bestimmt wird.

Um neben dem Hang zum Perfektionismus auch die Körperzufriedenheit zu ermitteln, setzten die Forscherinnen Bilder mit Körpersilhouetten ein. Unter diesen sollten die Teilnehmerinnen die Silhouette auswählen, die ihnen am meisten ähnelt, und diejenige, die sie am liebsten hätten. In einem Telefoninterview wurden die Teilnehmerinnen außerdem zu ihrem Gewicht, ihrer Größe, ihrem Wunschgewicht und ihrem höchsten Gewicht im Erwachsenenalter befragt. Je größer die Diskrepanz zwischen der gewünschten Silhouette oder dem Gewicht und den tatsächlichen Größen war, desto eher war die Befragte mit ihrem Körper unzufrieden.

In Verbindung mit den Ergebnissen zum Perfektionismus zeigte sich, dass Frauen, die sich den niedrigsten BMI und die kleinste Körpergröße wünschten, besorgter waren, Fehler zu machen und sich stärker über organisatorische Dinge beunruhigten. Auch hatten sie größere Selbstzweifel. Demnach tun sowohl Aspekte des perfektionistischen Strebens als auch der perfektionistischen Besorgnis ihren Anteil an der Körperunzufriedenheit hinzu.

Die Psychologin Tracy Wade, eine der beiden Wissenschaftlerinnen, die die Studie unternommen haben, meint: *„Ein bisschen Perfektionismus ist normal und notwendig, aber ab einem gewissen Punkt wird er nutzlos und zum Teufelskreis."* In dem Wissen, dass sowohl perfektionistisches Streben als auch perfektionistische Besorgnis zu Essstörungen beitragen können, seien „Alles-oder-Nichts"- Haltungen ebenso anzugehen wie ein Selbstwertgefühl, das sich hauptsächlich auf die Fähigkeit stütze, hohe Ansprüche zu erfüllen.

Perfektionismus abzuschwächen, könnte demnach auf einer frühen Stufe helfen, Essstörungen vorzubeugen, zum Beispiel, indem Bedenken zu Fehlern verringert werden. Dieser Zusammenhang müsse aber noch weiter untersucht werden, meinen die Forscherinnen, vor allem für die Gruppe der Heranwachsenden, bei denen eine Prävention greifen müsste.

Quelle:

Wade TD, Tiggemann M: The role of perfectionism in body dissatisfaction. Journal of Eating Disorders 2013, 1:2

veröffentlicht am 05.03.2013 auf www.ernaehrung.de

189   Essstörungen – über 50-Jährige als Betroffene verkannt

Stereotype könnten Erkennen verhindern

Essstörungen beschränken sich keineswegs auf junge Frauen. Darauf deutet eine amerikanische Gender- und Körperbild-Studie hin, die von einem Team um Cynthia Bulik, Leiterin des Essstörungs-Programms der Universität von North Carolina, unternommen wurde. An der Studie nahmen über 1800 US-amerikanische Frauen teil, von denen die meisten Anfang 50 waren.

Unter den Frauen befanden sich 27 Prozent, die als adipös eingestuft wurden, 29 Prozent, die übergewichtig waren und 42 Prozent, deren Gewicht im Normalbereich lag. Die verbleibenden zwei Prozent wurden als untergewichtig kategorisiert.

Ungefähr acht Prozent der Frauen gaben an, in den letzten fünf Jahren absichtlich ein Erbrechen herbeigeführt zu haben. Dreieinhalb Prozent berichteten von Binge Eating im vergangenen Monat. Über ein Drittel der Frauen gaben an, zumindest die Hälfte der letzten fünf Jahre mit Diäten zugebracht zu haben und 41 Prozent berichteten, ihr Körpergewicht bzw. ihre -gestalt täglich geprüft zu haben. Mindestens zweimal pro Woche unterzogen sich 40 Prozent der Teilnehmerinnen einer Gewichtskontrolle. Und über 60 Prozent teilten mit, durch ihr Gewicht oder ihre Gestalt nachteilige Auswirkungen auf ihr Leben zu erfahren, in ihrer Selbstwahrnehmung beeinflusst zu werden oder sich täglich mit diesem Thema auseinanderzusetzen.

„Unsere '70 ist das neue '50'-Gesellschaft könnte Frauen bezüglich ihres Aussehens unter zusätzlichen Druck setzen, wodurch sich ein gestörtes Essverhalten noch bis ins höhere Lebensalter fortsetzt", vermutet Bulik. Gesellschaftlich „zurechtgelegte" Ideale führten auch in diesem Alter zu Unzufriedenheit. Gesundheitliche Einbußen würden bei dem Bestreben, abzunehmen, in Kauf genommen. So griffen einige der Frauen, die bei der Studie mitmachten, zu Diät-Pillen (siebeneinhalb Prozent), Diuretika (zweieinhalb Prozent), Abführmitteln (zwei Prozent) oder brachten sich zum Erbrechen (ein Prozent), um Gewicht zu verlieren.

Dabei hätten Essstörungen gerade mit zunehmenden Alter fatale Folgen, meint Bulik, da die Belastbarkeit des Körpers mit den Jahren sinke. Essstörungen älterer Frauen könnten deshalb zu noch schwerwiegenderen medizinischen Komplikationen führen, als es bei jüngeren Frauen der Fall sei. *„Es handelt sich dabei nicht um vorübergehende Phasen, es sind ernste und möglicherweise lebensbedrohliche Störungen, die nach einer Behandlung verlangen"*, sagt Bulik. Wie Frauen dieser Altersklasse angemessen geholfen werden könne, müsse erst noch erarbeitet werden, so Bulik.

Anzeichen für eine Essstörung können unter anderem sein:

- eine überstürzte Gewichtsabnahme oder ein niedriges Gewicht,
- Rückzug von der Familie, dem Partner und den Freunden,
- Hinweise auf Binge Eating oder Abführen,
- ein äußerst niedriges Selbstbewusstsein und eine sehr geringe Körperwertschätzung,
- der Verzicht aufs Essen bei gemeinsamen Mahlzeiten oder auch
- das Vermeiden von Ereignissen, die mit der Einnahme von Essen verbunden sind.

Quelle
MedlinePlus: Eating Disorders Hitting Women Over 50, Study Finds

veröffentlicht am 05.07.2012 auf www.ernaehrung.de

W Andere Erkrankungen

190 Erkältung? Nein danke.

So schützen Sie sich vor Husten, Schnupfen und Co.

Viele Ratschläge entbehren einer wissenschaftlichen Grundlage
Wer kennt es nicht? Kaum sinkt das Quecksilber im Thermometer Richtung Null oder sogar darunter, ist es nur noch eine Frage der Zeit, bis die ersten Menschen um einen herum ihre Taschentücher auspacken oder anfangen zu husten. Nun scheint es nur noch eine Frage der Zeit zu sein, bis es einen selbst auch erwischt. Und ebenso zahlreich wie die Menschen im eigenen Umfeld sind auch die Tipps, Tricks und Hausmittelchen zur Vorbeugung und Behandlung von Erkältungen. Viele dieser Ratschläge entbehren allerdings einer wissenschaftlichen Grundlage, sind bei näherer Untersuchung nicht wirksam, z. T. auch teuer.

Was passiert bei einer Erkältung?

Erste Symptome
Eine Erkältung ist eine Infektionskrankheit, die meist durch Viren, manchmal zusätzlich auch durch Bakterien hervorgerufen wird. Die ersten Symptome sind meist ein Kratzen im Hals oder Halsschmerzen. Innerhalb von ein paar Tagen können weitere Beschwerden hinzukommen, z. B. eine verstopfte oder laufende Nase, Niesen, Husten und Kopfschmerzen. Manchmal geht die Erkrankung auch mit leichtem Fieber und allgemeiner Mattigkeit einher. Gewöhnlich dauert sie ca. eine Woche, die schlimmsten Beschwerden sind meist bereits nach den ersten drei bis vier Tagen überstanden.

Kinder erkranken häufiger
Erwachsene erkranken im Schnitt zwei- bis viermal jährlich an einer Erkältung, Kinder deutlich häufiger. Haupterkrankungszeit ist der Winter, da in dieser Jahreszeit die Schleimhaut von Nase und Rachen durch Heizungsluft oft ausgetrocknet ist und Erkältungsviren damit leichter eindringen können. Die Häufigkeit der Erkrankung ist nicht unbedingt ein Zeichen für Störungen in der Immunabwehr, sondern auch auf die Vielzahl an unterschiedlichen Erkältungsviren und deren Wandlungsfähigkeit zurückzuführen: Hat der Körper Abwehrmechanismen gegen ein Virus entwickelt, bedeutet dies nicht unbe-

dingt, dass er auch vor anderen geschützt ist. Dies ist auch der Grund für die häufigere Erkrankung von Kindern.

Der Wunsch eine Erkältung zu umgehen, ist groß
Erkältungen gehen zwar selten mit Komplikationen wie Nasennebenhöhlenentzündungen, Bronchitis und Infektionen des Kehlkopfes einher, dennoch ist die individuelle Krankheitslast häufig hoch und folglich auch der Wunsch, eine Krankheit bereits im Voraus zu vermeiden. Hierzu kursieren zahlreiche Tipps und Heilmittel. Die Wirksamkeit einer Reihe dieser Tipps ist allerdings wohl eher eine Frage des Glaubens. Sinnvoller erscheint es – wo immer möglich – Erkältungsviren aus dem Weg zu gehen bzw. richtig damit umzugehen.

Was hilft wirklich? Und wie kann man sich im Voraus vor einer Erkrankung schützen?

Viren lauern überall, insbesondere dort, wo viele Menschen unterwegs sind, beispielsweise in Kaufhäusern und öffentlichen Verkehrsmitteln. Die Ansteckung durch niesende und hustende Menschen lässt sich möglicherweise (wenn auch schwierig) vermeiden. Da Viren aber auch auf Türklinken, der Taste am Fahrkartenautomat oder auf Geldscheinen zu finden sind, empfiehlt es sich gerade im Winter, häufiger die Hände zu waschen und nicht mit ungewaschenen Händen an Nasen oder Augen zu reiben. Zum Abspülen der Viren genügen Wasser und Seife, ein zusätzliches Desinfizieren ist unnötig und schadet außerdem der Haut. Häufig wurde auch geraten, auf einen Händedruck mit erkrankten Personen zu verzichten, dies kann aber im Berufsalltag zu Missverständnissen führen.

Zum Schluss eine gute Nachricht für alle frisch Verliebten bzw. Verliebt-Gebliebenen...

Da die die Erkältung auslösenden Viren entgegen früherer Annahmen nicht durch den Mund, sondern durch Nase und Augen zu ihrem Wirt gelangen, steht einem Kuss aus gesundheitlicher Sicht nichts im Wege.

veröffentlicht am 26.01.2011 auf www.ernaehrung.de

191   Für ein gutes Abwehrsystem

Wie kann ich mein Immunsystem stärken?

Im Gegensatz zur Grippe gibt es gegen Erkältungen keine Impfung. Ein gesundes und gestärktes Immunsystem kann jedoch jedem Menschen dabei helfen, diverse Krankheitserreger – u.a. auch Erkältungsviren – besser zu bekämpfen. Manchmal können auf diese Weise auch der Ausbruch einer Erkrankung verhindert oder Krankheitssymptome abgemildert bzw. der Krankheitsverlauf verkürzt werden.

Helfen Vitamin-Präparate?

Häufig werden gerade in der Winterzeit Vitaminpräparate zur Unterstützung der eigenen Körperabwehr eingenommen. Die zusätzliche Aufnahme hochdosierter Vitamin-C-Präparate scheint jedoch kaum positive Effekte auf die Krankheitsvorbeugung zu haben. Studien zufolge konnten lediglich Hochleistungssportler und körperlich schwer arbeitende Menschen von einer vorbeugenden Wirkung profitieren. Dies ist wahrscheinlich darauf zurückzuführen, dass der normale Bedarf an Vitamin C in der Regel problemlos über die Nahrung gedeckt werden kann, der Nutzen einer Aufnahme über die empfohlene Menge hinaus (gemäß dem Motto „viel hilft viel") ist nicht erwiesen. Im Gegenteil: Hochdosierte Vitaminpräparate können sogar schädlich sein. Ein bekanntes Beispiel hierfür ist die zusätzliche Aufnahme sog. ACE-Präparate. Sie war in Studien mit einem erhöhten Lungenkrebsrisiko verbunden. Auch die vermeintlich vorbeugende Wirkung von Echinacea (Sonnenhut) ist noch nicht eindeutig belegt. So gibt es sowohl Studien, die Echinacea-Präparaten eine positive Wirkung zuschreiben, als auch solche, die den Präparaten jegliche über einen Placeboeffekt hinausgehende Wirkungen absprechen.

Sind probiotische Joghurts zu empfehlen?

Oftmals werden auch probiotische Joghurts oder Drinks mit einer Stärkung des Immunsystems assoziiert. Studien, die die Wirksamkeit dieser Produkte belegen sollen, wurden jedoch bislang überwiegend von deren Herstellern initiiert und finanziert und sollten deshalb mit Vorsicht betrachtet werden.

Einer gesunden, ausgewogenen Ernährung, ausreichend Schlaf (möglichst nicht weniger als sieben Stunden pro Tag), der Vermeidung von Stress sowie regelmäßiger körperlicher Bewegung an der frischen Luft und regelmäßiger Abhärtung durch Anwendung von Kneipp'schen Güssen oder Saunieren sollte daher der Vorrang gegeben werden.

Tipps um Erkältungen vorzubeugen, finden Sie im Artikel: Erkältung? Nein danke. So schützen Sie sich vor Husten, Schnupfen und Co.

veröffentlicht am 27.01.2011 auf www.ernaehrung.de

192 Prader-Willi-Syndrom: Unstillbarer Hunger kann zum Problem werden

Rund jedes 15.000ste Kind kommt mit einem Prader-Willi-Syndrom zur Welt. Ein kleiner genetischer Defekt auf Chromosom 15 führt zur Veränderung von Prozessen im Zwischenhirn mit weitreichenden körperlichen und geistigen Folgen. Menschen mit Prader-Willi-Syndrom können beispielsweise keine Sättigung empfinden. Deshalb müssen sie lebenslang strenge Ernährungsregeln einhalten.

Zwei Umstände führen zu dem unstillbaren Hunger von Patienten mit Prader-Willi-Syndrom: Zum einen fehlt die Rückmeldung: „ich bin jetzt satt" ihres Gehirns nach der Mahlzeit. Außerdem haben sie aufgrund ihrer eher kindlichen Persönlichkeitsstruktur per se ein Grundbedürfnis nach Essen. Ohne eine Kontrolle der Nahrungsaufnahme von klein auf würden sie durch ihren unstillbaren Appetit unweigerlich starkes Übergewicht mit Begleiterkrankungen wie Diabetes mellitus Typ 2 und Herz-Kreislauf-Erkrankungen entwickeln.

Deshalb raten Experten der Prader-Willi-Syndrom Vereinigung e. V. Eltern von betroffenen Kindern von Geburt an zu einem strikten Essensmanagement. Dazu gehört die Einhaltung bestimmter Regeln:

- Das Essen sollte möglichst fett- und kalorienarm sein. Nimmt das Kind Mahlzeiten außer Haus z.B. in Kindergarten oder Schule ein, sollten die Eltern darauf achten, dass ihr Kind auch dort keine panierten oder frittierten Lebensmittel erhält, ebenso wenig Süßspeisen. Kann eine Großküche den Diätplan des Kindes nicht berücksichtigen, so sollten die Eltern Gerichte von Zuhause mitgeben, rät die Vereinigung.
- Gut geeignet für die Ernährung sind Vollkornprodukte, reichlich Gemüse und Kartoffeln. Tierisches Eiweiß (Fleisch/Wurst) sollte wenig verzehrt werden.
- Anstelle von kalorienhaltigen Fruchtsäften, Schorlen oder Limonaden sollten besser Mineralwasser oder ungesüßter Tee getrunken werden.
- Die Eltern sollten auch die Größe der Portionen, die ihre Kinder verzehren, im Blick behalten und ggf. das Essen portionieren. Dabei sollten sie auch berücksichtigen, dass ihr Kind keinen physischen Hunger hat, wenn es mehr Essen fordert, sondern eine Fehlregulation im Gehirn ihres Kindes für das ausbleibende Sättigungsgefühl verantwortlich ist.
- Eltern sollten auf die Einhaltung einer klaren Mahlzeitstruktur Wert legen. Dies bedeutet, dass das Essen immer zu einer bestimmten Zeit an einem bestimmten Platz eingenommen wird und dass nichts spontan zwischendurch (beim Einkauf oder auf dem Spielplatz etc.) gegessen wird.
- Essen sollte weder als Belohnung noch als Bestrafung dienen. Zur Belohnung für herausragende Leistungen in Kindergarten oder Schule eignen sich zum Beispiel Aufkleber oder Stempel.

Neben der Einhaltung dieser Ernährungsregeln hilft regelmäßige Bewegung bei der Kontrolle des Körpergewichts von Menschen mit Prader-Willi-Syndrom. Krankheitsbedingt ist die Muskulatur der Betroffenen insbesondere im Kindesalter nur schwach ausgebildet und die Patienten ermüden schnell. Mit entsprechender Motivation und interessanten Bewegungsanreizen lassen sich die Kinder aber für Bewegung begeistern. Gut geeignet sind beispielsweise Schwimmen, Fahrradfahren, Reiten oder Tanzen. Mannschaftssportarten oder Sportarten, die viel Schnelligkeit oder Wendigkeit erfordern, eignen sich aufgrund der im Vergleich zu gesunden Gleichaltrigen geringeren körperlichen Leistungsfähigkeit der Patienten weniger.

Neue medizinische Erkenntnisse führten dazu, dass die meisten Kinder mit Prader-Willi-Syndrom heute mindestens so lange täglich Wachstumshormone erhalten, bis sich die Wachstumsfugen geschlossen haben. Durch diese Therapie wird die ursprünglich krankheitstypische Kleinwüchsigkeit überwunden, und die Patienten erreichen ihre ursprünglich genetisch vorgesehene Größe. Dadurch kann die Körpermasse der Patienten auf mehr Körperlänge verteilen, und das Risiko für Übergewicht und entsprechende Begleiterkrankungen sinkt.

Bis jetzt ist es noch nicht gelungen, eine Therapie zu entwickeln, mit der das Prader-Willi-Syndrom geheilt werden könnte. Durch die frühzeitige pädagogisch-psychologische Unterstützung und eine gezielte Förderung der psychosozialen Entwicklung der Kinder können die Lebensqualität von Betroffenen und die Integration in die Gesellschaft jedoch deutlich verbessert werden.

veröffentlicht am 25.02.2013 auf www.ernaehrung.de

193 Wenn die Luft knapp wird...

Zu viel Bauchfett begünstigt die Entstehung chronisch obstruktiver Lungenerkrankungen (COPD). Dies geht aus Daten einer US-amerikanischen Studie mit 113.279 Teilnehmern hervor. Zugleich fanden die Wissenschaftler auch Ansatzpunkte für die Prävention der chronischen Lungenerkrankung.

Chronischer Husten, vermehrter Auswurf und Atemnot sind typische Symptome einer chronischen obstruktiven Lungenerkrankung (COPD). Die Krankheit entsteht häufig durch Exposition gegenüber Tabakrauch oder Luftverschmutzung. Wissenschaftler der Universität Regensburg untersuchten nun in Kooperation mit US-amerikanischen Kollegen umfassend, welchen Einfluss der Lebensstil auf das Erkrankungsgeschehen hat.

Zu Beginn der Studie wurden die Teilnehmer im Alter von 50 bis 70 Jahren ausführlich zu ihrem Lebensstil (u.a. Rauchen, Bewegung), ihren Ernährungsgewohnheiten und ihrer medizinischen Vorgeschichte befragt. Außerdem wurden der Taillen- und Hüftumfang sowie das Körpergewicht und die Größe der Probanden dokumentiert. An diese Erhebung schloss sich eine zehnjährige Beobachtungsphase an, in deren Verlauf alle Probanden, die an einer COPD erkrankten, erfasst und gezählt wurden.

In den anschließenden Auswertungen setzten die Wissenschaftler die Variablen aus der Ersterhebung mit dem Erkrankungsgeschehen in Beziehung, wobei sie den Effekt von Störgrößen (zum Beispiel Rauchen) herausrechneten. Dabei zeigte sich ein deutlicher Zusammenhang zwischen einem größeren Bauchumfang und der Erkrankung an einer COPD: Frauen mit einem Bauchumfang von mindestens 110 Zentimetern und Männer mit einem Bauchumfang von 118 Zentimetern oder mehr hatten ein 72 Prozent höheres Risiko, an einer COPD zu erkranken, als Menschen mit geringerem Bauchumfang. Die Wissenschaftler führen dies auf die geringere Bewegung im Alltag dieser Menschen zurück. Dabei scheinen Fettpölsterchen am Bauch besonders ungünstig zu sein, da diese Fettzellen mehr Hormone und Botenstoffe bilden als Fettzellen an anderen Körperstellen wie zum Beispiel an den Oberschenkeln oder dem Po. Unter diesen Signalstoffen finden sich auch entzündungsfördernde Verbindungen, die über verschiedene Wege an der Entstehung einer COPD beteiligt sein können.

Aber auch ein zu geringes Gewicht gilt nun als Risikofaktor für die Erkrankung an einer COPD: Menschen mit Untergewicht hatten ein um 56 Prozent erhöhtes Erkrankungsrisiko. Hier vermuten die Experten, dass die Erkrankung durch eine mangelhafte Ernährung im Alter und eine damit einhergehende verminderte Muskelmasse begünstigt wird.

Erfreulicherweise hatten Probanden, die mindestens an fünf Tagen pro Woche körperlich aktiv waren, ein um fast ein Drittel geringeres Erkrankungsrisiko. Regelmäßige Bewegung wirkt der Entstehung von Übergewicht entgegen, verringert oxidativen Stress und schützt offenbar auch das Lungengewebe.

Aufgrund ihrer Ergebnisse empfehlen die Wissenschaftler zur Prävention von COPD – wie übrigens auch Krebs- Stoffwechsel- und Herz-Kreislauferkrankungen – auf ein gesundes Körpergewicht und die Körperfigur zu achten und sich regelmäßig körperlich zu betätigen.

Quelle:
G. Behrens, C. E. Matthews, S. C. Moore, A. R. Hollenbeck, M. F. Leitzmann (2014): Body size and physical activity in relation to incidence of chronic pbstructive pulmonary disease. Canadian Medical Association Journal, Online-Vorabveröffentlichung/em>
veröffentlicht am 17.09.2014 auf www.ernaehrung.de

Ernährungsinformation

X Ernährungsberatung

194 Ernährungsberatung zahlt sich aus...

Obwohl die Ernährung an der Entstehung vieler Erkrankungen beteiligt ist, wird die Ernährungstherapie nach wie vor nicht als Heilmittel zur Behandlung dieser Erkrankungen anerkannt. Die Folge: Krankenkassen können selbst entscheiden, ob und in welchem Umfang sie die Kosten für Ernährungstherapie erstatten. Dabei ließe sich durch Ernährungstherapie viel Geld sparen...

Im Auftrag der Niederländischen Ernährungsberatungs-Gesellschaft stellte die an der Universität von Amsterdam ansässige Organisation „SEO Amsterdam Economics" bereits 2012 Kosten und Nutzen einer Ernährungstherapie für Menschen mit Adipositas (Fettleibigkeit) und mindestens einer Begleiterkrankung (beispielsweise Diabetes, Bluthochdruck, Fettstoffwechselstörungen) gegenüber.

Für die Kosten-Nutzen-Analyse wurden Daten der ICAN-Studie verwendet. Alle Probanden hatten zu Beginn der Studie einen Body Mass Index (BMI; Körpermassenindex) von mindestens 27 kg/m . Nachdem die Probanden per Zufallsprinzip in zwei Gruppen eingeteilt wurden, erhielt die Interventionsgruppe für ein Jahr Ernährungsberatung in Einzel- und Gruppensitzungen. Probanden der Kontrollgruppe wurden dagegen lediglich schriftliche Informationen über eine gesunde Ernährung und die Vorteile körperlicher Aktivität ausgehändigt. Für die Kosten-Nutzen-Analyse wurden die Kosten der Ernährungsberatung, die ausschließlich im ersten Jahr erfolgte, mit dem gesundheitlichen und wirtschaftlichen Nutzen über fünf Jahre (das heißt das Interventionsjahr plus die vier darauffolgenden Jahre) verglichen. Dabei wurde eine Einzelstunde Ernährungsberatung mit 58 € pro Termin veranschlagt, Gruppenstunden wurden anteilig berechnet.

Nach einem Jahr hatten die Probanden der Interventionsgruppe im Mittel vier bis sechs Kilogramm abgenommen. Außerdem hat sich ihr Blutdruck, ihr Blutzuckerwert sowie ihr Cholesterinspiegel verbessert. Auch psychisch profitierten die Probanden von der erhöhten Aufmerksamkeit durch die Ernährungsberatung. Bedingt durch den Gewichtsverlust und den besseren gesundheitlichen Zustand schwanden zudem soziale und emotionale Probleme. Die Probanden berichteten von einer erhöhten Lebensqualität für sich und teilweise auch ihre Familien.

Die Ernährungsberatung machte sich auch ökonomisch bezahlt. Denn pro Euro, der für Ernährungsberatung ausgegeben wurde, konnten 4 € andere Gesundheitsausgaben (beispielsweise Krankenhausaufenthalte, Medikamente) eingespart werden. Die Arbeitgeber profitierten von der Ernährungsberatung, da die Anzahl der Krankentage zurückging und die Produktivität ihrer ernährungsgeschulten Probanden stieg.

Wurden alle medizinischen und gesellschaftlichen Effekte der Ernährungsberatung mit berücksichtigt, stieg die Ersparnis auf 14 bis 63 € pro Euro, der für die Ernährungsberatung ausgegeben wurde. Ein beachtlicher Betrag! Zum Vergleich: Bei rein medizinischen Interventionen werden meist nur Ersparnisse in der Größenordnung von 3 bis 5 € erzielt. Hochgerechnet auf alle Patienten mit Adipositas und mindestens einer Begleiterkrankung in den Niederlanden ließen sich somit durch eine standardisierte Ernährungsberatung innerhalb von fünf Jahren zwischen 0,4 und 1,9 Milliarden € einsparen.

Quelle:
M. Lammers, L. Kok (2012): Cost-benefit analysis of dietary treatment. SEO Economic Research, Amsterdam

veröffentlicht am 24.11.2015 auf www.ernaehrung.de

Y Weihnachtsbräuche, Mythen und Gute Laune

Weihnachtsbräuche unter der Lupe: Hätten Sie's gewusst? Teil 1

Weihnachten ist eine Zeit von Traditionen, Bräuchen und Geschichten. Viele von ihnen werden von Generation zu Generation weitergegeben. Mittlerweile ist der eigentliche Ursprung vieler Traditionen allerdings längst in Vergessenheit geraten. Warum, zum Beispiel, essen wir zur Feier von Christi Geburt süßes Gebäck? Woher kommen Stollen und Lebkuchen? In einer Artikelserie wollen wir der Herkunft einiger Köstlichkeiten, die wir Weihnachtsbräuchen verdanken, auf den Grund gehen.

Teil 1: Weihnachtsplätzchen

Wohl in keiner anderen Jahreszeit duftet es in der Küche so verlockend wie in der Vorweihnachtszeit. Wenn es ums Weihnachtsplätzchen-Backen geht, sind auch die kleinsten Helfer mit Feuereifer bei der Sache. Denn das Naschen nebenbei verkürzt und versüßt das Warten auf Christkind und Weihnachtsmann.

Die winterliche Backtradition besteht bereits seit sehr, sehr langer Zeit. Bereits vor Christi Geburt wurde im Winter rituell gebacken. So feierten die Kelten die Wintersonnenwende, die Nacht vom 21. auf den 22. Dezember, mit flachen Fladen aus zermahlenen Getreidekörnern und Honig, die sie auf heißen Steinen buken. Die Fladen sollten sie vor bösen Dämonen schützen und als Opfergabe Götter und Naturgewalten gnädig stimmen.

In christlicher Zeit wurde die Backtradition der Kelten übernommen – allerdings wandelte sich die Bedeutung. Statt Opferbroten wurden nun „Weihnachtsbrote" (Christstollen) gebacken. Doch nicht nur in Weihnachtsbroten, auch in Weihnachtsplätzchen finden wir Relikte vorchristlicher Traditionen: Plätzchen in Tiergestalt erinnern an Opfertiere. Wahrscheinlich wollten unsere Vorfahren früher ihren Besitz schonen und opferten den Göttern daher anstelle von lebenden Tieren süße Leckereien in Tierform.

Die ersten Weihnachtsplätzchen, so wie wir sie heute noch kennen, wurden vermutlich in mittelalterlichen Klöstern gebacken. Diese verfügten zum einen über das nötige Kapital, um teure Gewürze aus dem Orient wie Zimt, Nelken, Muskat, Ingwer und Kardamom zu bezahlen. Zum anderen bot ihnen der religiöse Hintergrund der Geburt Jesu ausreichend Anreize für die festliche Bäckerei.

Eine Legende erzählt, wie es zu den allerersten Weihnachtsplätzchen gekommen sein soll. Die Begebenheit ereignete sich angeblich zur Zeit Christi Geburt. Demnach haben die Hirten, die dem Weihnachtsstern am Himmel folgten, um Jesus Geburt zu bezeugen, in der Weihnachtsnacht in ihrer Aufregung die Brote im Ofen vergessen. Als sie wieder nach Hause zurückkehrten, schlug ihnen ein „wunderbarer Duft" entgegen. Statt – wie zu vermuten wäre – verkohlt und ungenießbar, war das Brot, das sie zu Hause vorfanden, zwar dunkel, aber „himmlisch süß" im Geschmack. Damit alle davon probieren konnten, wurde es in viele kleine Stücke gebrochen. In Erinnerung an diese Begebenheit wurden seither für Heiligabend „Himmelskuchen" gebacken – die Vorgänger der heutigen Plätzchen...

Doch zurück zur Geschichte: Der Name „Plätzchen" stammt vom süddeutschen „Platz" ab, einem früher in dieser Gegend üblichen Wort für flach geformte Kuchen. „Brötle" oder „Gutsle", in der Schweiz auch „Guezi" oder „Guetsli" sind weitere Namen für Weihnachtskleingebäck.

Was viele nicht wissen: Weihnachtsplätzchen und -kekse sind streng genommen nicht dasselbe: Plätzchen, dabei handelte es sich um zuckerlastige, kleine Gebäckstücke, wurden früher vor allem in den oberen Schichten zu Kaffee und Tee gereicht. In der Weihnachtszeit wurden sie mit Marmelade, Marzipan, Nüssen und Schokolade verfeinert. Kekse hingegen hatten ursprünglich einen anderen Zweck. Ihr Name geht auf den sog. „English Cake" zurück, einen langlebigen und nahrhaften Schiffszwieback, der auf langen Überfahrten Kraft spendete. Im 19. Jahrhundert wurde er von einem deutschen Kaufmann nachgebacken.

Ganz egal, ob Plätzchen, Brötle, Gutsle, Guetsli oder Kekse: Ein Weihnachtsfest ohne Weihnachtsgebäck ist für die meisten von uns wohl kaum vorstellbar. Und so genießen wir die süßen, wenn auch häufig sehr energiereichen Köstlichkeiten – und verschieben das Kalorienzählen aufs neue Jahr...

Quellen:
Ostpreußisches Landesmuseum (2008): Weihnachtsbäckerei.
Arthan A (2010): Warum backen wir Weihnachtsplätzchen?
Wieso? Weshalb? Warum? (2010): Warum backen wir Weihnachtsplätzchen?

veröffentlicht am 14.12.2011 auf www.ernaehrung.de

196 Weihnachtsbräuche unter der Lupe: Hätten Sie's gewusst? Teil 2

Teil 2: Christstollen

Der Christstollen ist vermutlich aus ursprünglich keltischen Opferbroten hervorgegangen, die, nach einer Anpassung des Sinngehalts, in die christliche Tradition übernommen wurden. Einer Legende zufolge symbolisiert der Christstollen das neu geborene und in Windeln gewickelte Christkind. Eine schöne Geschichte, die allerdings nicht ganz stimmt. Denn der Vorgänger des heutigen zuckrig-süßen, reichhaltigen Christstollens ist das „Christbrot", das im 14. Jahrhundert als Fastengebäck verzehrt wurde. Es war keinesfalls von einer dicken Puderzucker-"Windel" umhüllt, vielmehr waren die Zutaten, die darin enthalten sein durften, dem Anlass angemessen eher spartanisch: erlaubt waren lediglich Mehl, Hefe und Wasser, als Fett Rapsöl, von Butter, Eiern, Rosinen, Nüssen, Mandeln, Zitronat und Orangeat keine Spur.

Man kann sich vorstellen, dass der Geschmack des Gebäcks, das eigentlich mehr ein Brot als ein Stollen war, sehr zu wünschen übrig ließ. Und so sollen der Kurfürst Ernst von Sachsen (1441-1486) und sein Bruder Albrecht ein Gesuch an Papst Innozenz VIII. geschickt haben, in dem sie darum baten, Öl im Christbrot ausnahmsweise durch Butter ersetzen zu dürfen. Dieser Brief ging als „Butterbrief" in die Geschichte ein. Die ursprünglich als Ausnahmegenehmigung des Papstes erteilte Erlaubnis wurde bald sehr großzügig ausgelegt. Nebenbei bemerkt: Mit seiner Erlaubnis handelte der Papst nicht ganz uneigennützig, denn die Verwendung von Butter anstelle von Rapsöl war an die Bedingung geknüpft, Buße zu tun. Im konkreten Fall bedeutete dies, sich finanziell am Bau des Freiberger Doms zu beteiligen.

Der Überlieferung nach hatte Heinrich Drasdo, Hofbäcker im sächsischen Torgau (15./16. Jahrhundert) als erster die Idee, dem Fastengebäck anlässlich des Weihnachtsfestes weitere Zutaten zuzufügen. So wurde das ursprünglich eher karge Gebäck nach und nach zu einem reichhaltigen Weihnachtsgebäck. Die später aufgekommene Bezeichnung Christ- „Stollen" soll wohl auf einen „Pfosten" hinweisen (vgl. auch Bergwerksstollen). Im christlichen Glauben symbolisiert er die tragende Kraft Jesu.

Heute werden viele Stollen industriell hergestellt. Die „Leitsätze für Feine Backwaren" legen fest, welche Mengen an bestimmten Zutaten mindestens enthalten sein müssen. Für Stollen gilt allgemein, dass auf 10 kg Mehl/Stärke mindestens 3 kg Butter oder die entsprechende Menge Milchfetterzeugnisse, Margarine oder praktisch wasserfreie Fette sowie 6 kg Trockenfrüchte (ausschließlich Rosinen, Sultaninen oder Korinthen sowie Zitronat und Orangeat).

Von dem klassischen Christstollenrezept sind zahlreiche Abwandlungen bekannt, z. B. Mandelstollen, Butterstollen, Marzipanstollen, Quarkstollen, Mohn- und Nussstollen,... Die Liste lässt sich beliebig verlängern – nicht zuletzt aufgrund des seit 1990 ausgeschriebenen Wettbewerbs „Stollen Zacharias", mit dem jedes Jahr handwerklich arbeitende Bäckereien und Konditoreien für ihre Neukreationen, Qualitäts- und Marketingkonzepte ausgezeichnet werden. Dieses Jahr ging der Preis für den ersten Platz an „Wunderlichs Backstuben" aus Markneukirchen für ihre beiden Neukreationen, den Spitzenstollen und einen flambierten Christstollen mit vogtländischem Vogelbeerlikör.

Wohl weit über die deutschen Grenzen hinaus am bekanntesten ist wahrscheinlich der „Dresdner Stollen". Dieser auch „Striezel" genannte Christstollen ist seit 1995 markenrechtlich geschützt. Im Dresdner Raum dürfen nur ca. 150 Bäcker und Konditoren, die alle Mitglieder des „Schutzverband Dresdner Stollen e. V." sind, das Weihnachtsgebäck als „Dresdner Stollen" verkaufen. Jeder dieser Stollen trägt ein goldenes Qualitätssiegel mit fortlaufender Registriernummer. Übrigens: Erstmals urkundlich erwähnt wurde der Christstollen nicht in Dresden, sondern in Naumburg an der Saale, und zwar als Weihnachtsgabe für den Bischof Heinrich (1470).

Rekordverdächtig: Nicht weit von Dresden entfernt, in Riesa, wurde auch der vermutlich größte Stollen gebacken. Im Jahre 1730 ließ August der Starke für ein Schaumanöver einen etwa 1,8 Tonnen schweren Riesenstollen backen. Der Teig bestand aus 20 Zentner Mehl, 3600 Eiern, 326 Kannen Milch, einer Tonne Hefe und einer Tonne Butter, war aber gänzlich ohne Zucker und Rosinen. Später wurde der fertige Stollen in 24.000 Portionen aufgeteilt. Das am Sonnabend vor dem 2. Advent in Dresden stattfindende traditionelle Striezelfest erinnert noch heute an dieses Ereignis.

Quellen:
Foede P (2010): Kein Weihnachtsfest ohne Christstollen.
Stollengeschichte. Homepage des Schutzverband Dresdner Stollen e.V.
Bundesministerium für Ernährung, Landwirtschaft und Verbraucherschutz (BMELV) (2010): Leitsätze für feine Backwaren.
Wikipedia.de: Christstollen.
Homepage des Branchenpreises „Stollen-Zacharias"

veröffentlicht am 15.12.2011 auf www.ernaehrung.de

197   Weihnachtsbräuche unter der Lupe: Hätten Sie's gewusst? Teil 3

Teil 3: Lebkuchen

Die Wurzeln der uns heute bekannten Lebkuchen reichen weit zurück in die Vergangenheit. Bereits die alten Ägypter gaben ihren Verstorbenen gewürzte Honigkuchen mit auf die letzte Reise. Und die Römer strichen Honig auf einen Kuchen, der anschließend gebacken und z. B. zu starkem Bier in der Fastenzeit gegessen wurde.

Lebkuchen in ihrer heutigen Form wurden wohl erstmals in Dinant, Belgien, gebacken und gelangten über Aachen in fränkische Klöster. Hier diente das Gebäck zunächst als Nachtisch. Aufgrund ihrer langen Haltbarkeit wurden Lebkuchen damals auch als Notvorrat gelagert und in schweren Zeiten von den Mönchen verteilt. Aus den Klosterbäckereien stammt auch eine Variante des Lebkuchens: der Oblatenlebkuchen. Die Oblaten – ursprünglich Hostien aus eigener Herstellung – wurden verwendet, um das Anbacken des Teiges zu verhindern.

Seit wann Lebkuchen vorwiegend in der Weihnachtszeit gegessen werden, ist nicht ganz klar. Forscher vermuten einen Zusammenhang zu dem im 19. Jahrhundert vermehrt vom Bürgertum gefeierten Weihnachtsfest. Damals waren Gewürze und daraus zubereitete Speisen etwas Besonderes, das man sich nur an hohen Festtagen leisten konnte. Vielleicht ist Ihnen schon einmal aufgefallen, dass vor allem Städte an früheren Handelsknotenpunkten wie Aachen, Nürnberg, Augsburg oder Basel auf eine lange Tradition des Lebkuchenbackens zurückblicken können. In diesen Städten waren Gewürze aus fernen Ländern, die für die Lebkuchenherstellung benötigt wurden, leichter verfügbar.

Auch die Herkunft des Namens „Lebkuchen" ist nicht eindeutig geklärt. Manche denken, der Name leite sich von „Leben" ab, andere sehen eine Verbindung zu dem lateinischen Wort „libum" (Fladen, Opferkuchen). Oder ist der Name auf das Wort „Laib" zurückzuführen? Einfacher lässt sich die Herkunft des Namens „Pfefferkuchen" erklären, der insbesondere in Ostdeutschland alternativ für Lebkuchen verwendet wird. Im Mittelalter wurden alle exotischen Gewürze, die charakteristische Zutaten von Lebkuchen sind, als „Pfeffer" bezeichnet.

Und Gewürze finden sich im Lebkuchen schließlich reichlich. Neben Zimt, Nelken, Anis und Muskat werden evtl. auch Kardamom, Koriander und Ingwer eingesetzt. Heute wird anstelle der einzelnen Gewürze häufig fertiges Lebkuchengewürz verwendet. Gesüßt werden Lebkuchen üblicherweise mit Honig oder auch Zuckerrübensirup. Mandeln, Nüsse, ggf. Zitronat und Orangeat stehen ebenfalls auf der Zutatenliste. Interessanterweise wird für die Herstellung von Lebkuchen kaum Mehl verarbeitet. So liegt der Mehlanteil vieler Lebkuchenrezepte bei zehn bis maximal 50 Prozent. Bei Nürnberger Lebkuchen gilt es sogar als Qualitätskriterium, wenn überhaupt kein Mehl enthalten ist, sondern nur Ölsamen mitgebacken werden. Übliches Triebmittel für Lebkuchen ist Hirschhornsalz oder auch Pottasche. Aufgrund der Acrylamidgefahr sollte Hirschhornsalz jedoch besser durch eine Mischung aus Natron und Backpulver zu gleichen Teilen ersetzt werden.

Bei Lebkuchen gibt es unzählige Sorten und regionale Varianten. Bekannt sind beispielsweise Elisenlebkuchen mit einem hohen Mandel- oder/und Nussgehalt oder Aachener Printen, eine etwas herbere, mit Sirup gesüßte Lebkuchenvariante mit geheimer Würzmischung. Für Abwechslung sorgen Lebkuchen mit Schokoladen- oder Zuckerüberzug, mit Marmeladenfüllung oder Mandelgarnitur. Eine weitere Variante sind in Form geschnittene oder gepresste Lebkuchen. Diese sogenannten „Bildlebkuchen" gibt es schon seit dem 15. Jahrhundert. Ursprünglich standen dabei hauptsächlich religiöse Motive im Vordergrund. Heute dürften die Jahrmarktherzen, die das ganze Jahr über erhältlich sind, das bekannteste Motiv sein.

So kommt es, dass Lebkuchen heute für viele von uns untrennbar mit der Weihnachtszeit verbunden sind – übrigens nicht nur hier in Deutschland und bei unseren deutschsprachigen Nachbarn, sondern auch in England, Frankreich, Griechenland, Finnland, Russland und vielen weiteren Ländern.

Quellen:
Angela Fehr (2010): Der Lebkuchen und seine Geschichte.
Robert Lücke (2007): Kulturgeschichte des Lebkuchens: Ein deutscher Exportschlager. Süddeutsche Zeitung, Artikel vom 19.12.2007.
Goccus – der Geniessertempel: Würziges Gebäck mit reicher Vergangenheit. Kulturgeschichtliches und Internationales zum Lebkuchens und seinen Verwandten.
Wikipedia.de: Lebkuchen.

veröffentlicht am 16.12.2011 auf www.ernaehrung.de

198   Mythos Verdauungsschnaps

Wie gut wirken Verdauerli, Verrisserle, Zerhacker, Absacker und Co.?

Während der nun kommenden Feiertage wird gerne und gut gegessen. Doch was tun, wenn es nach einer üppigen Mahlzeit im Bauch drückt und zwickt? Erwachsene greifen in solchen Fällen gerne zu einem Verdauungsschnaps (Digestiv). Unterstützt Hochprozentiges wirklich die Verdauung?

In der Schweiz untersuchten Wissenschaftler den Effekt verschiedener Getränke, die zu bzw. nach einer deftigen Mahlzeit getrunken wurden, auf die Verdauung. Als Mahlzeit entschieden sich die Forscher sicher nicht ganz zufällig für ein Schweizer Nationalgericht, das Käsefondue. Es ist reich an Fett und Energie und bietet damit ideale Voraussetzungen zur Untersuchung von verdauungsfördernden bzw. -hemmenden Wirkungen verschiedener Getränke.

Zwanzig gesunde Personen (14 Männer und sechs Frauen) im Alter von 23-58 Jahren erhielten zu zwei verschiedenen Zeitpunkten je eine Portion Käsefondue bestehend aus 200 Gramm geschmolzenem Käse und 100 Gramm Weißbrotwürfeln. Zu dem Fondue tranken die Teilnehmer an einem Tag 300 Milliliter Weißwein, am anderen Untersuchungstag Schwarztee. Später erhielten die Probanden entweder ein Gläschen Kirschwasser als Digestiv oder 20 Milliliter Wasser. Weshalb die Wahl des Vergleichsgetränks ausgerechnet auf Schwarztee fiel, liegt wohl in der Schweizer Tradition begründet. Die Wissenschaftler berichten von einem nationalen Konflikt über das „richtige" Getränke zum Käsefondue. Demnach stehen Weißwein und Schwarztee in der Gunst der Schweizer besonders hoch im Kurs.

Im Vorfeld war der Fonduekäse mit speziellen Marker-Molekülen markiert worden. Durch Atemtests im Anschluss an die Fonduemahlzeit konnten die Wissenschaftler untersuchen, ob Alkohol die Verdauung ankurbelt oder nicht.

Zum Ergebnis: Schon während der Mahlzeit verzögerte der getrunkene Wein Verdauungsvorgänge. Dieser Effekt blieb nach dem Essen bestehen und verstärkte sich nach dem alkoholischen Aperitif weiter. Wurde Wein zum Essen getrunken, verzögerte sich die Magenentleerung. Ähnliches galt für Schnaps nach der Mahlzeit, insbesondere wenn zuvor Schwarztee getrunken wurde. Eine weitere Beobachtung war, dass größere Mengen von Alkohol, die während oder nach dem Fondue getrunken wurden, zwar den Appetit der Probanden hemmten, jedoch nicht mit Verdauungsproblemen wie Unwohlsein, Übelkeit oder Blähungen einhergingen.

Dass die Schweizer Wissenschaft, Humor und Nationalbewusstsein miteinander verbinden können, bewiesen sie auch bei der Diskussion und insbesondere beim Fazit ihrer Studie: „Gesunden Lesern wird versichert, dass sie dieses Nationalgericht weiterhin mit dem Getränk ihrer Wahl genießen können, ohne [gravierende] Verdauungsstörungen befürchten zu müssen." Davon abgesehen zeigt die Studie allerdings auch, dass bei den 20 Probanden keine verdauungsfördernde Wirkung von Alkohol festgestellt werden konnte – ganz im Gegenteil: Alkohol verzögerte sogar Verdauungsprozesse. Zur Ankurbelung der Verdauung sollten demnach andere Dinge ausprobiert werden. Wie wäre es mit dem altbekannten Rat „Nach dem Essen sollst Du ruhn' oder tausend Schritte tun"? Einen Versuch ist es sicherlich wert...

Quelle:

H. Heinrich, O. Goetze, D. Menne, P. X. Iten, H. Fruehauf, S. R. Vavricka, W. Schwizer, M. Fried, M. Fox (2010): Effect of gastric function and symtpoms of drinking wine, black tea, or schnapps with a Swiss cheese fondue: randomsied controlled crossover trial. BMJ 2010; 341:c6731

veröffentlicht am 21.12.2012 auf www.ernaehrung.de

199 (Wie) Wirkt Hühnersuppe?

Ein unangenehmes Kratzen im Hals, die Nase verstopft oder ständig laufend, dazu immer wieder ein Niesen? Spätestens wenn sich der Husten einstellt, ist es eindeutig: Die Erkältungs-Viren haben wieder einmal zugeschlagen. Rund zwei- bis viermal jährlich erkrankt ein Erwachsener an einer Erkältung, im Winter und in der Übergangszeit nimmt die Häufigkeit von Erkältungen zu. Jetzt haben frei verkäufliche Arzneimittel aus der Apotheke Hochkonjunktur. Viele setzen auch auf altbekannte Hausmittel wie heiße Zitrone, Inhalieren, Kartoffelwickel oder Zwiebelsaft.

Laut einer Umfrage des Hessischen Fernsehens erfreut sich insbesondere die Hühnersuppe zur Bekämpfung von Erkältungen und als stärkende Krankennahrung großer Beliebtheit. Es gibt sogar einige Studien über die Wirkungen von Hühnersuppe. Hat der Geflügelsud seinen guten Ruf zu Recht?

Im Reagenzglas zumindest wirkte verdünnte Hühnersuppe entzündungshemmend und könnte sich dadurch positiv auf den Verlauf von Erkältungskrankheiten auswirken. Wissenschaftler des Nebraska Medical Centers beobachteten, dass Hühnersuppe (nach dem Rezept einer der Großmütter der Forscher zubereitet) die Aktivität der weißen Blutkörperchen hemmt. Normalerweise sind diese körpereigenen Helfer wichtig für die Abwehr von Viren, sind die weißen Blutkörperchen allerdings im Übermaß vorhanden, verursachen sie Entzündungsreaktionen und ein Anschwellen der Schleimhäute. Welchen Inhaltsstoffen der Hühnersuppe die beobachteten Wirkungen zuzuschreiben sind, konnte bislang noch nicht geklärt werden. Auch fehlen Studien mit (erkälteten) Menschen.

Hühnerfleisch ist reich an Vitamin A und Vitamin E. Inwieweit diese Vitamine als Bestandteil der Suppe Erkältungen bekämpfen können, wurde noch nicht untersucht. Hinzu kommt das wohltuende Gefühl beim Verzehr der dampfenden Suppe. Last but not least bleibt der Plazebo-Effekt: Vielleicht benötigen wir, wenn wir uns müde, krank und abgeschlagen fühlen, keinen wissenschaftlich belegten Wirkmechanismus, sondern es genügt die Erinnerung an frühere Zeiten, als unsere Mutter oder Großmutter uns liebevoll umsorgt hat, wenn wir krank waren – und extra für uns Hühnersuppe gekocht hat... Auch damals ist die Erkältung vorbeigegangen, wobei sich natürlich nicht mehr im Nachhinein ermitteln lässt, ob dies mit der Wirkung der Hühnersuppe zu tun hatte, mit anderen angewandten Hausmitteln oder einfach eine Frage der Zeit war. Gewöhnlich dauert eine Erkältung ca. eine Woche.

Zurück zur Hühnersuppe. Denn diese kann noch mehr: In einer japanischen Studie wirkte der Verzehr von Hähnchenfleisch bei Menschen mit Bluthochdruck blutdrucksenkend. Die Forscher der Universität Hiroshima führen dies auf das im Hähnchenfleisch enthaltene Bindegewebsprotein Kollagen zurück. Es wird angenommen, dass das aufgenommene Kollagen körpereigene Regelkreise blockiert und auf diese Weise die Verengung von Blutgefäßen und den Anstieg des Blutdrucks verhindert (1). Reich an Kollagen sind insbesondere sehnenreiche Körperteile, die häufig für die Zubereitung von Suppen oder Brühen verwendet werden. Während des Kochvorgangs löst sich das Kollagen aus dem Bindegewebe und geht in die Suppe über.

Wie lässt sich Hühnersuppe zubereiten? Hühnersuppe ist nichts für Eilige. Sie sollte möglichst mehrere Stunden sieden. Für die Suppe wird ein ganzes Huhn mit kaltem Wasser angesetzt und zusammen mit Karotten-, Lauch- und Selleriestücken langsam erhitzt. Gewürzt wird die Suppe z. B. mit Nelken, Piment, Salz und Pfeffer. Nach dem Aufkochen muss die Suppe bei geringer Hitze ca. drei Stunden garziehen. Anschließend das Huhn herausnehmen, die Haut entfernen und das Fleisch in mundgerechte Stücke schneiden. Die Brühe sieben. Dann die Fleischstückchen und nach Geschmack gewürfeltes Suppengrün in die Brühe geben und nochmals ca. 15 Minuten köcheln lassen, bis das Gemüse gar ist. Die Suppe erneut abschmecken – fertig! Hühnersuppe lässt sich übrigens gut auf Vorrat zubereiten. In einzelne Portionen geteilt (Fleisch am besten getrennt von der Brühe aufbewahren) hält sie sich im Gefrierschrank bis zu sechs Monaten.

Wenn es um die entzündungshemmende Wirkung von Hühnersuppe geht, muss es übrigens nicht unbedingt die aufwendig nach traditionellem Rezept selbst zubereitete Hühnersuppe sein. Laut den Forschern des Nebraska Medical Centers wirken Tüten- und Dosensuppen sogar zum Teil noch besser als Großmutters Kraftbrühe.

(1) Kollagen hemmt die Bildung des körpereigenen Enzyms ACE (Angiotensin converting Enzyme). Dieses wiederum vermittelt auf hormonellem Weg die Verengung von Blutgefäßen.

Quellen:
Barbara O. Rennard, Ronald F. Ertl, Gail L. Gossman, Richard A. Robbins, Stephen I. Rennard (2000): Chicken soup inhibits neutrophil chemotaxis in vitro. In: Chest. 2000, 118: S. 1150-1157.
Hessischer Rundfunk (2012): Das Geheimnis der Hühnersuppe.

veröffentlicht am 21.02.2012 auf www.ernaehrung.de

200 Süßstoffe: Freund oder Feind?

Seit ihrer Entdeckung Ende des 19. Jahrhunderts hat die Bedeutung von Süßstoffen deutlich zugenommen. Heute sind sie längst in aller Munde. Kein Wunder, denn die synthetisch hergestellten oder natürlichen Ersatzstoffe für Zucker scheinen ein süßes Geschmackserlebnis ohne Reue zu ermöglichen, enthalten sie doch (fast) keine Kalorien. Ein weiterer Vorteil, der insbesondere für Diabetiker relevant ist: Mit Süßstoff gesüßte Speisen lassen den Blutzuckerspiegel nicht ansteigen (1).

Es gibt aber eine Kehrseite der Medaille: Immer wieder geraten Süßstoffe in die Schlagzeilen. Mal ist von einer möglichen Krebserzeugenden Wirkung, ein anderes Mal von einer Gewichtszunahme infolge des Verzehrs von Süßstoffen die Rede. Was steckt hinter derartigen Behauptungen?

In Tierversuchen wurde nachgewiesen, dass der Süßstoff **Aspartam** Gehirn-, Lymphdrüsen- und Harnleiter-Krebs auslösen kann. Da es jedoch auch Studien mit gegenteiligen Ergebnissen gab, hatte der Wissenschaftliche Lebensmittelausschuss der EU keine Bedenken gegen den Einsatz von Aspartam in Lebensmitteln. Ähnliches gilt für **Saccharin**: Bei höherer Dosierung erzeugte Saccharin bei Tieren Blasenkrebs. Es wird aber angenommen, dass diese Ergebnisse nicht auf Menschen übertragbar sind. **Das Bundesinstitut für Risikobewertung hält die in der EU zugelassenen Süßstoffe derzeit für gesundheitlich unbedenklich, vorausgesetzt, die jeweils festgelegten Höchstmengen werden eingehalten.** Beim Konsum größerer Mengen von Süßstoffen wurden auch bei Menschen Nebenwirkungen wie Kopfschmerzen, Schwindel, Benommenheit und Schleimhautschäden beobachtet. Die genaue Dosis, ab der der Süßstoffkonsum mit solchen Nebenwirkungen verbunden ist, ist individuell verschieden und variiert nach Art des Süßstoffs oder Süßstoffgemischs.

Viel diskutiert wurde eine möglicherweise gewichtssteigernde Wirkung von Süßstoffen. Dies scheint besonders paradox, da sie insbesondere von Menschen verzehrt werden, die Kalorien einsparen und ihr Gewicht reduzieren möchten. Eine Gruppe von amerikanischen Wissenschaftlern fand nun heraus, dass Ratten nach dem Verzehr eines mit Süßstoff gesüßten Naturjoghurts wesentlich mehr fraßen als die Kontrollgruppe, die zuvor mit Zucker gesüßten Joghurt erhalten hatte. Entsprechend verhielt sich auch das Gewicht der Tiere nach fünf Wochen: Die Tiere der Süßstoff-Gruppe waren deutlich schwerer. Die Ratten setzten jedoch nicht nur mehr Fett an, sie konnten auch später ihr Gewicht schlechter regulieren. **Die Forscher gehen davon aus, dass der Verzehr von mit Süßstoff gesüßten Speisen zu Problemen bei der Regulation der Kalorienzufuhr führen kann.** Beim Verzehr natürlicher Lebensmittel lernt der Körper, wie viele Kalorien sie mit sich bringen, und

334

bekommt ein Gespür dafür, wann genügend Energie aufgenommen wurde. Speisen mit künstlichen Süßungsmitteln scheinen das natürliche Gleichgewicht zwischen Hunger und Sättigung und die Appetitregulation zu stören.

In einer weiteren Studie mit Menschen wurde außerdem untersucht, wie sich der Verzehr zucker- bzw. süßstoffhaltiger Getränke auf Vorgänge im Gehirn auswirkt. **Das Ergebnis: Zucker befriedigte das Belohnungszentrum im Gehirn der Probanden besser und führte zu einer besseren Sättigung als Süßstoff.** Eine Hypothese in diesem Zusammenhang geht von einer Falschprogrammierung des Gehirns aus. Während des Verzehrs süßer Speisen erhält das Gehirn entsprechende Signale. Es erwartet nun, über das Blut vermehrt Glucose zu erhalten. Bleibt dies jedoch aus, weil statt Zucker ein Ersatzstoff aufgenommen wurde, fordert das Gehirn, so die Theorie, Zucker nach. Insgesamt wird auf diese Weise mehr verzehrt, als beim Konsum mit Haushaltszucker gesüßter Nahrungsmittel.

Experten halten es deshalb durchaus für möglich, dass der zunehmende Verzehr künstlicher Süßungsmittel in den USA mit dem gleichzeitig beobachteten Anstieg von Übergewicht und Adipositas zusammenhängt. Mit derartigen Schlussfolgerungen sollte man allerdings vorsichtig sein, schließlich lässt sich nicht mit endgültiger Sicherheit bestimmen, welches der beiden Phänomene zuerst aufgetreten ist: Haben die Leute mehr süßstoffhaltige Nahrungsmittel gegessen und deshalb mehr zugenommen? Oder stieg infolge der allgemeinen Gewichtszunahme die Nachfrage nach energieärmeren Lebensmitteln?

Die Übertragbarkeit der Studienergebnisse zahlreicher Tierversuche in diesem Bereich auf den Menschen ist unklar. Was den Menschen aber auf jeden Fall vom Tier unterscheidet, ist seine Fähigkeit zur Reflexion. Und so scheint der Verzehr energiereduzierter Lebensmittel häufig als Freibrief dafür zu dienen, bei anderen Speisen stärker zugreifen zu dürfen. Unter den hier genannten Voraussetzungen stellt sich dann allerdings die Frage, ob die ursprüngliche, mit Haushaltszucker gesüßte Variante eines Lebensmittels nicht bevorzugt werden sollte – ggf. in kleineren Portionen.

(1) Dies gilt nur, wenn keine anderen Kohlenhydrate in der Mahlzeit enthalten sind. Ansonsten steigt der Blutzuckerspiegel im Vergleich zur zuckerhaltigen Variante weniger stark an.

Quellen:
Bundesinstitut für Risikobewertung (BfR): Bewertung von Süßstoffen. Information des BfR vom 21. August 2003.
Swithers SE, Davidson TL (2008): A role for sweet taste: caloric predictive relations in energy regulation by rats. Behavioral Neuroscience 2008, 122: 161-173.

335

Swithers SE, Baker CR, Davidson TL (2009): General and persistent effects of high-intensity sweeteners on body weight gain and caloric compensation in rats. Behavioral Neuroscience 2009, 123: 772-780.

veröffentlicht am 20.05.2011 auf www.ernaehrung.de

201 Säure-Basen-Haushalt und Ernährung – was stimmt?

Wir essen zu energiereich, zu Eiweiß-haltig, zu fettig, zu süß, zu salzig und ernähren uns damit insgesamt ungesund. Doch versauert und verschlackt der Körper deshalb? Trennkost-Anhänger und Fasten-Fans haben die feste Überzeugung, dass dies der Fall sei. Hat die Nahrung, die wir essen, überhaupt einen Einfluss auf den Säure-Basen-Haushalt? Und was ist eigentlich unter einem solchen zu verstehen? Fragen über Fragen...

Trennköstler glauben, dass der Körper durch die gemeinsame Aufnahme von Proteinen und Kohlenhydraten überlastet würde und es zu Gärungsvorgängen im Dünndarm und einer Ansammlung von gesundheitsschädlichen „Schlacken" käme. Das wichtigste Gegenargument dürfte wohl sein, dass kein Lebensmittel nur aus Kohlenhydraten oder Proteinen besteht, sondern stets beide Nährstoffe enthält, wenn auch in unterschiedlichen Anteilen. Würde die Theorie zutreffen, wäre Muttermilch, die sowohl Eiweiß als auch Kohlenhydrate beinhaltet, als erste und ausschließliche Energiequelle von Säuglingen komplett ungeeignet. So gesehen ist das Konzept der Trennkost nicht aufrecht zu halten. Darüber hinaus kann ein Verzicht auf angeblich säureüberschüssige Lebensmittel wie Milchprodukte und Getreide zu einem Mangel an Magnesium, Calcium, Eisen, Eiweiß und Vitaminen der B-Gruppe führen.

Fasten soll nach Meinung seiner Verfechter dem Zweck dienen, „Schlacken" und „Gifte" aus dem Körper zu schwemmen, indem der Nahrungsverzehr weitestgehend eingestellt und möglichst viel Flüssigkeit zugeführt wird. Wissenschaftlich ist diese Annahme ebenfalls nicht haltbar, denn im menschlichen Körper gibt es keine Ansammlung von „Schlacken". Unter normalen physiologischen Bedingungen werden nicht verwertbare Stoffwechselendprodukte umgehend über die Nieren, den Darm, die Atmung oder die Haut ausgeschieden.

Längeres Fasten kann, im Gegensatz zur zugeschriebenen positiven Wirkung sogar gesundheitsschädlich sein. Denn im Hungerstoffwechsel entstehen Ketonkörper, die zu einer Übersäuerung des Blutes (Azidose) führen und auf diese Weise den Säure-Basen-Haushalt also nicht ins, sondern aus dem Gleichgewicht bringen können. Eine vermehrte Ausscheidung von Ketonkörpern wiederum hemmt die Ausscheidung von Harnsäure über die Nieren. Folgen können ein akuter Gichtanfall und die Entstehung von Harnsäuresteinen sein.

Die Idee einer Übersäuerung des Körpers kam bereits vor über einem Jahrhundert auf. Doch nicht nur die Idee, auch die theoretischen Grundlagen, auf denen diese beruht, sind älteren Datums. Aktuelle Erkenntnisse lassen Abstand nehmen von so abstrakten Begriffen wie einer „Übersäuerung" oder „Verschlackung", die sich wissenschaftlich nicht belegen lassen.

Richtig ist, dass für den Ablauf von Stoffwechselfunktionen ein ausgeglichener Säure-Basen-Haushalt sehr wichtig ist. So wichtig, dass der Körper den pH-Wert (1) im Blut und Gewebe streng reguliert und sich dabei gleich auf mehrere Mechanismen stützt. An der Säure-Basen-Regulation sind vor allem die Organe Leber, Lunge und Nieren beteiligt, daneben aber auch verschiedene Puffersysteme. Zu diesen gehören Hydrogencarbonat, Hämoglobin, Proteinat und Phosphat. Dank der großzügig ausgelegten Kapazität der Puffersysteme ist der Körper unter normalen Bedingungen ohne Weiteres in der Lage, den pH-Wert optimal einzustellen.

Falls doch einmal Störungen im Säure-Basen-Haushalt (Azidose, Alkalose) auftreten, ist dies in der Regel eine Folge von ernsten behandlungsbedürftigen Erkrankungen (beispielsweise ein entgleister Diabetes). Hier führt die zugrunde liegende Erkrankung – und nicht die Ernährung – zu einer Entgleisung des Stoffwechsels (Ausnahmen: Hungern/Fasten s. oben, daneben auch: intensive körperliche Aktivität). In diesem Fall kann die Ernährung die Entgleisung auf der einen Seite verschlimmern, aber sie kann auch therapeutisch mit dem Ziel einer positiven Beeinflussung eingesetzt werden.

Ein gewisser Einfluss der Nahrung lässt sich übrigens über die Messung des Urin-pHs ablesen. Obst, Gemüse, Salate und Fruchtsäfte wirken leicht alkalisierend. Der Saft von Zitrusfrüchten erhöht das puffernde Hydrogencarbonat im Körper. Getreide und proteinreiche Nahrungsmittel tierischer Herkunft wie Fleisch, Fisch, Wurstwaren und Käse, aber auch phosphatreiche Getränke wie Cola gehören hingegen zu den Lebensmitteln, die den pH-Wert im Urin senken können. Durch eine abwechslungsreiche Ernährung mit moderater Proteinaufnahme ließe sich die Pufferkapazität des Organismus demnach erhöhen. Eine obst- und gemüsereiche Ernährung ist aber auch empfehlenswert, weil dadurch reichlich Vitamine, Mineralstoffe, sekundäre Pflanzeninhaltsstoffe und Ballaststoffe zugeführt werden. Die Deutsche Gesellschaft für Ernährung empfiehlt deshalb, täglich 250 g Obst und 400 g Gemüse zu verzehren. Doch sollte der Einfluss der Ernährung nicht überschätzt werden: Gegenüber den Puffersystemen kommt Lebensmitteln nur eine sehr untergeordnete Bedeutung bei der Regulation des Säure-Basen-Haushalts zu.

(1) Der pH-Wert ist ein Maß für den sauren oder basischen Charakter einer Lösung. Bei einem pH-Wert von 7 spricht man von einer neutralen Lösung, bei Werten zwischen 0 und 7 überwiegt der saure Charakter (je kleiner der pH-

Wert, desto stärker sauer), zwischen 7 und 14 steigt der basische Charakter mit zunehmendem Zahlenwert.

Quellen:

Siener R (2011): Säure-Basen-Haushalt und Ernährung. Ernährungsumschau 2011: 562-568.

Deutsche Gesellschaft für Ernährung (DGE) (1998): Haysche Trennkost ist als langfristige Ernährungsform nicht zu empfehlen. DGE-special 02/98.

Michael Kindt (2006): Die Haysche Trennkost.

veröffentlicht am 04.01.2012 auf www.ernaehrung.de

202 Gute-Laune-Lebensmittel gegen trübe Tage: Mood Food

Auch wenn wir es nur ungern wahrhaben wollen: Der Winter steht vor der Tür. Mit der Zeitumstellung wird dies noch einmal besonders deutlich. Kurze und trübe Tage können ganz schön aufs Gemüt gehen. Gegen schlechtes Wetter und Dunkelheit ist zwar kein Kraut gewachsen, jedoch sollen verschiedene Lebensmittel, sog. Mood Food, für gute Laune sorgen können.

„Schokolade macht glücklich." – Da sind sich die meisten Menschen einig. Doch nicht nur der süße Geschmack und mit dem Schokoladengenuss verbundene schöne Erinnerungen sorgen für Glücksgefühle. Schokolade fördert außerdem die körpereigene Synthese von Serotonin. Serotonin gilt als „Glückshormon" schlechthin, reguliert es doch u. a. den Gemütszustand. Ist ausreichend natürliches Tageslicht vorhanden, kann das Gehirn selbst genug Serotonin bilden. Im Winter jedoch kommen weniger Lichtreize durch das Auge. Deshalb sinkt die körpereigene Serotoninsynthese. In dieser Situation kann Schokolade helfen: Über einen komplexen Mechanismus, an dem unter anderem Insulin beteiligt ist (1), führen die in Schokolade enthaltenen Kohlenhydrate zu einer vermehrten Aufnahme von Tryptophan aus dem Blut ins Gehirn. Tryptophan wiederum ist der Ausgangsbaustein zur Bildung von Serotonin.

Der Serotoninspiegel steigt am schnellsten, wenn Kohlenhydrate und viel Fett gemeinsam aufgenommen werden, z. B. beim Genuss von Schokolade, Chips oder Pizza. Diese Leckereien haben jedoch einen schwerwiegenden Nachteil. Der hohe Energiegehalt begünstigt bei häufigem Genuss in größeren Mengen die Entstehung von Übergewicht. Es muss jedoch nicht unbedingt Schokolade sein: Auch andere Lebensmittel wie Nudeln, Kartoffeln, Reis und Brot sind gute Kohlenhydratquellen. Im Gegensatz zu Schokolade enthalten sie mehr langkettige Kohlenhydrate, die langsamer freigesetzt werden. Dies gilt insbesondere für die Vollkornvariante von Getreideprodukten. Auf diese Weise bleibt der Blutzuckerspiegel über einen längeren Zeitraum konstant und mit ihm auch die Insulinsekretion.

Wer seinen Serotoninspiegel erhöhen will, sollte nicht nur auf eine ausreichende Aufnahme der richtigen Kohlenhydrate achten. Denn was nützt es, die Produktionsgeschwindigkeit zu erhöhen, wenn dadurch das Ausgangsmaterial schneller aufgebraucht wird? Um mehr Serotonin synthetisieren zu können, benötigt der Körper also auch ausreichend Nachschub an Tryptophan. Tryptophan ist Bestandteil von Proteinen. Deshalb ist es reichlich in eiweißreichen Lebensmitteln, beispielsweise Hülsenfrüchten, Sojaprodukten, Käse und Quark, aber auch Nüssen und Samen zu finden. Gute Tryptophanquellen sind insbesondere:

Lebensmittel	Tryptophan*	Anteil Tryptophan an Gesamtprotein*
Sojabohnen	590 mg	1,6 %
Gouda	352 mg	1,4 %
Erbsen (getrocknet)	275 mg	1,1 %
Cashewkerne	287 mg	1,6 %
Hähnchenbrustfilet (roh)	267 mg	1,3 %
Lachs (roh)	209 mg	1,0 %
Haferflocken	182 mg	1,4 %
Walnüsse	170 mg	1,1 %
Hühnerei	167 mg	1,3 %
Reis (ungeschält)	101 mg	1,3 %

*Die Angaben beziehen sich jeweils auf 100 g des Lebensmittels

Es gibt auch Lebensmittel, die von Natur aus Serotonin enthalten, z. B. Bananen, Ananas, frische Feigen, Papayas und Avocados. Das daraus aufgenommene Serotonin gelangt jedoch nicht auf direktem Weg ins Gehirn und kann deshalb nicht unmittelbar stimmungsaufhellend wirken.

Auch Gewürze sollen gute Laune fördern. Im Gespräch sind u. a. Basilikum, Thymian und Rosmarin, die Scharfmacher Chilli, Pfeffer und Peperoni sowie Zimt, Nelken, Koriander, Sternanis und Ingwer. Vielleicht ist es kein Zufall, dass gerade von den Letztgenannten viel in Weihnachtsgebäck enthalten ist...

(1) In Schokolade enthaltene Kohlenhydrate fördern die Ausschüttung von Insulin. In der Folge werden Aminosäuren, die Bausteine von Proteinen, vermehrt in die Muskulatur aufgenommen. Die Aufnahme erfolgt jedoch selektiv. Verglichen mit anderen Aminosäuren wird Tryptophan aufgrund seiner Struktur schlechter im Muskel aufgenommen und gelangt so verstärkt zum Gehirn.

Quellen:

aid infodienst (2005): Herbstblues: Die richtige Ernährung hebt die Stimmung.

Bachmann S (2011): „Gute Laune Lebensmittel" für die dunkle Jahreszeit. Infodienst der Landwirtschaftsverwaltung Baden-Württemberg

U.S. Department of Agriculture, Agricultural Research Service (2011). USDA National Nutrient Database for Standard Reference, Release 24. Nutrient Data Laboratory Home Page

veröffentlicht am 02.11.2011 auf www.ernaehrung.de

203 Mood Food – Wie kann Essen die Stimmung beeinflussen?

Schokolade als Seelentröster kennen viele. Doch die beruhigende und tröstende Wirkung beruht nicht nur auf einem Belohnungseffekt und positiven Erinnerungen. Auch biochemische Vorgänge nach dem Schokoladengenuss scheinen daran beteiligt zu sein. Nach der Aufnahme von kohlenhydrat- und fettreichen Lebensmitteln wie beispielsweise Schokolade steigt die körpereigene Synthese des Glückshormons Serotonin an. Im Gehirn vermittelt dieser Neurotransmitter gute Laune – wenn auch nur zeitlich begrenzt.

Kakao enthält außerdem Spuren von Koffein und Theobromin, die leicht anregend wirken. Von klein auf kennen wir heißen Kakao als Getränk zum Frühstück und auch Erwachsene trinken ihn gerne, nicht nur bei Kummer, sondern insbesondere im Winter. Heiße Schokolade wärmt von innen, spendet Energie und tröstet über trübe Winternachmittage. Wenn das warme Getränk mit einer Spur Chili versehen wird, kann die glücklich machende Wirkung evtl. noch verstärkt werden.

Denn **scharfe Gewürze** wie Chili und Paprika sollen fröhlich machen und sogar erotisierend wirken. Die Schärfe des darin enthaltenen Capsaicins verursacht Schmerzreize auf der Zunge. Dies führt zur Ausschüttung von Endorphinen, die Glücksgefühle auslösen. Doch viel hilft nicht unbedingt viel: Zu hoch dosierte Schärfe kann sich mit tränenden Augen, einer laufenden Nase und Reizungen der Magen- und Darmschleimhaut rächen.

Die Redensart „Sauer macht lustig." ist weit verbreitet. Auch sie lässt sich zum Teil mit physiologischen Vorgängen begründen. **Sauerkirschen, Johannisbeeren und saures Obst** löschen den Durst, beleben den Kreislauf und führen zu anregenden Sinneserlebnissen. Wie bei den Scharfmachern gibt es aber auch bei sauren Lebensmitteln eine Schwelle des Zumutbaren: Bei einem Biss in eine Zitrone verziehen wir unweigerlich das Gesicht. Die Geschmacksnerven am Zungenrand rebellieren, dass es beinahe weh tut. Eine unmissverständliche Warnung vor ungenießbaren Speisen, die wir besser beachten.

Die anregende Wirkung von **Kaffee** und **schwarzem Tee** ist inzwischen allgemein bekannt. Zuständig für diese Wirkung ist das darin enthaltene Koffein/Teein. Der unterschiedliche Name ist historisch begründet, chemisch gesehen gibt es keinen Unterschied zwischen Koffein und Teein. Die in Tee zusätzlich enthaltenen Gerbstoffe puffern jedoch die Wirkung des Koffeins ab, so dass insbesondere schwarzer Tee langsamer, dafür aber länger belebend wirkt. Durch Koffein werden die körpereigenen Muntermacher Dopamin, Serotonin und Glutamat freigesetzt. Die Botenstoffe regen das zentrale Nervensystem an, erweitern Bronchien und Blutgefäße, steigern die Muskelaktivität und beschleunigen die Verdauung. Die Wirkung des Koffeins ist zeitlich begrenzt. Sie hält bis zu fünf Stunden an, mit zunehmender Gewöhnung wirkt es jedoch kürzer.

Nicht nur die Inhaltsstoffe der Lebensmittel, sondern auch ihre **Textur** und das dadurch ausgelöste **Mundgefühl** sind für die ausgelösten Sinneserlebnisse mitverantwortlich. Zart schmelzende Schokolade und Eis verlängern den süßen Genuss, knackig-frische Chips erhöhen den Appetit auf mehr.

Die Erforschung des Zusammenhangs zwischen Lebensmitteln, der Gemütslage sowie weiteren inneren und äußeren Einflussfaktoren befindet sich noch in den Kinderschuhen. Man darf gespannt sein, was noch ans Licht gebracht wird.

veröffentlicht am 01.12.2011 auf www.ernaehrung.de

Z Lebensmittel

204 Ananas – „Köstliche Frucht"

Im 16. Jahrhundert brachten Portugiesen den Exoten aus Südamerika mit nach Europa. „Ananá" bedeutet auf indianisch soviel wie „köstliche Frucht".

Durchschnittlich ein Kilogramm wiegt das Obst, das heute überwiegend in Afrika angebaut und exportiert wird. Über 100 Sorten sind bekannt, wobei gelbe Sorten beliebter sind als grüne, denn sie schmecken süßer und halten sich besser. Ananas enthält den Wirkstoff Bromelain. Dieser spaltet Eiweiße und fördert die Verdauung.

Einkauf: Die vollreifen Früchte verströmen das typische Ananas-Aroma. Sie haben markante Schuppen, die bei Druck leicht nachgeben und Blätter, die sich mühelos herausziehen lassen.

Lagerung: Die Ananas sollte nicht unter 15 °C aufbewahrt werden, da tiefere Temperaturen den Verderb beschleunigen.

In der Küche
- Bromelain in der Ananas verhindert das Gelieren von Gelatine.
- Damit Puddings und Quarkspeisen nicht bitter werden, sollte man frische Ananas erst kurz vor dem Verzehr zugeben.
- Legt man Ananas-Scheiben auf ein Stück Fleisch, so wird dieses durch die Enzym-Tätigkeit weicher.

veröffentlicht am 03.01.2011 auf www.ernaehrung.de

205 Avocado – sahniges Lorbeergewächs

Der sahnig-nussige Geschmack der weiß-fleischigen Frucht kommt durch den hohen Fettgehalt zustande, der bei fast 32 Prozent liegt. Der Energielieferant wurde von Seefahrern im 17. Jahrhundert als Proviant mitgeführt.
Die Früchte des immergrünen Lorbeergewächses sind meist oval oder birnenförmig, können aber auch von rundlicher und gurkenförmiger Gestalt sein. Die feste, lederartige Haut ist dunkelgrün, braun oder purpurfarben. Avocados enthalten überwiegend ungesättigte Fettsäuren und sind reich an Kalium.

Einkauf: Grüne Avocados mit braunen Flecken sind überreif. Die Früchte sollten lieber unreif gekauft werden und dann nachreifen.

In der Küche: Das Fruchtfleisch kann gegen eine Braunfärbung mit Zitronensaft beträufelt werden. Ein Erhitzen der Frucht ist zu vermeiden, da sie dadurch bitter schmeckt.

veröffentlicht am 14.02.2011 auf www.ernaehrung.de

206 Banane – Energiespenderin der Superlative

Die Banane hält gleich mehrere Weltrekorde: unter den Früchten ist sie die Pflanze mit den größten Blättern und zudem ist sie die weltweit am meisten gehandelte Frucht. Der deutsche Import boomte, nachdem Konrad Adenauer der Banane im Jahre 1957 Zollfreiheit verschaffte. Die Obstbanane macht lediglich ein Fünftel der Bananen-Weltproduktion aus, der Rest besteht aus Gemüsebananen.

Unreife Obstbanane sind reich an Stärke und deshalb eher schwer verdaulich. Reife Bananen jedoch sind gut bekömmlich, da die Stärke bei der Reifung in Zucker umgewandelt wird. Die Pektin-reichen Früchte lindern nicht nur Durchfälle, sie sind auch rasche Energiespender und sorgen für gute Laune. In Bananen enthaltenes Kalium und Magnesium schützen vor Muskelkrämpfen und durch Thiamin steigert das Obst die Merkfähigkeit.

In der Küche: Sehr häufig sind die Enden mit Pestizid-Rückständen belastet, weshalb diese besser entfernt werden. Aus diesem Grund ist es auch ratsam, sich nach dem Schälen der Frucht die Hände zu waschen. Bananen werden am Besten bei Zimmertemperatur aufbewahrt. Gemüsebananen sind roh ungenießbar und werden in den Ursprungsländern gekocht, gebacken oder gebraten serviert.

veröffentlicht am 21.02.2011 auf www.ernaehrung.de

207 Brokkoli – gesunder Sprossenkohl

Diese vitaminreiche Kohlart stammt vom Blumenkohl ab und wurde bereits von den alten Griechen und Römern angebaut.

Vor ca. 200 Jahren begannen auch die Deutschen mit dem Anbau des grünen Kohlgemüses, dessen Geschmack an Spargel erinnert.

Brokkoli ist leicht bekömmlich und senkt den Blutdruck. Zudem leistet er einen Beitrag zum Schutz vor Krebs.

343

Lagerung: Das Kohlgemüse kann ein bis zwei Tage lang im Kühlschrank aufbewahrt werden.

In der Küche: Der Brokkli sollte zunächst in Salzwasser eingelegt werden, um Insekten etc. zu entfernen. Im Anschluss kann er roh, gedünstet oder auch gekocht verzehrt werden. Wird er im Ganzen gegart so ist es vorteilhaft den Stiel zu schälen und kreuzförmig einzuschneiden, damit er gleichzeitig mit den Röschen gar wird. Die Blätter des Brokkolis sind Carotin-haltig und werden in Italien als Salat serviert.

Quellen:

Li Y, Zhang T, Korkaya H, Liu S, Lee HF, Newman B, Yu Y, Clouthier SG, Schwartz SJ, Wicha MS, Sun D: Sulforaphane, a dietary component of broccoli/broccoli sprouts, inhibits breast cancer stem cells. Clin Cancer Res. 2010;16(9):2580-90

veröffentlicht am 17.01.2011 auf www.ernaehrung.de

208 Cayennepfeffer – scharf und gesund

Wissenschaftler haben herausgefunden, dass Cayennepfeffer bereits in geringen Mengen den Energieumsatz erhöhen und damit zur Gewichtsreduktion beitragen kann.

Cayennepfeffer – der Name legt nahe, dass dieses Gewürz mit Pfeffer verwandt ist. Doch weit gefehlt: Cayennepfeffer wird nicht aus Pfeffergewächsen, sondern vielmehr aus Verwandten der Paprika gewonnen. Meist werden getrocknete Chilischoten der Sorte „Cayenne" zur Herstellung des Gewürzes verwendet. Ursprünglich in der spanischen und portugiesischen Küche beheimatet, wird Cayennepfeffer heute weltweit zum Würzen und Schärfen von Speisen verwendet.

Doch Cayennepfeffer ist viel mehr als nur eine würzende Zutat. Wissenschaftler haben herausgefunden, dass bereits verhältnismäßig geringe Mengen des Gewürzes den Energiestoffwechsel ankurbeln und damit evtl. eine Gewichtsabnahme fördern können.

In einer Studie an der Purdue Universität in Indiana nahmen 25 gesunde, normalgewichtige Probanden verschiedene Mengen an Cayennepfeffer mit einer warmen Mahlzeit auf. Im Anschluss an die Mahlzeit wurden der Energieumsatz und die Körpertemperatur der Probanden über mehrere Stunden beobachtet. Auch der Appetit auf eine weitere Mahlzeit 4,5 Stunden nach der Testmahlzeit wurde dokumentiert.

Es zeigte sich, dass die Probanden nach einer Mahlzeit mit 1 g Cayennepfeffer (1) eine erhöhte Körpertemperatur und einen erhöhten Energieumsatz hatten. Außerdem wurde vermehrt Energie aus Fett gewonnen. Insbesondere die Teilnehmer, die bislang weniger an scharfes Essen gewohnt waren, konnten profitieren: Bei ihnen war der Effekt auf die Körpertemperatur und den Energieumsatz vergleichsweise höher. Außerdem hatten sie nach dem Konsum der Testmahlzeit weniger Appetit auf fette, salzige oder süße Speisen als die Teilnehmer, die bereits vor der Studie häufiger Scharfes aßen. Offensichtlich scheint es eine Art Gewöhnung des Körpers an Cayennepfeffer zu geben.

Fest steht jedoch, dass die gleiche Menge des Wirkstoffs von Cayennepfeffer in Kapselform nicht mit der Wirkung von mit der Nahrung aufgenommenem Cayennepfeffer konkurrieren kann. In der Studie hatten die Teilnehmer nach der Aufnahme von Cayennepfeffer-haltigem Essen einen höheren Energieumsatz und eine gesteigerte Fettoxidation sowie einen geringeren Appetit verglichen mit einer Einnahme in Kapselform. Offensichtlich ist bereits der Geschmack des Gewürzes an der Wirkung beteiligt. Dies lässt sich möglicherweise auf die Auswahl an Lebensmitteln, die mit Cayennepfeffer geschärft werden können, zurückführen. Außerdem scheint Cayennepfeffer in Speisen auch Verdauungsvorgänge sowie die Nährstoffaufnahme und -ausnutzung im Körper und nicht zuletzt den Energieumsatz zu beeinflussen.

Gleichzeitig warnen die Forscher allerdings vor allzu großer Euphorie: Cayennepfeffer alleine wird wohl nie das Wundermittel zur Gewichtsabnahme werden. Kombiniert mit einer Lebensstilumstellung, die zu einer Erhöhung des Energieumsatzes führt, kann Cayennepfeffer aber möglicherweise zu einer Gewichtsabnahme beitragen – und das ganz ohne Nebenwirkungen.

(1) Diese Menge entspricht ca. einem halben Teelöffel und gilt auch für Menschen, die weniger scharfes Essen gewohnt sind, als akzeptabel.

Zum Weiterlesen:
- BfR (18.10.2011): Zu scharf ist nicht gesund – Lebensmittel mit sehr hohen Capsaicingehalten können der Gesundheit schaden.

Ähnliche Themen auf www.ernaehrung.de
- Zimt: Vom Heil und Unheil einer Gewürzpflanze
- Gewürze im Burger senken schädliches Malondialdehyd
- Salz – Zuviel macht krank

veröffentlicht am 13.05.2011 auf www.ernaehrung.de

209 Eisbergsalat – robuster Wasserspender

Der Eisbergsalat ist eine alte Salatvarietät, die ursprünglich in der Gegend um Neapel gezüchtet wurde. Erst durch den Anbau in Amerika hat der Salat größere Bedeutung und seinen heutigen Namen erhalten.

Beim Bahntransport von Kalifornien zur Ostküste – damals existierten noch keine gekühlten Transportmittel – häufte man Eisblöcke über die Ladung, um sie vor dem Verderben zu schützen. Nachdem sie seiner ansichtig wurden, kommentierten die Einwohner den erwarteten Transport mit: Die Eisberge kommen!

Der Eisbergsalat hat einen festen, rundlichen, gelb-weißen Kopf mit einem Durchmesser von 15-20 cm. Er schmeckt herzhaft zart-nussig und verfügt über einen hohen Wassergehalt und viel Kalium.

Einkauf: Der Strunk sollte frisch aussehen und nicht verfärbt sein.

Lagerung: Der Salat ist ein bis zwei Wochen haltbar, selbst nachdem er angeschnitten wurde.

In der Küche: Wenn man den Salat vorher kräftig auf eine Tischkante schlägt, lässt sich der Strunk mühelos herausdrehen.

veröffentlicht am 31.10.2011 auf www.ernaehrung.de

210 Fenchel – Doldenblütler mit medizinischer Tradition

Bereits Hippokrates, Plinius und Hildegard von Bingen rieten aus medizinischer Sicht zum Verzehr von Fenchel. Auch heute noch wird ein Teeaufguss aus Fenchelsamen geschätzt, da er die Verdauung fördert und die Bildung von Muttermilch verbessert.

In Italien ist es üblich, den Doldenblütler mit dem dill-anisartigem Aroma als Nachspeise zu verzehren; er reinigt nicht nur die Zähne und sättigt, sondern verhindert auch die Entstehung von Mundgeruch.

Einkauf: Achten Sie darauf, dass das Gemüse keinen holzigen Stielansatz und keine braunen Druckstellen hat.

Lagerung: Mit einem feuchten Tuch umwickelt ist Fenchel eine Woche lang im Kühlschrank haltbar.

In der Küche: Fenchel kann roh, aber auch gekocht verzehrt werden. Die vitaminreichen Fenchelblättchen sollten ebenfalls in der Küche verwendet werden. Fenchel-Samen bieten eine leckere Abwechslung zum Bestreuen von Brot und Brötchen.

veröffentlicht am 05.09.2011 auf www.ernaehrung.de

211   Feige – tropfenförmige Konzentrationshilfe

Die Feige ist eine der ältesten Nahrungs- und Nutzpflanzen der Menschheit, sie wurde schon in der Kreidezeit verzehrt. Die tropfenförmigen Früchte haben ein hellrosa Fruchtfleisch mit roten Samenkernen und blaßoliv- bis purpurfarbener Haut. Aus botanischer Sicht handelt es sich bei der Feige nicht um eine Frucht, sondern um einen Blütenstand, da die eigentlichen Früchte die kleinen Nüsschen sind.

Feigen steigern die Aufmerksamkeit und verbessern die Verdauung. Zudem sättigen frische Früchte gut, ohne dabei viele Kalorien zu liefern.

Einkauf: Beim Kauf der Feigen sollte auf eine unbeschädigte Schale geachtet werden. Auch bei Trockenfeigen lohnt es sich, beim Einkauf aufmerksam zu sein: Wenn diese mehlige Schalenbeläge haben und sauer riechen, sind sie in der Regel überlagert.

Lagerung: Das frische Obst ist sehr empfindlich, weshalb es besser ist, die Früchte vor dem Verzehr im Kühlschrank und nur kurzzeitig aufzubewahren. Getrocknete Feigen werden idealerweise trocken und kühl gelagert.

In der Küche: Die Schale der Feigen ist essbar. Aus Feigen können Kompott, Konfitüre und leckere Vor- oder Nachspeisen zubereitet werden. Wenn die Trockenfrüchte vor dem Verzehr aufgeschnitten werden, lässt sich gut prüfen, ob das Obst durch giftige Pilze befallen ist. Eine Schwarzfärbung deutet auf die Pilzgifte Aflatoxine hin, welche erbgutschädigend wirken können. Entsorgen Sie schwärzlich verfärbte Trockenfeigen daher lieber.

veröffentlicht am 25.07.2011 auf www.ernaehrung.de

212   Gurke – milde Erfrischung

Der römische Kaiser Tiberius baute das Kürbisgewächs in seinen Hofgärten an. Gurken sind meist grünschalig, es gibt aber auch gelb- und weißschalige Sorten. Der erfrischende Geschmack ist angenehm mild. Schmecken Gurken bitter, haben sie wahrscheinlich zu viel Sonne erwischt oder sind überlagert.

347

Das Gemüse besteht fast nur aus Wasser und ist dadurch ein optimaler Feuchtigkeitsspender, außerdem enthalten Gurken antimikrobiell wirksame Sphingolipide.

Lagerung: Die Haltbarkeit beträgt maximal drei Wochen.

In der Küche: Gurken können als Salat oder als Gemüse zubereitet werden.

Quellen:

Tang J, Meng X, Liu H, Zhao J, Zhou L, Qiu M, Zhang X, Yu Z, Yang F: Antimicrobial activity of sphingolipids isolated from the stems of cucumber (Cucumis sativus L.). MOLECULES 2010;15(12):9288-97

veröffentlicht am 20.06.2011 auf www.ernaehrung.de

213 Kiwi – chinesische Stachelbeere

Die chinesische Stachelbeere erhielt wegen der großen Ähnlichkeit mit dem Kiwi-Kiwi, einem schnell laufenden, flugunfähigen Urwaldbewohner Neuseelands mit braunem Gefieder und rund-ovaler Gestalt, den Namen „Kiwi".

Reife Kiwis schmecken wie eine Mischung aus Stachelbeere, Erdbeere und Melone. Deutsche lieben Kiwis, weshalb Deutschland weltweit größter Kiwi-Importeur ist.

Kiwis enthalten Actinidin, ein eiweißspaltendes Enzym, das Vor- und Nachteile für die Küche bringt. Fleisch, das mit Kiwischeiben belegt wird, bekommt auf diese Weise eine weichere Konsistenz. In Milchprodukten jedoch lässt das Enzym unerwünschte Bitterstoffe entstehen und es macht Gelatine unwirksam. Durch ein Übergießen mit heißem Wasser verlieren sich allerdings diese Wirkungen.

Einkauf

- Harte Exemplare sind unreif, saftlos und schmecken sauer.
- Wenn Kiwis auf Fingerdruck nachgeben, dann sind sie reif.
- Bei überreifen Kiwis wird das Fruchtfleisch glasig und die Außenhaut ist feucht.

In der Küche: Kiwis schmecken in Fruchtsalaten, Getränken, als Marmelade, Saft, Sauce, in Süßspeisen und sie erfreuen das Auge als Garnitur.

Tipp: Goldene Kiwis schmecken etwas milder als ihre grünen Verwandten. Bei den honigsüßen Früchten kann die dünne Schale mitverzehrt werden.

veröffentlicht am 28.02.2011 auf www.ernaehrung.de

214   Kresse – schnellwüchsige Appetitanregerin

Kresse ist in Rekord-Zeit erntereif, nach nur fünf Tagen sind die Sprossen aus-
gewachsen. Das althochdeutsche Wort „cresso" bezieht sich auf den
Geschmack der Keimlinge, denn es bedeutet „scharf". Für den scharf-pfeffrigen
Geschmack des Appetit-Anregers sorgen Senföle, die auch Virusinfekte
bekämpfen können.

Es ist also kein Wunder, dass die Pflanze bereits im alten Ägypten einen hohen
Stellenwert hatte und Pharaonen mit ins Grab gegeben wurde.

In der Küche
* als Brotaufstrich
* in Quarkspeisen, Salaten, Saucen, Suppen
* zum Garnieren

Tipp: Wegen möglicher Aroma- und Vitaminverluste sollte Kresse warmen
Gerichten erst kurz vor dem Verzehr zugegeben werden.

veröffentlicht am 24.01.2011 auf www.ernaehrung.de

215   Lauch – mildes Zwiebelgewächs

Die schlauchförmigen Blätter des Lauches (Synonym: Porree) färben sich nach
oben hin grün und wachsen zunehmend auseinander. Das Aroma verrät die
Verwandtschaft zur Zwiebel, auch wenn es beim Porree etwas milder ausfällt.

Der römische Kaiser Nero schwor auf einen monatlichen Lauchtag, weil er
erwartete, dass dadurch seine Stimme wohltönender werden würde. Inwiefern
sich diese Hoffnung erfüllte, lässt sich nicht mehr einwandfrei klären. Jedenfalls
wirkt Lauch bei Erkältungen schleimlösend und er bietet durch seine harntrei-
bende Wirkung einen wirksamen Schutz vor Blaseninfektionen.

Lagerung: Lauch hält sich im Kühlschrank ca. eine Woche lang frisch.

In der Küche: Die äußeren Blätter und das Endstück sollten entfernt werden.
Da sich auf der Innenseite der Blätter oft erdige Rückstände verbergen, wird
der Lauch am Besten erst längs gespalten und dann gewaschen. Lauch wird in
der Küche überwiegend als Gemüse, Salat oder als Suppengemüse eingesetzt.

veröffentlicht am 26.04.2011 auf www.ernaehrung.de

216 Meerrettich – scharfer Entzündungshemmer

Die anspruchslose Pflanze stammt aus den Steppen der Ukraine, wo sie heute noch wild wächst. In Deutschland wurde Meerrettich als Heil-, Gemüse- und Gewürzpflanze bereits im 12. Jahrhundert genutzt. Die braunhäutige Wurzel hat ein festes, weißes Fruchtfleisch. Den scharfen Geschmack verursachen Schwefel-haltige Senföle, die die Augen zum Tränen bringen können.

Beim Zerkleinern von Meerrettich wird das Enzym Myrosinase freigesetzt, das aus gespeicherten Zucker-Senföl-Verbindungen, die reizenden, aber auch antibiotisch wirksamen Senföle freisetzt. Meerrettich kann Entzündungen hemmen und ist reich an Vitamin C. Angeblich hilft ein Meerrettich-Umschlag im Nacken gegen Kopfschmerzen. Schwangere und Stillende sollten wegen der reizenden Wirkung auf den Genuss der Wurzel verzichten.

Lagerung: Luftdicht in Klarsichtfolie verpackt ist Meerrettich im Kühlschrank einige Zeit lang haltbar.

In der Küche: Frisch geraspelt sollte die Wurzel sofort mit Zitronensaft beträufelt werden, da sich der Meerrettich andernfalls bräunlich verfärbt.

Um Vitamine zu schonen und von der Schärfe zu profitieren, sollte Meerrettich Speisen als würzende Zutat erst am Ende der Garzeit zugegeben werden. Gekocht hat Meerrettich einen eher milden, kohlrabiähnlichen Geschmack. Junge Blätter können Salate ergänzen.

veröffentlicht am 05.12.2011 auf www.ernaehrung.de

217 Paprika – ampelfarbene Chiliverwandte

Kolumbus brachte die Chilischote von seinen Seefahrten mit nach Europa. Aus dieser wurde die Gemüsepaprika gezüchtet, die als Zierpflanze anfangs nur die Augen und erst viel später den Gaumen erfreute. Die vielfarbigen und -formigen Früchte des Paprikastrauchs erstrahlen nicht nur in gelb, grün und rot, sondern auch in lila, orange, schwarz, braun und in gemischten Farben.

Grüne Schoten sind am preisgünstigsten, aber auch am schwersten verdaulich. Orangefarbene Paprika schmeckt süß, rote hingegen ist sehr mild. Zum Erhalt violetter Schoten wurde grüne Paprika mit einem Farbstoff geimpft, der sich allerdings beim Kochen auflöst.

Einkauf: Kaufen Sie feste Schoten ohne Risse und Flecken.

In der Küche: Vor dem Verzehr sollten der Stielansatz und die Samen sowie die Scheidewände entfernt werden. Paprikas lassen sich zu Salat oder Gemüse verarbeiten. Zu hohe Temperaturen sollten vermieden werden, denn sie beeinträchtigen die Farbe und bei starker Hitze karamellisieren die im Paprika enthaltenen Zucker nicht nur, sondern verbrennen sogar. Die unverdauliche Haut kann nach Einlegen in kochendes Wasser oder durch Grillen gelöst werden.

veröffentlicht am 07.03.2011 auf www.ernaehrung.de

218   Rhabarber – säuerlicher Blattstängel

Rhabarber hat als Heilpflanze Tradition: Die Chinesen gewannen daraus vor Tausenden von Jahren ein Pulver gegen Lustlosigkeit. Später sollte er bei Darmträgheit abhelfen und galt als Mittel gegen Pest.

Der Rhabarber ist keine Staude, sondern der Stiel eines für den Menschen giftigen Blattes. Grünstieliger Rhabarber ist zwar ertragreicher als der rotstielige, aber auch säuerlicher.

Wegen der darin Oxalsäure sollte Rhabarber nie roh verzehrt werden. Das stark saure Aroma muss nicht unbedingt durch Zucker abgeschwächt werden. Gute Alternativen bieten das Kochen mit Zitronensaft, Muskat, Nelken, Zimt oder Lorbeer.

Lagerung: In ein feuchtes Tuch gewickelt sind die Stiele im Kühlschrank für einige Tage lagerbar.

In der Küche: Die dünne, hartfaserige Haut sollte vor der Verarbeitung abgezogen werden. Rhabarber lässt sich zu Eis, Kompott, Sorbet, Kaltschalen, Kuchen und Konfitüre verarbeiten.

Quellen:

Raal A, Pokk P, Arend A, Aunapuu M, Jõgi J, Okva K, Püssa T: Trans-resveratrol alone and hydroxystilbenes of rhubarb (Rheum rhaponticum L.) root reduce liver damage induced by chronic ethanol administration: a comparative study in mice. PHYTOTHER RES 2009;23(4):525-32.

veröffentlicht am 23.05.2011 auf www.ernaehrung.de

219   Spinat – grüne Nervennahrung

Die fernöstliche Pflanze kam im 16. Jahrhundert nach Deutschland. Mittlerweile wird die Verwandte von Mangold und roter Beete weltweit angebaut. Junge Blätter schmecken sehr mild und lassen sich zu einem würzigen Salat zubereiten. Ältere Blätter hingegen sind zäh und schmecken meist erdig und bitter.

Spinat senkt den Blutdruck und ist bei geistiger Arbeit eine gute Nervennahrung. Wegen dem darin enthaltenen Nitrat sollten Säuglinge nicht vor dem fünften Lebensmonat mit Spinat gefüttert werden. Dabei enthält Freilandspinat weniger Nitrat als Treibhausspinat. Oxalate machen Spinat zu einer eher ungeeigneten Kost bei Gicht, Arthritis, Rheuma und Steinleiden.

Lagerung: Kühl und luftig ist Spinat ca. eine Woche lang bevorratbar.

In der Küche: Junge Blätter können zu Salat verarbeitet werden, ältere Blätter sind sehr schmackhaft in Suppen, als Gemüse und als Füllung in Teigwaren. Spinat-Saft kann zum Färben von Saucen u.a. verwendet werden. Spinat sollte nicht wieder aufgewärmt werden, da es ansonsten zur unerwünschten Umwandlung von Nitrat in giftiges Nitrit kommen kann.

veröffentlicht am 04.04.2011 auf www.ernaehrung.de

220 Superstar der Heilpflanzen 2014: Anis

Der naturheilkundliche Verein NHV Theophrastus, der sich den Lehren von Paracelsus verschrieben hat, hat Anis zur „Heilpflanze des Jahres 2014" gekürt. Mit der Wahl möchte der Verein auf die Besonderheiten einer der ältesten bekannten Gewürz- und Heilpflanzen aufmerksam machen.

Darf ich vorstellen? Pimpinella anisum – so heißt Anis unter Botanikern – gehört zur Familie der Doldenblütengewächse und ist eng verwandt mit den Gewürzpflanzen Dill, Fenchel und Koriander, aber auch mit der Gemüsepflanze Karotte.

Die Anispflanze, die wohl ursprünglich aus dem östlichen Mittelmeergebiet stammt, ist heute kaum noch in ihrer wildwachsenden Form anzutreffen. Stattdessen wird das einjährige Gewächs heutzutage hauptsächlich in Spanien, Italien und der Türkei, aber auch in Asien, Mittel- und Südamerika angebaut. Im Sommer blüht Anis in kleinen weißen Blüten, aus denen sich bis im Spätsommer längliche Früchte entwickeln. Die in den Früchten enthaltenen Samen sind reich an ätherischen Ölen und werden für medizinische Zwecke und als Gewürz verwendet.

Seine schleim- und krampflösende, antibakterielle Wirkung macht Anis zu einem wertvollen Bestandteil von Hustenmitteln. Da Anis die Speichel- und Magensaftsekretion fördert, wird er gerne als natürliches Heilmittel bei Verdauungsbeschwerden und Schleimhautentzündungen der Atemwege empfohlen. Außerdem soll Anis den Milchfluss stillender Mütter fördern und Menstruationsbeschwerden mildern. Anis wird zum Aromatisieren von Zahnpasten und Mundwässern verwendet und hilft, unangenehme Gerüche in Arzneimitteln zu überdecken.

In der Küche ist Anis vor allem aus der Weihnachtsbäckerei bekannt, wo er nicht nur die namensgebende Zutat von Anisplätzchen ist, sondern auch ein wichtiger Bestandteil des Lebkuchengewürzes. Anis verleiht herzhaften Fleisch- und Fischgerichten Frische und macht sie leichter bekömmlich. Er ist unter anderem Bestandteil von Würzmischungen wie Currypulver, Kräuter der Provence und Wurstgewürzen. Alkoholliebhaber kennen ihn aus Likören wie Küstennebel oder Goldwasser, dem griechischen Ouzo oder Mastika, französischem Pastis oder Pernod und türkischem Raki.

Nicht nur Menschen schätzen Anis. Bei der Jagd wurde Anis früher zum Anlocken von Rot- und Schwarzwild verwendet und im Haushalt als Köder für Mausefallen. Anis wurde auch zur Gesunderhaltung von Haustieren in das Futter von Pferden und Hunden gemischt und aufgrund seines hohen Eiweiß- und Fettgehalts nach der Abdestillation des ätherischen Anisöls als Viehfutter verwendet.

Quelle:
NHV Theophrastus (2014): Anis – ein Familienmitglied der Doldenblütler. Pressemitteilung
veröffentlicht am 13.03.2014 auf www.ernaehrung.de

221 Süßholz – Arzneipflanze des Jahres 2012

Das Institut für Geschichte der Medizin der Universität Würzburg und der World Wide Fund for Nature (WWF) erwählten Süßholz zur Arzneipflanze 2012. Um als Arzneipflanze nominiert zu werden, musste der Schmetterlingsblütler zwei entscheidende Bedingungen erfüllen: Er weist eine Tradition als Heilpflanze auf und seine Wirksamkeit kann als erwiesen betrachtet werden.

Zu medizinischen Zwecken verwendet werden die Wurzeln der Pflanze. Eine Abkochung der zerkleinerten Süßholzwurzel wird als Tee gereicht. Schon die alten Ägypter, später dann die Griechen setzten Süßholz gegen Husten, Heiserkeit, Asthma und Brustschmerz ein. Hildegard von Bingen ging davon aus, dass der Verzehr der Heilpflanze den Menschen „mild stimme". Auch die Traditionelle Chinesische Medizin (TCM) kennt und schätzt Süßholz als eines ihrer fünfzig Basiskräuter.

Heute wächst Süßholz unter anderem im Mittelmeerraum und in Asien. Um die 400 Inhaltsstoffe sind in der Wurzel enthalten. Zu den wichtigsten gehören

353

Saponine, darunter das Glycyrrhizin sowie Flavonoide, Cumarine und Schleim-stoffe. Diese Stoffe hemmen Entzündungen und lindern Heiserkeit, Husten und Magenprobleme. Speziell Glycyrrhizin wird wegen des typischen Geschmacks und seiner hohen Süßkraft – es ist fünfzigfach so süß wie Zucker – zur Herstellung von Lakritze verwendet.

Noch in Erforschung ist, ob die Wurzel Virusinfektionen bekämpfen könnte. Für möglich gehalten wird auch, dass sich Süßholz auf die Gedächtnisleistung auswirkt, da Glycyrrhizin den Kortisol-Stoffwechsel beeinflusst. Diese Mög-lichkeit der Einflussnahme birgt aber auch Risiken. Indem Glycyrrhizin den Abbau von Kortisol verhindert, kann das Hormon Wirkungen ausüben, für die es eigentlich nicht vorgesehen ist. Es imitiert und übersteigert die Wirkung eines anderen Hormons, des Aldosterons, indem es in den Mineralstoff- und Wasserhaushalt eingreift. Dadurch kann es zu einem erhöhten Blutdruck und Wassereinlagerungen in Gewebe kommen.

Aus diesem Grund sollten von Lakritz täglich nicht mehr als 50 g gegessen wer-den. Ohne ärztliche Rücksprache darf Süßholzwurzel, z. B. in Form von Arz-neitees, nicht länger als vier bis sechs Wochen angewendet werden. Und Leber- und Nierenkranke, Menschen mit Bluthochdruck und Schwangere sollten grundsätzlich auf Süßholz verzichten.

Hinweis: Wenn Süßwaren einen hohen oder sehr hohen Gehalt an süßendem Glycyrrhizin enthalten, müssen sie entsprechend gekennzeichnet werden.

Zum Weiterlesen auf www.ernaehrung.de
- Arzneipflanze des Jahres 2013: Kapuzinerkresse
- Arzneipflanze des Jahres 2009: Fenchel
- Arzneipflanze des Jahres 2005: Kürbis
- Arzneipflanze des Jahres 2003: Artischocke
- Arzneipflanze des Jahres 1989: Knoblauch

Quellen:
Ärzteblatt (09.01.2012): Süßholzraspeln macht gesund
Biermann D (Pharmazeutische Zeitung, 2011): Arzneipflanze des Jahres 2012. Süßholz ein
    Blick (22.11.2011): Süßholz gewinnt
veröffentlicht am 26.01.2012 auf www.ernaehrung.de

222 Walnuss – nussiger Gefäßschutz

Römische Legionäre brachten die Walnuss ins alte Germanien, wo ihr heilende und magische Kräfte zugeschrieben wurden. Der Walnuss-Baum ist ein Einzelgänger, denn die extrem Gerbstoff-haltigen Blätter versauern die Erde, was viele andere Pflanzen auf Abstand hält.

Frische Nüsse bestehen aus drei Teilen; ein zweigeteilter Kern wird von einer holzigen Schale geschützt, die wiederum von einer grünen Außenhaut umgeben ist. Nach der Ernte müssen die Walnüsse sofort gereinigt und getrocknet werden, da sie ansonsten schimmeln. Durch das Trocknen verlieren die Kerne nahezu die Hälfte ihres Gewichtes.

Die mild-nussigen Walnüsse schmecken leicht süßlich, senken den Cholesterin-Spiegel und schützen die Gefäßwände.

In der Küche: Walnüsse passen zu Süßspeisen sowie Müslis und sind verwendbar als Garnitur, als Käsebeilage und in Form von Walnussöl.

veröffentlicht am 21.03.2011 auf www.ernaehrung.de

☞ Mehr Informationen über einzelne Lebensmittel und ihre Inhaltsstoffe sind auf www.ernährung.de zu finden.

Index

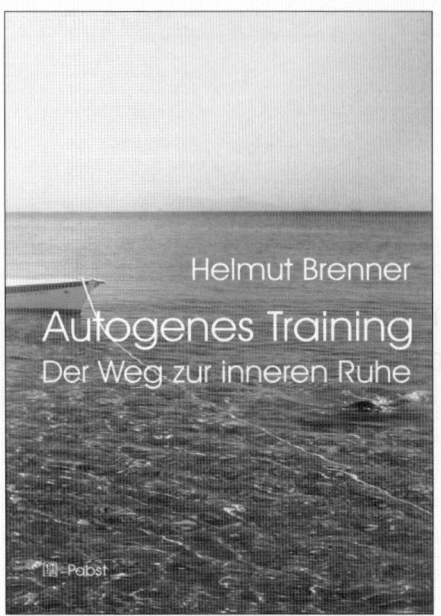

**164 Seiten, ISBN 978-3-936142-62-4,
Preis: 15,- €**

PABST SCIENCE PUBLISHERS
Eichengrund 28
D-49525 Lengerich
Tel. + + 49 (0) 5484-308
Fax + + 49 (0) 5484-550
pabst.publishers@t-online.de
www.psychologie-aktuell.com
www.pabst-publishers.de

Helmut Brenner

Autogenes Training – Der Weg zur inneren Ruhe

Zu viel Stress, Leistungsdruck und Zeitknappheit! Fühlen Sie sich auch manchmal überbelastet? Leiden Sie wie heutzutage viele Menschen unter zunehmenden muskulären und nervlichen Anspannungen mit möglichen Folgen wie Gereiztheit, Schlafstörungen oder Krankheiten? Dann hilft Autogenes Training, dieses wichtige ganzheitlich orientierte Entspannungsverfahren, das auch die seelisch-körperlichen Wechselwirkungen behandelt.

Autogenes Training bedeutet aktive Gesundheitsvorsorge und ermöglicht einen gelasseneren Umgang mit den ausufernden Alltagsbelastungen.

Mit gezielten Entspannungsübungen, die in diesem Handbuch genau erklärt werden, lösen Sie körperliche und geistige Verspannungen und beeinflussen Ihre Gesundheit positiv.

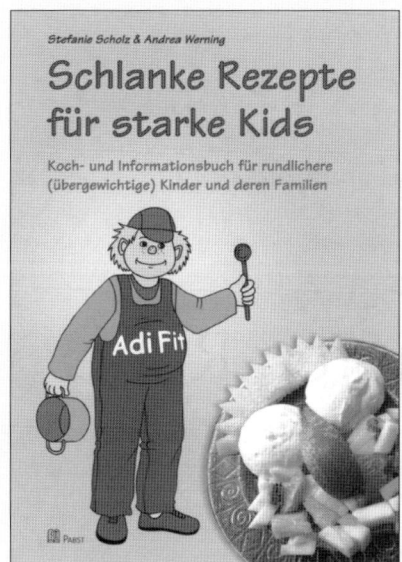

**204 Seiten, DIN A4, komplett farbig,
ISBN 978-3-89967-376-0, Preis: 20,- €**

PABST SCIENCE PUBLISHERS
Eichengrund 28
D-49525 Lengerich
Tel. + + 49 (0) 5484-308
Fax + + 49 (0) 5484-550
pabst.publishers@t-online.de
www.psychologie-aktuell.com
www.pabst-publishers.de

Stefanie Scholz, Andrea Werning

Schlanke Rezepte für starke Kids

Koch- und Informationsbuch für rundlichere (übergewichtige) Kinder und deren Familien

Ihre ganze Familie kann sich auf leckere und gesunde Art satt essen und das Gewicht in den Griff bekommen. Dieses Buch liefert Ihnen die präzise Anleitung – Schritt für Schritt:

- Sie und Ihre Kinder verstehen, wie Übergewicht entsteht und abgebaut oder vermieden werden kann.

- Anhand einer „Ernährungspyramide" lässt sich spielerisch lernen, welche Lebensmittel in welcher Menge gegessen werden können.

- Tipps und Tricks helfen bei kniffligen Ernährungssituationen weiter.

- Das Buch bietet Ihnen mehr als 90 „gewichtsfreundliche" Rezepte, die von Kindern getestet und als „cool" bewertet wurden.

- Sie können die Rezeptmengen für Ihre Familien individuell anpassen.

- Das Buch ermöglicht Ihnen und Ihren Kindern täglich den klaren Überblick über das tägliche Essenspensum.